中国医养结合专家共识

2019

主　编◎陈作兵　杨　芳

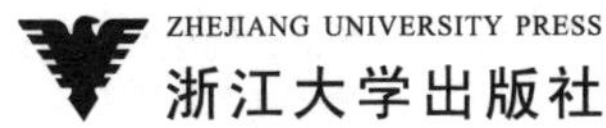
ZHEJIANG UNIVERSITY PRESS
浙江大学出版社

图书在版编目（CIP）数据

中国医养结合专家共识. 2019 / 陈作兵，杨芳主编.
— 杭州：浙江大学出版社，2019. 5（2024.3重印）
ISBN 978-7-308-18411-3

Ⅰ. ①中… Ⅱ. ①陈… ②杨… Ⅲ. ①老年人—医疗卫生服务—研究—中国②养老—社会服务—研究—中国
Ⅳ. ①R199.2②D669.6

中国版本图书馆CIP数据核字（2018）第153520号

中国医养结合专家共识 2019

主编 陈作兵 杨 芳

责任编辑	殷晓彤
责任校对	季 峥
封面设计	黄晓意
出版发行	浙江大学出版社 （杭州市天目山路 148 号 邮政编码 310007） （网址：http://www.zjupress.com）
排　　版	杭州兴邦电子印务有限公司
印　　刷	浙江高腾印务有限公司
开　　本	710 mm × 1000 mm 1/16
印　　张	39.75
字　　数	532 千
版 印 次	2019 年 5 月第 1 版 2024 年 3 月第 9 次印刷
书　　号	ISBN 978-7-308-18411-3
定　　价	178.00 元

《中国医养结合专家共识2019》

编委会名单

顾　问：王陇德　方国恩

主　编：陈作兵　杨　芳

编委名单：（按姓氏笔画排序）

丁戈娜　马　彦　王　姗　王大明　王志恩　韦智涛

史雅雅　白　巍　朱晨雨　全　胜　刘　璐　江凯敏

孙　云　严　静　杜晓宁　李永奥　李劲松　杨　芳

杨　勇　何桂娟　沈爱瑛　沈翠珍　张天芳　陆云良

陈　瑜　陈旭娇　陈作兵　陈海玲　邵爱仙　周天舒

胡瑞连　骆华伟　黄文波　雷善言　虞欣华　魏　爽

序一

健康是人全面发展的基础，关系国家和民族发展的根本。伴随世界人口寿命的延长，全球老龄人群的健康问题也越来越受到关注。

联合国报告提出，2017 年，全球 60 岁及以上人口有 9.62 亿人，到 2050 年将达 21 亿人。而中国的数据显示，到 2050 年，60 岁及以上老年人数将达到 4.8 亿，占总人口数的近 35%。随着老年人口数的持续、快速增长，心脑血管疾病、糖尿病、阿尔茨海默病、帕金森病等慢性疾病也日益增多。老年人的健康不仅是家庭问题，更是重要的社会问题。

相对于西方国家，中国老年人数的迅猛增长带来的问题尤为突出。中国作为推崇孝文化的东方国家，老年人习惯在家接受子女的照顾。但在中国，由于独生子女政策的推行和“4-2-1”家庭格局的逐渐形成，能够在家照顾老年人的子女越来越少。特别是近年来，随着经济、社会的快速发展，人民生活水平显著提升，人们追求健康生活的愿望愈加强烈，老年健康服务需求也得到快速释放，由此带来的老龄人口快速增长与养老服务提供发展缓慢的矛盾，更困扰着未富先老的中国。中国的养老问题何去何从？

习近平总书记在十九大报告中指出，推进医养结合，加快老龄事业和产业发展。医养结合有利于实现医院、社区卫生服务和养老机构的跨单位协作机制，满足人民群众多元化的健康服务需求。同时，建立医养结合服务体系，形成以健康消费促进服务供给的工作模式，有利于推动健康服务业发展。因此，做好养老、医养结合工作，是个关系到千万户家庭切身利益和国家稳定的大课题。

中国第一本医养结合专家共识的问世，值得关注。本书编委团队成员都是在健康领域精力充沛和才华横溢的优秀学者，既有独到的学术见解和想法，又有刻苦钻研和执着奉献的学术精神，还有强烈的学术责任感和科学审慎、勇于创新的学术态度。他们近年来在本学科领域已取得一定的学术成绩和科研积累，也希望他们以此作为我国医养结合研究和工作继续进步的一个阶梯，在攀登健康中国新高峰的道路上，不断迈出更加坚实有力的脚步。

再一次对这本专著的出版表示祝贺！

中国工程院院士

中国预防医学会会长

2019 年 1 月 28 日

序二

随着经济社会的发展和卫生保健工作的有力推进，我国人均寿命大大提高，中国正加速进入老龄化社会。数据显示，截至 2016 年底，中国 60 岁及以上老年人口数超过 2.3 亿，占总人口数的 17.3%；65 岁及以上老年人口数超过 1.5 亿，占总人口数的 10.8%。预计到 2050 年，中国老年人口数将达到 4.8 亿，约占届时亚洲老年人口数的 2/5、全球老年人口数的 1/4，比现在美、英、德三个国家人口总和还要多。如何解决中国的老龄化问题，如何做好老年人的养老工作，是中国未来发展的战略问题。

老年人的养老问题是一个全球性课题。日本、法国、英国、荷兰等很多发达国家的经验值得我们学习和借鉴。但这些国家一般经过约 100 年时间才慢慢进入老龄化社会，而中国进入老龄化社会的时间只有短短 20 余年。实际上，中国对老龄化社会的到来以及如何应对，可以说是毫无准备，无论从经济、技术，还是政府政策以及社会心理等方面，都没有做好充分准备。

习近平总书记在十九大报告中指出，推进医养结合，加快老龄事业和产业发展。养老工作是关系到千万户家庭切身利益、国家稳定和社会发展的重大课题，如何做好我国养老工作，习近平总书记为我们指出了明确方向。大力发展健康事业，大力推进医养结合、康养结合，创新有中国特色的健康与养老相结合，应该是做好中国养老工作的必由之路。

随着社会的发展，康复医学日益受到广泛重视。康复医学与预防医学、临床医学一样，共同为维护人民群众健康发挥重要作用。康复医学是一门消除和减轻人的功能障碍、弥补和重建人的功能缺失、努力改善和提高人的各方面功能的医学学科，通过对功能障碍的预防、诊断、评价、治疗和处理等，达到恢复和维护健康的目的。老年人由衰老所致的各种功能受限，是康复医学的重要研究方向。广大康复医学工作者努力推进医养结合、康养结合事业发展，为中国老龄化社会建设做出积极努力，既是专业职责所在，亦是社会使命责任所系，责无旁贷！

本专著编委团队长期致力于医养结合教学、科研和临床治疗工作，一直倡导和积极推动医养结合、康养结合的建设与发展，并积累了丰富的实践经验。两位主编带领编委团队系统梳理了近年来中国医养结合的工作实践，吸纳国内同行的工作成果，参考国际近年工作发展，结合我国老年社会特点以及国家政策走向，通过深入思考、系统辨析和辛勤努力成就此书。

本专著是一本定位于医养结合的专业书、工具书和参考书，凝聚了作者、编辑们的辛勤工作和汗水。我坚信，此专著的出版具有里程碑的意义，将对中国医养结合工作产生积极的影响。

我积极向各位读者推荐此书。

方国恩

中国康复医学会会长

2018 年 5 月 26 日

前　言

不管你是否承认，中国已经全方位、快速地进入了老龄化社会。2017年末，中国60岁及以上的老年人口数已经达到2.4亿，约占总人口数的1/5。美国最新发布的“彭博夕阳指数”显示，在全球人口老龄化风险最严重的国家中，中国名列第五，大约3.5个劳动力负担一名老年人。

中国人口老龄化问题的解决，迫在眉睫。如何解决中国的养老问题，已经是国家卫生的头等大事，直接影响国民生产和社会稳定。养老问题也成为政府必须面临的问题。习近平总书记在十九大报告中特别提到，要大力推进做好医养结合事业和产业。

中国的老龄化问题，与世界其他国家有明显的不同之处。中国老龄化来势凶猛，老龄化速度非常快：法国（60岁及以上老年人人口比例从10%升至20%的时间）大约用了130年，瑞典大约用了100年，英国大约用了80年，而中国只用了不到30年的时间。就养老问题，法国有130年时间来慢慢消化，从容应对；而留给中国的时间只有不到30年！

中国老龄化来势凶猛，未富先老、独生子女、中国尊老孝顺传统、现代养老理念等形成的冲突，是其他国家不可能碰到的难题。中国问题，中国解决。我们不能一味地模仿其他国家的养老经验。我一直主张，中国由于传统因素，毫无疑问，要优先鼓励有条件的老年人在家里安度晚年，以居家养老为主。其次，日间照料与居家养老相结合，即社区工作人员上门照料，或者日间由社区统一照料、晚上回家居住。最后，机构养老为中国养老托底。政府要鼓励各级养老机构建设，改变传统养老理念。但不管是哪种模式，首先要考虑的是老年人的意向，要维护老年人的尊严，保障老年人的健康，所以基础医疗、康复和护理必须延伸到这些养老场所。这就是医养结合。医养结合对提高老年人生活质量、控制医疗支出、提高全民健康素质、加快推动我国卫生服务事业又好又快地发展具有重要的作用。

世界上没有最佳的养老模式，只有最适合的养老模式。中国人口老龄化情况，与世界上所有其他国家都明显不一样，这就决定了中国不能简单套取、复制世界上其他国家的模式，中国必须创建适合中国国情的养老模式。

中国人口老龄化情况的特殊性，使得中国养老模式的探索处于前无古人、旁无同行者的境地，中国正走在养老领域的“无人区”，前面所有的道路必须要中国人自己探索。

近年来，我国医养结合方面的研究日益增多，内容丰富，进展迅速，医养结合产业亦日趋成为朝阳产业。但是，无论是医养结合的政策领域、研究领域，还是产业领域，均缺少一本系统的工具书。

为适应我国医养结合发展的需要，推动医养结合工作规范化、科学化进程，我们特组织国内从事医养结合工作的顶尖专家，参考国内外医养结合多种经验模式，编写《中国医养结合专家共识 2019》。

这本荟萃医养结合模式探讨、老年及慢性病医疗康复、健康管理和中医治未病等方面研究的专著，包含总报告和医养结合四大主要模块（医疗服务篇、健康养老篇、养生保健篇、支撑产业篇）的分报告。本书内容完整，深入浅出地从各相关专业领域系统完整地总结近年来我国在医养结合领域的研究和实践工作，编委团队作为率先在中国医养结合领域进行深入探索和总结的引领者和先驱者，成功组织了我国以多学科交叉理念整合的专家团队积极探寻了中国特色的医养结合发展道路，以满足人民群众日益增长的多层次、多样化健康养老服务需求。

本书具有以下特点。①创新性：本书所参考的数据、文献资料等来源于国内外的最新数据，该书也是国内外第一本系统性、全方位阐述医养结合事业和产业的图书。②权威性：本书作者全部是国内从事医养结合工作的一线专家，不但有较深的理论研究基础，而且从事医养结合的实践工作，有较强的权威性。③实用性：本书内容涉及了医养结合的各个层面，包括政策、临床、康复、营养、护理、预防、保健、信息化、教学及产业等不同领域，对从事医养结合研究的专家和从业人员，是一本实用的必备工具书。

当然，本书作为国内外第一本系统性研究医养结合领域的工具性用书，内容涉及面广、交叉学科多，难免有纰漏与错误，恳请同行专家及广大读者在使用中批评指正，以便再版时修正。

陈作兵 胡芳

2019 年 1 月 18 日

目 录

总报告

分报告

医疗服务篇

健康养老篇

养生保健篇

总报告

第一章　医养结合概述

积极寻找中国特色的医养结合发展道路，以适合我国国情的模式，寻求多层次、多样化健康养老服务，满足人民群众日益增长的美好生活需要。

人口老龄化、“4–2–1”家庭结构导致家庭养老功能减弱、人口寿命延长以及老年人的医疗卫生服务需求和生活照料需求叠加的趋势越来越显著。中国独特的人口、经济、社会、管理体制等多重矛盾导致医疗和养老服务相对独立的体系不能满足老年人的需要，十九大报告中明确指出：“积极应对人口老龄化，构建养老、孝老、敬老政策体系和社会环境，推进医养结合，加快老龄事业和产业发展。”

第一节　医养结合简介

人口老龄化是我国社会变化的重要特征之一。因为计划生育政策的实施，所以我国人口老龄化速度远快于其他国家。国家统计局数据显示，截至 2017 年底，我国 60 岁及以上老年人口有 2.41 亿人，占总人口的 17.3%。我国从 1999 年进入人口老龄化社会到 2017 年的 18

年间，老年人口数净增 1.1 亿，2018 年新增老年人口数首次超过 1000 万。预计到 2050 年前后，我国老年人口数将达到峰值 4.87 亿，占总人口的 34.9%。

随着年龄的增长，老年人的健康问题逐渐增多，生活自理能力减弱，对医疗和护理的依赖程度越来越高。同时，随着我国经济快速发展，老年人的收入不断提高，保障条件持续改善。得到便捷、快速、优质的医疗服务是老年人的最大期盼。“4–2–1”家庭结构数量日趋增多，家庭养老照护功能日渐减弱，社会养老服务的压力持续加重，养老问题已成为一个重大的社会问题。

发达国家的人口老龄化问题是在经济持续增长、社会保障制度逐渐完善、生育率自然下降的情况下产生的。人口老龄化问题的产生伴随着一个逐渐适应和解决的过程。而我国人口老龄化发展迅速，社会保障和福利制度、管理和应对机制不健全，为老年人提供服务的机构和设施缺乏。多年来，为满足老年人多样化的养老需要，在政府大力支持下，养老机构迅速增加，多元化、多层次的机构养老体系基本建立，较好地满足了老年人生活照顾护理的需要。但针对老年医疗需求的医疗卫生服务体系尚未建立，养老机构与医疗机构相互独立，养老院不提供全面医疗服务，而医院只负责疾病治疗。所以老年人一旦患病，就不得不往返于医院与养老机构之间，既影响治疗，又增加家属负担。医疗和养老的分离，也致使许多患病老年人把医院当成养老院，加剧了医疗资源的紧张。打破医疗服务与养老服务间的分隔，从老年人对养老、医疗、护理、康复的需求出发，通过医养结合，将传统模式下分离的医疗服务与养老服务紧密结合起来，建立医养一体化的机构，为老年人提供全面综合性一体化服务，也是老年人及其子女们所期盼的。

医养结合的提出是基于老年人的医疗卫生服务需求和生活照料需

求，而目前医疗卫生和养老服务资源又相对独立这一客观现实问题，通过提供医疗卫生与养老相结合的服务，最大限度地满足老年人对健康养老服务的需求。特别对于失能和部分失能老年人，以医养结合机构为依托，可以为其提供医疗康复护理服务。其不仅提供生活方面的服务，还增加医疗保健康复服务，配备专业的医疗护理团队，提供医疗诊治、护理保健、大病康复、临终关怀等服务项目，解除了患病老年人及其家属的后顾之忧，使患病老年人在养老机构也能得到及时治疗，实现有病治病，无病疗养，养老与医疗相结合。

一、医养结合的概念

从养老模式的国际发展潮流来看，中国医养结合养老模式的兴起源自近年来国际社会所倡导的“持续照顾”养老服务理念。自 20 世纪 90 年代中期以来，国际社会开始提倡以“持续照顾”为主的养老服务理念，即尽可能使老年人在熟悉的居住环境中得到持续的养老服务，而尽量减少因护理程度变化所致的更换养老场所的次数。在该思想的指导下，日本、英国、瑞典等先后根据本国实际建立起各自的长期照护系统。受国际社会所倡导的“持续照顾”理念影响，“老有所养”不再只是满足基本生活需求的传统养老模式，而应该增加包括医疗护理、精神慰藉、娱乐文化以及临终关怀等在内的一系列服务。医养结合在我国的理论与实践探索，也正是基于这一时代背景而产生的。

医养结合的概念相对具有中国特色，也是在国际交流中养老问题界同仁较为困惑与纠结的问题。因为目前在国际上，找不出任何一个英文词可以对应医养结合的概念。

医院式养老是医养结合的前身，早期有学者提出了医院式养老的概念。即利用医院医疗条件完善的优势，划出专门的区域，设立单独的科室，开展社会养老服务。医养结合是指医疗资源与养老资源相结合，实现社会资源利用的最大化。其中，“医”包括医疗康复保健服务，具体有医疗服务、健康咨询服务、健康检查服务、疾病诊治和护理服务、大病康复服务以及临终关怀服务等；“养”包括生活照护服务、精神心理服务、文化活动服务。其利用“医养一体化”的发展模式，是集医疗、康复、养生、养老等为一体，把老年人健康医疗服务放在首要位置，将养老机构与医院的功能相结合，把生活照料和康复关怀融为一体的新型模式。医养结合整合医疗资源与生活照料，近似于美国的管理性医疗服务，基于资源整合理论。

二、医养结合的范围

2015 年，国务院办公厅转发卫生计生委、民政部、发展改革委、财政部、人力资源社会保障部、国土资源部、住房城乡建设部、全国老龄办、中医药局《关于推进医疗卫生与养老服务相结合的指导意见》，全面部署进一步推进医疗卫生与养老服务相结合，满足人民群众多层次、多样化的健康养老服务需求。

该意见明确了五方面医养结合的范围和重点任务。一是建立健全医疗卫生机构与养老机构合作机制。鼓励养老机构与周边的医疗卫生机构开展多种形式的协议合作。通过建设医疗养老联合体等多种模式，为老年人提供一体化的健康和养老服务。二是支持养老机构开展医疗服务。养老机构可根据自身能力和老年人服务需求，按相关规定申请开办医疗机构，提高养老机构提供基本医疗服务的能力。三是推动医疗卫生服务延伸至社区、家庭。推进基层医疗卫生机构和医务人员与社区、居家养老结合，与老年人家庭建立签约服务关系，为老年人提供具有连续性的健康管理服务和医疗服务。四是鼓励社会力量兴办医养结合机构。在制定医疗卫生和养老相关规划时，要给社会力量举办医养结合机构留出空间，鼓励有条件的地方提供一站式便捷服务。五是鼓励医疗卫生机构与养老服务融合发展。统筹医疗卫生与养老服务资源布局，提高综合医院为老年患者服务的能力，提高基层医疗卫生机构康复、护理床位占比，全面落实老年医疗服务优待政策。

医疗机构牵手养老机构建立医养联盟，打破养老机构与医疗机构之间资源割裂的状态，可以形成双赢甚至多赢的局面：养老机构可以整合医院的医疗资源，提高为老年人服务的能力；医疗机构可以树立社会形象，扩大自身的影响力及医疗服务的覆盖范围；老有所医和老有所养，可以减轻老年人及其子女的精神压力和经济负担。

当然，医疗服务和养老服务的深度融合，并不是医疗机构和养老机构“1 + 1”的简单形式，而是需要健全整个社会服务体系、完善公共服务设施，需要卫生、民政、财政、社保等相关部门协调配合形成合力，将两者有机结合起来，从而做好资源整合。

三、医养结合的内涵与外延

（一）医养结合的内涵

医养结合养老模式是在重新审视养老服务内容之间的关系之后，将老年人健康与医疗服务放在更加重要的位置，区别于传统的单纯为老年人提供基本生活需求的养老服务模式。医养结合养老模式的内涵包括五个方面的内容，即服务需求对象、责任主体、服务内容、资金来源和管理机制 。

第一，医养结合的服务需求对象。医养结合的概念需要建立在对服务对象的精准定位上。社会化养老服务的刚需来自于自我照顾能力不足的老年人，或家庭功能或照顾者能力不足的老年人。而这其中，如果将养老服务与医疗服务需求作为两个需求维度，强调老年照顾中的医疗和照护两个方面，那么医养结合的服务对象主要基于以下两大类型。第一大类型：突出“医＋养”模式，主要针对因疾病或残障导致的独立生活能力受损者，需要以医疗为主，同时还需要配合中长期生活照料。第二大类型：突出“养＋医”模式，主要针对因高龄导致的身心功能障碍或不足者，需要社会化养老服务，但同时伴有卫生、医疗保健需要。“养＋医”模式区别于传统的以生活照料为主的养老服务，它不仅包括日常起居、文化娱乐、精神心理等服务，更重要的是包括医疗保健、康复护理、健康检查、疾病诊治、临终关怀等专业医疗保健服务。

第二，医养结合的责任主体。医养结合养老模式不同于传统养老模式具有明确的责任主体，比如居家养老的责任主体是家庭，机构养老的责任主体是养老机构，而医养结合的责任主体是多元的。多元化的责任主体使医养结合养老模式超越了传统养老模式的辖定范畴，其作为一种养老服务供给模式可以与任何养老模式相结合，在任何养老模式中以不同的形式实现医养结合的老年服务供给，在不同的养老模式中有不同的责任主体。

第三，医养结合的服务内容。医养结合提供的主要服务内容包括基本医疗服务、专业康复治疗与训练、基本和治疗性的护理服务、健康管理 、协助转诊服务、后勤保障服务等。医养结合服务不仅仅提供日常生活照料、精神慰藉和社会参与，更为重要的是提供预防、保健、治疗、康复、护理和临终关怀等方面的健康服务。医养结合服务不仅在于治疗，更要注重预防和康复，延长老年人生活自理期，降低老年人患病失能的发生率。因此，分清“医”和“养”的层次，依据不同层次的不同需求去制定医养结合的顶层设计，划分“医”“养”

的服务范畴，是医养结合服务能有效实施的前提。

第四，医养结合的资金来源。目前，我国医疗保险制度的资金来源存在多种形式：医保基金内直接划拨；医保基金直接支付；独立于医保，个人、政府、企业责任分担。作为新型养老服务模式，医养结合的筹资渠道与我国现存的医疗保险制度有着密切的关系。从国际经验看，长期照护的经费最初也的确来自医疗保险基金。虽然失能老年人离开了医院，但他们的费用仍由医保基金支付。

第五，医养结合的管理机制。从医养结合的业务范围来看，按照我国现行部门行政管理体制，养老保障业务所涉及的主管部门是民政及人力资源和社会保障部门，而医疗保障业务所涉及的主管部门除民政、人力资源和社会保障部门外，还有各级卫生管理部门等；从管理机构来看，各类型的养老机构多隶属于民政部门管辖，而医疗机构则隶属于卫生部门管辖，涉及医疗保险费用报销事宜又由各地人力资源与社会保障部门主管。甚至在个别地区的试点推行中还有发展改革委等部门的参与。

（二）医养结合的外延

医疗卫生与养老服务相结合是我国应对人口老龄化的重要措施。通过“医”“养”的有机融合，确保人人享有基本健康养老服务。然而，如何落实医养结合，夯实医养结合基础？中国社区卫生协会健康科普部研究认为，落实医养结合需借力国家基本卫生服务项目。北京市东城区社区卫生服务管理中心调研建议，应规范开展居家老年人的健康管理，以夯实医养结合基础，并以家庭医生式服务为抓手，扎实推进老年人健康管理服务。有学者以北京市隆福医院（东城区老年病医院）为例研究分析了三级架构老年人综合健康管理模式，以实现老年人各阶段的健康管理。北京市中医药管理局课题组则认为，助力健康中国应该完善中医药健康养老服务模式。国内其他学者也陆续提出，在医养结合的背景下，失能老年人对社区支持服务有较大需求，迫切需要得到医疗、护理、康复支持，应关注高龄、生活和经济困难失能老年人的需求，完善医养结合建设，加大社区支持力度，加强政府职能，推进失能老年人照护体系构建，保障失能老年人的照护需求与生活质量等学术建议。

1. 健康管理——推进医养结合发展

近年来，我国各地积极探索医养结合，先后建立了养老机构配备医疗服务、医疗机构拓展养老功能、医疗机构和养老机构合作三种医养结合服务模式。但是，这些模式多以养老机构为中心，而忽略了社区和居家等主体的角色，片面地将医养结合局限在养老机构，不利于医养融合发挥养老功能。并且服务的对象多为失能或半失能、自理能力有缺陷的患病老年人，对健康人群、亚健康人群和生活能自理的患病老年人群的关注力欠缺。而健康管理是指以“治未病”为指导，在建立健康档案的基础上，利用现代生物技术和信息化管理技术对个人健康情况进行管理的过程，其服务对象涵盖了健康、亚健康及患病人群。长期以来，我国对老年人的健康管理还停留在以老年人自我调节为主的观念上。由于缺乏健康管理知识，老年人只有在患病时才会寻求治疗，严重影响其健康水平的提升。而老年人健康管理是对老年人的健康危险因素进行监测、分析、评估和预测，为老年人提供健康咨询、教育和干预，通过预防手段降低患病率，提高老年人的健康水平和生活质量。健康管理是解决医疗资源短缺和养老负担过重的有效途径。

在社区卫生服务中心进行健康体检是社区收集老年人健康信息的主要手段，包括定期体检和日常监测等形式。健康管理中心利用自动测量设备，负责每天对老年人的血压、血糖、心率及体重等生理指标的采集和录入工作，同时可统计辖区老年人人数、年龄结构、健康状况及疾病分类等基础信息。健康档案作为记录老年人健康基本信息的系统文件，是社区实现对老年人健康评估、分类和干预的前提条件。通过信息技术整合多方资源后形成个人电子档案，实现健康数据在医生、健康管理师及家属之间的传递互通。

对所收集的老年人健康信息进行评估与分类，是健康管理的核心步骤。健康评估与分类主要是健康管理师等专业人员对老年人生理、心理状况及外界健康危险因素进行预测分析。利用中医体质辨识和西医理化分析相结合的模式，对所收集的老年人健康数据和日常生活状况进行分析、评估并分类，将社区老年人群划分为健康、亚健康及疾病状态三类。根据不同人群的身体健康状况，提供有针对性的详细的健康评估报告。

对不同状态的老年人实施健康干预是健康管理的最终环节。健康评估与分类为健康干预提供了详细的健康评估报告。健康干预就是在健康评估报告的指导下，有针对性地制定不同的健康管理方案。具体来讲，对健康老年人群体，主要对其日常生活模式进行管理，包括纠正不良的生活模式和饮食习惯、提供心理疏导和精神慰藉等。对于亚健康老年人群，运用中医整体观针对不同体质的人群制定个性化的健康指导方案，采取药膳调养、功法调养及情志调养等模式进行有效的干预。而对于疾病状态的老年人群，通过与基层医疗卫生机构合作，利用社区卫生服务中心的医疗资源对疾病进行诊断和治疗。在消除健康危险因素后，再对老年人进行健康检查和日常监测，以便实现全方位的动态管理过程。

做好老年人的健康管理，有效地实现从信息收集、电子档案的建立、健康评估分类到健康干预的不间断循环过程，为社区医护人员、健康管理师及家属提供详细的老年人健康信息和科学的有针对性的健康干预方案，提高社区医疗和养老资源的利用率，改善社区老年人的健康状况，从而推进社区医养结合的发展。

2. 家庭医生制度——完善开展医养结合的基础

家庭医生制度以全科医生为主要载体，以社区为范围，以家庭为单位，以全面健康管理为目标，通过契约服务的形式，为家庭及其每位成员提供连续、安全、有效、适宜的综合医疗卫生服务和健康管理的模式。在家庭医生制度下，社区卫生服务中心推行医养结合养老服务模式，为应对当前严峻的老龄化问题提供了新的思路，也对卫生监管提出了新的要求。

家庭医生是居民的健康“守门人”，是开展医养结合的工作基石与基础。签约家庭医生的初衷是逐步实现“户户拥有自己的家庭医生，从而享有基本医疗卫生服务”。就家庭医生服务而言，其核心就是社区的卫生力量，而其主要的管理内容就是居民的体质健康。基于告知充分、签约自愿、选择自由、服务规范的基本原则，社区家庭医生团队与需要服务的家庭签订协议，从而及时为居民提供连续并且综合的健康服务。此类服务模式有着自身的优势，在与老年人家庭建立服务关系后，为老年人提供动态的健康管理以及医疗服务。在该服务模式下，社区家庭医生团队主要由全科医生和社区护士组成。而后者又是前者的助理，主要为卧床患者和有慢性病等的老年患者提供专业的上门服务，为患者提供合理的健康教育，并且针对其用药、康复、体检、预防压疮等方面提供专业的医疗护理。

社区护士作为家庭医生助理，可以帮助患者制订个人健康评估和计划，还能为患者提供一定的健康教育以及咨询指导等公共卫生服务。另外，还能为患者及时识别慢性病伴随的危险因素，预测患者发生并发症的风险，帮助患者制订个性化的健康管理计划，同时还可以为患者提供一些个体化的非药物干预方案，为患者提供较为专业的护理服务。

调查显示，各地各社区已将工作重点逐渐转移到家庭医生工作上，年轻医生被安排开展家庭医生工作，家庭医生配置逐渐完善，人员结构不断优化，并合理调配家庭医生工作量，家庭医生制度和医养结合模式在社区不断深入完善。

然而，部分家庭医生认为目前家庭医生政策宣传力度较大，医养结合政策宣传力度不够，应进一步加强医养结合政策宣传力度，完善家庭医生制度和医养结合工作，明确家庭医生定位和实际服务程度等相关的政策宣传和落实。应通过政策宣传推广，提高人们对家庭医生制度、社区医养结合模式的认识。

针对医养结合模式的不同类型，根据家庭病床、上门服务、养老机构签约等不同服务特点，梳理医养结合服务模式重点环节，采取分类管理模式，建立监管指标体系，实行风险监控、精准监管。针对医养结合等新事物不断出现的情况，充分利用信息技术手段，提高监管实效。推动老年慢性病患者“1＋1＋1”医疗机构组合签约就诊，进一步完善医养结合模式，合理利用社区卫生服务中心有限的病房资源，减轻患者经济负担。

家庭医生制度和医养结合模式的规范化与可持续发展是卫生事业的重要内容。在家庭医生制度下，医养结合模式在不断推广与发展，但在工作实践中仍存在诸多问题和不足，需要进一步加强规范管理和探索实践，逐步建立更加完善的管理体系。

3. 中医药——拓宽医养结合内涵

近年来，我国中医医疗与中医药产业发展形势一路向好，中医药推进健康中国是关系到国计民生的大事。在近几十年的发展过程中，国家高度重视医疗领域的发展，致力于改善医院条件，提高医务人员的防病治病能力，加强医疗机构预防保健体系的建设。中医药在改善老年人亚健康状态，防治老年病、慢性病等方面，具有很强的优势。

面对老龄化不断加快的趋势，中医药具备的医疗、预防、保健等全方位价值，所蕴含的哲学智慧、健康理念及实践经验，既可丰富医养结合的服务内容，又可完善医养结合体系，为实现“老有所依、老有所养”创造条件。中医药优势主要体现在以下三个方面。①在辨证论治和整体观念的指导下，中医药所采取的治疗措施既具有个体针对性，又注重整体调护，对老年人慢性病的防治非常有利。②治未病是中医学在人类保障健康方面积极倡导的理念。目前，我国鼓励开展中医治未病工程，这为提高老年人的预防保健和养生水平提供了政策支持。③中医药防治老年病的内容和形式丰富，操作性和接受度好，有良好的群众基础，可丰富医养结合的服务内容，如推拿、按摩、中药熏蒸、中药浴足、药膳、膏方、养生食疗及情志疗法等。

医养结合和中医药都是养老服务模式中的重要组成部分。从老年人的角度来看，基于医养结合的中医药健康养老服务模式在养老服务中的效果层次具有相互配合的关系。从养老服务人员的角度来看，两项工作同等重要，都是他们的重要职责和使命。因此，在老年人养老服务过程中，要做好两者之间的协调和配合。从功能的角度来看，中医药健康养老服务模式能够显著改善老年人身体状况，而医养结合能够帮助老年人在养老过程中拥有更好的体验以及获得感，使得医患之间的关系更加紧密和谐。中医药健康养服务模式不仅能够提高老年人服务满意度，最大限度保障服务的效果，而且能促进老年人身体康复，价值显著。

4. 康复——延伸医养结合服务

“医养一体化”的发展模式，是集医疗、康复、养生、养老等为一体，把老年人健康医疗服务放在首要位置，将养老机构与医院的功能相结合，把生活照料和康复关怀融为一体的新型模式。

2016 年 12 月，国务院办公厅颁布《中国防治慢性病中长期规划（2017—2025 年）》，提出促进医养融合发展，强调促进慢性病全程防治管理服务与机构养老紧密结合，要深入养老机构开展老年保健、老年康复护理，维护和促进老年人功能健康。机构养老康复服务能力建设是积极应对老龄化的重要环节，也是未来我国老龄事业发展的方向。与一般养老机构相比，医养结合服务对象重点面向患有慢性病、易复发病和大病恢复期、残障以及绝症晚期的老年人，为他们提供养老和医疗服务。

因年老、疾病、伤残等原因导致机体各种功能出现障碍，从而影响个体生活自理能力。因此，失能老年人对医疗卫生养老服务的需求较普通老年人迫切。骨关节疾病、心脑血管疾病、糖尿病及其后遗症、阿尔茨海默病等慢性病严重影响老年人的日常生活，养老机构应积极采取有针对性的系统康复治疗和功能训练，保障入住老年患者的生活质量。

2018 年，王慧子等学者研究发现，失能老年人在家庭照护专业知识缺乏与照顾负担重的影响下，更渴望得到医疗护理与生活照料相联合的照护服务，以保障其基本生活要求。而失能导致老年人行动不便，在一定程度上也加大了其对康复保健的需求，渴望通过康复锻炼缓解其失能加重的情况，并恢复一定的生活自理能力。失能老年人对医养结合社区支持服务有较大的需求，其中以专业医疗护理维度需求最大，并且受到多因素影响。目前，医养结合新型养老模式处于初级阶段，许多医养服务仍在不断调研和完善中。

卫生部在《“十二五”时期康复医疗工作指导意见》（卫医印发〔2012〕13）已明确指出在“十三五”时期全面加强康复医学能力建设，将康复医学发展和康复医疗体系建设纳入公立医院改革总体目标，与医疗服务体系建设同步推进、统筹考虑，构建分层级、分阶段的康复医疗服务体系，逐步完善功能，满足人民群众基本康复医疗服务需求，减轻家庭和社会疾病负担，促进社会和谐。国务院印发的《"健康中国 2030"规划纲要》《"十三五"深化医药卫生体制改革规划》和《"十三五"卫生与健康规划》为加快医养结合在社会养老服务体系中充分发挥康复医学的服务功能提供了重要机遇。

第二节　医养结合发展历史与特点

一、欧美国家医养结合发展历史

从 19 世纪中后期开始，发达国家就陆续进入了老龄化社会，因此这些国家也很早就意识到了老年人的医疗和护理问题，但是老龄化的加剧使得这些国家的医疗费用支出庞大，"套保"现象的存在导致政府财政压力巨大。在这种背景下，长期护理保险应运而生。长期护理保险的出现，与老年人的长期护理服务被从医疗服务中剥离出来相关。首先，基本护理即日常家庭照顾，被抽离出来单列为长期照料服务。其次，一部分旨在维持老年人身体功能、延缓慢性病发展的非治疗性质的康复和护理服务也被划出，并与长期照料服务合称为长期护理服务。

世界卫生组织将长期护理（Long-term care，LTC）含义阐述为，由家庭成员、专业人员、护理员或志愿者为那些不能完全实现自我照料的、身体功能存在障碍的人提供服务，使他们得到最大程度的独立、自主、参与、个人充实及人格尊严，提高他们的生活质量，是健康和社会的整合系统。长期护理服务大多数是由家庭提供的，其服务内容主要是根据服务对象的身体异常程度进行评估来划分，并确定服务的开始期、终止期及服务内容的更改等。从理论上来讲，长期护理覆盖了所有年龄层的社会成员。但是随着人口老龄化步伐的加快，人口结构发生了重大变化，长期护理的理念逐渐被世界上大多数国家所认同，着重用于应对人口老龄化的冲击，主要针对的是老年人群，尤其是失能老年人群。

目前，发达国家 60 岁及以上人口占总人口的比例已达 22%。在长期应对老龄化的实践中，欧美国家形成了许多养老模式。由于有经济实力的支撑和西方居家形态诸多方面的因素，这些国家养老对策的共同之处是依赖社会养老。在社会保障体制中，老年人被赋予了独立生活的经济能力；在福利设施、服务体系以及居住环境等方面，针对老年人的生理情况，采用不同层次、不同类别的设计。美国太阳城和持续照料退休社区（Continue care of Retirement community，CCRC）是美国比较主要的两种养老模式。

太阳城是美国著名的养老社区之一，始建于 1961 年，坐落在佛罗里达西海岸。其占地 56700 亩，其中水景面积占 700 亩。那里阳光充足，每年超过 300 天能够接受日照，故称“太阳城”。该社区的目标是使老年人精神充实、身体健康，享受一种不孤独、不依赖、不满足温饱型的老年生活。它的规模定位为“微型城市”。1996 年人口普查时，其居民数就已经达到了 9.6 万；到 2009 年，人口数已达 16 万。目前，无论面积还是人口都在继续猛增。该地区不仅阳光明媚、干燥少雨，适合于老年人居住，而且拥有方便老年人生活的一切设施和法规。

这里的居民必须是 65 岁以上的老年人，18 岁以下的陪同人员一年居住时间不能超过 30 天。社区内设计建造了各种户型的房屋，以适应不同类型老年人的要求。这里的建筑规划完全按照老年人的需求设计：无障碍步行道、无障碍防滑坡道，社区住宅以低层建筑为主等。同时，社区内的空间导向性被强调对方位感、交通的安全性、道路的可达性均做了安排，实施严格的人车分流。

美国太阳城的整个社区包括“太阳城中心”(独立家庭别墅)、“国王之殿”(连体别墅)、“湖中之塔”(辅助照料式住宅和家庭护理机构)、“庭院”“阿斯顿花园”(出租的独立居住公寓)以及“自由广场”(辅助照料式住宅和家庭护理机构)六大居住社区。以上各社区共享邮局、超市、医疗机构、银行和教堂。

休闲设施是太阳城的主要特色。太阳城拥有 1200 亩的高尔夫球场，所以又被称为“高尔夫爱好者的天堂”。在它周边有 Lake Pleasant 地区公园,White Tanks 地区公园以及亚利桑那原始人生活历史博物馆。整个城市车辆最高时速不超过 50 千米。高尔夫球车是居民合法的主要交通工具之一。这种车由电力驱动，速度缓慢，老年人们上下方便，视野开阔。除了高尔夫球场，太阳城还设有娱乐中心(提供游泳、网球和工艺活动)、保龄球馆、美术馆、交响乐演奏厅、室外剧场、图书馆、教堂、购物中心等各种休闲和生活设施。另外，在社区内，还有各种各样的俱乐部。俱乐部是老年大学的组成部分，开设的课程和组织的活动超过 80 种，包括木匠活、缝纫坊等，甚至还有中国画。

在医疗设施方面，城区除了拥有几所大的专为老年人服务的综合性医院外，心脏中心、眼科中心以及数百个诊所遍布大街小巷。患有心脏病等严重疾病的老年人，佩戴一个类似于项链的报警装置，当遇到危险时，只要按一下这个项链，救护车就会立即赶到。疗养院和老年人照顾中心分布在城区各地。需要照顾的老年人可根据自己的身体状况和经济承受能力选择各种水平的服务。

CCRC 起源于美国教会创办的组织，至今已经有 100 多年的历史。它是一种复合式的老年社区，通过为老年人提供自理、介护、介助一体化的居住设施和服务，使老年人在健康状况和自理能力发生变化时，依然可以在熟悉的环境中继续居住，并获得与身体状况相对应的照料服务。1999 年美国一项学术调查显示，居住于 CCRC 的老年人的健康年龄是非居住于 CCRC 的老年人的 1.5 倍。人性化的 CCRC 养老理念受到了老年人的欢迎，并得到了他们的认可。

CCRC 服务人群主要有以下几类。①自理型老年人——居住者在社区中有独立的住所并且生活能够自理。社区为这部分老年人提供便捷的社区服务，如餐饮、清洁、洗衣、医疗保健及紧急救护等。同时，为满足老年人精神生活的需求，社区会组织各种形式的活动，如老年大学、兴趣协会等，丰富自理型老年人的日常生活。②介助型老年人——当居住者的日常生活需要他人照料时，他们将从自理型护理转为介助型护理。介助型的居住个体是分开的，但设施在同一个区域。介助型老年人得到的服务内容除社区服务外，还包括照护服务，如饮食、穿衣、洗浴、洗漱及医疗护理等，社区还会为介助型老年人提供与他们的身体状况相适应的各类活动，丰富其日常生活。③介护型老年人——当居住者生活完全不能自理，需要他人照料时，他们将转为介护型居住者，得到社区提供的 24 小时有专业护士的监护服务。介护型居住者的年龄通常在 80 岁以上，居住在特殊的单元里。CCRC 的概念就是，在一个综合社区中，为上述三种类型老年人提供相应的服务，以满足老年人在不同生理年龄阶段，对居住条件和配套服务的要求，老年人不需要搬家就可以在 CCRC 中幸福地走完人生后 1/3 的旅程。

CCRC 通常选择在距市中心 50 ～ 100 千米，车程在 1 小时以内，交通便利的城市周边地区。CCRC 以围墙封闭，配备安全监控、保安巡查等多种模式以提供安全保障。CCRC 充分融合了普通社区和一般养老机构的规划设计优点，在选址上关注生态环境和自然气候，大量运用园林景观和水系，营造出人与自然相和谐的居住环境，使老年人在城市中能享受到田园生活，达到怡情养性、延年益寿的目的。这样的环境十分适合老年人居住和生活。从个人居所到服务场所、公共空间，全部为无障碍设计。轮椅坡道、宽敞房门、医用电梯、连廊、无处不在的扶手、安全监控和报警装置等，让老年人体验到普通住宅所不能提供的便利和安全。老年医院、餐饮中心、娱乐活动室、老年人用品商店，为老年人的餐饮、购物、休闲、健身、娱乐等日常生活带来极大的方便。可以方便地解决居住在社区内的老年人的一切生活需要。社区医院拥有经验丰富的各专科医生，为居住者提供预防、医疗、护理和康复等多种专业、快捷的医疗服务。居住者在身体状况和自理能力发生变化时，可以获得与其健康状况相对应的居住环境和关怀照料服务。同时，社区为老年人提供充分的活动学习空间及各种设施。由于社区规模大，入住人员多，老年人可以结交兴趣爱好相同的朋友，根据各自的爱好自愿组成各种学习和活动小组，如书画、音乐、棋牌、球类、手工制作、电脑、养生等 。

欧洲人口结构较早进入了老龄化，国家政策倾向于让老年人居住在独立的公寓中。建筑将城市规划、社区功能和生态目标三种元素结合在一起，讲究自理自助。20 世纪六七十年代，德国人口结构已出现老龄化的趋势。根据德国联邦政策研究中心调查，2010 年德国 60 岁及以上人口占总人口的 23.6%，德国人口平均寿命为 82.3 岁。显然，德国的老龄化社会压力更大。比如，地区政府建设的很多基础设施越来越难维持；医疗点覆盖不够，一位医生要负责大片区域，医护人员人数不足、设施数量不足等问题突显，传统医疗和护理体系的供应效益已经很低。由此，政府机构十分鼓励社会力量参与社会化养老服务业，并为社会保障系统提供财政支持、专业技能支持以及基础设施建设支持，从而促成依靠社会力量建设“养老和健康公共基础设施”。

福利德纳村是一个容纳了多种社会服务设施的综合服务基地。它不是单纯意义上的养老院、护理院或精神病院，而是一个生活化的村子，只是把这些功能和村子整体很好地融合了起来。其中有专门设计的老年住宅、残疾人住宅、精神病患者住宅，以及基金会总部和培训中心，还有具备疗养功能的"精神康复花园"等设施。住在这里的人们，和住在自己的故乡一样，过着平静的生活，一旦需要紧急或特殊的护理，相应的服务设施和人员就会及时到位。"平静中安享晚年"，也是这一村子的氛围特点。

老人护理区有 12 种不同建筑风格的房屋，所有的通道都是无障碍通行，以方便轮椅出入。所有的护理都由专业护理人员进行。护理人员会基于每个护理对象的个人健康病历，与每个人的家庭医生和专业医生、药房、治疗师接触，并讨论出"定制化的护理程序"。在这样的框架下，医疗人员，护理人员和家政人员会在一起，多学科交叉共同工作。公寓还设置了针对老年痴呆症的特殊护理房间，由相关医疗专家进行诊疗。

村子里的"精神康复花园"是莱茵兰地区第一个具有医疗功能的疗养花园。该花园利用自然植物和辅助设施进行精神疗养，使用花园的居民可参与各项活动，与大自然接触，与其他同伴和居民交往，实现自然与社会双重融合。"交友社"为村里居民提供日常社会交往服务，结实新朋友甚至晚年的人生伴侣。一些服务人员会担当居民的生活引导者，帮助居民实践各种生活爱好。如散步、购物、聊天、做饭、手工、画画、阅读等。甚至也有各种教派的宗教活动。交友社也容纳村子之外社会各界的志愿者的参与，居民由此可接触到外面社会更多的人和活动。

二、中国医养结合发展历史

随着改革开放步伐的不断迈进，中国经济也在飞速发展，人民生活水平不断提高，医疗卫生条件不断进步，使得疾病死亡率逐年下降，人均寿命不断延长。市场经济体制改革以来，社会保障制度也由最初的计划经济体制下的国家负责、单位包办、板块分割、全面保障、封闭运行、缺乏效率的国家——单位保障制，逐步演化成政府主导、责任共担、合理保障、多层次的社会保障制度。然而，挑战总是无时无刻都存在的。自 1999 年我国步入老龄化社会以来，老年人口的增长一直在持续。到 2015 年，老龄化水平已经达到 16.1%。预计到 2050 年，60 岁及以上老年人口所占比重将超出 30%。根据联合国对进入老龄化的指数标准计算，我国将步入超老龄化社会。老年人口总数的急剧增长，使得高龄化的步伐日益加深，老年病出现的概率增大，慢性老年病患者人数不断增多，患病、失能老年人的医养照料问题亟待解决。

目前，我国存在家庭养老、社区养老、机构养老等养老模式，医养分离、有养无医是这些养老模式普遍存在的问题。由于医养机构互相独立，服务内容没有交集，所以患病老年人不得不在家庭、医院和养老机构之间来回周转，既要承担可能导致的耽误治疗、病情加重的风险，又增加了家属的负担。医养分离也加剧了医院床位的供需矛盾，需要住院的病人没有床位，而可以出院接受护理照料的患者却常常“压床”。医养分离、医疗条件不足、医疗服务水平普遍不高，导致老年人在晚年享有的医疗护理服务严重缺乏，人们对于能同时享有医养服务的需求不断攀升。

社会的进步、生活质量的改善以及人们文化水平的提高，促使老年人由被动地接受国家养老保障，转变为主动积极地寻求更高水平的养老服务模式。这种主动养老意识的产生，激发了社会对创新养老服务模式的需求。在这种背景下，新型的养老服务模式亟待催发。如今社会少子化趋势导致家庭规模小型化、家庭功能弱化；女性更多地进入劳动力市场等原因，使得传统的家庭养老模式已不能满足现有老年人的养老需求。人口老龄化的趋势及老年人医疗照护需求的增加，使得医养结合的服务形式成为当前社会背景下的必然产物。

根据国务院 2016 年 11 月下发的《关于推进医疗卫生与养老服务相结合的指导意见》，我国计划到 2020 年基本建立符合国情的医养结合体制机制和政策法规体系，实现医药卫生与养老服务资源共享，融合发展，基本适应健康养老服务的需求。这将有效地解决“老有所养”的问题，促进社会和谐稳定，同时有利于扩大内需、拉动就业，创造新的经济增长点。健康养老的需求是多层次、多样化的，这就决定了养老服务体系也将是多层次、多样化的，必须依靠各类主体的参与和多方资源的投入，居家养老、社区养老和机构养老等模式将共同发展。作为医疗保健服务和养老照料服务相结合的新型养老模式，医养结合能够有效整合现有医疗和养老资源，为老年人提供健康教育、生活照护、医疗保健康复、体育锻炼、文化娱乐等服务，涵盖生活保障、精神心理、价值实现，体现老有所养、老有所医、老有所乐。更为重要的是，在老年人日常生活、医疗需求、慢性病管理、康复锻炼、健康体检及临终关怀服务中实现一站式服务。

目前，我国医养结合的发展主要集中在机构养老。在养老机构中提供常见疾病的基本诊断与治疗、建立健康档案、提供健康检查与健康咨询、康复保健及临终关怀服务，或者在医疗机构中增加生活照料、精神心理辅导、老年文化等服务，以及将医院转型为护理院等。医院与养老机构的这种合作，有利于医院资深与养老机构资源的整合、服务效率的提高，也适应了多层次、多样化的养老需求。

近年来，在居家养老服务中增加医疗卫生服务的地区越来越多，党和政府及社会对医养结合养老服务的探究越来越深入和广阔，医养结合的服务形式逐渐扩展。我国居家养老模式以社区为依托，借助地区的力量为居家养老服务，社会化发展趋势明显。居家养老的医养结合服务是以政府和社会为主体，以家庭为中心，以社区为依托，为老年人提供基本生活照顾、家务服务、健康检查、康复保健、心理咨询和精神支持等专业化服务的一种养老服务形式。在老龄化加深、家庭结构小型化、家庭养老功能弱化的背景下，居家养老医养结合服务形式的兴起，既是对传统居家养老的继承、创新和补充，也是提高老年人生活质量、增加生活幸福感、促进家庭和谐的重要举措，还是弘扬中华民族尊老敬老传统美德的重要途径。

医养结合的产生，无论是在保障对象还是在服务内容方面，都是在扩大社会成员的社会福利、增加生活满意度、获得人格尊重上的一种大跨步，是一种社会福利的增进。

三、医养结合特点

医养结合的社会养老服务体系实质上就是融入了“健康”理念，以医疗服务为支撑的社会养老服务体系，当前是以“居家养老、社区养老以及机构养老”编织成的生活照护服务网为基础，通过发展家庭病床、社区健康养老服务网络、加强养老机构与医疗机构的合作、养老机构内设医院纳入医保结算以及鼓励有条件的医院增设老年病床等手段，为老年人提供集养老服务与健康管理于一体的服务网络。可将医养结合视为“整合照料”，它强调老年人的医疗和照护两个方面，并将医疗放在更加重要的位置上。医养结合服务不仅仅包括日常的生活护理服务、精神心理服务、老年文化服务等，更重要的是包括医疗保健、康复护理、健康检查、疾病诊治、临终关怀等专业医疗保健服务。①当前中国特色的医养结合仍在探索中。②探索过程中，医养结合的特征正逐渐明确清晰。③医养结合并非仅仅“医学”“养老”的简单叠加，而是在人口老龄化加剧和疾病谱改变的新时期，及时适应当前社会需求的新的养老模式。

第三节 医养结合市场特征分析

一、我国老年人口健康状况

进入21世纪以来，全球已然面临人口老龄化的威胁；我国在1999年便已进入人口老龄化；现如今，人口老龄化已经成为我国面临的主要挑战之一。截至2015年年末，我国60岁及以上的老年人约为2.22亿人，占总人口的16.1%；其中65岁及以上的约为1.43亿人，占总人口的10.5%。到2030年，我国老年人将达到3.71亿人，占总人口的30%；到2050年，将达到4.83亿，占总人口的34.1%，届时每三个人当中就有一个老年人。中国将迈入超老龄化社会，成为全球人口老龄化水平最高的国家。随着人口老龄化水平的不断加深，老年人口的健康问题对现行的社会保障体系提出了挑战，老年慢性病的增加，使得失智、失能、残疾老年人的医养问题日益突显。中国老龄科学研究中心发布的《中国老年宜居环境发展报告（2015）》的数据显示，目前我国高龄老年人已达到2500万人，失能老年人已突破4000万人，比2010年的3300万失能老年人出700万人，失能老年人数年均增速约为4%，并且完全失能老年人达到3809万人。如何为失能、失智及残疾老年人等提供生活照料和医疗需求，已经成为我国面临的重大难题。

从现实意义看，医养结合主要体现在以下几点。

第一，为当前我国医疗改革中的公立医院改革提供思路。有利于整合医疗和养老资源，缓解“长期住院现象”，提高医疗资源利用率，改善“医养分离”的不良影响，同时可有效地减少医疗资源的浪费，明确医疗机构和养老机构之间的标准设置、资格审核及衔接机制的职责分工，从而达到优化资源、提高效率的目的。

第二，适应了国际社会养老服务的发展趋势。能有力地推动养老机构和医疗机构的转型，促使以医养结合的机构形式服务更多的失能或半失能、失智等自理能为较差的老年人，让可有自理能力的老年人采用医养结合的居家养老模式，尽可能地缓解机构养老中的人群结构性失衡问题。

第三，是政府社会保障事业的重要组成部分，是我国健康服务业发展的产业需求。改善老年人的生活质量，保证其晚年享有更高水平的生活，既是家庭需要承担的基本责任，也是我国社会保障制度建设的重大议题。《国务院办公厅关于印发全国医疗卫生服务体系规划纲要（2015—2020 年）的通知》（国办发〔2015〕14 号）提到，推进医疗机构与养老机构等加强合作，建立健全医疗机构与养老机构之间的业务协作机制，协同做好老年人慢性病管理和康复护理等。由此可见，医养结合的研究已被提上国家政策日程。通过法律规定促进医养结合的稳步实施，既是健康服务业发展的需求，也是我国社会保障事业进步的奠基石。

第四，可以促进家庭成员之间的融合。由于家庭结构小型化、少子化及妇女就业率增加等原因，以家庭为中心为老年人提供医养服务的功能减弱，医养的合理保障可以为这种断裂的家庭关系搭建修复的桥梁。在快节奏的社会，这种亲情尤其难得，这也正符合中华民族的历史文化传统。

第五，可以分担中青年的家庭照顾负担，缓解生活压力，解除工作的后顾之忧，使之全身心投入到工作中，为中国的经济发展贡献力量，同时使有医养结合需求的老年人得到全方位专业性的服务，是应对人口老龄化的必然举措。尤其在老年人失能或半失能、失智、残疾阶段，为其提供合理的专业性的医养结合服务，解决了因医养不当造成的老年人身心不健康问题以及医疗资源过度不足问题，专业人员提供的服务使老年人能享受到更优质、有效、有尊严的生活。

第六，能协调社会发展与经济发展的关系。社会和经济发展构成一个硬币的两面。没有经济发展，就谈不上社会发展；而如果缺乏整体人口的社会福利改善，经济发展是没有意义的。老年人群体本来就是弱势群体。随着人口老龄化的深入，作为更弱势的半失能、失能、失智老年人所占的比重将会越来越大。完善医养结合服务，提高老年人生活幸福感，整个社会福利事业将得到发展，社会的进步与发展将为经济发展创造良好的环境。

二、医养结合机构的市场规模

近年来，随着人口老龄化的加速发展以及需要照料的失能或半失能老年人的增多，老年人的医养结合问题日益突显，养老服务需求不断增长。《国务院关于加快发展养老服务业的若干意见》（国发〔2013〕35号）指出，要积极推进医疗卫生与养老服务相结合。推动医养融合发展。各地要促进医疗卫生资源进入养老机构、社区和居民家庭。《国务院关于促进健康服务业发展的若干意见》（国发〔2013〕40号）指出，要推进医疗机构与养老机构等加强合作。在养老服务中充分融入健康理念，加强医疗卫生服务支撑。《国务院关于推进医疗卫生与养老服务相结合的指导意见》（国发〔2015〕84 号）则提出了医养结合的基本原则、发展目标、重点任务和保障措施，以进一步推进医疗卫生与养老服务相结合。2014 年 9 月 3 日，财政部等四部委下发《购买养老服务工作的通知》，部署加快推进政府购买养老服务工作；并指出，到 2020 年，我国将基本建立比较完善的政府购买养老服务制度，推动建成功能完善、规模适度、覆盖城乡的养老服务体系。

在党和国家的高度重视下，地方政府纷纷响应号召，出台相应政策，将我国的社会养老服务体系建设提上日程。2015 年年末，全国有各类提供住宿的社会服务机构 3.2 万个，其中养老服务机构 2.8 万个。社会服务床位 676.3 万张，其中养老床位 669.8 万张。社区养老服务设施逐步完善，社区日间照料服务逐步拓展，共有社区服务中心 2.4 万个，社区服务站 12.5 万个。医养结合养老模式的紧迫性主要有长期住院现象造成资源浪费、传统的养老院不能同时满足老年人医疗和养老的需要两方面的内容。有调查结果显示，80% 的失能老年人愿意选择家庭养老，20% 的失能老年人有机构养老意愿。医养结合机构养老服务严重供不应求。2010 年，城镇失能或半失能老年人的机构养老床位供给约为 15 万张。按照调查期望水平（20%）和发达国家水平（50%）的入住比例来看，医养结合机构养老需求的床位分别为 37 万张和 93 万张。20% 代表的是以失能老年人意愿为基础计算的需求，更勿论达到发达国家 50% 的入住比例了，可见医养结合养老服务供给不足。目前，我国人均养老床位拥有率不仅低于发达国家 5% ～ 7% 的平均水平，而且低于发展中国家 2% ～ 3% 的水平。

国务院办公厅转发了卫生计生委、民政部等部门《关于推进医疗卫生与养老服务相结合的指导意见》（国办发〔2015〕84 号），提出到 2017 年医养结合政策体系、标准规范和管理制度初步建立，符合需求的专业化医养结合人才培养制度基本形成，建成一批兼具医疗卫生和养老服务资质与能力的医疗卫生机构或养老机构。到2020年，符合国情的医养结合体制机制和政策法规体系基本建立，医疗卫生和养老服务资源实现有序共享，覆盖城乡、规模适宜、功能合理、综合连续的医养结合服务网络基本形成，基层医疗卫生机构为居家老年人提供上门服务的能力明显提升。该指导意见的提出将医养结合服务的发展提升到了法律层面，使实施的重点任务、发展目标和保障措施具体化、规范化，为我国医养结合的健康发展指明了方向。

三、经济环境对医养结合的影响

根据马斯洛的需求层次理论可知，社会的进步和人民生活水平的提高，必然促使需求的进化。人们更多的追求是获得安全与尊重，甚至是更高层次的需求。在人口老龄化的压力下，人们对养老的需求必然越来越多，这种需求的刺激使得养老服务的发展必然要以满足不同层次老年人的需求为导向。

随着经济、社会的发展，在各种物质保障、医疗条件趋于完备的今天，拥有13亿人口的中国已经不再为温饱问题而担忧；作为人口大国，一个更为棘手的问题是人口老龄化。目前，养老模式主要有居家养老和机构养老两种。但随着我国家庭规模和功能的改变，家庭越来越向小型化发展。以“4–2–1”为代表的家庭结构日渐成为社会的主流。甚至在一些沿海发达城市，由于各种压力的增大，丁克家庭也越来越多。一方面，老年人居家养老的模式越来越不能满足社会发展的需要。另一方面，机构养老模式的出现确实能缓解部分养老难的问题，但机构养老却与中国深远的孝文化积淀产生冲突，必然与社会产生矛盾。老年人，由于生理功能的老化，社会交往、社会角色地位都发生了较大的改变，容易产生消极情绪，如冷漠、孤独、忧郁和不满情绪等。在调研期间，大部分养老院的老年人表示并不快乐，认为自己是被社会和家庭所抛弃的人。在这种情况下，机构养老的方式就不适合老年人的心理需要。据调查，机构养老的收费相对较高，对于生活完全能够自理的老年人，城市和乡镇收取的护理费用为每位老年人 800 元和 600 元。对于完全不能自理的老年人，城市和乡镇收取的护理费用为 1000 元。几乎每个家庭都有 2 位以上的老年人需要养老。对于没有收入来源、身体状况不好的老年人来说，家庭经济负担也是机构养老模式不能深入开展的主要原因。

医养结合是一种创新的养老服务模式，它不仅仅限于对老年人生活方面的照顾，更关注老年人对医疗和护理方面的需求。随着人类寿命的延长、生活质量的提高、社会的进步及社会保障制度的逐渐完善，人们追求更高层次、更完善的、全方位的养老服务需求的意识也不断提升。因此，在这种内外因共同作用下产生的医养结合服务必然肩负着更高的使命与期望。

【专家共识】

随着我国人口老龄化不断加剧，老年人的健康养老服务需求愈加迫切，国家出台了一系列推进医养结合的相关政策，大力支持和鼓励医养结合发展，并在医养结合方面进行了积极的实践和探索。

学习发达国家和先进地区医养结合经验、模式，结合我国基本国情及文化特色，分析目前中国医养结合的现状及未来趋势，把养老资源和医疗卫生资源全面整合起来，规范开展服务，以夯实医养结合基础；弘扬中医药完善健康养老服务模式，以助力健康中国；依托家庭签约医生服务，扎实推进老年人健康管理；全面提供康复支持，满足失能老年人的健康需求，积极寻找中国特色的医养结合发展道路。

（陈作兵，杨　芳，刘　璐，魏　爽，史雅雅）

【参考文献】

[1] 丁小燕，沈蔷，卢艳丽，等．“医养结合”专家主题研讨[J]. 中华全科医学，2016,19(33)：4028−4033.

[2] 王慧子，胡曾琳，王俊杰．医养结合背景下失能老人社区支持服务需求及影响因素研究[J]. 护理管理杂志，2018(4)：249−253.

[3] 邓大松，李玉娇．医养结合养老模式：制度理性、供需困境与模式创新[J]. 新疆师范大学学报（汉文哲学社会科学版），2018(1)：107−114.

[4] 陈纯．常州市医养结合养老现状及发展路径研究[J]. 现代商贸工业，2018,39(3)：150−153

[5] 涂宇明．社工在“医养结合”养老服务中发挥作用的实践与启示[J]. 改革与开放，2016(15)：84−85,81.

[6] 耿爱生．养老模式的变革取向：“医养结合”及其实现[J]. 贵州社会科学，2015(9)：101−107.

[7] 方新荣，金浪．基于医养结合的社区老年人健康管理模式的构建[J]. 卫生软科学，2017,31(7)：16−19.

[8] 朱艳霞，杨宗瑜，周文佳．医养结合模式中家庭医生助理的作用[J]. 实用临床护理学电子杂志，2017,2(40)：198.

[9] 祝秀英，吕鹏飞，郭爱萍，等．上海市浦东新区家庭医生对家庭医

生制度下医养结合模式的认知状况调查 [J]. 医学与社会 ,2017,30(8)：12−15.

[10] 唐敏 , 吴海波 . 基于医养结合的中医药健康养老服务模式研究 [J]. 卫生经济研究 ,2017(5) ：22−24.

[11] 郑金玲 , 胡文梅 , 贾爱明 , 等 . 医养结合背景下中医药教育现状思考 [J]. 医学与社会 ,2017,30(9) ：81−83.

[12] 刘运玲 , 张艳令 , 卢敏 . 医养结合背景下中医药健康服务新模式的研究与探索 [J]. 现代养生 (下半月版), 2016(3) ：5−6.

[13] 邬沧萍 , 杜鹏 . 中国人口老龄化：变化与挑战 [M]. 北京：中国人口出版社 , 2006,75−80.

第二章 医养结合发展重点

医养结合发展重点之模式解析与政策解读。

第一节 中国医养结合发展要点

一、大力发展医疗服务

在医养结合中，“医”指医疗护理；“养”指照料，又分为医学照料和生活照料。其核心在于在原有养老服务基础上（如日常照护、文化健身娱乐），为养老机构内居住的老年人提供连续性的医疗与健康管理服务。因此，将医养结合的含义界定为：凡是急性、重症病患者，需要医护人员提供专业化医疗服务的，属于“医”的范畴；而对那些健康的或者处于重症晚期、大病恢复期、残疾等失能或半失能老年人的养老护理服务，尽管也需要涉及部分医疗服务，但是因为其服务具有连续性、长期性，所以应该归于“养”的范畴。医养结合根据人体对健康以及罹患疾病的不同时期或阶段的不同需求，由服务提供主体（医院、养老机构、社区）向有需求的老年人提供符合其养老护理需求的医养服务，并逐渐形成一种集医疗—康复—护理于一体的合作式服务方式。2014 年，全国诊疗总量已达 78 亿人次，比上一年增加 5.9 亿人次。基本上，两年就能增加 10 亿人次。从供给来看，医疗资源总量不足，每千人口医疗卫生机构床位为 4.55 张，每千人口执业（助理）医师数量为 2.06 人，且连续多年不变。我国卫生总费用超过 3 万亿元，仅占 GDP 的 5.57%，而经济合作与发展组织（Organization for Economic Co-operation and Development，OECD）国家卫生总费用占 GDP 的比重平均为 9.3%。

因此，大力发展医疗服务，加快形成多元办医格局，落实鼓励社会办医的各项优惠政策；优化医疗服务资源配置，促进优质资源向贫困地区和农村延伸；推动发展专业规范的护理服务，而且迫在眉睫。

加快形成多元办医格局。切实落实政府办医责任，合理制定区域卫生规划和医疗机构设置规划，明确公立医疗机构及养老机构的数量、规模和布局。同时，鼓励企业、慈善机构、基金会、商业保险机构等，通过出资新建、参与改制、托管、公办民营等多种形式投资医疗服务业。

优化医疗服务资源配置。公立医院资源丰富的城市要加快推进国有企业所办医疗机构改制试点；国家确定部分地区进行公立医院改制试点。引导非公立医疗机构向高水平、规模化方向发展，鼓励发展专业性医院管理集团。各地要鼓励城市二级医院通过转型、新建等多种方式，合理布局、积极发展康复医院、老年病医院及护理院、临终关怀医院等医疗机构。

推动发展专业规范的护理服务。强化养老护理岗位责任管理，完善质量评价机制，加强培训考核，提高护理质量，建立稳定护理人员队伍的长效机制。加大政策支持力度，鼓励发展康复护理、家庭护理等特色型护理服务，提高规范化服务水平。

二、加快发展健康养老服务

加强对养老服务业发展的顶层设计和规划，并在地方区域规划中实现健康功能区理念。根据不同省市的区域发展情况，建设城市健康功能区、健康社区或健康城镇。大中城市要规划健康服务产业园，区县和社区规划健康服务产业单元，把健身、休闲、养生、医疗、康复与养老有机结合，实现医养结合。统筹城乡、区域健康服务业资源配置，促进均衡发展。每个健康功能区可根据各自的优势和特点发展健康产业链，以此带动和推动房地产业、养老业、服务业和旅游业的发展。

制定鼓励社会资本准入的支持政策。政府要放宽市场准入，鼓励社会资本、境外资本依法依规以多种形式投资健康服务业，发展具有一定规模、有特色的医疗机构，在机构规划、建设、税收和人才待遇等方面享受与公立机构平等的待遇。加快落实对社会办医疗机构和养老机构在社保定点、专科建设、职称评定、等级评审、技术准入等方面同等对待的政策。通过给予民营养老机构税收优惠、床位补贴等方式进行扶持，鼓励民间资本介入养老事业，形成民间养老机构的产业化发展。

构建多样化的老年健康服务模式，完善多层次的养老服务内容体系。针对不同的经济、身体、精神等状况，构建多样化的老年健康服务模式。目前，相对于集中的机构养老，居家养老仍然是主要方式。在进一步加大对集中式养老机构投入的基础上，努力探索介于居家养老与集中养老之间的半开放式养老模式；有条件的社区可办社区托老所、“日托班”，成立老年人餐饮配送中心，做好上门巡诊等健康延伸服务；鼓励各类社会服务企业和中介组织参与社区居家养老服务。

在多样化、多层次的基础之上，构建多支柱的养老服务业支撑体系，大力发展企业年金养老、个人养老金养老、储蓄养老、理财养老和以房养老等多种养老支柱，增强老年人养老支付能力；城市要逐步完善社会统筹与个人账户相结合的基本养老保险制度，构建多层次的覆盖面广泛的城镇养老保障体系。

三、积极发展健康养老保险

发展健康养老保险，是探索新型的自助养老模式之一。在推动保险机构在各地确定大病保险保障方案时，根据本地区医疗消费情况合理确定大病保险筹资与保障水平，建立并完善符合健康保险风险特点和经营规律的核算制度、风险管理制度、核保核赔制度及精算管理制度，加快推进健康保险专业化经营。

丰富商业健康保险产品。在完善基本医疗保障制度的同时，鼓励商业保险公司提供多样化、多层次、规范化的产品和服务。鼓励发展与基本医疗保险相衔接的商业健康保险产品，积极开发长期护理商业险以及与健康管理、养老等服务相关的商业健康保险产品。

四、全面发展中医药医疗保健服务

强化政策引导作用，增加资金投入力度。2015 年国务院办公厅印发的《中医药健康服务发展规划（2015—2020）》中强调，积极发展中医药健康养老服务，建立以中医药健康养老为主的疗养院、护理院，有条件的养老机构设置以老年病、慢性病防治为主的中医诊室。推动中医院与老年护理院、康复疗养机构等开展合作。政府需要加大对中医药养老机构的资金支持。在周边社区服务网络发达的养老机构，可与社区卫生服务中心、附近中医院实现共享医疗卫生资源，明确合作项目和需承担的责任与义务，形成沟通顺畅的双向转诊机制。采取国家拨款，促使养老院加快转变养老服务模式，扶植中医药养老机构，为老年人提供舒适的养老环境。

鼓励社会力量加入中医药养老服务，发挥社会力量的优势，使其参与到养老服务中，采取民办公助、公建民营、公办民营等多种方式，让社会组织参与到养老服务机构的建设中，提供以人为本的中医药养老服务。鼓励社会组织根据老年人的特点，定期组织中医药医疗、保健专家走进养老机构，为老年人提供医疗保障，并组织开展老年健康知识讲座、保健养生、心理疏导和精神慰藉等特色服务，满足老年人的多种需要。

支持中医药医疗保健服务与养老服务相结合。建立以中医院为中心，面向社区养老服务机构，提供中医药保健服务。积极开展宣传，对不同社区处于亚健康的老年患者进行健康指导，提高群众对中医药诊疗服务的认知度与信任度。通过建立家庭病房、入户访视、上门服务等方式，以对老年患者的管理为重点，由中医院定期组织，由不同专科的中医医生组成的诊疗小组定点向社区养老服务机构提供疾病预防、医疗咨询、联系住院、护理、针灸、推拿、换药、输液、健康咨询及康复保健等多项服务，弥补社区养老服务机构中医药医疗保健服务的不足。

开展名老中医进社区活动。中医药注重知识的传承，名老中医作为品牌形象的宣传作用不容轻视。打造有影响力的社区养老服务品牌，就是要利用这种示范作用，发挥名老中医在中医药疑难杂症诊治、康复、养生、保健等方面的专业特色优势，进一步增强社区养老机构的品牌影响力与号召力。为改变社区养老服务机构中医药人才缺乏的现状，需要注重中医药人才的培养，不断吸引中医药专业人才加入社区养老服务机构。

培育中医药健康养老型人才。以中医药院校为依托，在高校开设中医老年护理、中医康复医学、中医老年保健及养老院护理管理等相关专业，开设中医老年护理、老年慢性病防治等相关课程，提高学生在老年饮食、起居、情志等方面进行中医护理的能力。国家对中医药技术设立准入标准，保障中医药医护水平，强化管理监督机制，形成一整套中医药养老服务人员的培训、考核评价和激励机制，加强对中医药养老机构服务人员的教育和管理，提高中医药从业人员的医疗水平和整体素质。

五、支持发展多样化医养结合

通过内设医疗机构、医疗机构派点入驻、医疗机构转型发展、上门探视巡诊等方式，整合养老资源和医疗资源，推动医疗服务向养老机构、社区和家庭延伸。

1. 引导大型养老机构内设护理院、康复医院，提升医疗服务功能，纳入医保定点范畴，医护人员在资格认定、职称评定、技术准入、推荐评优等方面与其他医疗机构享受同等的待遇。

2. 鼓励小型养老机构、社区日间照料中心、农村幸福院等与周边医疗卫生机构建立健全业务协作机制，通过上门服务、派驻人员、设立医务室、开通预约就诊绿色通道等方式，实现医疗服务全覆盖。

3. 支持医疗机构开办集养老、康复、保健于一体的护理之家，建设大型医护型养老机构；引导二级以下医院、基层医疗卫生机构和机关、企事业单位利用闲置医疗资源，兴办或转型为护理院、康复医院；发挥中医医疗机构特色，为慢性病、疾病治疗期老年患者提供专业化医疗护理康复服务。

4. 依托社区各类服务和信息网络平台，推动各地基层医疗卫生机构积极转变服务模式，为老年人提供基本医疗服务保障。

六、培育医养结合相关支撑产业

1. 鼓励地方多渠道解决医养结合相关产业。有效供给问题，简化放宽准入标准，支持各类所有制，养老服务及休闲康复等机构规模化、连锁化发展，统筹地方及城乡区域健康服务业的资源配置问题，形成一条医养结合的健康产业链。

2. 大力发展中医药产业，鼓励中医药技术、人才、资本、实验室等多要素、多样化合作，支持亚健康检测、干预及保健产品的研制、开发及应用。大力支持中医药保健食品、养生食品、功能性保健品等中医药健康衍生品的发展。

3. 探索建立老年服务志愿者、照料储蓄、长期护理保险等社会化服务制度，大力弘扬子女赡养、家庭养老和邻里互助的传统美德。要加强舆论监督，对有拒绝赡养或虐待父母行为的子女，追究其法律责任。

七、健全人力资源保障机制

（一）加大人才培养和职业培训力度

支持高等院校和中等职业学校开设医养结合相关学科专业，引导有关高校合理确定相关专业人才培养规模。鼓励社会资本举办职业院校，规范并加快培养护士、养老护理员、药剂师、营养师、按摩师、康复治疗师、健康管理师、健身教练及社会体育指导员等从业人员。对参加相关职业培训和职业技能鉴定的人员，符合条件的按规定给予补贴。建立健全医养结合从业人员继续教育制度。各地要把发展健康服务业与落实各项就业创业扶持政策紧密结合起来，充分发挥健康服务业吸纳就业的作用。

坚持把养老、康复、健康管理、护理等人才培养作为推动医养结合发展的重中之重，通过学历教育、在职教育、对外合作等方式，建立全方位人才培养体系。①推行学历教育。优先扶持医疗护理类院校设立养老服务管理专业，加快老年医学、康复、护理、营养、心理、社会工作等专业人才的培养。②加强在职培训。③提高从业待遇。④加强对外合作交流，开拓视野思路。

（二）促进人才流动

加快推进医师多点执业。鼓励地方探索建立区域性医疗卫生人才充分有序流动的机制。不断深化公立医院人事制度改革，推动医务人员保障社会化管理，逐步变身份管理为岗位管理。探索公立医疗机构与非公立医疗机构在技术和人才等方面的合作机制，对非公立医疗机构的人才培养、培训和进修等给予支持。在养老机构服务的具有执业资格的医护人员，在职称评定、专业技术培训和继续医学教育等方面，享有与医疗机构医护人员同等待遇。深入实施医药卫生领域人才项目，吸引高层次医疗卫生人才回国服务。

八、夯实医养结合发展基础

（一）完善政策链条，以顶层设计实现制度全覆盖

全覆盖健全的立法保障体系和政策法律支持体系是带动产业发展的制度保证。日本自 1970 年开始逐渐进入人口老龄化阶段，为应对严峻的人口老龄化形势，日本政府先后出台了数十部有关老年人权益

保障的法律，形成了完备的立法保障体系和政策法律支持体系，从顶层设计层面实现了制度全覆盖。我国当前社会保障和社会福利领域以及有关老年人权益保障的法律仅有社会保险法和老年人权益保障法，这两部法律仅仅从家庭、社会保障、法律角度对老年人权益进行较为宏观的界定和保护。可以说，我国对老年人养老、护理、医疗等权益的保护尚处于初步探索阶段，还未形成全方位的立法保证。养老服务业是民生问题中的一项重要议题，医养结合养老模式是在人口老龄化背景下提出的一项有利于切实缓解我国长期养老压力的重要举措。政府应发挥主导作用，建立健全医养结合养老服务模式的法律法规，明确医养结合养老模式的服务目标定位，机构主体性质、服务内容范围，资金供应来源、市场准入标准、从业人员标准、政府优惠政策、监管部门职责等，并逐步建立长期护理保险、养老服务补贴等配套制度，完善政策链条，实现制度全覆盖。

（二）强化资金链条，以多元主体保证来源多渠道

养老机构的收入主要来源于接受其服务的老年人以及政府的补贴。而老年人收入的来源主要有四类，即养老保障、市场挣得、公共转移、家庭转移，其中以养老保障所得为最主要来源。以城乡居民基本养老保险为例，2014 年度基金支出 1571 亿元，实际领取待遇人数为 14313 万，全年人均养老保障收入为 1097 元，远远不能满足老年人的养老需求。资金匮乏阻碍着医养结合养老模式的可持续发展。

遗产税在缩小贫富差距、调节分配不均方面具有积极作用。据调查，世界上近 2/3 的国家设立了遗产税，成为政府财政收入的一项重要来源。同时，大多数国家制定了针对遗产税的公益性慈善捐赠的税收优惠政策，通过制度环境促进慈善事业的发展。目前，我国社会福利事业对慈善捐赠的需求与慈善事业本身的发展状况之间存在巨大的

缺口。遗产税及慈善捐赠对调整收入分配格局、实现社会公平具有非常重要的意义。政府应当通过制度设计，设立遗产税，鼓励慈善事业的发展，从而为养老、优抚、救济等社会福利事业提供资金来源。欧美国家在提供养老服务等社会福利服务时，还注重品牌打造和规模化经营，使广大民众在接受福利服务的同时认识到无论是福利彩票收入还是税收收入均是取之于民、用之于民的，逐渐形成全民养老的氛围。根据社会资本理论，这种以信任为核心的公民参与网络，以及互惠互利的规范，可以培养强大的社会资本。反之，社会资本亦可以促进均衡和普遍化的互惠。在一个共同体中，这种普遍化的互惠可以形成持续的交换关系，使人们产生一种共同的期望——在一段时间内无报酬的付出可以在未来某个时间得到回报。品牌化经营，即是在社会范围内形成一种参与感及互惠互利的规范，使公民在购买福利彩票或纳税的同时感受到自身对社会发展、福利事业的促进作用，并坚信这种付出会在未来得到同等的回报。我国在建立医养结合养老模式的同时，应在宣传活动、配发物品、项目名称中注明品牌标志，如“福彩公益金示范项目”，提高公民参与感，建立一种普遍互惠的社会参与网络，增加养老公益金的来源和渠道。

（三）补充人才链条，以制度设计激励全民协助养老

专业化人才是养老服务质量的基本保障要素之一，特别对于医养结合养老模式的建立和发展，具有相关执业资格的专业人才团队的建立尤为重要。提供医疗护理服务的人员应当熟练掌握老年人常见病的诊断和治疗方法，能冷静应对各种突发状况。政府应引导医疗、养老机构与各大高校、医学院等专科学校建立人才培养和输送机制，创新订单化培养方案，同时建立完善的绩效考评和工资晋升制度，从而吸引具有执业医师及护理资格的人才进入养老服务领域。一方面，解

决医养结合人才紧缺的问题，有助于提高养老服务的质量；另一方面，也为高校毕业生提供一条就业出路，缓解高校毕业生就业困难的状况。建立一支稳定、规范的志愿者团队对医养结合养老模式的可持续发展具有非常重要的意义。在我国大多数地区特别是农村地区，志愿服务屈指可数。即使在部分志愿服务较为活跃的城市，也仍然以道德为激励机制提供无偿服务，尚未建立起一套量化的评估体系和长效的激励机制，难以保证服务质量。在志愿者管理方面，我国应形成一套制度化的管理和激励机制。在管理模式上，推广菜单式服务制度及用户满意度评分系统，保证志愿服务的规范化；在激励模式上，建立“时间储蓄”“道德银行”等志愿服务的量化评估模式，并配套实施相关优惠政策，通过社会制度保证志愿服务的稳定性，从而促进医养结合养老模式的可持续发展。

第二节　中国医养结合发展政策和法规体系

我国自 1999 年进入老龄化社会以来，人口老龄化的速度不断加快，已超过了人口增长的速度。从 2010 到 2016 年，中国 60 岁及以上老年人口从 17765 万人增加到 23086 万人，在总人口中的比重从 13.3% 上升到 16.7%，人口老龄化程度不断加深。但由于我国社会保障支持体系发展尚不健全，有典型的“未富先老”的特征，导致养老问题异常严峻。健康是老年人养老面对的关键问题，在一定意义上，如何获得基本养老保障以及高质量的医疗保障和服务资源，成为影响老年人选择养老模式的关键因素。而推动医养结合养老模式逐渐成为我国推进养老服务体系建设的一项重点任务。医养结合的养老工作涉及社会保障、民政、卫生等多部门的管理。只有完善相关政策，才能有效推动医养结合型养老模式的建立，从而走出一条有中国特色的养老事业的发展道路。因此，我国相继出台了一系列政策及法律法规。

一、医养结合政策发展概况

养老政策是政府在积极应对人口老龄化过程中为保障老年权益而制定的，对完善养老服务和开展养老实践具有重要的指导意义。1978年以来，中国养老政策体系经历了初步创立、调整前行和快速发展三个阶段，呈现出从救助到服务、从一元到多元、从特殊到一般的发展导向。总体来看，中国目前已基本形成完整的养老政策体系框架，养老服务产业发展迅速，养老服务质量得到有效提升，医养结合相关政策也逐渐完善，但医保报销政策仍存在限制和空缺，在发展中还存在政策落实难、效力低、内容模糊、城乡统筹考虑不足等问题。对此，还需要引入精准化的发展理念，在可行性、系统性、针对性、协调性等方面做好顶层设计。

（一）中国养老政策演进的历史轨迹

自中华人民共和国成立以来，我国相继出台了一系列的养老政策，但由于计划经济时期影响一度受阻并中断。1978 年党的十一届三中全会之后，民政部恢复正常运转，养老政策引起关注并受到重视，经历了萌芽启动、初步发展和快速发展三个发展阶段。受社会环境因素影响，各阶段养老政策侧重点不同，发展特点也有所不同。2011 年，国务院发布《社会养老服务体系建设规划（2011—2015 年）》，提出建立以“居家为基础、社区为依托、机构为支撑”的社会养老服务体系。其中，机构养老服务建设重点之一是老年养护机构，并提出重点推进养护型、供养型、医护型老年设施建设。由此，也开始了我国构建医疗和养老整合服务体系的新阶段。

1. 萌芽启动（1978—1989 年）

1978 年，民政部恢复正常运转后，于 1982 年成立了中国老龄问题全国委员会，我国的老龄工作开始步入正轨，养老问题开始受到政府重视。1978 年，国务院针对建设社会主义有贡献的老干部和老年工人，颁布实施了两项安置政策——《关于安置老弱病残干部的暂行办法》《国务院关于工人退休、退职的暂行办法》，并开始在全国试行实施并推广。1982 年，为响应在维也纳召开的第一次老龄问题世界大会的号召，我国从中央到地方陆续成立了老龄工作机构。到 1983 年，中国老龄问题全国委员会已发展成为全国常设机构。老龄工作机构的成立为老龄工作的规范化进行提供了保障。同年，《城镇集体经济组织职工养老金保险试行办法》颁布，使城镇集体经济组织职工在退休后得到了一定的生活保障。1984 年起，我国养老保险费用社会统筹开始在全国施行，养老保险制度的整体改革揭开了序幕。1987 年，民政部印发了《关于探索建立农村基层社会保障制度的报告》，指出家庭的养老扶幼功能在削弱，而老年人口比重却在增加，养老任务日渐加重，主张建立农村基层社会保障制度。

在萌芽启动阶段，我国的养老问题开始受到政府的关注，相关养老政策陆续出台，老龄工作机构初步建立，养老政策体系开始形成雏形，养老工作开始向规范化和专业化方向发展，但养老政策主要关注于解决老弱病残企业职工和老干部的晚年生活，尚未形成系统性的工作思路。

2. 初步发展（1990—1999 年）

1991 年，国务院颁布了《关于企业职工养老保险制度改革的决定》和《农村社会养老保险基本方案》，表明我国在关注城市养老保险的同时，也开始重视农村养老保险的发展。1992 年，国务院颁布了《民政部关于进一步加快发展农村社会养老保险事业的通知》，指出当时农村社会养老保险事业的发展远远落后于整个形势的要求，强调必须进一步加快步伐发展农村养老保险事业。1995 年，国务院印发了《关于深化企业职工养老保险制度改革的通知》，提出了建立一个适应我国社会主义市场经济体制要求和适用城镇不同老年人群体的养老保险体系的改革目标。1999 年，文化部出台了《关于加强老年文化工作的意见》，强调要大力建设老年文化，建好老年文化活动场所，办好老年大学教育，丰富老年人生活。

在初步发展阶段，我国开始对养老政策进行调整，开始关注不同老年人群体，并强调在法律层面上保护老年人权益。与此同时，城市养老保险得到稳步发展，农村养老保险也走向正规化并开启快速发展的步伐，标志着养老保险也开始向更全面、包容性更强的方向发展，政策的实用性也逐渐增强。

3. 快速发展（2000 年至今）

进入 21 世纪之后，我国养老政策开始进入快速发展时期。2000 年，国务院发布了《关于加快实现社会福利社会化的意见》，强调社会办福利机构与政府办社会福利机构享受同等待遇。同年，国务院还发布了《财政部、国家税务总局关于对老年服务机构有关税收问题的通知》，指出要大力加强养老服务机构建设，大力支持社会福利机构，社会福利不再是政府单方面承担，而是向社会转化，加快实现社会福利社会化。在城镇医疗得到一定发展的同时，我国也开始重视农村医疗发展，并从 2002 年开始试点农村医疗制度改革，开始建立新型农村合作医疗制度。2003 年，国务院发布了《关于实施农村医疗救助的意见》，明确了医疗救助对象和救助办法。2006 年，国务院各部委联合发布了《关于加快推行新型农村合作医疗试点工作的通知》，倡导为农村居民提供高质量便捷的医疗服务。2013 年，国务院常务会议讨论通过了《深化改革加快发展养老服务业的任务措施》，要求加强老龄事业发展，提出到2020年建成城乡养老服务体系的目标。2015年，国务院办公厅转发卫生计生委等部门发布的《关于推进医疗卫生与养老服务相结合指导意见的通知》，提出了医养结合的理念，以为老年人提供健康的养老服务。2016年，国家民政部发布了《民政事业发展第十三个五年规划》，提出要促进养老服务业的快速发展，加强信息化养老服务体系建设，努力探索并建立长期照护保障体系。

在这一时期，养老政策得到了快速发展，政策所涉及的内容更加全面，对养老服务业的发展和养老服务质量的提高给予了高度关注，并在保障老年人基本生活的同时，逐渐强调运用多元方法来满足老年人的文化娱乐需求，体现实用性和大众化的特征。

（二）医养结合政策发展

1. 医养结合政策的雏形

人口老龄化进一步加剧是当今中国面临的一个棘手的社会问题。人口老龄化意味着对社会养老服务的诉求增加。健康老龄化是庞大的老年人群体养老服务的主要诉求，这需要政府、市场及社会等多方参与，并推动医疗服务与养老服务积极地合作，为老年人群体提供医养结合的全方位养老服务。面对老年人群体这一诉求，国家发布了一些机构养老相关的政策文本（见表2–1）。2013年，国务院在《关于加快发展养老服务业的若干意见》（国发〔2013〕35号）中明确指出推动医养结合养老模式的发展。同时，地方政府要促进医疗资源进入养老机构、社区养老机构和家庭，这是中国医养结合养老服务的雏形。

表 2–1　机构养老相关的政策文本

序号	政策名称	发布时间
1	农村敬老院管理暂行办法	1997
2	社会福利机构管理暂行办法	1999
3	关于加快实现社会福利社会化的意见	2000
4	财政部、国家税务总局关于对老年服务机构有关税收政策问题的通知	2000
5	老年人社会福利机构基本规范	2001
6	关于开展养老服务社会化示范活动的通知	2005
7	关于支持社会力量兴办社会福利机构的意见	2005
8	老年人建筑设计基本规范	2007
9	中国老龄事业发展“十二五”规划	2011
10	关于进一步加强少数民族群众养老机构建设工作的通知	2011
11	社会养老服务体系建设规划（2011—2015年）	2011
12	养老机构安全管理	2012
13	民政部关于鼓励和引导民间资本进入养老服务领域的实施意见	2012
14	养老机构设立许可办法	2013
15	养老机构管理办法	2013
16	民政部关于推进养老服务评估工作的指导意见	2013
17	国务院关于加快发展养老服务业的若干意见	2013
18	国务院办公厅关于政府向社会力量购买服务的指导意见	2013
19	民政部关于建立养老服务协作与对口支援机制的意见	2013
20	民政部关于开展公办养老机构改革试点工作的通知	2013
21	民政部办公厅、发展改革委办公厅关于开展养老服务业综合改革试点工作的通知	2013

（续表）

序号	政策名称	发布时间
22	关于加强养老服务标准化工作的指导意见	2014
23	关于推进养老机构责任保险工作的指导意见	2014
24	养老服务设施用地指导意见	2014
25	关于推进城镇养老服务设施建设工作的通知	2014
26	关于做好政府购买养老服务工作的通知	2014
27	关于加快推进健康与养老服务工程建设的通知	2014
28	关于开展养老服务和社区服务信息惠民工程试点工作的通知	2014
29	养老机构护理站基本标准（试行）	2014
30	养老机构医务室基本标准（试行）	2014
31	关于减免养老和医疗机构行政事业性收费有关问题的通知	2014
32	民政部关于加快推进养老服务工程建设工作的通知	2014
33	关于鼓励民间资本参与养老服务业发展的实施意见	2015
34	关于规范养老机构服务收费管理促进养老服务业健康发展的指导意见	2015
35	民政部　国家开发银行关于开发性金融支持社会养老服务体系建设的实施意见	2015
36	关于进一步做好养老服务业发展有关工作的通知	2015
37	关于推进医疗卫生与养老服务相结合的指导意见	2015

在以上政策中，明确提到医养结合的政策文件有以下几种。

2013 年，国务院分别颁布了《关于加快发展养老服务业的若干意见》《关于促进健康服务业发展的若干意见》，明确指出推动医养结合发展，鼓励医疗资源进入养老机构、社区和家庭，积极探索医养结合的不同模式，如在养老机构中内设养老床位的医保报销、异地就医结算等，加快发展健康养老服务，推进医疗机构与养老机构等加强合作。同年，国务院《关于促进健康服务业发展的若干意见》首次引入“健康理念”，除要求医疗、养老机构之间加强合作以外，还建议在两者之间建立预约就诊绿色通道，将老年慢性病等病种纳入管理范畴，推动二级以上医院建立与养老机构之间的转诊与合作；其次，建立涵盖老年病医院、康复疗养机构、老年护理院的健康养老服务网络。以上政策文件从宏观角度合理安排医疗与养老资源的配置，为医养结合在健康服务领域的发展指明了方向。

2014 年，民政部发布《关于加快推进健康与养老服务工程建设的通知》，将医养结合界定为养老服务工程的一部分，强调各项政策措施须以老年人的健康为核心，养老服务体系包括日间照料中心和养护院等，首次提出将失能或半失能老年人列为被照顾对象。医养结合服务设施还需具备餐饮、清洁卫生、文化娱乐的功能。此外，卫计委印发《养老机构医务室基本标准（试行）》和《养老机构护理站基本标准（试行）》，指导养老机构做好机构内医务室、护理站的建设、运营和管理，促进医养结合。

2015 年，国务院办公厅颁布《关于推进医疗卫生与养老服务相结合指导意见的通知》《中医药健康服务发展规划（2015—2020 年）》以及《关于鼓励民间资本参与养老服务业发展的实施意见》，推动中医药与养老结合，健全医养机构合作机制，进一步推进医养结合发展和落地。同年，由民政部、发展改革委、教育部等十部委联合发布《关于鼓励民间资本参与养老服务业发展的实施意见》，在推进民间资本参与医养结合发展方面提出指导意见：第一，加强养老机构与医疗机构合作，将养老机构中内设的医疗机构纳入医保报销范围；第二，再次强调将医疗资源推进居家、社区和机构养老中；第三，提出建立护理型养老机构的构想；第四，对于养老机构中内设的医疗机构，在资格认定、技术准入、职称评定和推荐评优等方面，与其他医疗机构同等对待；第五，确保医养结合的人才架构，鼓励中医师、管理人员等到养老机构、医疗机构就业，并加强从业人员的专业技能培训。另外，在由国务院发布的《全国医疗卫生服务体系规划纲要（2015—2020年）》中，也将医疗机构与养老机构的合作作为重要工作之一。《中医药健康服务发展规划（2015—2020年》，则明确指出“发展具有中医药特色的养老机构”，引入“中医药健康养老”的概念，并鼓励中医院开展社区、居家中医药健康养老服务。而卫生计生委、民政部、发展改革委等九部委发布的《关于推进医疗卫生与养老服务相结合指导意见》表明，到2017年将初步建立医养结合政策体系、标准规范和管理制度，到2020年基本建立医养结合体制机制和政策法规体系。

2016年，民政部、卫生计生委联合印发的《关于做好医养结合服务机构许可的通知》《民政部、卫生计生委关于做好医养结合服务机构许可工作的通知》以及《医疗机构设置规划指导原则（2016—2020年）》都强调在医养结合方面加强民政部门合作，简化申请材料，缩减审批时限，提高办事效率。同年，民政部、卫生计生委发布《关于确定第一批国家级医养结合试点单位的通知》，确定北京市东城区等50个市（区）作为第一批国家级医养结合试点单位。同时，鼓励各省（区、市）要积极探索符合地方的医养结合模式，统筹各方资源，积极协调解决存在的困难和问题，全面落实医养结合工作重点任务。

2017年，卫生卫计委印发《关于养老机构内部设置医疗机构取消行政审批实行备案管理的通知》，要求养老机构内部设置诊所、卫生所（室）、医务室、护理站，取消行政审批，实行备案管理，打破了制约医养结合机构规模化发展的瓶颈。

在以上医养结合相关政策中，重点强调了以下几个方面的工作和任务，并在 2016 年明确了各政府部门的任务分工（见表 2–2）。

（1）顶层设计和区域规划，统筹和合理布局医养老服务资源：①推动二级以上医院与老年病医院、老年护理院、康复疗养机构等之间的转诊和合作。②扶持和发展护理型养老机构建设。③推动中医药与养老结合，充分发挥中医药“治未病”和养生保健优势。④鼓励新建以中医药健康养老为主的护理院、疗养院。⑤在有条件的养老机构内设置中医诊室。

（2）合理整合医养资源，促进卫生资源进入养老服务领域：①养老机构设置医疗机构。②医疗机构与养老机构签订协议。③要探索医疗机构与养老机构合作新模式。④建立健康档案。⑤建立家庭医生制，推进养老机构的远程医疗服务试点。⑥开通养老与医疗机构间预约就诊绿色通道。⑦促进慢性病管理和康复护理。

（3）医疗保险和长期照护保险的健全：①健全医疗保险机制，解决养老机构内设医疗机构的医保定点问题。②完善医保报销制度，解决老年人异地就医结算问题。③鼓励商业性的健康险、护理险。④积极探索和发展长期照护保险。

（4）医养人才培养：①养老机构内医护人员纳入卫生计生部门统一管理。②加强对养老机构中医务人员的专业培训。

表 2–2　医养结合工作重点任务分工方案

序号	工作任务	负责单位
1	鼓励养老机构与周边的医疗卫生机构开展多种形式的协议合作，建立健全协作机制，本着互利互惠原则，明确双方责任义务	民政部牵头，卫生计生委、中医药局配合
2	医疗卫生机构为养老机构开通预约就诊绿色通道，为入住老年人提供医疗巡诊、健康管理、保健咨询、预约就诊、急诊急救、中医养生保健等服务，确保入住老年人能够得到及时有效的医疗救治	卫生计生委、中医药局牵头，民政部配合

（续表）

序号	工作任务	负责单位
3	养老机构内设的具备条件的医疗机构可作为医院（含中医院）收治老年人的后期康复护理场所	民政部、卫生计生委、中医药局分别负责
4	鼓励二级以上综合医院（含中医院，下同）与养老机构开展对口支援、合作共建。通过建设医疗养老联合体等多种方式，整合医疗、康复、养老和护理资源，为老年人提供治疗期住院、康复期护理、稳定期生活照料以及临终关怀一体化的健康和养老服务	卫生计生委、中医药局、民政部分别负责
5	养老机构可根据服务需求和自身能力，按相关规定申请开办老年病医院、康复医院、护理院、中医院、临终关怀机构等，也可内设医务室或护理站，提高养老机构提供基本医疗服务的能力。卫生计生行政部门和中医药管理部门要加大政策规划支持和技术指导力度	民政部、卫生计生委、中医药局分别负责
6	养老机构设置的医疗机构，符合条件的可按规定纳入基本医疗保险定点范围	人力资源社会保障部、卫生计生委牵头，民政部配合
7	鼓励执业医师到养老机构设置的医疗机构多点执业，支持有相关专业特长的医师及专业人员在养老机构规范开展疾病预防、营养、中医调理养生等非诊疗行为的健康服务	卫生计生委、中医药局牵头，民政部配合
8	发挥卫生计生系统服务网络优势，结合基本公共卫生服务的开展为老年人建立健康档案，并为65岁以上老年人提供健康管理服务。到2020年，65岁以上老年人健康管理率达到70%以上	卫生计生委、中医药局分别负责
9	鼓励为社区高龄、重病、失能、部分失能以及计划生育特殊家庭等行动不便或确有困难的老年人，提供定期体检、上门巡诊、家庭病床、社区护理、健康管理等基本服务。推进基层医疗卫生机构和医护人员与社区、居家养老结合，与老年人家庭建立签约服务关系，为老年人提供连续性的健康管理服务和医疗服务	卫生计生委、中医药局分别负责

（续表）

序号	工作任务	负责单位
10	提高基层医疗卫生机构为居家老年人提供上门服务的能力，规范为居家老年人提供的医疗和护理服务项目，将符合规定的医疗费用纳入医保支付范围	卫生计生委、人力资源社会保障部、中医药局分别负责
11	在制定医疗卫生和养老相关规划时，要给社会力量举办医养结合机构留出空间。按照“非禁即入”原则，凡符合规划条件和准入资质的，不得以任何理由加以限制	民政部、卫生计生委牵头，发展改革委、国土资源部、住房城乡建设部、中医药局配合
12	整合审批环节，明确并缩短审批时限，鼓励有条件的地方提供一站式便捷服务。通过特许经营、公建民营、民办公助等模式，支持社会力量举办非营利性医养结合机构	卫生计生委、民政部、中医药局牵头，发展改革委、财政部、国土资源部、住房城乡建设部配合
13	支持企业围绕老年人预防保健、医疗卫生、康复护理、生活照料、精神慰藉等方面的需求，积极开发安全有效的食品药品、康复辅具、日常照护、文化娱乐等老年人用品用具和服务产品	发展改革委、工信部、科技部、卫生计生委、民政部、食药监总局、中医药局分别负责
14	统筹医疗卫生与养老服务资源布局，重点加强老年病医院、康复医院、护理院、临终关怀机构建设，公立医院资源丰富的地区可积极稳妥地将部分公立医院转为康复、老年护理等接续性医疗机构	民政部、卫生计生委、中医药局牵头，发展改革委、财政部、国土资源部、住房城乡建设部配合
15	有条件的二级以上综合医院要开设老年病科，做好老年慢性病防治和康复护理相关工作	卫生计生委、中医药局分别负责
16	提高基层医疗卫生机构康复、护理床位占比，鼓励其根据服务需求增设老年养护、临终关怀病床	卫生计生委、中医药局分别负责
17	全面落实老年医疗服务优待政策，医疗卫生机构要为老年人特别是高龄、重病、失能及部分失能老年人提供挂号、就诊、转诊、取药、收费、综合诊疗等就医便利服务。鼓励各级医疗卫生机构和医务工作志愿者定期为老年人开展义诊	卫生计生委、中医药局分别负责

（续表）

序号	工作任务	负责单位
18	有条件的医疗卫生机构可以通过多种形式，依法依规开展养老服务	卫生计生委、民政部、中医药局分别负责
19	充分发挥中医药（含民族医药，下同）的预防保健特色优势，大力开发中医药与养老服务相结合的系列服务产品	中医药局、科技部牵头，民政部配合
20	对于符合条件的医养结合机构，按规定落实好相关支持政策。拓宽市场化融资渠道，探索政府与社会资本合作的投融资模式。鼓励和引导各类金融机构创新金融产品和服务方式，加大金融对医养结合领域的支持力度。有条件的地方可通过由金融和产业资本共同筹资的健康产业投资基金支持医养结合发展	财政部、卫生计生委、银监会、国家开发银行分别负责
21	用于社会福利事业的彩票公益金要适当支持医养结合服务的开展	财政部、民政部分别负责
22	积极推进政府购买基本健康养老服务，逐步扩大购买服务范围，完善购买服务内容，各类经营主体平等参与	财政部、发展改革委、民政部、卫生计生委分别负责
23	要在土地利用总体规划和城乡规划中统筹考虑医养结合机构发展需要，做好用地规划布局。对于非营利性医养结合机构，可采取划拨方式，优先保障用地；对于营利性医养结合机构，应当以租赁、出让等有偿方式保障用地。养老机构在设置医疗机构时，可将在项目中配套建设医疗服务设施相关要求作为土地出让条件，并明确不得分割转让。依法需招标拍卖挂牌出让土地的，应当采取招标拍卖挂牌出让方式	国土资源部、住房城乡建设部分别负责
24	继续做好老年人照护服务工作。进一步开发包括长期商业护理保险在内的多种老年护理保险产品，鼓励有条件的地方探索建立长期护理保险制度，积极探索多元保险筹资模式，保障老年人长期护理服务需求。鼓励老年人投保长期护理保险产品	人力资源社会保障部牵头，财政部、民政部、卫生计生委、保监会配合

（续表）

序号	工作任务	负责单位
25	建立健全长期照护项目内涵、服务标准以及质量评价等行业规范和体制机制，探索建立从居家、社区到专业机构等的比较健全的专业照护服务提供体系	人力资源社会保障部、卫生计生委、民政部分别负责
26	落实好将偏瘫肢体综合训练、认知知觉功能康复训练、日常生活能力评定等医疗康复项目纳入基本医疗保障范围的政策，为失能、部分失能老年人治疗性康复提供相应保障	人力资源社会保障部、卫生计生委分别负责
27	做好职称评定、专业技术培训和继续医学教育等方面的制度衔接，对养老机构和医疗卫生机构中的医务人员同等对待。完善薪酬、职称评定等激励机制，鼓励医护人员到医养结合机构执业	卫生计生委、人力资源社会保障部、民政部分别负责
28	建立医疗卫生机构与医养结合机构人员进修轮训机制，促进人才有序流动。将老年医学、康复、护理人才作为急需紧缺人才纳入卫生计生人员培训规划	卫生计生委、民政部、中医药局分别负责
29	加强专业技能培训，大力推进养老护理员等职业技能鉴定工作	民政部、卫生计生委、人力资源社会保障分别负责
30	支持高等院校和中等职业学校增设相关专业课程，加快培养老年医学、康复、护理、营养、心理和社会工作等方面专业人才	教育部、卫生计生委、中医药局分别负责
31	充分依托社区各类服务和信息网络平台，实现基层医疗卫生机构与社区养老服务机构的无缝对接。积极开展养老服务和社区服务信息惠民试点，利用老年人基本信息档案、电子健康档案、电子病历等，推动社区养老服务信息平台与区域人口健康信息平台对接，整合信息资源，实现信息共享，为开展医养结合服务提供信息和技术支撑	工信部、民政部、卫生计生委牵头，发展改革委、人力资源社会保障部、全国老龄办、中医药局配合
32	组织医疗机构开展面向养老机构的远程医疗服务。鼓励各地探索开展基于互联网的医养结合服务新模式，提高服务的便捷性和针对性	发展改革委、工信部、民政部、卫生计生委、中医药局分别负责

（续表）

序号	工作任务	负责单位
33	国家选择有条件、有代表性的地区组织开展医养结合试点，规划建设一批特色鲜明、示范性强的医养结合试点项目	卫生计生委、民政部牵头，财政部、发展改革委、人力资源社会保障部、工信部、中医药局配合
34	做好入住医养结合机构和接受居家医养服务老年人的合法权益保障工作	全国老龄办负责
35	要建立以落实医养结合政策情况、医养结合服务覆盖率、医疗卫生机构和养老机构无缝对接程度、老年人护理服务质量、老年人满意度等为主要指标的考核评估体系，加强绩效考核。加强对医养结合工作的督查，定期通报地方工作进展，确保各项政策措施落到实处	卫生计生委、民政部牵头，发展改革委、财政部、人力资源社会保障部、国土资源部、住房城乡建设部、全国老龄办、中医药局配合

综上所述，2013 年至今是我国医养结合政策发展的快速阶段，国家在推进医养结合养老服务体系建设的过程中不仅有宏观的前瞻性目标，而且有具体的分解的指标。国家制定的社会养老服务体系更加清晰，发展思路更加多元化，养老业市场更加开放，也有更多的力量和理念加入医养结合养老服务体系之中。

2. 医养结合政策有待进一步完善

随着老年人口数量的增加，人均寿命的延长，医养结合的发展具有很明显的优势，国家也密集发布与养老相关的政策，为推进医养结合工作提供了制度保障。然而，这些文件虽然指导性很强，也涵盖了医养结合各个方面，但在一些关键的问题和环节上，操作细则还比较笼统，原则不够具体、明细，不利于贯彻和落实。

（1）“硬件”投入过多，“软件”投入过少：“硬件”投入主要指对养老机构的运营补贴、建设补贴、床位补贴等；“软件”投入指对养老机构护理人员、管理人员以及对入住养老机构的老年人的补贴。在

“政府补贴”的 20 条中，仅有 2013 年的政策提出“建立健全经济困难的高龄、失能等老年人补贴制度”，其余都只涉及对养老机构建设、床位和运营等方面的补贴，而对机构护理人员的补贴从未指出过；在“专业人才”政策方面，主要是加强人员培训与注重职业资格、注册考核政策，但没有直接的补贴政策，降低了该项工作的吸引力。

（2）机构养老政策难以“落地”：医养结合主要有两个方面。一方面，鼓励有条件的养老机构内部设立医疗机构，让老年人不出养老机构就可以享受医疗服务。2014 年制定的《养老机构护理站基本标准（试行）》《养老机构医务室基本标准（试行）》从医务人员、设备、房屋等方面对养老机构内设医疗机构的标准进行规范。另一方面，鼓励二级以上综合医院与养老机构合作，医疗机构可派专业人员到养老机构定期坐诊，为养老机构入住老年人就诊开通绿色通道。关于在养老机构内设医疗机构，当前的养老机构大多达不到该标准。除此之外，一些医疗服务不在医保报销范畴之内，老年人无法享有相应的医保服务。基层医疗机构很多医疗服务项目收费标准过低，有的医疗服务项目甚至没有收费标准，及医疗保险支付政策不完善等，已成为制约医养结合发展的瓶颈，严重影响了我国医养结合工作的推进。

（3）多头管理，难以实现利益协同：在我国目前社会治理结构设计中，由于历史的延续性和改革的渐进性，“多头管理”和“条块分割”的现象还比较突出。“多头管理”和“条块分割”的管理体制导致医养结合所涉及的相关部门诸多，养老机构的管理方为民政部门，医疗卫生机构对应卫生部门，医保报销由社保部门负责，社区居家养老服务则由老龄办组织实施。且由于固有的行业差异、行政权限和财务分割等，各部门间的合作意识薄弱，难以实现利益协同。上述问题导致的医养结合推行难，在实践中屡见不鲜。因此，多头管理、责任主体不明是医养结合推进的桎梏。

（4）优惠政策难落实，社会整体协同度不高：随着经济、社会的协调发展，社会管理领域改革的不断深化，各级政府在土地、税收、财政、物价等方面陆续出台了系列相关的优惠措施和扶持政策，鼓励社会力量进入养老服务领域。但通过调研发现，在现实推进过程中难以落到实处，存在社会整体协同度不高的现象。如养老机构申请水电费价格优惠，但水电部门疏于回应；申请划拨土地，政府部门拖延审批；养老床位补贴不及时或过低等现象都有不同程度的存在。

3. 推动医养结合的政策建议

按照十八届三中全会和五中全会的精神，要真正推动医养结合，应从“去行政化”的角度，打破部门分割，将医疗卫生服务与养老服务从部门行政管制下解放出来。

（1）放开医疗卫生行业和养老服务行业的部门行政管制，打破行政垄断，特别是放开准入限制，将审批制改为注册制。经营业务范围、地点，由举办者自行向工商行政管理部门注册。卫生行政部门和民政部门只管举办者的资质即可。

（2）形成以社会办为主的社区基层医疗卫生服务体系，重构基层医疗卫生机构的激励机制。对公立的基层医疗卫生机构进行社会化改革，取消收支两条线制度和事业单位编制，鼓励针对居民需求提供各种形式的医养结合服务。其承担的公共卫生任务以政府购买服务的方式实现。

（3）通过付费制度改革推动医养结合。当前涉及医养结合的筹资来源有①医疗保险；②财政支付的公共卫生经费；③民政部门及残联掌握的养老照料经费；④居民自付的费用。这些筹资来源对应不同的服务，也是造成服务分割的主要原因之一。要将这些筹资来源整合为一体，打包付费，构建基层医疗卫生与养老服务的统一支付平台，以公共支付为平台，撬动医养结合。

（4）探索建立长期照护保险制度，为医养结合提供稳定的筹资来源。在全国性的长期照护保险制度未建立之前，现有医保制度可以探索将医养结合为主的长期照护服务纳入报销范围，并通过付费方式改革，鼓励供方打破部门行政垄断，形成社会办医养结合机构的格局。

二、医养结合法规体系概况

目前，国家层面调整养老相关的法律规范主要包括 2013 年 7 月 1 日正式实施的《中华人民共和国老年人权益保障法》（以下简称《老年人权益保障法》）、民政部门 1999 年发布的《社会福利机构管理暂行办法》（以下简称《管理暂行办法》）和 2001 年发布的《老年人社会福利机构基本规范》（以下简称《基本规范》）。地方层面的法律规范较多，主要以地方法规和政府规章的形式出现。例如北京市的《居家养老服务条例》是由北京市第十四届人民代表大会通过的地方法规。2016 年 11 月，民政部门发布了《关于确定 2016 年中央财政支持开展居家和社区养老服务改革试点地区的通知》，确定全国 20 个省 26 个市（区）作为社区养老的改革试点地区。并且这些省市已基本出台了地方性的社区养老的相关法律规范。

（一）医养结合相关法律规范

1. 医养结合服务机构准入机制的相关法律规范

《老年人权益保障法》第四十二条规定了设立养老机构应当有名称、住所、章程、资金、相应的人员和设施。

《管理暂行办法》第七条规定社会福利机构的申办人应为完全民事行为能力人。第八条第四款对不同申办人的审批主体进行了不同的规定，申办人应当向县级以上的民政部门提出申请；香港、澳门、台湾地区的组织和个人，华侨以及外国的申办人采取合资、合作方式设立社会福利机构，向省级民政部门提出申请，并经省级外经贸部门审核。第十一条规定了机构的设置要有一定的场所、经费、章程，设施须符合《老年人建筑设计规范》和《方便残疾人使用的城市道路和建筑物设计规范》的要求。

2014 年，卫生计生委网站上公布了《养老机构医务室基本标准(试行)》(以下简称《医务室基本标准》)和《养老机构护理站基本标准(试行)》(以下简称《护理站基本标准》)。不仅满足了老年人希望在养老机构内获得专业医疗服务的需求，还明确了养老机构内设医疗机构的定位。

养老机构医务室是设置在养老机构内，为入住养老机构的老年人提供老年保健，一般常见病、多发病的诊疗、护理，诊断明确的慢性病的治疗，急诊救护等服务的医疗机构。养老机构护理站是设置在养老机构内，为入住养老机构的老年人提供常见病多发病护理、慢性病护理、康复指导、心理护理，根据医嘱进行处置、消毒隔离指导、健康教育等服务的医疗机构。

与 1994 年公布的《医疗机构基本标准》相比，养老机构医务室、护理站的基本标准从人员、房屋、设备、制度四个方面做法规定，更加具体和细化，便于操作执行。对于养老机构医务室，《医务室基本标准》规定，至少有 1 名取得执业医师资格的医师，至少有 1 名注册护士。当养老机构床位达到 100 张以上时，每增加 100 张床位，至少增加 1 名注册护士。对于养老机构护理站，《护理站基本标准》规定，至少有 2 名具有护士以上职称的注册护士，其中有 1 名护士具有主管护师以上职称。同样，当养老机构床位达到 100 张以上时，每增加 100 张床位，至少增加 1 名注册护士。

2. **医养结合服务机构退出机制的相关法律规范**

《老年人权益保障法》第四十五条规定养老机构变更及终止的，应妥善安置收住的老年人。《管理暂行办法》第二十四条规定福利机构的分立、合并和解散要提前提出申请，并由相关部门进行审批；第二十七条规定福利机构有侵害服务对象合法权益的六种情形时，由民政部门根据情况给予警告、罚款，甚至建议取消或撤销登记。《基本规范》并未对养老机构的退出做了明确的规定。

3. **医养结合服务标准的相关法律规范**

关于医养结合养老服务机构的设立许可，在国家层面上，《关于做好医养结合服务机构许可工作的通知》要求各地民政、卫生计生部门高度重视做好医养结合服务机构许可工作。该通知指出，卫生计生部门应当将养老机构设立老年康复医院、护理院、中医院、临终关怀等医疗机构纳入区域卫生规划，优先予以审批审核；养老机构内设医疗机构为门诊部、诊所、医务室、护理站的，养老机构应向当地县级卫生计生行政部门备案，并提交设置单位或者其主管部门设置医疗机构的决定和设置医疗机构的备案材料；医疗机构面向老年人开展集中居住和照料服务的，应当按照《养老机构设立许可办法》规定，申请养老机构设立许可，民政部门予以优先受理。

《养老机构基本规范》（GB/T29353—2012）和《养老设施建筑设计规范》（GB/T50867—2013）两部国家标准并没有涉及规范服务质量的内容。除此之外，我国《老年人权益保障法》也并未对社区养老的服务标准进行规定。《管理暂行办法》第十六条也仅仅只是规定了社会福利机构应当建立健全服务标准。

在地方层面，很多省市出台了地方性标准。例如上海市的《社区居家养老服务规范》从社区养老服务的内容和要求、服务过程控制、服务质量评价等方面对社区养老的服务标准进行规定。第一，从服务内容来看，社区养老服务主要分为生活护理、助餐服务、助浴服务、助洁服务、洗涤服务、助行服务、代办服务、康复辅助、相谈服务及助医服务等，并对不同的服务类型规定了不同的服务标准。第二，从服务过程控制来看，主要包括信息公示、养老协议的签订与终止、意外事件处理、档案管理等。第三，从服务质量评价来看，包括评价主体、评价指标、评价方法、质量改进等。上述内容将社区养老的服务标准从静态的质量标准到动态的服务控制都做了规定。北京市《居家养老服务条例》对服务内容、服务管理、服务设施、服务评估、服务人员以及法律责任等方面做了规定。除此之外，北京市还发布了《养老服务机构的服务质量规范》(DB11/T148—2008)，从服务内容、养老服务合同、评价与改进等方面做了规定。其中，服务内容主要包含生活照料、安全保护、精神抚慰等在22项；养老服务合同采取合同评审制度；评价与改进主要指自我评价和社会评价两部分，在评价的基础上进行改进。

4. 医养结合养老合同的相关法律规范

《老年人权益保障法》第四十七条规定了养老机构应当与老年人或者代理人签订服务协议;《管理暂行办法》第十五条规定了社会福利机构与服务对象或其监护人签订服务协议;《基本规范》也规定了服务机构与老年人或家属签订入住协议。

5. 医养结合养老监管机制的相关法律规范

《老年人权益保障法》第四十四条规定了养老机构的设立应向民政部门申请行政许可，并规定了民政部门的指导、监督和管理职能；第七十八条规定未经许可设立养老机构的，由民政部门责令改正。《管理暂行办法》第五条规定民政部门负责社会福利机构的管理工作；第八条第四款规定申办人应当向民政部门提出申请；第二十五条规定民政部门对社会福利工作进行年度检查。

（二）医养结合法律规范存在的问题

1. 医疗安全隐患多，卫生监管标准尚不完善

医养结合模式尚处于探索期，具体形式多种多样，而由此可能造成的卫生监管问题也多种多样，十分繁杂。例如，在上门服务过程中，可能碰到基础护理与医疗护理行为的界定、医疗文书的使用、医疗废物的处理、事故纠纷发生时医疗责任的认定等问题；在养老院旁边设有护理院时，两者往往为同一法人所设置，养老院内设医疗机构与护理院之间易出现人员混用、文书混用、服务内容分界不清等问题。若这些潜在问题不能得到有效预防与监管，则可能影响医养结合模式的健康发展。为有效预防这些潜在问题的出现，需要足够的卫生监督力量。然而，我国目前卫生监督人力资源配备相对不足。同时，医养结合模式作为一种新的养老模式，在专业技术等各方面也对卫生监督员的工作提出了新的要求。

2. 医养结合的服务机构准入门槛弹性不足，护理院设置要求过高

《护理院基本标准（2011 版）》对医师的职务、数量、工作经验、专业分布等设置要求普遍较高。对于护理院，尤其中小型护理院而言，其服务的老年人数量不一，场地和医护人员规模必然小，那么难以达到准入标准，将被拒之门外。因此，应该在准入门槛上采取一定的弹性措施。

3. 纳入医保定点单位困难

能否纳入医保定点单位对于医养结合单位来说事关重大，由于医养结合单位目前处于医院与养老院之间，对于其是否能够纳入医保定点单位没有明确的标准，往往各地做法不同，政策和标准也五花八门。老年人在医院所产生的费用可以报销，但是在很多医养结合的养老机构所产生的医疗服务费用却无法报销。当前的基本医疗保障体

系并没有针对老年人健康特点的保障模式。大多数养老机构并没有内设医疗机构，即便有，也多数没有被纳入医保定点范围。当前大部分医保基金较难直接与养老机构内设医疗机构进行结算。在护理服务付费上，医保支付只覆盖了老年护理院，而养老机构和居家的护理费尚未被覆盖。目前，很多护理项目还未被纳入医保报销范畴。因此，为老年人提供生活护理、医疗护理的机构也很难被纳入医保定点范围，严重制约了其发展。

4. 部分医养结合政策的可行性有待提高

（1）执业地点受到限制：根据法律规定，医师不得在注册的医疗、预防、保健机构之外开展医疗服务，而当前家庭以及不属于医疗、预防、保健机构的养老机构均不是合法的医师执业地点。为了规避医疗风险和可能的严重法律后果，医师会避免在合法行医地点之外提供医疗服务。因此，尽管相关政策，如《国务院办公厅关于印发全国医疗卫生服务体系规划纲要（2015—2020年）的通知》（国办发〔2015〕14号），强调了家庭医生和上门诊疗的形式，但在相应配套政策无法跟进或调整的情况下，家庭医生和上门诊疗等医养结合形式能够发挥的作用可能十分有限。

（2）医疗服务定价较低，对服务提供者激励不足：不合理的医疗服务定价降低了医疗机构提供护理服务的动力，更不利于社会资本进入该领域。我国医疗服务定价整体较低、各服务价格之间牵一发而动全身，因此提高医养结合相关服务收费标准任重而道远。

（三）医养结合法律法规对策及建议

1. 完善医保支付制度和商业保险

首先，打通医保对接渠道，尽快把提供医疗服务的医养结合单位纳入医保定点单位，特别是养老机构内置的医疗机构要尽快实现与医保的对接，把此类符合条件的内置医疗机构纳入医保定点范围，使入住的老年人能在养老机构内获取医疗服务，也能够享受医保待遇。其次，协调民政部门、卫生行政部门和人力资源社会保障部门之间的工作，简化医养结合机构在医保定点单位审批方面的手续并减少相关的限制。同时，整合民政、卫生医保部门的相应资金，形成统一的支付体系，对医养结合型养老机构给予资金扶持。再次，建立长期护理保险制度，促进长期护理保险与医疗保险政策的衔接，把病后护理、慢性病护理等护理服务也纳入医保报销范畴，使更多老年人可以享受到相应的护理服务。最后，鼓励支持商业养老保险，根据老年人医疗照护的需要，开发适应老年人需求的多元化商业保险，补充基本医疗保险，为老年人提供多样化保险选择。

2. 加快扶持发展医养结合机构的法律法规的出台

目前，关于医养结合机构的发展，最新的一个指导性文件是于2016年年初由民政部、卫生计生委联合下发的《民政部、卫生计生委关于做好医养结合服务机构许可工作的通知》(民发〔2016〕52号)。在扶持和发展医养结合机构的认识上，仍然将医养结合作为一种简单的结合模式来看待，并未将其作为一类新型的机构和主体来对待。该通知指出："各地民政、卫生计生部门应当将法律、法规、规章规定的设立养老机构、医疗机构有关行政许可的事项、依据、条件、数量、程序、期限以及需要提交的全部材料的目录和申请书示范文本等，在办事服务窗口及政务网站公开。"仍然是卫生、民政部门各自办理，各部门对政策认识、调整和落实推动做到步调一致。建议立法机构在卫生法律法规、养老法律法规等中，尽快明确专业的医养结合机构的设立标准、许可条件、主管部门、申办程序，以利于医养结合服务机构的快速发展。

3. 建立健全行业服务标准和规范

目前，我国并没有出台医养结合领域的行业标准与规范。要构建医养结合服务体系，需要明确医护人员资质、服务水平评价的相关标准。

医养结合是医疗服务和养老服务的契合，把老年人群体日常照料和医疗关怀融合在一起的新型“养老—护理”服务模式。良好的医养结合机制必须以一套完善的法律法规保障体系为前提，它将为医养结合稳定、健康化发展保驾护航。医养结合法制建设发展过程虽遇到很多问题，但无论国家还是社会各界都在竭尽所能解决所面临的困境。

第三节　中国医养结合人才培养

一、医养结合人才培养概况

作为医疗保健服务和养老照料服务相结合的新型养老模式，“医养结合”是医疗和照护两个方面的融合，区别于传统的生活照料养老服务，不仅包括日常生活、文化娱乐等服务，更重要的是包括养老保健、医疗护理、大病恢复和临终关怀等专业医疗照护服务。由此也体现出了老年产业、养老机构的岗位需求量较大。因此，在其成为养老服务体系建设核心发展方向的大背景下，如何建立高效的医养结合人才培养体系成为养老人才培养的重点。

目前在许多发达国家，养老服务已经成为一种职业，只有经过长期系统的教育或短期的职业教育与培训人员才能获得此项资格。因此，国外有各类大学院校及社区性大专院校开设各类养老服务相关培训教学课程，开展从短期培训班、职业培训班，还有大学生本科和研究生教育。起步最早的是美国，在 20 世纪 70 年代，老年学等养老服务相关课程的本科、研究生班、研讨班、培训班就在美国大学院校涌现。调查显示，早在 1976 年，此类学校已达 1275 所，27%是大学，29%是四年制的学院，33%是社区大专学院，其余为函授或专科院校。

作为世界公认的长寿国，日本在养老服务方面也高度重视。早在 20 世纪上半叶，日本就采取大力发展老龄产业，改善老年社会保障，增强老龄科学研究和养老服务人才的培养。目前，享誉国内外的日本东北福祉大学，就是日本培养养老服务人才的摇篮。

养老服务的从业人员需具备相关专业规范系统的学历教育，或者在养老服务领域实践工作后再通过继续教育或社会培训合格才能获得从业资格。作为人才培养的摇篮，职业院校应该率先投入到养老服务体系建设中去，建立符合地方实际，培养出切实能够担当养老服务工作的人才，加速推进养老服务体系建设，让老有所养、老有所医、老有所乐能落到实处。

二、医养结合人才的学历教育与继续教育

我国自 2001 年起就开始注重养老服务相关专业的设立及人才的培养，并提出“加强人才培养，为老龄事业培养各类专门人才。”此后，众多国内知名大学如中国人民大学正式设立了老年学专业；北京大学心理学系开设了“老年心理学”课程；中国人民大学人口学系的公共事务管理专业开设了“老龄事业管理”课程；北京大学社会学系的社会工作与管理以及北京青年政治学院的社会工作专业开设了“老年社会工作”课程；首都医科大学和北京中医药大学的医疗系开设了“老年医学”课程。这些都将成为医养结合人才培养的重要后盾。

中国的博士研究生培养体系在近10年发展极其迅速，不仅仅是规模人数的壮大，人才培养的质量也迅速提升。博士生的培养涉及领域广泛，为我国的经济和社会建设作出了重大贡献，使我国基本实现了立足国内独立培养高层次人才的战略目标，尤其是医学领域，对于博士生的需求和标准提出了更高的要求。

（一）全科医学人才

全科医生是专业化程度较高的新型医学人才，是初级医疗卫生服务的主力，是社区基本医疗和公共卫生服务的中坚力量。全科医疗服务开始于20世纪60年代，是将全科医学理论知识应用于基层医疗服务，为社区居民或者基层患者提供专业的医学知识技能。全科医疗是目前基层医疗服务的主要形成，以居民或者患者为整体，全面分析综合考虑疾病的形成发展及防治方法。全科医生作为全科医疗服务的提供者，在社区或者基层医疗机构为社区居民及患者提供便捷、经济有效的医疗服务。

随着《健康中国2030规划纲要》的出台，“健康中国”的理念成为一个热点，而全科医生在其中扮演着无比重要的角色。全科医生作为基层卫生保障的关键，在医养结合领域的地位不言而喻。全科医生博士人才的培养，对于推进全科医生服务整个社区，充分调动社区医疗资源，发挥其在医疗和养老领域的作用具有重要意义。目前对于全科医生的培养主要建立的是“5＋3”模式，即5年的本科临床医学教育，3年的全科医生规范化培训。3年的规范化培训可以通过“毕业后继续教育”或者“研究生教育”的方式实现。医学人才培养方面，我国已经在北京大学等高校开展临床医学八年制博士培养的方式。在获得博士学位后，可进一步进行专科培训，如老年医学、康复医学、慢性病管理等，从而培养出医养结合领域真正需要的、掌握扎实的临床医学和老年医学专业知识，综合素质高，人际交流能力强和具备良好的职业道德素养，具有创新意识、创业精神和实践能力，且能在各级医疗卫生单位、老年服务机构为老年人群体开展健康促进、疾病预防、疾病治疗、慢性病管理、临终关怀的高素质应用型专业博士人才。但有 8 年医学教育经历的人才，往往较少向基层和社区发展，因此在对于博士学位医生的培养上，一方面要深入贯彻全科医学的思想，培养出综合素质水平高的医养结合人才，鼓励其向基层、社区发展；另一方面，在课程设置上，要体现出“精准”的特色，完善课程培养体系，融入老年心理学、康复学、中医保健、营养等学科内容。

2017 年 7 月 11 日，国务院办公厅发布《国务院办公厅关于深化医教协同进一步推进医学教育改革与发展的意见》指出，应加强以全科医生为重点的基层医疗卫生人才培养，通过多种途径，加大全科医生培养力度。

《国务院关于建立全科医生制度的指导意见》中指出，逐步建立规范统一的全科医生培养制度，逐步将全科医生培养模式规范为“5 + 3”模式，即医学生在医学院校接受 5 年的临床医学本科教育，再于规定医院接受 3 年的全科医生规范化培训。在过渡期内，国家也推荐以“转岗培训”为主的多种渠道培养优质全科人才，以满足当下基层或者社区卫生服务需求。

1. “5 + 3”模式

“5 + 3”模式可解决当下全科医生学历低下，未进行系统化全科医学学习的问题，是今后培养全科医生的主要模式，但由于培养年限较长，短期内不能培养出大量的全科医生来适应当前医疗需求。该模式中的本科教育阶段均在医学院校完成，但目前大多数医学院校并未开设专门的全科医学课程。2013 年，徐锦等人调研发现，在设有临床医学专业的学校中仅有 43.3% 开设有全科医学概论课程，且 76.3%

（45/59）的学校将其设定为非必修课程，仅有 8.9% 学校安排了全科医学实践。2017 年袁利等人对 30 所医学院校的全科医学课程安排进行调研，结果显示，全科医学专业的课程大多数与临床医学专业课程相似，未体现出全科医学服务基层医疗机构的特点，并发现大多数医学院校的全科医学人才培养方案中未包括“实践教学”。而赵睿等人对蚌埠医学院的 245 名全科医学专业的学生进行问卷调查发现 141 位学生（57.6%）对专业课程设置不满意。这些研究数据均表明，目前我国医学院校的全科医学人才培养与“高素质全科医生”的培养目标之间还有一定差距，需要进一步探讨和优化课程设置。“5 ＋ 3”模式中的另一个阶段是全科医生规范化培训，《全科医生规范化培养标准（试行）》中指出全科医生规范化培养内容包括理论培训、临床技能培训和基层医疗卫生实践，而在现阶段，3 年的全科医生规范化培训可与“临床医学研究生教育”结合，即在规范化培训期内完成全科医学专业研究生的学习内容。潘天园等人对浙江省已完成全科医师规范化培训的学员进行系统性回顾性调查后发现，70% 的毕业学员对于培训环节持满意态度，对于临床实践及社区实践的满意度分别为 68.3% 和 65%。大多数全科医生认为，全科医师规范化培训可帮助提高工作能力，在社区实际工作中有应用价值。这些数据显示，在我国的经济相对发达的地区，全科医师规范化培训体系正在逐步完善，学员对其满意程度较高，但仍存在社区医疗机构基础薄弱，医疗设备落后，教学组织能力不够等问题。

2. 转岗培训

转岗培训的主要模式为在大型综合医院进行科室轮转，培养周期较短，是我国现阶段培养全科医生的主要途径。目前转岗培训中存在的主要问题是，培训过程中全科思维应用较少，大型医院的科室逐渐细化专化，接诊疾病类型单一，较难帮助全科医生形成疾病诊断中的整体思维。马瑜红等人对豫西南地区 150 名转岗全科医生进行研究，结果显示转岗全科医生学历水平和知识水平参差不齐，建议选择多元化教学方法，提高培训质量。杨庆等人对徐州市全科医师转岗前后的学习成绩进行对比研究，结果显示培训学员的学历和年龄是影响学员成绩的主要因。上述研究表明，目前大多数转岗培训的主要问题为医院培训基地未建立严格的选拔标准，而社区培训基地的师资力量薄弱，不能很好地满足转岗医生的学习需求。

（二）康复医学人才

从国际化视角看，国外康复医学人才培养发展早，培养的层次水平高。以康复治疗师为例，在欧美发达国家，康复治疗师数量充裕。在美国、澳大利亚、日本等国家，康复治疗师主要向高端层次培养，博士的培养已经很成熟。美国还将临床博士作为职业准入的最低标准。据了解，我国对于康复医学人才的培养主要停留在本科和研究生层面，我国内地目前还没有开设康复医学的博士点。但是对于博士层面的康复治疗师的培养是提高康复治疗整体水平的大势所在。借鉴香港理工大学对于康复医学生的培养体系，课程前半部分以学习和掌握专业系统的理论知识为主，教学形式多样，课程的后半部分以提升临床实践水平为主。鉴于康复治疗师博士的培养本就是一个理论、实践、科研三方面能力锻炼和发展的过程，因此博士的培养也应从这几个方面着手。同时，国内也有学者提出，康复治疗师可采取创新的模式来培养高端人才，通过与医院、残联、社区等多方合作，以医院教学、建立专业实训基地、在社区发展康复人才培养基地为平台，在教育教学过程中，把社区康复服务与知识传授和能力培养紧密结合。在人才培养过程中，以锻炼康复治疗师的职业能力为主线，以完成工作任务为目标，将教育教学、康复临床实践、康复技术服务三者进行有机结合，经过反复实践，循序渐进地提高综合能力，在服务中养成良好的职业素养，实现“教育—实践—服务”结合。这种创新的培养模式，充分引入到康复治疗师博士的培养过程中可以为提升康复团队整体水平，壮大医养结合领域中康复人才的实力水平提供借鉴意义，也为康复治疗人才充分服务社区，在医养结合人才队伍中发挥重要作用提供了保障。

1. 老年康复治疗师培养的国外现状

二战后，现代康复医学在美国兴起，康复医学教育也应运而生。20 世纪 50 年代，西方国家就已设置康复医学专业，开始培养专门的康复治疗师。在 20 世纪 70 年代，随着康复治疗师培养体系的完善，逐渐将康复治疗师细化为物理治疗师、作业治疗师、言语治疗师等亚专业培养。目前，大多数西方发达国家对康复治疗师的培养层次维持在四年制本科教育，也有部分国家为保证康复治疗师的培养数量和层次而保留了专科教育。在康复治疗师的执业准入方面，各个国家也有不同的要求。美国是进行康复治疗师培养最早的国家之一，目前主要以培养硕士、博士等高层次的康复治疗师为主，毕业后需要在指定医疗机构培训 4 年，经国家康复医学机构考核，合格后才能获得康复治疗师资格证进行独立执业。澳大利亚分为学士、研究生文凭（Graduate Diploma）、硕士、博士 4 个层次进行培养，毕业后可直接注册成为相应的注册治疗师进行独立执业。日本是亚洲最先开展康复治疗师高等教育的国家之一，从 1965 年开始设立理学疗法士和作业疗法士，目前已与国际接轨，开始按照物理治疗师、作业治疗师、言语治疗师等亚专业方向进行培养，学历一般以大专和本科教育为主，毕业后要经过 3 ～ 5 年毕业后教育才能获得相关机构的认可进入临床独立执业。在养老康复政策层面上，西方国家多对进入养老机构的老年人根据身体健康状态、生活自理程度和社会交往能力进行分级管理，同时政府要求养老机构必须配备一定数量的老年康复治疗师，开展专门的康复服务。如澳大利亚的养老机构必须开展与老年康复相关的心理治疗、神经康复治疗、语言康复、物理治疗、作业治疗等服务。通过文献研究发现，西方发达国家对老年人的心理状况、日常生活活动能力、身体机能给予了较多关注，对老年康复治疗师在社会养老体系建设方面所起到的积极作用进行了深入而全面的研究，以至于国家对老年康复治疗师的培养给予了较多政策支持。

2. 老年康复治疗师培养的国内现状

现代康复医学从 20 世纪 80 年代开始传入我国。1992 年，卫生部医改司颁布了《康复医学教育方案》。而在本科教育层面直到 2001 年，教育部才正式批准首都医科大学和南京医科大学设置康复治疗本科专业。至此，我国康复治疗师培养正式进入高等教育阶段。之后我国康复治疗专业进入快速发展阶段，2010 年开展康复治疗专业的本科院校有 36 所，到 2015 年增加至 73 所，专科院校在 2010 年有 61 所，到 2015 年已超过 100 所。 但我国目前的康复治疗师培养层次仍以本科和专科教育为主，研究生层次的康复治疗师教育较少，仅有北京大学医学院、首都医科大学、中山大学等个别院校开设康复治疗学的博士点。

目前，在老年康复治疗师的培养上，我国还没有一套完整的培养体系。在部分高校，已经设立了老年医学课程、老年康复与保健课程，也有少部分院校开设了老年康复方向，但总体来说，我国目前仍以培养综合康复治疗师为主，在亚专业方向的培养上做得还不够。

（三）健康管理人才

1. 国外健康管理人才培养现状

日本的健康管理专业设在人间科学系中的社会医学学科，不强调学生的医学背景。近年来，健康管理作为一门专业和学科在美国发展逐渐趋于成熟，美国不少高校都设立了健康管理相关专业。在美国高校健康管理专业的名称一般常用的并不只是健康管理，而是卫生政策与管理或健康管理与政策等。学位主要分为 4 个种类：①健康管理专业的肄业证书（类似于大专），时间为 2 年。②本科学位，四年制。③硕士学位，可自由选择具体的研究领域，2 年完成学位，甚至可以更快健康管理的硕士教育主要有以下几种类型：公共卫生硕士、健康管理硕士、公共管理硕士卫生政策与管理方向、科学公共卫生硕士。④博士学位，学生要进行一系列的研究及理论知识方面的探索，3 ～ 5 年不等。

2. 我国健康管理人才培养现状分析

健康管理人才的学历教育主要是以大学本科教育为主，硕士、博士教育刚开始起步，同时有部分大专院校也开展了健康管理专业的教育。浙江中医药大学、海南医学院、浙江农林大学是全国首创健康管理本科专业的高校。杭州师范大学“健康管理学院”是全国首个健康管理学院，具有健康管理专业本科、硕士、博士专业三个层次完整的高校人才培养体系。由于之前教育部没有健康管理的高校专业目录，健康管理专业大多是放在公共事业管理专业下作为健康管理方向招生，直到 2016 年教育部新增健康服务与管理专业目录。目前已有 87 所高校开设了该专业。培养目标确定了人才培养的规格，是人才培养方案中的核心部分。目前我国高校的培养目标基本可以概括为培养掌握健康管理理论、技术与方法，具备现代健康理念与健康管理特长，掌握健康服务技能的应用型人才。除本科教育外，各高等职业学校也相继开展健康管理大专生的培养，在培养方向和内容上主要根据学校特色特长，以及针对不同的技能如营养、心理咨询、康复等进行培养。

职业教育主要是针对考取健康管理师职业资格证的短期培训。从

2007 年《健康管理师国家职业标准》印发，7 月开始第一批试点鉴定以来，各地纷纷开设了健康管理师考试职业培训机构，同年 12 月，由于各类培训混乱，国家停止了所有职业资格鉴定。2011 年开始，人社部和卫生部职鉴中心采取小范围试点的方式授权开展培训和职业鉴定，到目前为止仍未全面放开。除了个别比较权威的培训机构，大多数的健康管理职业教育培养出的健康管理师并不能很好胜任健康管理的工作。

（四）老年专科护士

1. 美国老年护理教育

美国是最早进入老龄化社会的国家之一，老年护理起步早，目前学科发展已经达到了老年护理教育多层化、老年护理队伍专业化，服务质量标准化的水平。1900 年，老年护理被确立为一门独立的专业。20 世纪 70 年代，在美国政府的支持下，护理学院开始培养老年执业护士和老年临床护理专家。2010 年，美国医学会发表声明提出老年护理四大主题，主要包括教育、培训、合作和建立数据收集系统。此外，美国护理学院协会、哈特福德老年护理协会和纽约大学护理学院联合构建本科生老年护理技能和课程指南，将其作为 2008 年美国护理学院协会本科生护理基础教育实践的补充，强化本科生的老年护理教育。

2. 我国老年专科护士的培养现状

2005 年，卫生部颁布《中国护理事业发展规划纲要（2005—2010）》提出有计划地培养临床专科护士，但当时国内老年专科护士的培养尚未列入重点建设专科，只是强调在护理教育中增加老年护理相关内容。随后颁布的《中国护理事业发展规划纲要（2011—2015）》开展了以老年人为主要服务对象的长期护理服务模式试点项目。至此，各级卫生机构、护理学会开始重视老年专科护士的培养。

2005 年 2 月，南方医科大学与香港理工大学联合开展的研究生层次的专科护士培训包括老年病专科护士，这是内地对老年专科护士培养的初步尝试。并于 2013 年 8 月独立培养全省各级医疗机构老年专科护士 40 名。2012 年，四川大学华西医院老年科参照卫生部《专科护理领域护士培训大纲》申请成为四川省老年专科护士培训基地，此外，北京、上海、江苏等地近年来也陆续开展了老年专科护士的培养和认证。

在我国，护士多为大专学历，本科、研究生学历者数量少，如按照国际标准（研究生学历）来筛选老年专科护士，则符合标准的人员甚少。因此，一些护理管理者认为，目前我国专科护士的最低准入标准应为大专学历，护理人员可先进行专科护士培训教育，之后再攻读本科、硕士及以上学历。也有学者报道指出，专科护士的准入标准为取得护士执业资格证书；最少有 5 年工作经验，其中该特定专科工作经验至少 3 年；至少为中级职称。符合以上条件者，方可参加专科培训，考试合格后获得专科护士资格证书。全国各地区可结合护士的知识结构层次以及培训条件等实际情况，在参考以上标准的基础上进行适当调整。

医养结合养老模式将疾病治疗、康复娱乐、营养保健、生活照料等相结合，突破传统医疗照护和养老服务分离的状态，充分利用医院与养老机构各自的优点，切实提高老年人生活质量。医养结合模式需要高校培养一批高素质、精通护理理论、熟练掌握专业护理技能的年轻护士，要求其护理过程中关注老年人的营养状况、保健康复、精神慰藉，尊重和体贴老年人，以服务的全面性、专业化和人性化护理理念保障老年人的疾病治疗、生活质量，并给予重症老年人临终关怀。

（五）老年服务与管理人才

1. 欧美国家养老服务人才培养现状

美国政府机构采用辅助居所员工培训体系（Staff Training in Assisted Living Residences Program，STAR）对养老机构服务人员进行培训。辅助生活居所是非传统医疗机构的治疗与康复服务相结合的机构，养老机构服务人员多数不具备临床医学知识技能，且学历不高、年龄偏大。因此培训流程简单，培训内容侧重员工沟通与交流能力，重点教授心理学相关知识，会议、培训机构内部课堂、实践课堂等均可作为授课地点。STAR 培训方式与理念灵活，适合年龄大、接受能力较差的服务人员。

与此同时，高校人才培养方面，政府亦给予足够的重视。培训课程不仅覆盖相关理论知识的学习，同时注重临床实践经验的积累。英国老年护理服务人员采用国家职业资格证书制度（National Vocation Qualification，NVQ），将护理人员分为 5 个等级，通过接受正规的老年护理教育获得受社会承认的 NVQ 资格，养老机构供职的护理人员大多数具备 NVQ 2 级护理水平。这一等级晋升制度使护理职责更加明确，也使养老护理人员拥有不断提升自己能力的空间。

2. 日本养老服务人才培养现状

日本取得学士学位证书的养老护理服务人员，可通过在岗培训获得养老服务职业资格认证。这一制度使得养老护理服务人员可通过再教育，提高学历水平与专业技能。日本老年人口占总人口的 23%，面对人口老龄化趋势，日本提倡多学科协作，为老年人提供全面的护理服务。日本高校在课程安排方面，同样也注重多学科学习模式的构建。在校学生学习内容不仅涵盖老年护理理论，如衰老症状学、老年人健康生理学、老年护理见习等，还包括相关公共课程。在人才培养方面，根据社会需求培养不同层次的护理人才，注重多学科合作学习，如护士、理疗师、营养师等与其他卫生保健专业人员进行合作，对老年人进行更好的护理。多学科培养模式以及多向性培养，使护理人员能够为老年人提供更加全面的护理。

3. 我国养老服务人才培养现状

目前，我国大多数养老护理员的年龄偏大，素质不高。但专业素质水平更高的护理专业人员对整个养老护理团队有着极其重要的引领作用。所以多所高校相继开设了“老年服务与管理”专业，致力于培养理论结合实践的专业性人才。2003年，中国人民大学正式设立老年学专业，培养老年学硕士，成为中国首家培养老年学高级专业人才的高校。此外，北京大学、首都医科大学、西安交通大学等也开设了老年心理学、老龄事业管理、老年社会工作、老年医学等养老服务相关课程。

目前，我国医养结合型养老模式处于发展阶段，结合形式单一，而且受人力资源成本的约束，职业护理人员占比不高。医养结合模式的主要内容包括督促老年人遵循医嘱、提供日常生活照料等，主要服务对象是患病、失去或半失去行为能力的老年人。因此，养老护理人员需具备扎实的学科知识和处理老年人突发病症能力，并能够在处理急性重症时与医护人员密切配合。同时，应设置养老护理人员准入制度，要求养老护理人员具有国家认可的职业技能评定证书。

2015年，已有本科护理院校开设“老年服务与管理”方向。而在“医养结合”的大背景下，高层次水平的养老护理方向的博士人才对于组建一支质量水平高、结构合理的养老服务团队意义重大，从而能够满足人群对不同层次的需求。

（六）心理咨询人才

在美国，要获取心理咨询师的身份，取得培训资质的培训单位及其培训项目计划，需通过美国学校心理学家学会和学校心理学分会按标准（一般五年更新一次）进行的极其严格的遴选和审核认证，通过审核认证的“课程学习”“实践技能训练”“实习”等项目培训合格取得专家或博士学位再通过资格认证。以教育学或心理学学士学位为起点，硕士学位需经过最少三年全日制学习，博士学位经过四年的全日制学习，并且整个过程淘汰率极高。

相较于美国高校，我国心理咨询师的入职资格较宽松。劳动和社会保障部颁布的《心理咨询师国家职业标准（2005 最新版）》规定，心理咨询师培养等级分三级。已启动认证的申报条件：心理咨询师三级（具备以下条件之一者）：①具有心理学、教育学、医学专业本科，可直接报考。②具有心理学、教育学、医学专业大专学历，经心理咨询师三级正规培训达规定标准学时数，并取得结业证书。③具有其他专业本科以上学历，经心理咨询师三级正规培训达规定标准学时数，并取得结业证书。心理咨询师二级（具备以下条件之一者）：①具有心理学、教育学、医学专业博士学位。②具有心理学、教育学、医学专业硕士学位，经心理咨询师二级正规培训达规定标准学时数，并取得结业证书。③取得心理咨询师三级职业资格证书，连续从事心理咨询工作满 3 年，经心理咨询师二级正规培训达规定标准学时数，并取得结业证书。④具有心理学、教育学、医学中级或以上专业技术职业任职资格，经心理咨询师二级正规培训达规定标准学时数，并取得结业证书，连续从事心理咨询工作满 3 年。

（七）营养学人才

临床营养支持治疗能够有效减少老年患者的并发症的发生，降低老年患者死亡率，缩短其住院时间，节省总体住院费用。

从 1997 年开始，我国部分高校经教育部备案或审批，设置医学营养类本科专业。2004 年，上海交通大学医学院在原公共卫生学院营养教研室基础上成立营养系，招收四年制营养学专业本科生。这些高校的营养专业设立为我国营养事业的复苏和培养营养人才起到了重要作用。2012 年，教育部《高等院校专业目录》（2012 版），调整营养学、食品营养与检验教育专业为“食品卫生与营养学”。营养医师方向专业的高等教育招生中断，医学院校临床医学课程中亦无营养相关内容必修课。目前临床营养师的高等教育和职业晋升为高校营养相关专业培养、临床营养的硕士和博士培养、临床营养师考试（转岗培训）、注册营养师考试（上海试点）和营养类职称等。

临床营养的硕士和博士培养部分高校从医学生中培养临床营养的硕士、博士，毕业从事临床营养工作，这无疑也是一个解决高级临床营养专业人才缺乏之道。

2009 年，中国医师协会营养医师专业委员会在卫生部的委托下，承担临床营养学科试点工作，由中国医师协会的“临床营养师项目”承担转岗培训工作，包括网络教学、面授及医院实习三个阶段的管理及实施。考试报名人员需三个阶段合格后，方可参加全国统一考试，考试通过后获得“临床营养师”资格。培训类别包括临床营养（医）师 、临床营养（技）师 、社区营养师、围产期营养师培训等。这是一种把医疗机构里已有的医师、技师、护士朝营养职业方向的转岗培训，无疑是有益的重要尝试。营养医师专业委员会的主张“营养医师＋营养技师＋营养护士”的营养科分工管理模式。

2016 年，中国营养学会联合上海市营养学会推出了中国第一个注册营养师考试试点，注册营养师认证考试与西方发达国家接轨，考试科目符合临床营养师职业需求。无论是非医学院校的食品专业还是医学院的营养专业，各自补修欠缺的专业课程，修够课时即可参加考试。试点注册营养师考试科目的内容安排可满足临床营养师学识的需求，他们是未来优秀的临床营养人才。

三、医养结合紧缺人才需求的调研分析

（一）全科医师

家庭中居家养老的老年人是养老照护需求的绝对主体，而社区中居家养老的老年人是“医养结合”服务的重点覆盖人群。从国家养老政策而言，真正可以努力落实由中华人民共和国国民经济和社会发展第十二个五年规划纲要（2011–2015 年），简称“十二五规划”中提倡的“居家为基础、社区为依托、机构为补充中华人民共和国国民经济和社会发展第十二个五年规划纲要（2016 – 2020 年），简称“十三五规划”中“居家为基础、社区为依托、机构为补充、医养相结合”的养老体系落成，大幅提升基层社区医疗服务机构对社区中家庭养老老年人的服务质量以及服务范围。根据原国家卫计委等部门 2015 年发表的《关于推进医疗卫生与养老服务相结合的指导意见》，主要通过社区中家庭养老老年人签约家庭医生的形式完成。家庭医生提供服务的范围基本上包括上门诊疗、健康查体、保健咨询、为老年人建立健康档案等。通过家庭医生服务形式，相应社区中居家养老的老年人可以获得更加便捷与高效的基础医疗服务。大部分老年人群都有或多或少的健康问题，需要稳定且便捷的医疗服务，而家庭医生的设立可以使老年人获得如定期巡诊、康复护理治疗、生病时通过合作医院开通的“绿色通道”更迅速获得医疗服务。

（二）康复治疗师

与人口老龄化趋势相对应，老年人康复需求不断增加，加之我国老年人口基数大，且高龄化、空巢化、失能化严重，老年人由传统的

家庭照料逐步转向社会化管理服务，国家急需大量康复治疗技术专业人才。中共中央、国务院在《关于深化医药卫生体制改革的意见》中正式提出了“注重预防、治疗、康复三者的结合”，从国家层面推动我国康复养老服务战略发展。对康复治疗技术专业人才的需求迫切。国务院《关于促进健康服务业发展的若干意见》和《“健康中国 2030”规划纲要》提出，到 2020 年基本建立覆盖全生命周期、内涵丰富、结构合理的健康服务业体系，调整优化适应健康服务产业发展的医学教育专业机构，加大康复治疗师健康人才培养培训力度。

（三）健康管理师

老年人慢性疾病的患病率高，病种多且病程长。对老年人的健康管理，能有效地监测老年人的健康状况，为其提供健康指导，提高其生命质量和期望寿命。 从美国 20 多年的健康管理经验来看，健康管理能有效控制危险因素，减缓慢性疾病的发展速度。而我国步入老龄化社会后，对健康管理的需求巨大，而健康管理师的数量远不能满足需求。美国每 10 个人中就有 7 个人享有健康管理服务。而中国 13 亿多人口，目前只有 1000 多位健康管理师，5000 余人从事健康管理相关工作，早在 2007 年，健康管理就已列入中华人民共和国国民经济和社会发展第十二个五年规划纲要（2005 —规划”，劳动部、卫生部公告中明确把健康管理师作为卫生特有行业，实行就业准入制度。当时全国预计人才缺口 400 万人，市场需求是巨大的。国家卫生部对 10 个城市的上班族进行调查发现，48% 的上班族处于亚健康状态。健康管理人才远不能满足迅速增长的市场需要。

（四）养老护理员

当今的中国是世界上老年人口最多的国家，且老年人口的数量呈快速增长趋势。根据全国老龄办的调查数据，2010—2014 年，我国 60 岁及以上老年人口数将从 1.78 亿增长到 2.12 亿，年平均增长速度高达 4.8%。《中国人口老龄化发展趋势预测研究报告》指出：预计 2012—2050 年，我国老年人口数将由 1.94 亿增长到 4.83 亿，老龄化水平由 14.3% 提高到 34.1%，是人口老龄化速度最快的国家之一。规模庞大的老年人群使养老服务需求迅速增加。按照国际公认的老年人与护理人员配比标准来计算，我国需要的养老护理员在 1000 万人左右，而全国现从业人员还不足 30 万，数字缺口大。

且我国养老护理员队伍当前最突出的问题，除了从业人数少，人员专业素质低也严重阻碍了养老事业社会化、专业化的发展方向。目前，我国养老护理员多是农村进城务工人员和城市失业下岗人员，年龄结构偏大、文化水平低，未经过专业培训是这部分人突出的特点。上海市某区年审资料显示，养老机构的 1441 名员工（包括管理人员），70.10% 是初中及以下学历。对陕西省 12 家养老机构的护理员调查表明，61.3% 的护理员年龄在 45 岁以上。对浙江省 34 家养老机构调查也显示，专业护理人员仅占全部从业人员的 5.9%。因此，从业人数的增加和素质的提高是养老护理员目前最亟待解决的问题，我国对于医养结合领域具备专业知识的高水平护理人才需求迫切。

（五）老年服务与管理人才

1999 年开设老年服务与管理专业，目前仍然存在招生困难、就业层次低、待遇低、人才流失严重等方面的问题，在社会养老服务转型发展的背景下，构建老年服务与管理专业医养结合人才培养模式将成为走出专业人才培养困境的关键。老年服务与管理专业医养结合人才培养模式是在医养结合的理念下，结合“工学结合、政校行企结合”的人才培养理念，推行以学生为中心、全程化素质教育的人才培养模式。其重心在于构建全面渗透医养结合理论与实践的教学体系，从课程设置、师资配备、顶岗实习等各环节全面渗透医养结合的理念，培养学生对老年人进行身心保健、护理、康复的技能及对老龄企事业部门进行管理的能力等，使学生具有医养结合的老年服务与管理能力，满足医养结合养老服务体系建设对人才的需求。

（六）心理咨询师

随着生活水平的提高，社区老年人的心理服务需求强烈，拥有良好的人际关系、掌握调控情绪的技巧对于老年人拥有较高的生活质量意义重大。在西方发达国家每 3000 人有心理咨询师 1 人，成熟的社区都会配有专业的心理健康咨询师。而我国社区心理咨询服务人员无论从数量和质量上来说，都远远不能满足社会的需求。如果按照西方发达国家的比例，中国 13 亿人口中获得心理咨询资格的专业人数至少应该有 40 多万人，但我国目前通过国家心理咨询认证的人数仅有数万人而已。而且即便是取得国家心理咨询认证人员，有长期从业经验的人所占比例也很少。心理咨询服务人员主要来自心理学、医学、社会工作等专业的毕业生，而这些人员大都选择在医院或专业的心理机构来展开心理服务工作，很少有人愿意到基层社区来开展专业服务，这对社区顺利开展心理咨询服务工作设置了很大的人才障碍。

（七）营养师

我国高等临床营养人才培养的坎坷历程，导致从事临床营养人员中非临床营养毕业生人数偏多，而专业人才明显缺乏，目前我国临床营养专业人才培养的数量与质量远不能满足医疗系统、卫生系统、高校和企业对临床营养人才的需求。患者尽管中国目前对于营养师存在着巨大的市场需求，但是营养师的就业仍然不容乐观，存在一定的局限性。我国的多数养老机构都没有营养科，或者营养科与食堂混为一体，除了少数医院的营养师受过正规专业化教育外，多数的营养师都缺乏专业、系统的培训，无法为患者的治疗和康复提供帮助。

【专家共识】

医养结合是针对老年人的医疗卫生服务需求和生活照料需求叠加，而目前医疗卫生和养老服务资源又相对独立这一客观现实问题而提出的，通过提供医疗卫生与养老相结合的服务，最大限度满足老年人健康养老服务需求。我国目前通过制定完善的政策机制（《关于推进医疗卫生与养老服务相结合指导意见的通知》、《关于印发中医药健康服务发展规划（2015—2020 年）的通知》等政策）、整合养老服务资源（公立医院、企业、慈善机构、基金会、商业保险机构等国家与社会力量的结合）、构造完善的人才培养体系和完备的人才储量，成功迈出医养结合发展的第一步，也是为实现我国健康养老目标奠定殷实基础的重要一步。

（杨　芳，丁弋娜，王　姗，马　彦，杜晓宁）

参考文献

[1] 赵向红，王小凤，李俏．中国养老政策的演进与绩效 [J]. 青海社会科学,2017(6)：162-167.

[2] 牛彦苏.我国养老政策及其对朝鲜族社会的影响[D].延吉：延边大学,2017.

[3] 魏之翔．社区养老的法律规制问题研究 [D]. 乌鲁木齐：新疆大学，2017.

[4] 康蕊 . 关于医养结合政策的梳理与解读 [J]. 经济视野 , 2016(1) : 116–116.

[5] 王震 . 推动医养结合的政策分析 [J]. 中国医疗保险 ,2016(3) : 27–30.

[6] 宋春婷 . 我国机构养老政策研究一基于政策文本的内容分析 [D]. 成都：西南交通大学 , 2017.

[7] 王长青 , 毛鹏远 , 陈娜 , 等 . 医养结合资源的多重整合 [J]. 学海 , 2016(6) : 43–47.

[8] 吕鹏飞 , 陈晓玲 , 周宏东 , 等 . 上海市医养结合养老模式卫生监督困境及对策 [J]. 医学与社会 , 2016,29(2) : 71–73.

[9] 李杰 . 青岛“医养结合”养老模式问题研究 [J]. 中国人力资源开发 ,2014,(18) : 74–80.

[10] 计划生育家庭发展司 . 国家卫生计生委办公厅民政部办公厅关于印发医养结合重点任务分工方案的通知：国卫办家庭函 [2016]353 号 [A/OL].[2016–04–11].http : //www.nhfpc.gov.cn/jtfzs/s3581c/201604/f2d857e2467d487fa5a54843fe7c166b.shtml.

[11] 庄昱 , 张拓红 , 陈鹤 . 国家和北京市医养结合政策现状研究 [J]. 医学与社会 ,2016,29(9) : 14–17.

[12] 闫立英 . 细化医养结合相关政策 , 实现医养“无缝对接”[J]. 公民与法治 ,2016(17) : 37.

[13] 滕长利 . 促进医养结合立法支持研究 [J]. 黑龙江医学 ,2018(2) : 169,171.

[14] 袁晓航 . “医养结合”机构养老模式创新研究 [D]. 杭州：浙江大学 ,2013.

[15] 杨叶玲 . 高校养老服务参与机制研究——基于社区义工的视角 [J]. 高教学刊 , 2016(06) : 56–57,59.

[16] 浙江省人民政府关于促进健康服务业发展的实施意见 [N]. 浙江省

人民政府公报 ,2014,24：20–31.
[17] 张烨，汪玉娇 . 老年服务与管理专业人才培养模式研究 [J]. 职业教育研究 ,2016,3：42–45.
[18] 王雪辉 . 我国养老服务人才队伍建设研究综述 [J]. 老龄科学研究，2015, 3(11)：41–50.
[19] 陈世清 . 怎样创建世界一流大学 [EB/OL].[2017–04–05].http：//bbs1.people.com.cn/post/1/1/2/161968348.html.
[20] 陈世清 . 超越中国主流经济学家 [M]. 北京：中国国际广播出版社，2013.
[21] 范巍，蔡学军，赵世奎，等 . 中国博士发展质量调查 [J]. 学位与研究生教育，2011(1)：1–7.
[22] 中共中央、国务院 .“健康中国 2030”规划纲要 [M]. 北京：人民出版社，2016：2–7.
[23] 王涛，张晓，袁天由，等 . 应对人口老龄化的老年医学人才培养研究 [J]. 重庆医学 ,2016,45(33)：4730–4733
[24] 叶子辉，邵利明，吴文君 . 健康中国视域下的全科医学教育发展研究 [J]. 中国全科医学，2017, 20(19)：2383–2388.
[25] 黄萍，刘云，孙照国 .“医养融合”模式下养老护理教育现状与发展 [J]. 科技与创新，2018(2)：45–47.
[26] 陈雪萍，许虹，王先益，等 . 浙江省养老机构老年护理管理现状与对策 [J]. 中华护理杂志 ,2010,45(5)：454–456.
[27] 高丽，郭明贤，崔艳，等 . 陕西省 12 家养老机构护理员对老年护理知识认知与需求调查 [J]. 护理学报 ,2014, 21(8)：5–7
[28] 张绍岚，蔡红星，常唐喜，等 . 康复治疗技术专业人才培养模式改革与探索 [J]. 卫生职业教育，2013(2)：5–6.

第三章　医养结合发展现状和趋势

当前社会老龄化趋势日益突出，医养结合发展潜力巨大

第一节　中国医养结合发展现状

一、中国医养结合的基础

（一）基本医疗卫生制度初步建立

自新中国成立，尤其是改革开放以来，我国医药卫生事业迅速发展并获得了为世界赞誉的改革成就。随着覆盖城乡全体居民的医疗服务体系的建立，疾病预防与控制能力日益增强，基本医疗保险所覆盖人群逐步扩大且其保障水平日益提升，药品生产流通体系日益完善，基本药物制度在基层医疗机构稳步推进，社会公众的健康诉求在较大程度上得以满足且健康水平也显著改善，人群健康的主要指标位居发展中国家前列。中央和各级地方政府加大了对公共卫生和基层卫生的财政投入，农村的县、乡、村三级医疗服务网和城市以社区卫生服务

中心（站）为代表的基层医疗服务机构快速壮大，除城镇职工基本医疗保险之外，新型农村合作医疗和城镇居民基本医疗保险先后出现，扩大了基本医疗保险制度覆盖的人群。

2009 年，《中共中央　国务院关于深化医药卫生体制改革的意见》（以下简称《意见》）明确指出，坚持把维护人民健康权益放在第一位，坚持医药卫生事业为人民健康服务的宗旨；同时明确规定，2009—2011 年着力抓好五项重点改革，即加快推进基本医疗保障制度建设、初步建立国家基本药物制度、健全基层医疗卫生服务体系、促进基本公共卫生服务逐步均等化和推进公立医院改革试点。从国家顶层设计上，政府把基本医疗卫生制度作为公共产品向全民提供；在卫生政策具体执行中，以“人人享有基本医疗卫生服务”作为制度制定与政策执行的出发点和落脚点，从改革方案设计、卫生制度建立到服务体系建设都要遵循公益性的原则，最终为全体社会成员提供安全、优质、低廉、有效的基本医疗卫生服务。我国政府做出了到 2020 年基本建立覆盖城乡居民的基本医疗卫生制度的政治承诺，我国制定基本医疗卫生制度的初衷在于以保障公众的健康权利为价值导向，通过合理使用国家所掌握的公共权力和有效的制度安排来消解现阶段被国民所诟病的“看病难、看病贵”问题，从而满足社会公众对基本医疗卫生服务的需求，最终提高国民整体健康水准。

2017 年 08 月 17 日，全国卫生计生系统表彰大会在北京召开。习近平对卫生计生工作做出重要指示。他强调，党和国家始终高度重视发展卫生和健康事业、增进人民健康福祉。全国卫生计生系统认真贯彻党中央关于卫生和健康工作的决策部署，积极推进公共卫生和基本医疗服务各项工作，为保障人民健康做出了重要贡献。

习近平指出，广大卫生计生工作者恪守宗旨、辛勤工作，以实际行动培育了“敬佑生命，救死扶伤，甘于奉献，大爱无疆”的崇高精神。希望同志们继续满腔热情为人民服务，钻研医术，弘扬医德，为人民群众提供更高水平、更加满意的卫生和健康服务。各级党委和政府要关心关怀广大卫生计生工作者，采取切实措施帮助他们改善工作生活条件，推动全社会形成尊医重卫的良好氛围，加快建立中国特色基本医疗卫生制度，努力开创我国卫生和健康事业新局面。

（二）卫生事业不断发展，全民医保基本实现

我国社会医疗保障制度的发展总体分为三个阶段。第一个阶段是计划经济时代有浓厚福利色彩的免费医疗阶段，发展内容包括城市职工的劳保医疗、事业单位的公费医疗以及覆盖全中国大部分农村的农村合作医疗制度。第二阶段是改革开放后的社会医疗保险阶段，发展内容包括城镇职工基本医疗保险、城镇居民基本医疗保险、新型农村合作医疗及医疗救助体系（医疗救助不在本书论述范围之内）。第三个阶段是在 2009 年《意见》颁布之后，即新全民医保阶段。经过 60 多年的发展历程，中国基本医疗保障制度与中国经济体制的改革已互相适应，均经历了重大变革。

中共十六届六中全会提出加强医疗卫生服务，完善社会保障制度，实现全面建设惠及十几亿人口的更高水平的小康社会的目标。为此，完善城镇职工基本医疗保险，建立以大病统筹为主的城镇居民医疗保险，发展社会医疗救助，加快推进新型农村合作医疗，是医疗卫生领域的主要任务。

基本医疗保险制度的制定，是在综合考虑各方面承受能力的前提下，通过国家、雇主、集体、家庭和个人责任明确、合理分担的多渠道筹资，实现社会互助共济和费用分担，以满足城乡居民的基本医疗保障需求。另外，对那些低收入者，城乡医疗救助制度一方面帮助他们加入基本医疗保险，另一方面为他们承担一定的医疗费用，避免他

们因病致贫、因病返贫。

在基本医疗保险体系之外，我国建立了补充医疗保险体系，包括商业健康保险和其他形式补充医疗保险，主要目的是满足基本医疗保障之外较高层次的医疗服务需求。国家鼓励企业和个人通过参加商业保险及多种形式的补充保险解决基本医疗保障之外的需求。

全民医保作为国家经济社会发展的一项重要制度，既是社会保障体系的重要组成部分，也是医药卫生体制的重要内容。医养结合的发展需要医保政策相配合。医养结合是养老院与医疗机构相结合的新模式。政府应当按照一定的医保规章条例，对其进行打分审核，剔除不符合各条件的医疗单位，切实保障养老院老年顾客的切身利益。同时要加快各试点面向养老机构的远程医疗服务站，保障异地就医群众的切实利益。政府还应当加大对医疗卫生服务机构医疗费用的管控力度，严格把关医疗药品和器械的质量监督评审，按照病种严格定级医疗保险报销比率。在相关政策领域，还应该将长期护理保险与医疗保险相结合，在制度设计层面优化保险金资金结构，方便老年人从医养结合中受益。

二、中国医养结合发展的优势

（一）中国医养结合发展潜力巨大

据全国老龄工作委员会办公室发布数据，截至 2017 年底，我国 60 岁及以上老年人有 2.41 亿人，占总人口数的 17.3%；“十三五”时期，我国人口老龄化程度将持续加深，预计到 2020 年，全国 60 岁及以上老年人将增加到 2.55 亿人左右。可见，我国老龄化已进入快速发展阶段，且具有规模大、结构失衡等特点。我国离退休老年人口的医疗费用总额还会加快增长。人口老龄化最直接的后果就是老年人养老需要，尤其是医疗结合养老需要的增加。老年人口增多，患病的可能性增大，这就意味着老年人比其他人口有更大的卫生保健需求。因此，为了应对我国人口老龄化，缓解老年患者带给社会的巨大经济负担，我国应该建立和发展医养结合，才能未雨绸缪，防患于未然。医疗健康及养老问题是人民群众最关心、最直接、最现实的利益问题，事关改革发展稳定的大局。如何解决医养问题，迫在眉睫。

（二）中国医养结合是促进中国经济转型升级的抓手

目前我国在改革开放后已呈现出多层次、全方位开放发展的大好形势。中国企业也开始积极走出去，整合产业链，以快速提升自身竞争力。近年来，在宏观政策引导和财政资金支持下，我国养老产业发展迅速，养老地产蓬勃兴起，老年产品种类丰富，出现了旅游养老、康复养老、“互联网＋”智慧养老等新业态，并且形成了以居家为基础、以社区为依托、以机构为补充的基本养老服务体系，在一定程度上满足了老年人多层次、多元化的养老需求。

医养结合养老机构是非营利性机构，且资金来源也主要是政府资助。为了使医养结合养老模式健康持续地发展下去，改变入不敷出的现况，就必须要引入更多的资金。《国务院关于促进健康服务业发展的若干意见》（国发〔2013〕40 号）中明确提出：大力引入社会资本，着力扩大供给、创新服务模式、提高消费能力，不断满足人民群众多层次、多样化的健康服务需求。因此，在医养结合中引入社会资本尤为重要。社会资本可以自主决策举办营利性或非营利性医养结合机构，也可以通过合资合作、收购兼并、融资租赁等多种方式参与公立医院的改制重组，主要有以下几种。

（1）社会力量参与，多主体竞相发展。随着医养结合养老服务业不断发展以及医疗准入门槛降低，更多社会力量进入医养结合养老服务领域，一系列医养结合养老服务机构创建模式不断涌现，多主体竞相发展。

（2）公司业务拓展。由企业提供“硬件”即基础设施等，以先进养老服务管理理念作为“软件”，成立新型医养结合养老服务机构。一般采取与社区卫生服务中心或养老护理院合作的医养结合服务模式，具备人性化养老理念、专业化康复护理等服务特色。例如，长春市亲亲园养老康复护理中心与社区卫生服务中心合作，为老年人提供10余项特色医疗服务（如定期巡视、用药、护理、随叫随到等），不出楼就可方便快捷就医。在医联体成员单位的支持下，长春市亲亲园养老康复护理中心安排定期坐诊，开展健康讲座，并建立精神心理康复和中医治未病专科诊室。

（3）民间资本转型经营。利用民间资本建立新兴规模型、综合型养老产业园区，包括社区型养老院和医疗机构，医疗机构在为养老院的老年人提供服务的同时也向社会群众提供医疗服务。这样的养老院和医疗机构以适老化、安全化、智能化为服务标准，养老服务定位以中高端为主，推行旅居养老、精神赡养等特色服务。例如，长春市养老养生产业园内建有拥有13个科室的综合医院，开办了养护院、养生中心、残疾人托养和阿尔茨海默病专区，为养老院内老年人和旅居老年人提供医养服务。

（4）中外合资经营。通过与国外成熟的养老机构合作，建设适应本土化需求的医养结合养老服务机构。一般采取与医院或养老护理院合作的医养结合服务模式，医院为养老院的老年人开通就诊就医绿色通道，运用国际化、科学化、专业化的经营管理模式为老年人提供服务。例如，长春市怡康园老年公寓采用专业介护技术为老年人服务，医务室和康复室负责老年人日常护理，如遇紧急情况，可将老年人快速转移到专业医院，经绿色通道安排就医。

（5）职工医院转型为养老院。职工医院的医疗资源较为丰富，转型设立养老机构难度较小，医养结合的基础条件相对充分和完善。在医院内设养老院的医养结合服务模式，主要面向中低端消费群体。例如，磐石市石嘴镇夕阳红托老院依托吉林省松山机械厂职工医院而建该托老院的老年人可享受快捷医疗待遇，对于参加医保或农村合作医疗保险的老年人，该托老院会对个人承担部分相应予以减免。

但不可否认的是，当前适合提供医养结合养老服务的医疗机构均存在转型升级难题。专科医院尤其是以治疗慢性疾病为主的专科医院最适合提供医养结合养老服务，这对慢性疾病专科医院而言也是拓展业务、改善经营的机遇，但慢性疾病专科医院影响力普遍较低，难以吸引老年人入住医养。县（镇）医院、职工医院的医疗资源比较符合老年人医养结合养老服务需求，并有一定的地缘性客户基础，比较适宜转型为医养结合养老机构，但转型初期受很多因素制约，如转型启动资金短缺、专业养老服务人才缺乏等问题。社区卫生服务中心由于受政策、场所等条件限制，想要进一步扩张规模、承担医养结合养老服务、满足社区老年人需求，仍十分困难。因此，适合承担医养结合养老服务的转型运营模式尚且需要进一步探索。

（三）中医药服务在医养结合中独具优势

2015年，国务院发布了《中医药健康服务发展规划（2015—2020年）》，强调应积极发展中医药健康养老服务，鼓励新建以中医药养老为主的护理院、疗养院，有条件的养老机构设置以老年病、慢性病防治为主的中医诊室，推动中医院与老年护理院、康复疗养机构等开展合作。该规划就此拉开了中医药服务在医养结合中扮演重要角色的序幕。

在应对我国老龄化的浪潮中，大力发展医养结合养老模式，并在养老服务中融入养生保健服务，成为建设健康老龄化社会的优先选择。中医药服务医养在老年人食疗养生、运动养生、调畅情志等方面积累了丰富的经验，对慢性病防治与康复具有独特的疗效。

目前，我国总体经济发展水平特别是人均水平仍然较低，国家对医疗卫生事业的投入不可能达到很高的水平，基于资源约束，更应重视投入低、收益高的疾病预防事业。很多研究已证明，中国目前的许多疾病负担都是因为缺乏有效的预防。通过有效的预防措施，最大限度地降低各种疾病的发生率应该是第一选择。疾病发生率的降低不仅能够全面提高社会成员的总体健康水平，还可以大幅度缓解医疗需求与服务提供之间的矛盾。并且，预防的成本大大低于疾病发生后的治疗成本。我国政府应该根据我国经济和社会发展水平，从科学发展观和以人为本的指导思想出发，构建一个积极的具有中医特色的医养结合计划，建立集疾病治疗、疾病预防、疾病康复及健康服务于一体的保障体系。因此要大力发挥中医的预防、治疗功能，倡导和发展中医药服务在医养结合方面的优势。

目前在中医与医养结合方面尚存在一些问题，比如各地在中医药相关政策落实上差异较大，中医资源不平衡，广大农村中医服务网点很少。这些客观问题都有待解决。

三、中国医养结合的不足

（一）医养结合总体处于起步阶段

我国医养结合总体处于起步阶段，结构单一。我国医养结合模式提供的服务内容较为单一，无法契合老年人的多元化需求。大多数养老机构主要是提供简单的生活照料服务，较少提供医疗服务。很多养老机构既无内设医务室，也缺少与周边医疗机构的合作。瘫痪卧床或痴呆的老年人是最需要养老服务的群体。但由于养老机构难以提供专业的医疗护理服务，所以基本生活能够自理的老年人受到欢迎，失能、失智等生活存在困难的老年人却遭到拒绝。一些大型的医养结合养老机构忽视了对老年人进行健康教育和日常体检等工作，而一些小型的医养结合机构只能治疗一些简单的疾病。

中高端医养结合市场份额小，知名品牌少，产业带动作用还不大。传统的养老机构和医疗机构经过多年的发展，已经形成了固有的筹资机制。医养结合养老模式由于刚刚起步，并没有形成稳定的筹资来源，社会力量的资金投入明显不足。

（二）医养结合资源分布不平衡，供求矛盾仍然突出

经济的快速发展造成贫富差距加大，低收入者及弱势群体本身在经济高速发展中生活缺乏保障，而医养结合过程中医疗费用的快速增长更使“看病难、看病贵”问题突出。发展社会医疗保险来解决低收入者及弱势群体的基本医疗保障问题，是世界上共同认证的唯一有效的解决办法，也是社会医疗保险的使命，更是我们建立和谐社会的要求。随着医疗费用的攀升，满足这种要求也更加迫切。

我国人口老龄化速度快，呈现未富先老的人口环境。而我国经济的发展却没有跟上人口老龄化的发展速度。受经济条件和医疗卫生水平的影响，我国人口老龄化“东高西低”的地区性不平衡现象非常明显，地区差异显著。在经济发达的东部沿海地区，老龄化程度比较严重。同时，由于大量农村青年进入城市寻求发展，农村人口老龄化程度相对加快，某些地区的农村人口老龄化相对速度已超过城市。农村人口老龄化成为中国人口老龄化区别于世界其他地区的独有特征。

不同地区因经济发展情况不同，建立了不同的农村医疗保障模式。现在我国农村地区实行全民医疗保险或全面恢复合作医疗制度的条件尚且不健全。政府的医疗卫生政策应兼顾公平和效率，找出其中的平衡点，根据各地实际情况，建立混合型的医疗保障体系。在经济发达地区要建立保障水平高、筹资主体多元化、覆盖率高的新型合作医疗制度，着重搞好大病统筹的建设。特别是在东部沿海农村及城市郊区等生产力水平和农民生活水平提高较快的富裕地区，应全面建立农村社会保障的各项制度及服务网络，逐步向社会医疗保险制度发展，早日实现农村和城镇的医疗保障制度的整合，为欠发达地区提供制度储备。在不发达的农村地区，特别是贫困的地区，应充分利用国家政策倾斜，吸收传统医疗保障制度的优点，完善和发展医养结合服务。

（三）医养结合产业体系不完整，产业链偏短

虽然医养结合行业有了公认的广阔的市场发展空间，但和行业发展的配套产业链尚且不完善。如何刺激医疗、药品的生产和流通、医疗器具等行业的发展，形成相关的产业链互动，是我们急需解决的问题。只有医养结合配套行业健康发展，才能更好地助益医养结合市场。

目前来看，医养结合市场还处于摸索阶段。张宏等认为，医养有纵向和横向两个产业链的布局。其中，纵向产业链布局是以机构、社区和居家为链条的一个完整的养老体系。机构养老是以医疗机构为依托的养老服务模式，提供完善的医疗服务体系，以托管现有医院的方式来运作。自建不是投资机构鼓励的方式，因为重资产的运营会摊薄盈利水平，而且会带来沉重的负担。现有的很多比较成熟的闲置的地产和物业，完全可以成为提供养老服务的场地。还有一些盈利水平并不是特别强的医疗机构（比如一些厂矿医院甚至民营医院）可以成为机构养老的一个载体。

（四）医养结合教育体系不健全，从业人员素质不高，相关人才较欠缺

健全的服务保障体系和高素质的专业医务人员是影响医养结合养老服务供给质量和持续性的关键因素。完善的服务保障机制不仅有利于吸纳优秀的从业人员，建设专业化、规范化护理人才队伍，更能在很大程度上促进健康养老行业整体发展，保证医养结合服务稳定供给。但目前医养结合模式正处于探索阶段，规范化的准入退出机制尚未建立，健全的行业管理法规以及标准的人才培育也十分匮乏。

当前，我国一部分参与医养工作的医务人员在知识结构和更新方面有很大的制约性。一方面，专业人才储备不足，从业人员匮乏，具有老年保健知识、护理能力的服务人员和健康管理战略性人才储备有限，且缺乏系统、专业化的培训体系和人才管理机制，造成整体行业人员供给紧张。另一方面，行业支持环境不利，人员供给断层。由于未建立匹配的从业资格认证、职称评定、薪酬调整机制及政策体系，因此，行业发展环境不稳定，专业人才供给出现功能性失衡和断层。基于此，十分有必要建立全国性的培训基地，开展人才的教育培养，实行专业人员资格的准入机制。同时，引入大医院进入社区措施，在制订医养相关医护人员从业人员人才培养和培训规划方面就显现了极大的优势性。不但人员可以流动，技术可以交流，而且效率得以提高，资源得以共享。通过建立激励机制，提高社区医护人员的待遇，制定相应的优惠政策，解决社区医护人员的后顾之忧，才能解决好社区医疗人才的稳定问题，这样才能充分体现大医院和社区医疗机构双向联诊的优势，真正发挥基础医疗守门人的作用。同时，政府要做好全方位监管、社会组织辅助等工作，重视专业人才的战略培养，建设健康养老服务人员队伍，打造支持性行业发展环境，实现医养结合人力

资源的持续供给。一方面，积极引导大专院校开设老年医学、健康护理、医疗社工专业，根据市场需求安排相关课程，同时推动高校与医养结合机构签约合作，为健康养老行业发展储备和输送高素质人才；另一方面，加强基层从业人员专业、体系化的技能培训，完善护理知识结构，提升服务水平。此外，建立合理的薪酬调整机制和绩效考核制度，形成严格、规范的从业标准，拓展职业发展路径，吸纳更多具备健康管理经验和专业护理技术的人才进入健康养老行业，促进人才自由流动。

第二节　中国医养结合发展前景

一、中国医养结合的发展预期

（一）医养结合总体发展规模

1. 当前的老龄化问题

按照世界卫生组织的定义，当一个国家或地区 65 岁以上老年人达到总人口数的 7% 时，该国家或地区即进入老龄化社会（aging society）；当 65 岁及以上人口达到 14% 以上时，即被视为进入老龄化社会（aged society）；当 65 岁以上人口占比超过 21% 时，即进入超级老龄化社会（super-aged society）。

当前我国正处于人类有史以来最大规模人口快速老龄化的时期。基于我国的人口总数及此前强力的国家人口政策，我国于 2000 年正式进入老龄化社会，65 岁以上人口占比总人口达到 7%。此后，老龄化速度呈现逐步加快的态势。2005 年，我国成为人类历史上第一个老年人口（65 岁以上）突破 1 亿的国家。2017 年底，这一数据继续增长，达到 1.58 亿人，占总人口比例 11% 以上（见图 3–1 和图 3–2）。

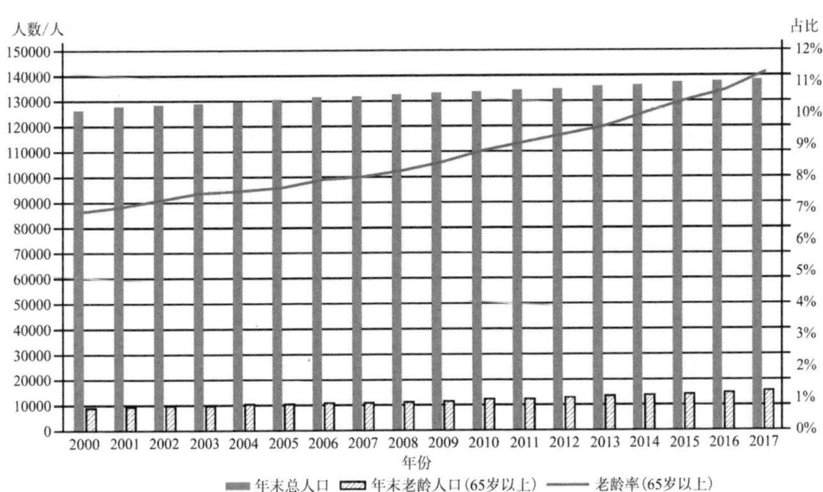

图3–1　中国进入老龄化社会以来总人口和老龄人口的变化（2000—2017年）

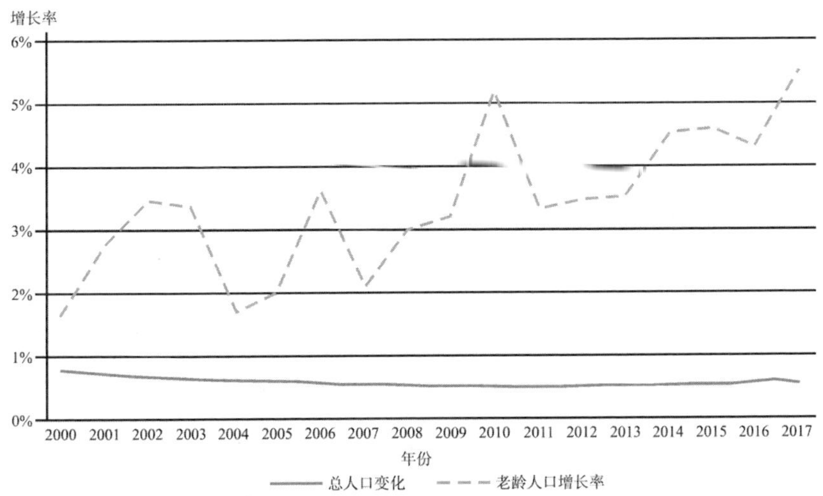

图3–2　中国进入老龄化社会以来总人口和老龄人口增速的变化（2000—2017年）

与发达国家，尤其是法国、瑞典和美国等相比，我国实现老龄化社会到老龄化社会的转变所需时间较短，仅 23 年（见图 3–3）。

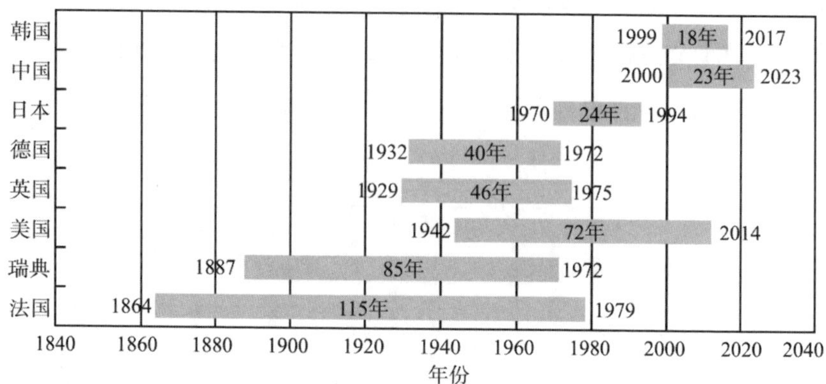

图3-3　各国由老龄化社会进入老龄化社会所需年数

人口的急剧老龄化带给社会的挑战是多方面的：推动经济发展的劳动力不足，财政负担加重，而且人们对医疗和养老服务的供给及品质提出了更高的要求。

传统的养老模式忽视老年人的医疗和精神层次的需求，大量失能或半失能及患有慢性疾病或认知障碍的老年人无法安享晚年。如此严峻的现实也给全新的医养结合的老年照护模式提供了广阔的发展空间。

2. 医养结合的基本内涵

医养结合并非是医疗和养老的简单叠加，而是指将医疗、康复、保健、养生、养老结合为一体，实现医疗资源与养老资源的深度融合与联动发展，从而使社会资源得到充分利用。

其中，“医”包括医疗诊治、健康咨询、健康检查和临终关怀等医疗救护；“养”包括生活照护、精神安慰、心理疏导和文化活动等需求服务。

从基本模式上来分析，医养结合有四种模式。

（1）从医延养。所谓“从医延养”，一般是以医院为主体，本质上是从医疗机构往下游的养老护理服务领域延伸，主要面向刚需型客户。由于医疗机构的市场接受度普遍都高，因此较为容易切入养老护理领域。

（2）由养添医。所谓“由养添医”，一般是指规模较大的养老机构（比如大型的养老社区或单体项目）留出部分楼栋或区域，用以配置护理院、门诊部或一级甚至二级综合性医院等医疗服务机构。由于现阶段单纯的养老项目存在盈利难度大、周期长等问题，通过医疗机构的设置，既可以增加养老项目对长者的健康保障，又可以为项目拓宽收入渠道，缓解运营压力。

（3）医养协同。“医养协同”顾名思义指的是养老与医疗通过合作的形式，向老年人提供医疗卫生服务。此类合作一般适用于规模较小的养老机构，比如社区嵌入型机构，或者大型养老机构与大型综合性医院签订协议，开辟绿色通道或专家定期坐诊，从而使入住的老年人能够获得高水平的医疗服务。

（4）地域囊括照护。地域囊括照护是当前日本政府着力构筑的医养结合的照护体系。其基本思路是在搭建好的政府服务平台之下，对于需要医疗和介护服务的长者，通过居家上门的服务形式，协调医院、诊所、访问看护机构、药局和介护服务机构等多种老年服务单位，根据老年人的需要，提供医养整合式照护服务。

在目前国内的实践中，“由养添医”和“医养协同”这两种模式较为普遍。

通过医养资源的无缝衔接，可以使高龄、空巢、失能或半失能、失智和患病（急性病、慢性病、老年病等）的老年人快速便捷地享受到全生命周期的“一站式服务”。

医养结合既是对传统养老模式的突破和创新，又能够与当前多种养老模式有机结合，推动其功能升级。诸如居家养老、社区养老等近年来尤为倡导的养老模式，同样可以借鉴医养结合的思路，从而更全面地满足入住的老年人的多样需求。

医养结合养老模式有如下四个特征。

（1）从保障目标来看，医养结合养老模式最终是要使老年人享有健康有保障的晚年生活。

（2）从保障对象来看，医养结合养老模式面向的是老年人群体，尤其是处于大病康复期、患有慢性病、失能或半失能的老年人。

（3）从参与主体来看，医养结合养老模式联结的是多元化的参与主体，包括设有老年科的医疗机构、大型退休社区、养老院、护理院、福利院、政府、企业等。

（4）从服务内容看，医养结合养老模式以养老服务为基础，以专业的医疗服务为支撑，着力提高医疗和复健服务的质量。

医养结合养老模式，可以深度整合养老资源和医疗资源。医养结合养老模式走产业化发展的道路，有助于迅速构建起完整的医养产业链，满足老年人群体多层次、多样化的需求。

3. 中国医养结合产业的规模预期

中国老龄化的程度仍然在不断加深，按照世界银行的预测，我国将在 2024 年前后进入老龄化社会（65 岁以上老龄人口占 14% 左右）；在 2035 年前后进入超级老龄化社会(65 岁以上老龄人口占 21% 左右)，届时我国的老龄人口（65 岁以上）将接近 3 亿人；到 21 世纪中叶，我国的老年人口将突破 3.5 亿人（见图 3–4 和图 3–5）。

人口老龄化的浪潮席卷而来，使养老负担急剧加重，医疗卫生资源趋于紧张，但是换个视角看，人口老龄化也为我国养老服务业和医药卫生行业的发展带来了机遇。

一方面，在人口老龄化进程中，许多老年人日常生活不能自理，慢性疾病问题突出。截至 2015 年，我国约有 4063 万失能或半失能老年人，他们对专业照护服务的需求是刚性的。2016 年，我国有近 1.5 亿老年人患有慢性病且普遍存在“一人多病”的情况，他们对专业的医疗服务有着刚性需求。未来老年人对生活照护需求和医疗卫生服务需求叠加的趋势将更加显著，对医养结合的需求也将会愈发强劲。

另一方面，根据第四次中国城乡老年人生活状况抽样调查的结果：2014 年，我国城镇老年人年人均收入达到 23930 元，农村老年人年人均收入达到 7621 元，分别比 2000 年提高 16538 元和 5970 元。扣除价格因素，城镇老年人收入年均增长率为 5.9%，农村老年人收入年均增长率为 9.1%。

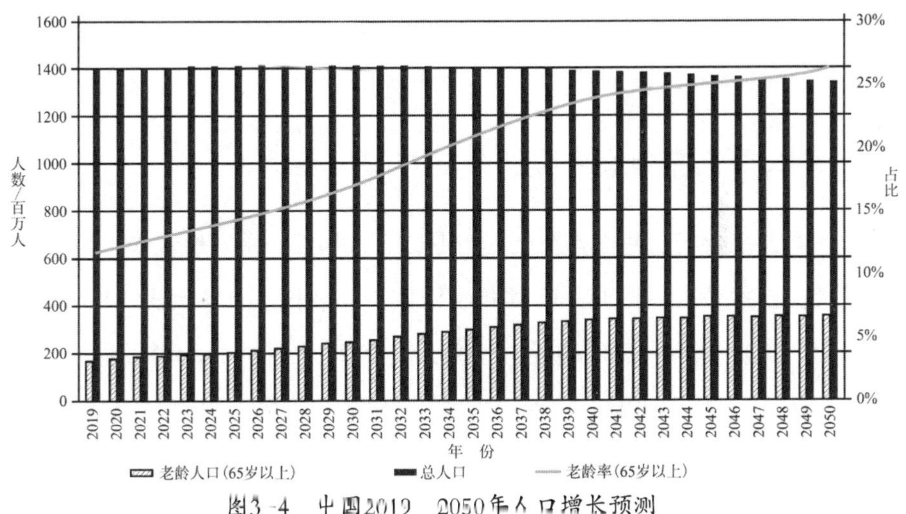

图3-4 中国2019—2050年人口增长预测

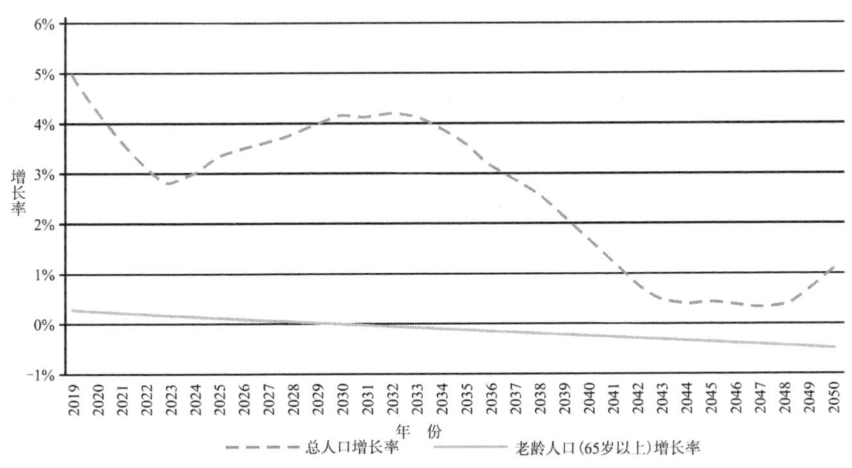

图3-5 中国2019—2050年人口增长率预测

经济收入的水平从根本上决定了消费力，同样，老年人收入水平的提升也必然会有效带动其对生活照护和医疗服务需求。

无论是从老年人口规模还是老年人身体状况，亦或是从经济收入的增长上看，医养结合产业的发展前景是广阔的。医养结合养老模式的服务对象广泛，且覆盖全生命周期。从有自理能力、轻度失能，到中度失能、重度失能，再到急性病的治疗、慢性病的调理和老年病的护理，医养结合养老模式的服务和产品能够满足老年人的各类需求，包括饮食、居住、生活照料、医疗护理、精神文娱等各个方面，并且还可以延伸到诸如大型养老地产、老年旅居等中。

（二）医养结合将成为我国新兴支柱产业

医养结合产业基本具备支柱产业的五大属性，即发展规模、市场前景、技术密度、产业关联度和经济效益。在接下来的至少 30 年时间里，我国的老年人口数量会持续攀升，在 2050 年前后达到峰值。

《中国老龄产业发展报告（2014）》预测，医养结合的市场规模有望在 2050 年达到 106 万亿元，占整个国内生产总值的 33%。随着劳动力的不断减少，人工智能等技术的迅猛发展，医养结合产业将会不断深化其智能化特征，通过技术弥补人力不足的短板，通过科技不断降低老年照护的难度并满足老年人的身心需求，深度整合医疗、康复、保健、养生、养老资源，打通产业链，盘活医养资源，最终形成综合性产业集群。

应该注意的是，医养结合产业能够成长为支柱产业，同样也离不开政策的扶持。

2013 年 9 月，《国务院关于加快发展养老服务业的若干意见》提出，要推动“医养融合发展”，促进医疗卫生资源进入养老机构、社区和居民家庭，支持有条件的养老机构设置医疗机构。同时，医疗机构要积极支持和发展养老服务，有条件的二级以上综合医院应当开设老年病科，增加老年病床数量，做好老年人慢性病防治和康复护理工作。对于养老机构内设的医疗机构，符合医疗定点条件的，可申请纳入定点范围，入住的参保老年人按规定享受相应待遇。

同年，《国务院关于促进健康服务业发展的若干意见》再次提出，要推进医疗机构与养老机构等加强合作，加强医疗卫生服务支撑，建立健全医疗机构与养老机构之间的业务协作机制，鼓励开通养老机构与医疗机构的预约和就诊绿色通道，提高医疗机构为老年人提供便捷、优先、优惠医疗服务的能力，鼓励医疗机构将护理服务延伸至居民家庭，形成规模适宜、功能互补、安全便捷的健康养老服务网络。

2014 年 9 月，国家发展改革委员会、民政部、财政部、国土资源部、住房和城乡建设部、国家卫生和计划生育委员会等多部门联合发布了《关于加快推进健康与养老服务工程建设的通知》，规定了加快推进健康与养老服务工程建设的实施安排和政策举措，明确表示放宽市场准入，积极鼓励社会资本投资健康与养老服务工程，切实推进健康与养老服务项目布局落地，政府将加大资金投入和土地、金融等政策支持力度，加快建设健康与养老服务工程。

2015 年 2 月，民政部、国家发展改革委员会、教育部、财政部等十部委联合发布《关于鼓励民间资本参与养老服务业发展的实施意见》，再次明确支持有条件的养老机构内设医疗机构或与医疗卫生机构签订协议，为老年人提供优质便捷的医疗卫生服务；要求各级卫生计生行政部门对养老机构设立医务室、护理站等医疗机构的给予大力支持，并扶持和发展护理型养老机构建设，对民间资本投资举办的护理型养老机构，在财政补贴等政策上要予以倾斜。

2015 年 3 月，国务院办公厅发布《全国医疗卫生服务体系规划纲要（2015—2020 年）》，首次使用了医养结合的论述，并再次强调了要加强医疗机构和养老机构的合作，重申建立健全医疗机构与养老机构之间的业务协作机制。

同年 4 月，国务院办公厅发布《中医药健康服务发展规划（2015—2020 年）》，支持积极发展中医药健康养老服务，发展中医药特色养老机构，鼓励新建以中医药健康养老为主的护理院、疗养院，支持有条件的养老机构设置以老年病、慢性病防治为主的中医诊室，促进中医药与养老服务结合。

2015 年 11 月，国家卫生和计划生育委员会、民政部、国家发展改革委员会、财政部等九部委联合发布《关于推进医疗卫生与养老服务相结合的指导意见》，明确了建立健全医疗卫生机构与养老机构合作机制，支持养老机构开展医疗服务，推动医疗卫生服务延伸至社区、家庭，鼓励社会力量兴办医养结合机构，鼓励医疗卫生机构与养老服务融合发展这五大重点任务。并且，政府将在完善投融资和财税价格政策、加强规划布局和用地保障、科学建立多层次长期照护保障体系、加强人才队伍建设以及强化信息支撑等五个方面着重推出保障措施。

2016 年 4 月，民政部和国家卫生和计划生育委员会发布了《关于做好医养结合服务机构许可工作的通知》，明确了要做好医养结合服务机构许可政策宣讲工作，以及医养结合服务机构筹建指导工作，支持医疗机构设立养老机构，以及养老机构设立医疗机构。各地民政、卫生计生部门要加强沟通、密切配合，打造“无障碍”审批环境。

2016 年 6 月和 9 月，民政部、国家卫生和计划生育委员会先后联合发布《关于确定第一批国家级医养结合试点单位的通知》和《关于确定第二批国家级医养结合试点单位的通知》，将北京市东城区等 50 个市（区）和北京市朝阳区等 40 个市（区）作为国家级医养结合试点单位，要求各试点单位结合各地实际，统筹各方资源，全面落实医养结合工作重点任务，探索医养结合养老模式。

2016 年 6 月，《人力资源社会保障部办公厅关于开展长期护理保险制度试点的指导意见》指出，要探索建立长期护理保险制度，是应对人口老龄化、促进社会经济发展的战略举措；建立长期护理保险，有利于保障失能人员基本生活权益，提升他们的生活质量；要建设和发展长期护理服务体系，引导社会力量、社会组织参与长期护理服务，力争在“十三五”期间，基本形成适应我国社会主义市场经济体制的长期护理保险制度政策框架。

同月，民政部和国家发展改革委员会联合发布《民政事业发展第十三个五年规划》，提出促进医疗卫生和养老服务相结合，支持养老机构开展医疗服务，鼓励医疗机构将护理服务延伸至家庭、城乡社区和养老机构，重点发展医养结合型养老机构，增加养护型、医护型养老床位。

2016 年 12 月，国务院办公厅发布《关于全面放开养老服务市场提升养老服务质量的若干意见》，提出深化改革、改善结构、鼓励创新、强化监管四大基本原则，降低养老服务业准入门槛，积极引导社会资本进入养老服务业，精简行政审批环节，建立医疗卫生机构设置审批绿色通道，支持养老机构开办老年病院、康复院、医务室等医疗卫生机构；提出完善土地支持政策、财政支持政策和投融资政策，建立健全针对经济困难的高龄和失能老年人的补贴制度，切实落实养老机构相关税费优惠政策。

2017 年 10 月 18 日，习近平在《决胜全面建成小康社会 夺取新时代中国特色社会主义伟大胜利——在中国共产党第十九次全国代表大会上的报告》中专门提出，要“积极应对人口老龄化，构建养老、孝老、敬老政策体系和社会环境，推进医养结合，加快老龄事业和产业发展”。这体现了最高决策层对医养结合模式的支持与重视。

尽管当前的医养结合产业还处于产业爆发期前夕，与发达国家相比，我们还没有建成统一的高水准的医养结合养老服务和社会保障体系，但是全国各地的公办、民营或公建民营机构都在不断探索这一模式，已经积累了大量宝贵的实践经验。

尤其是从 2013 年开始，不仅出台了大量支持医养结合养老模式发展的政策，而且配套政策的力度逐渐加大，广度不断拓宽，从政策层面为医养结合的产业化发展奠定了良好的基础。

随着政策逐步出台，包括土地、资格证照、财政税收、投融资等利好政策陆续发布，顶层设计逐渐得到落实，规划规范不断得到完善，医养结合产业已吸引到多元投资主体共同参与其中。与此同时，人口老龄化程度日益加深，居民收入、老年人群的购买力和思想观念的转变等因素相互交织，共同发挥作用，为医养结合产业真正成长为我国国民经济的支柱产业打下了坚实的基础。

二、中国医养结合产业体系与组织生态

（一）建成相对完整的医养结合产业体系

在论述建立医养结合产业体系之前，需要理清以下三个问题。

首先，何谓产业？产业作为一个经济学的概念，带有鲜明的市场属性。所谓产业，本指国民经济的各种生产部门，随着“三次产业”的划分和第三产业的兴起，逐渐泛指各种制造提供物质产品、服务劳动和收入来源等的企业或组织。

根据产业经济学理论，一个行业如果要成为产业，需要满足四个基本属性：生产性、规模性、运营性和赢利性。其中生产性是产业的第一属性，涵盖物质财富和精神财富的生产，或为生产提供有交换价

值的劳务。

其次，何谓产业体系？产业体系是内部各组成部分之间能够产生相互关联的产业构成，为满足某种特定的市场需求或者提供特定的产品生产及服务所涉及的一系列互为基础、相互依存的产业部门的集合。

最后，何谓医养结合的产业体系？医养结合的产业体系以老年人的护理和医疗需求为基本导向，以康复机构、护理机构和医疗机构为主要载体，并向老年人用品、老年人饮食、老年人金融、老年人文化娱乐等关联次级产业（subindustry）延伸，形成一个综合性、多层次的产业生态圈，最终使老年人享有健康且有保障的晚年生活。

具体而言，为建成相对完整的医养结合产业体系，可从养老地产、医养服务、老年人用品、老年人金融和老年人文化娱乐这五个方面予以论述。

1. 养老地产

养老地产，又称企业盈利型老年住宅，是一种基于适老化和为老化住宅而拓展出来的新兴地产业态。虽然我国的养老地产业还处于起步阶段，但是数量极其庞大且迅速增长的老年人口数和不断提升的购买力，使得这一产业已经引起国内众多地产开发巨头的关注，并投入大量的人力物力进行规模开发。

养老地产按照具体用途不同，可以分为以下几类。

（1）综合性大型养老社区（即持续护理退休社区，continuing care retirement community，CCRC）。根据美国学者 Howard E. Winklevoss 的研究，CCRC 雏形可追溯到中世纪具有共济性质的公会组织，十七、十八世纪时，随着来自欧洲的移民不断增多，此类组织开始在北美相继建立，并开始通过互助的手段实现年老成员的照护。此类社区服务的老年人群涵盖有自理能力、轻度失能或半失能、失能群体，美国的这类社区往往可以提供专门的失智症照护服务和部分医疗服务。

（2）大型养老养生综合体。大型养老养生综合体主要面向身体状况良好的老年人群体，向他们提供饮食起居、旅游娱乐、养生休闲、健康管理、清洁卫生、生活护理等综合性服务。

（3）社区养老服务机构。社区养老服务机构主要是指在现有社区的附近或内部，建造满足社区或周边老年人医疗、护理、康复和文娱休闲等需求的中小型养老机构。在这类机构中，老年人既不脱离社区，又能随时得到综合性的养老服务。这种类型的机构主要包括社区老年公寓和社区嵌入式机构等。

（4）老年医疗机构。老年医疗机构服务的是对医疗需求较强的老年人群体，主要包括各类老年医院、老年护理院等。此类机构的开发对专业化程度有非常高的要求。

养老地产的运作方式早期多采取出售或出售持有相结合的模式。随着地产价值的不断攀升以及政府对出售产权的养老地产的限制，目前更多开发商倾向于持有，以长期租赁的方式获得持续的运营收益。

当前养老地产项目主要对象为中高端老年人群体，即高知、高职和高干人群，并非普通工薪阶层。政府需要在以后的政策制定过程中引导养老地产开发企业承担更多的社会责任，实现社会效益与经济效益的平衡。

2. 医养服务

医养服务是指针对老年人的养老和医疗需求，提供相应的护理和医疗服务。与其他服务业对象不同，医养结合服务业的客户群是老年人群体，而医养服务的提供者是各种类型的医疗、养老服务的集合型实体。失能老年人对于医养结合型服务的需求是刚性的，从中央和地方的政策上也可以看到，这一类老年人也是政府重点关照的对象，相关的政策制度安排、财政资金投入、市场统筹规划等都逐渐向失能老年人倾斜。

国家政策的设计倾向于需要更多照护的长者，这是养老产业发达国家通行的原则。以日本为例，老年人入住养老机构的身体等级评估标准可分为两大类七大等级：要支援类（要支援一级、二级）和要介护类（要介护一级到五级）。其中，等级增高，老年人的身体状况相应变差。政府对于不同等级的老年人提供的护理补助的绝对额相差很大。每一位入住养老机构的老年人，需要向当地政府提出申请，接受专门评估。确定等级后，由具有国家认证的专业人员（介护支援专门员）制订详细的护理计划。护理计划在老年人照护过程中起着至关重要的作用。而日常护理服务的内容和基本过程都会被护理人员记入护理记录（介护记录）。政府会定期或者不定期地对入住老年人的身体等级进行评估，以重新确定等级，调整护理方案和补助标准。

医养服务的内涵是非常广泛的，几乎涵盖服务业的主要领域。按照服务内容和项目不同，可将医养结合产业细分为以下几类。

（1）生活照护：包括日间照料、上门访问、家政服务、餐饮和日常陪护等。

（2）健康服务：包括健康咨询、健康管理和慢性病防治等。

（3）康复保健：主要是康复理疗师根据老年人的身体状况，按照相应的康复计划，帮助老年人开展相对应的康复训练，帮助大病初愈、患有慢性病、失能或半失能老年人恢复生理和社会功能，包括康复治疗和机能恢复训练等。

（4）医疗服务：包括门诊、住院、紧急救护等。

（5）临终关怀：包括舒缓治疗、灵性关怀、家属心理抚慰与疏导、殡葬和祭奠服务等。

3. 老年人用品

老年人用品是针对老年人特殊的身体机能而专门设计和制造的产

品。老年人用品的设计和制造属于实体经济的组成部分。随着人口老龄化的进展，体弱、患病、半失能或失能等老年人比例不断上升，特殊的身体状况往往使得老年人群对产品有特殊的需求。传统的老年人用品（比如轮椅、老花镜、手机、马桶）已经比较普及。在一些医养产业比较发达的国家，老年人用品设计师根据老年人特殊的生理、心理认知等特点进行相应的优化改造，老年人用品的种类可多达数万种。

老年人用品按照具体用途不同，可划分为以下几类。

（1）日用品：包括洗漱用具、餐具、成人尿不湿等。

（2）辅助生活器具：包括老花镜、放大镜、助听器、辅助取物器、辅助洗浴设施等。

（3）助行工具：包括轮椅、拐杖、助行器、老年自行车、老年电动车等。

（4）服饰：包括中老年服装、鞋帽、装饰品等。

（5）电子设备：包括收音机、通信工具、音像制品等。

（6）保健用品：包括中老年保健食品和饮品等。

（7）医疗和康复器械：包括主要体征检测诊断仪器、移动便携治疗仪、辅助呼吸器、牵引校正器等。

随着我国老年人口数的迅速增长、老龄人口规模的不断扩大、老年人群体购买力的不断提升以及整体思想观念的逐渐转变，老年人用品的市场前景是广阔的，老年人对于各类老年人用品的消费情况会日渐改善。

4. 老年人金融

老年人金融是指向老年人提供包含银行储蓄、证券、保险、基金、养老理财、反向按揭养老、遗嘱信托等在内的全面的金融产品和服务，其最重要的目的是使老年人的资产保值、增值，为老年人的晚年生活提供经济保障。

不同于一般的金融产品，老人年金融首先需要遵循的原则是安全稳健，风险可控。在这一前提下，才可考虑具体的收益问题。与发达国家相比，我国的老年人金融刚刚起步，老年人的金融意识较弱，老年人在考虑金融产品和服务时，首先会考虑的仍然是养老储蓄。

5. 老年人文化娱乐

老年人文化娱乐主要包括老年人旅游、老年人教育、老年人会展、老年人媒体和老年人演艺等内容，是综合性的服务行业。老年人的空闲时间比较充裕，需要丰富多彩的文化活动来填充。但是当前的老年人文娱产业发展状况并不理想。根据《老年文化事业发展研究报告（2017）》的调查，老年人群体日常参加最多的两项活动一是看电视（占 86.95%），二是跑步、打球、跳舞等文体活动（占 82.58%）。这说明，现阶段的老年人的偏向于成本较低的文化活动项目。尽管我国老年人口规模庞大，老年人文化娱乐产业市场的潜力巨大，但是老年人文化娱乐的发展受到社会整体经济发展水平的制约，我国老年人文化娱乐产业能否迎来爆发期仍然取决于老年人的消费观念和购买力水平。

完整的医养结合产业体系是一个庞大复杂的集群，在内容上涵盖衣食住行、医（疗）护（理）娱（乐）金（融）等，在层次上覆盖基本、中端、高端甚至超高端的服务。纵观全局，医养集合的产业体系始终在不断发展和逐步完善的过程中，通过整合吸收关联的资源，从硬件方面如住宅地产、老年人用品，到软件方面如医养服务、老年金融和老年人文化娱乐，不断丰富整个医养体系，构建起相对完善的医养生态链。需要注意的是，医养产业的发展还远远未到成熟阶段，其内部体系和功能都有待进一步优化和提升。

（二）构建多层次、多元化的医养结合产业组织生态

医养结合的产业组织生态从本质上说是一个老年医养服务的生态闭环。在这当中，各类医养结合的行为以发现并满足老年人的需求为目标，借助大型医养机构作为能力中心的辐射功能，以社区嵌入小微机构为衔接点，以日间照料基地为发散点，以“互联网＋”养老为服务平台，建立以机构、社区、居家三大类产品为基本框架的养老服务系统，形成全面的长者服务网络，通过客户的转换共生推动布局的生态化发展。

在此基础上，打通政府机关、科研院所、金融单位、养老机构、人才输出机构、公益组织、老年人用品供应商、家政服务机构、专属食品供应商等上下游产业链，构成集医养护服务、人才培养、硬件配置、运营管理、资本投资于一体的服务生态联盟。

医养结合的产业组织生态首先满足的是老年人最基本的养老服务需求，包括养老护理、养老保险、老年医疗等养老基础服务，进而满足老年人更高层次的需求，包括老年人消费、老年人文化娱乐、老年人精神慰藉、老年人金融等。

老年人群由于在收入水平、身体状况、消费观念和生活背景、习惯等方面都不尽相同，因此对医养结合服务的需求必然也会有明显的差异。医养结合的产业组织生态的多层次性从根本上而言是由老年人的多层次需求决定的。

根据美国心理学家亚伯拉罕·马斯洛（Abraham H. Maslow）经典的需求层次理论（hierarchy of needs）认为，人的需求从低到高依次为生理需求（physiological）、安全需求（safety）、情感/归属需求（love/belonging）、尊重需求（esteem）和自我实现需求（self-actualization）五层。

根据需求层次理论，可将老年人五种不同的需求大体划分为基本需求、中间需求和高等需求。

（1）基本需求对老年人的生活或生存起着基石性的作用，也是其最为迫切的需求，即生理需求，关系到老年人的生命和健康。就具体的服务而言，基本需求包括日常照料、饮食起居和健康管理。

（2）中间需求主要对应安全需求、情感/归属需求、尊重需求。安全需求首先是指老年人的人身安全，其次是指经济安全，有了这两种安全之后，才能实现稳定的生活。情感/归属需求和尊重需求是在安全得到保障以后衍生出来的，老年人同样希望进行正常的社会交往，渴望家庭的温暖和子女的关爱。脱离社会人际关系的老年人更加依赖子女和家庭，更渴望得到关心、照顾和尊重。中间需求的满足可以通过提供带有各种适老化功能的温馨稳固的居所、健康管理和咨询、财产管理及咨询、精神慰藉和以人为本的照护理念等实现。中间需求起着承上启下的作用，对于老年人的身心健康非常重要。

（3）高等需求对应的是自我实现需求，这是一种非必需但是会在精神层面上得到巨大升华的需求。但是要满足此类需求，往往需要付出较多的精力和个性化的服务成本。老年人在享受满足自我实现需求的时候获得的是精神愉悦。充实的老年生活，发挥余热实现自我价值，以及旅游、娱乐、文化、艺术和演艺等都属于满足老年人高等需求。

每一个层次的服务，单独来看，可以进一步划分为不同的等级和档次。即便是对于满足基本需求的服务，按照服务的品质和成本不同，也可划分为低档、中档和高档这三个层次。以养老机构为例，政府公立性质的养老院、老年社会福利院和敬老院提供最基本的住养服务和生活照料服务；老年公寓提供居住饮食、卫生保洁、医疗保健、健康管理和文化娱乐等综合服务，大体对应的是中间需求；大型养老社区和近两年兴起的旅居养老是典型的高端养老模式。

所谓多元化的医养结合产业组织生态，是指参与的主体是多元的，不局限于单个医养结合行为体，而是将所有关联的医养服务行为体均囊括进来，具体涉及政企合作、产学研创、专业人才培养、投融资体系、医养康复及供应链协作六个方面。

（1）政企合作是医养结合组织生态的重要内容。老龄化问题是人口结构问题，也是重大的民生问题，应对老龄化带来的挑战是政府无法规避的责任，而企业通过长期的运营积累，已经获得了丰富的经验和技术。政府出台扶持养老行业发展的政策或者直接与企业开展合作，对缓解老龄化带来的压力以及促进社会就业有非常积极的作用。

（2）产学研创是把产业发展、学术研究和科研创新结合在一起，从理论层面和技术创新层面推动整个医养结合产业的提升。科学研究对于当前的许多重大课题的突破发挥着至关重要的作用。以失智症的研究为例，尽管目前全球范围内并无完全攻克失智症的药物，但是关于延缓失智症患者脑部功能退化的研究已经取得一定的进展。

（3）专业人才培养主要是指对医养结合行业内的从业人员或预备进入这一行业的人员进行专业培训，涵盖理论培训、技术培训、管理培训等。人才对于医养结合行业的长远发展来说是第一位的。养老行业从业人员的社会地位普遍不高，且一般民众对于这一行业有种种误解和偏见，导致行业人才流失率很高。只有通过系统的培训，让每一位职员意识到自己的工作价值并获得与之相匹配的待遇，才能遏制人才流失，促进行业的健康发展。

（4）投融资体系是医养结合行业发展的重要因素。养老行业前期投入大，利润微薄，投资回收周期漫长，如果没有充足的资金保证，很难把服务坚持下去。近年来，国家出台了专门的政策支持医养结合机构的投融资，相关企业也已经试水以轻重剥离的方法运营养老机构，即机构本身的所有权和经营权是分开的，所有方盈利主要通过资产溢价实现，而运营方盈利主要通过提供服务实现。

（5）医养康复主要指的是将单个的医疗、养老、康复资源整合起来，为老年人提供医疗服务、生活照护和康复保健服务，通过将医疗、养老、康复三方面结合起来，为老年人打造自理、轻度失能或半失能、失能和术后康复的全生命周期的照护体系。医疗、养老、康复不是作为单独的个体存在的，而是相辅相成、互相补充的，形成“1 + 1 + 1 > 3”的效果。医养康复服务是医养结合产业组织生态体系的核心，无论是居家养老、社区养老，还是机构养老，其核心内容都是提供医养结合型的养老服务。随着人口老龄化问题的不断加深和老年人经济实力的提升，老年人对养老服务的需求度和购买力也在不断增长。由于人生经历、身体状况、经济水平、受教育程度、文化习惯等方面的差异，老年人对养老服务也有着不同的需求。医养结合服务从长期看必然会走向差异化、个性化、专业化和精细化，从低层次的服务逐步发展到高层次的服务，从依附式的服务转向为老年人的提供全面的养老服务转变。医养结合服务业的发展是可期的。

（6）供应链协作指的是针对老年人生产制造的适老化产品和服务的供应体系，这是一个覆盖面很广的系统。老年人医护用品、老年人家政服务、养老地产、老年人文化娱乐服务、老年人旅游服务、老年人餐饮服务等各个部分之间密切配合，共同为老年人提供最适合的医养服务。

以上六个要素相互协作，相得益彰，共同构建多层次、多元化的医养结合组织生态，构筑起维护老年人生命长期健康并使其安享晚年生活的屏障。

第三节　中国医养结合发展对策

一、完善医养结合政策建议

（一）加强政府引导，制定和完善相关政策与法律法规

医养结合养老模式尚处于起步阶段，其快速发展需要依赖土地、税收、医疗、培训、通信、水电气暖等多项补贴优惠和扶持政策的配合。以医保政策为例，养老系统和医疗系统各自成体系、相对独立，导致医养结合处于两者之间的尴尬位置。目前很多医养结合单位无法纳入城乡基本医疗保险定点范围，对于医养结合单位能否纳入医保定点，各地的标准和政策不同。当前医保政策未能针对老年人的健康特点做出调整，报销范围基本仍只限于医疗机构，不包括养老机构内设的医疗机构。《关于全面放开养老服务市场提升养老服务质量的若干意见》中提到要将符合条件的养老机构内设的医疗机构纳入医保定点范围，该项措施的落地有望解决当前问题，扩大生活护理、医疗护理等服务的覆盖面。在政府补贴方面，医养结合养老模式的补贴主要有建设补贴和运营补贴两种，但实际发放需要经过层层审核，往往在一两年后方能取到补贴，补贴兑现存在着明显的滞后性，优惠政策不能及时、有效到位，有违政策设计的初衷。因此，政府需进一步加大政策支持，制定并完善相关政策和法律法规。

1. 建立医养行政协同联动机制

兼顾养老照护需求与医疗需求叠加的健康养老服务是未来养老的

趋势，需要多部门打破行政壁垒，切实建立协同联动机制。在医养服务机构筹建方面，2015 年民政部、国家卫生和计划生育委员会已明确提出首接责任制，简化审批办理手续。未来在精准规划和定位的基础上，多部门应进一步协同联动，理清不同定位的服务机构在床位数量、医疗服务等级划分、定点医保准入资质、医保报销范畴和项目等方面的标准，落实不同机构均能享受到相应的补贴及政策扶持。特别是在公共资金补助和医保报销方面，尽管不同结构关系的医养服务机构有各自不同的主管部门，但应明确其能够享受其他行政部门补贴和补助。建议按照权利、义务对等的原则，将注册登记服务项目等作为行政补贴扶持的参考，遵守相关行政部门的管理条例和监督标准。这样做既满足服务机构及老年人合理需求和权益，又避免公共资源流失和浪费，切实将监督和保障医养服务做到实处。

2. 提高医保统筹层次，推进医保制度整合

提高社会基本医疗保险统筹层次，推进医保制度整合，不仅可以扩大保障覆盖面，体现医疗保障公平性和普惠性，还可以解决重复参保、地域局限等问题，最终实现构建国民健康保障体系的目标。同时在“筹资就低不就高、待遇就高不就低、目录就宽不就窄”的原则下，尽可能保障不同老年人群体的基本医疗需求，促使农村老年人、非退休老年人选择和享受医养结合服务。另外，适当降低申请门槛，将更多医养结合养老机构纳入医保定点范围，并适当提高报销比例，扩大报销范围。我国各地区的经济水平、财政负担、医保基金统筹标准等存在客观差异，统筹整合医保制度的过程不仅涉及待遇支付方面的变化，而且筹资缴费也会相应发生改变。因此，在推进和实施过程中应结合地方实际情况及当地居民的经济承受能力，在保障最低水平的同时因地制宜，设定合理的可浮动标准。

3. 整合周边资源，对接分级诊疗体制

老年人群体患病率高，突发疾病的可能性大，不论是哪种结构的医养结合模式，单独一所服务机构的能力和功能都是非常有限的。分级诊疗制度有利于促进医疗卫生服务机构的科学布局，提高医疗资源配置的合理性。在精准定位医养结合机构服务范围和服务功能的基础上，整合周边医疗和养老资源，通过合作协议、预留急诊床位等方式，确保能够根据具体情况及时进行双向转诊，实现“病情加重向上转诊治疗，病情减轻向下康复养老”的“医医对接”和“医养对接”，提升公共资源的利用率。

同时，随着基层医疗卫生机构和医疗卫生服务人员的不断完善和充实，可以推广新型医养结合结构模式，增强对居家养老、社区养老的辐射保障作用。逐渐提升社区医疗卫生服务能力，实现对患有慢性疾病老年人的社区规范化管理，形成健康干预、健康管理、日常治疗的渐进路径，使老年人能够就近获得公共卫生服务，为家庭养老和社区养老保驾护航。

4. 完善风险防范机制，配套推进商业保险

在老年人群体的医疗、养老和护理等过程中意外的发生风险更高。社会基本医疗保险具有覆盖广、非营利、保障性等特点，所涵盖的服务范围多以基础性保障为主，报销项目和额度相对有限。一方面，老年人对长期康复护理、基本医疗的需求十分普遍；另一方面，医养结合模式的服务机构也面临多方面运营的压力和风险。2016 年 7 月，我国开展长期护理保险试点工作，首批试点城市 15 个，效果和经验有待观察总结。可以借鉴美国、日本、新西兰等国家的经验，在风险防范方面建立针对医养服务机构的风险预警和管理体系，在风险分散方面合理配套长期医疗护理保险、医疗责任保险等商业保险的推广和宣传工作。由于商业保险具有营利性特点，因此应在参险标准、资金

来源、强制性等方面进行细化调研，鼓励人们在适宜年龄和健康状况下提早入险，以扩大保障覆盖面，分散个人风险及社会风险，降低风险损失。

（二）制定和完善服务标准，保障服务质量和安全

医养结合养老模式的产业化发展离不开完善的监督评估机制、行业标准，政府部门需要制定相应的机构准入标准和退出机制，规范养老机构服务人员的资格认定，加强对服务质量、市场定价、安全卫生等方面的监管，努力优化市场环境，促进医养结合产业的规范与可持续发展。

1. 制定和完善相关标准

针对机构，要基于长期照护，制定医养结合机构评级标准和服务人员配置标准。有限的养老资源与大量的养老需求之间的矛盾，导致公立养老院一床难求。要解决该矛盾，首先应将具有医养需求的老年人分成不同类别，再根据提供服务的内容和服务对象的类型把养老机构分为不同级别，进而把机构养老资源分配给相应的老年人群体，实现有限的机构养老资源的优化配置。此外，明确各类机构职能和医生、康复技师、护士、护理员、社会工作师、心理咨询师等人员配置标准。其中，老龄型医疗机构以医护人员为主体，辅之以护理员、康复师、社会工作师等；护理型养老机构以护士为主体，辅之以医生、护理员、社会工作师等；一般性助养型机构、居养型机构以社会工作师为主，辅之以护理员、护士、医生等。从我国实际出发，进一步调研，制定具体人员配置标准。针对机构服务人员，建立培训、资格准入与职称评定机制，形成多科医疗合作团队，实现医养结合专业人才的培育与职业资格接轨。可通过养老主管部门联合人力资源和社会劳动保障部门落实好专职人员招聘、专业培训与考核、职业道德培训等。经过专业培训的专业人员须持证上岗，同时鼓励家政服务企业增加专业

护理人员培训，以便适应特殊养老护理需求。另外，利用社会力量，对养老服务志愿者进行统一的岗前培训，在专业养老服务人才的指导下，实现一对一的服务。医养结合养老服务队伍是多方面的人才集合。只有确立全员护理服务理念，才能从根本上形成长期照护职业体系。

2. 发展第三方评估体系，建立完善的养老机构监管机制

现阶段我国养老机构的监管制度较为薄弱。对于城市中的养老机构，民政部门作为其上级主管机构在发挥质量监管评估方面的力量有限。养老服务质量评估基本上都是养老机构自我检查、自己评定，然后上报给民政部门，难以确保结果的公正客观性。借助独立的第三方评估体系，将有助于改善养老服务质量评估中的问题。

第三方评估体系不仅需要有独立、详细的评估指标，而且需要独立于被评估养老机构的第三方组织，如研究院所和其他社会组织等的介入。同时，政府也可通过扶持地区养老协会，对其进行合理授权，借助协会的力量对养老机构进行监管，建立严格完善的医养结合养老服务监管体系。政府及相关部门按相关标准对医养结合养老产业进行全面监管，确保医养结合产品和服务的质量，大力惩治侵害老年人合法权益的违法行为，切实保障老年人的利益，促进医养结合养老产业的持续发展 。

3. 努力优化市场环境

医养结合的发展能帮助实现健康老龄化，因此应在总结各地实践经验及现有政策的基础上出台相关法律法规以及与之配套的具体措施，引导社会树立医养结合服务理念。对机构来讲，医养结合是医疗和养老两种资源的统合与互补，在服务内容上要真正做到融医于养，发挥医疗服务和养老服务的协同效应。对社会来讲，需要引导养老观念的转变，通过宣传或加大政策支持等方式，转变大众对养老服务工作的偏见，提高从业人员的职业认同感。对政府来讲，完善养老机构医护人员的职称评定制度，使养老机构医护人员在资格认定、职称评定、技术准入和推荐评先评优等方面，与其他医疗机构享受同等待遇，制定相应的薪酬增长机制。对医学院校来讲，可增设老年护理、康复护理、康复医学等专业，充分利用职业学校培养专业护理人才，突出医养结合背景下老年服务与管理专业学科建设，教学大纲、教学计划都应围绕"健康养老"进行修订优化。同时，整合教学资源，增强整体师资力量，逐步扩大老年服务与管理专业的招生规模，从而拓展专业养老服务人才来源。

（三）优化医养结合资源配置，提高产业运营效率

资源分配不均、供需结构失衡、基础设置不完善、服务内容单一、反馈机制不健全、投资回收期长、资金周转困难等都不利于医养结合养老模式发展。为做到优化医养结合资源配置，提高产业运营效率，以下几点建议值得参考。

1. 精准规划定位医养结合模式的服务机构，减少资源闲置浪费

老年人在健康状况、疾病类型、服务需求水平等方面均存在较大差异，因此对养老、护理、医疗、康复的需求侧重不同。对于符合设立医疗机构医保定点的养老机构，应该鼓励申请并优化审批，同时民办养老机构应针对老年人的需求进行整改，提高服务质量，吸引更多老年人入住，提高床位使用率。然而，一味地增加床位、增办服务机构并不能满足老年人多元化、多层次的养老医疗需求。因此，应合理调研一定区域范围或行政范围内老年人的实际情况，科学整合和配置养老资源与医疗资源，并据此精准规划、定位、设立具有不同服务功能侧重点的医养结合服务机构。一方面，对于一定区域内服务功能单一、重复且数量较多的服务机构，应限制其资格，减少资源闲置浪费的可能性。对于本区域内服务功能缺乏的机构类型，可通过招投标、

政府购买服务、公私合作等多元化方式实现优势互补。另一方面，政府在引导、监督、管理的过程中应遵循市场规则，加强治理能力，各部门明确职责，打破“医养分离”格局，制订方便合理的管理配套办法，完善审批流程，为医养结合产业发展开设“绿色通道”，减少行政干涉。

2. 产业互动，供需互动，加快产业化进程

养老产业间的互动有利于推动整个医养结合养老产业结构的调整、升级，形成良好的带动效应。不同医养结合产业间存在密切的联系，包括中间产品的投入产出关系、市场互补关系、资金和劳动力等要素配置关系等。养老机构与医疗机构之间、医养机构与配套服务供应商之间、医养服务供应商与支持产业之间通过资源依托、产业集群、资本联结等方式形成产业互动机制，产业带动、产业融合趋势明显。在理想状态下，养老与老年人医疗之间的边界将会逐渐模糊甚至消失，两种服务可以共用一套系统来实现。另外，医养结合的产业化发展阶段还需建立服务需求方与供给方的互动机制，实现两者的良性互动。家庭作为医养结合产业中的需求方，向医养结合公共服务平台或具体服务商提出医养需求并给出反馈意见，在公共服务平台和监管机制中都为需求开通专门的反馈、建议和举报通道；供方的经营行为则基于需求。因此，供需的有效互动能够扩大医养结合产业的覆盖面，提高产品和服务的质量，加快产业化进程。

3. 多元融资，完善医养结合产业链

政府在保证公共财政对医养结合养老模式的投入力度的同时，开辟多元化的融资投资渠道，鼓励企业、社会组织、个人参与到医养结合相关产业的投资和经营中。建议以政府购买、公办民营与合资共建等方式，鼓励、引导社会力量参与和兴办养老机构。目前，医养结合养老项目的投资回报周期长、回报率较低，因此多元融资的首要条件是建立合理盈利的市场运营和激励机制，出台并落实扶持政策和财政资助，引导多元资本进入医养结合产业。除了对传统的医疗和养老机构放开医养结合市场，还应当鼓励多元资本进入适老金融、老年文化等产业中去，提供金融信贷、长期照护保险等支持，完善医养结合产业链。

在组织经营中，政府将部分养老和医疗责任以特许经营权的方式转移给私人组织，建立起全程合作公私合营的长期伙伴关系。公私合营模式既减轻了政府的财政负担，提高了运营效率，也降低了社会资本的投资风险，保证其“有利可图”。公共部门和企业、社会组织等以合作形式参与到医养结合基础设施的建设和运营中，企业和社会组织负责项目融资，鼓励社会力量兴办医养一体化机构、建设医养结合公共服务平台等。在公私合营模式下，政府为符合条件的老年人购买大多数的基本医养结合产品，例如基本的照料和医疗服务；对于中档和高端服务，仍是以使用者付费为主，以政府财政补贴、优惠贷款、国有建设用地使用权作价、税收优惠和其他政策支持的形式给予社会资本合理的经济补助。

4. 资源整合，提高产业运营效率

建立医院式养老模式，鼓励一、二级医院和社区医院等利用空置床位，转变经营方向。这是最简单而容易的方式。医院可利用现有医院资源，划出一定的区域，成立康复治疗科或老年病科，配备相应的医疗、护理人员（主要以护理人员为主）。收治对象为患有各种慢性病、处于癌症晚期或处于临终期又非常需要急诊治疗的老年人。这些老年人多缺乏生活自理能力，一般养老机构难以收治。医院开展养老服务不需要太大的投入，却可以增加相当的经济收入，同时促进医院的发展。

另外，养老相关市场的资源整合形式也是值得深入思考的。具体地说，近年来热门的养老地产服务业与老年服务业联结，如家政、餐饮、照护服务等；与老年医疗保健业联结，如体检、医疗、养生、理疗等；与老年人用品业联结，如服装、生活起居、康乐器材等；与老年旅游业联结，如候鸟式旅游、度假式旅游、组团旅游、自助式旅游等；与老年娱乐文化产业联结，如老年大学、老年俱乐部、棋牌等；与老年咨询服务业联结，如个人养老指导、金融理财等。养老服务链、产业链的高度复合性，纵向延伸打造服务链条，横向合作拓宽专业化平台，从而明确医养结合的管理模式，建立成熟的养老服务体系，提升服务品质，进而树立品牌效应。长远来看，医养结合养老必须走专业化分工的道路。医养结合养老在实现综合的经济效益和社会效益，多产业多资源融合，创新开发模式、融资模式、运营模式和管理模式等方面任重而道远。

二、完善中国医养结合人才培养体系

目前，我国主要采取职业教育、学历教育、职业培训等方式，推动养老服务人才队伍建设，基本形成了具有中国特色的养老服务人才培养体系。职业教育主要在中高等职业院校开展，以培养一线技能服务人员和管理者为主；学历教育主要在高等院校开展，以培养老年服务相关专业师资队伍、研究人员和管理者为主；职业培训由民政系统、养老机构和社会涉老企业共同开展，主要针对在职人员，缺少相关专业教育经历的人员，缺乏养老机构院长等进行专业技能培训。有些地方政府设立了职业技能鉴定基地，开展职业技能鉴定工作，切实提高养老服务从业人员的技能水平和持证比例。还有些地方政府出台了相关优惠政策，对养老服务人员培训给予财政补贴，鼓励社会力量积极参与人才培训。这些都是推动养老服务人才队伍建设发展的重要举措。

不同学科之间的交叉与融合是21世纪发展的主要趋势，医养结合养老专业服务人才培养日趋综合化、社会化、多元化和国际化。为了解决养老服务供需失衡的矛盾，满足养老服务的多元化需求，促进养老事业的可持续发展，应当积极采取措施，完善中国医养结合人才培养体系，多措并举，加强医养结合人才队伍建设。

（一）政　府

建立相应的薪酬保障机制，提高养老服务行业整体的工资水平、福利待遇和津贴标准，提高养老护理人员的满意度，优化养老服务从业人员环境，提高从业人员社会地位，使个人价值和社会价值得到认可，从而加大对人才的吸引力，减少养老护理人员的流失，提高养老护理服务行业的供给能力。

通过政府主导、市场培养、社会组织呼应，创造关心老年人权益的良好环境，营造全社会尊重老年服务人才的舆论氛围，提高养老服务和管理人才的社会地位与职业声望，有利于吸引并留住人才，激励专业人才积极投身养老服务业。

人力社保、民政、卫生计生等部门督促指导养老服务机构落实护理人员待遇，对从事养老管理、护理岗位的专业人员给予财政奖励补助。同时，出台就业等激励政策，使具有执业资格的养老护理员和医护人员在职称评定、专业技术培训、继续教育等方面享有优惠待遇。

提供相关政策支持，鼓励大专院校对口专业毕业生从事养老服务工作，保证高校培养出的高层次的养老服务人才与养老服务机构、社区有效对接。

树立高质量医养结合养老服务人才培养目标，加大对养老服务教育的财政投入，加强养老服务专业师资队伍建设，加快培养医养结合养老服务专业技术人才。提升公共服务质量，让人民群众享受更加优质高效的公共服务。

以市场为主体，以政府为依托，统筹兼顾各部门，完善医养结合养老服务专业人才培养制度，严格养老服务人员准入机制，明确岗位职能，使行业规范化、标准化。

转变发展方式，发展新型养老模式，充分利用企业优势，与专业化养老机构合作，联合培养更多的养老服务专业人才。建立完善在职人员定期轮训与考核制度，建立健全养老服务人才培养和使用机制，引入专业社会工作者，加强养老机构负责人的教育和管理，建立并完善专业化、职业化和志愿者相结合的多层次老年护理服务与管理人才队伍。

加大养老事业宣传力度，组织相关部门开展丰富多彩的亲情主题活动，大力弘扬孝文化，鼓励年轻人转变传统的择业观念，积极参与到养老事业中，以满足老年人养老需求。

拓宽发展空间，不仅要提高养老资源的总量，还要多元化、多层次发展养老产业，丰富养老服务内容，使高素质专业人才的养老知识和技能发挥作用。

创新发展集养老、医疗、护理、保健、管理等于一体的养老服务机构和示范培训基地，鼓励行业龙头开展多层次养老机构管理人才培训。加强在岗培训，对参加养老护理职业培训和职业技能鉴定的从业人员给予补贴，吸引农村劳动力转移、城镇就业困难人员等从事养老服务，鼓励养老机构引进社会工作人才。

（二）养老机构

医养结合养老模式是涵盖医—养—护的多层次、专业化的养老模式。因此，应由专业管理服务团队提供达到专业级别水准的服务和健全的科室与诊疗项目，配备充足的有相关执业资质、专业技术优秀的医师、护士、康复医师、公共营养师和配餐师等；在硬件建设方面，要用足够空间来进行老年机构用房建设和专业仪器安置。

养老服务机构应该利用自身资源优势，积极发展养老产业，扩充养老人才队伍。提供服务管理技能实训实习场所，开展养老护理实践的高等教育和训练，提高现有行业人员的技能素质，培养具备专业知识技能的人才，打造专业养老团队。

强化从业人员职业资格培训，建立持证上岗制及职业技能等级资质待遇制，提高从业人员职业道德水平和服务能力，同时要通过改进培训、拓展培训渠道、开展交流式培训和知识技能储备式培训，不断提升培训的针对性、实用性和有效性。

（三）个　人

个人要响应国家号召，转变传统的就业观念，积极投身养老事业。加强养老相关理论知识和技能的学习，提高自身素质，为我国养老事业添砖加瓦；承担相应的责任与义务，大力支持养老义务活动和服务工作的开展，支持相关社会养老制度的创新或政策调整；继承和发扬中华传统文化的精髓，延续优良的伦理观念、道德文化，尊重生命。

（四）高等院校、科研机构

1. 师资队伍

应用型高等学校要积极建成一支学术水平高、教学精湛、梯队合理的专业教师队伍。加强养老护理服务专业的师资建设，积极推进学历证书和职业资格证书“双证书”制度，培育学科带头人，培育一支优质高效的教学科研创新团队。

2. 招生选拔

认真选拔热爱老年事业，具有从业基本素质的学生。通过选送培训、定向委培等多元化形式，培养紧缺的老年护理专业人才和养老机构管理人才，为老龄化社会输送复合型、高技能型人才，积极应对老龄化社会挑战，有效推动养老产业的可持续发展。

3. 培养模式

制订人才培养方案，创新教育模式。以加强培养学生综合职业技能和医疗康复服务能力为切入点，从临床、护理、公共卫生、保健、康复及人文科学等多学科考虑，调整医养结合养老服务人才培养思路，打破传统的过分强调医学康复、护理与各专业区别培养的单一课程设置体系，建立以社区为目标、以问题为中心的模块化学科群，对护理、康复医学、临床医学、公共卫生等学科进行有机整合和优化，实现医养结合养老服务教育和职业岗位技能教育的有机统一，专业群协同式发展，促进高职院校相关公共服务专业、社会工作专业和社区管理等相关专业的建设和发展。突破传统的教育模式，大力推动专业设置与产业需求、课程内容与职业标准、教学过程与生产过程“三对接”，为高职院校养老服务专业招生、实习、就业提供指导，从而实现人才市场有效对接。

4. 校企合作

选择老年服务行业发展典范企业作为校企合作的单位，与机构联合开发校企合作课程，如社区养老服务管理与经营、养老机构信息系统管理等相关培训等。组织学生到服务中心参加养老护理员培训，加强与服务对象的联络活动，开展实践教学活动，或开展心理知识普及与咨询，提高学生的服务意识和服务技能，推动社区老年服务活动的开展。只有加强与养老服务企业的合作，尤其是在人才素质和职业技能方面的合作，才能满足养老服务企业的要求，促进校企之间完成有效对接。

5. 课程设置

根据中国社会养老服务体系建设所需人才，支持高等院校和中等职业院校循序渐进地设置与养老服务相关的学科、专业基础课程和技能课程。专业课程设置统一的标准，合理安排理论与实务培训，明确养老服务和管理人才的专业化与职业化培养定位。组织学生到社区养老机构或者养老院进行养老护理员和服务管理的顶岗实习。既要满足专业的理论性和技能性要求，又要满足养老服务机构职业岗位能力的要求。引导高校合理确定相关专业人才培养规模，加快培养养老护理员、养老机构管理员等从业人员，提供职业培训和创业辅导，培养社区老年服务管理适用型人才。

6. 教材研发

高等院校及科研机构应加强养老护理服务专业建设，针对市场需求进行教学改革。通过法律支持、学院教育、培训等各种方式支持养老人才专业化建设。支持科研院校和相关部门以培养科研型、专业型、教育型养老护理服务人才为目标，进行老龄化对策研究以及老龄服务管理人才教学研究等。重视开发校企合作课程和教材，加快老龄学科建立，提高行业的专业化、知识化水平，改善行业形象。通过分层次的教育培训，在我国的养老护理服务人才培养方面形成服务型、管理服务型、研究型三个不同发展重点的养老护理服务人才，从而全面改善养老服务行业的人才状况。

7. 技能实训

加强专业技能课程内容的整合和职业技能实训，注重老年人的康复护理、慢性病的保健护理、常规的护理操作、简单的康复训练和一般心理问题的治疗，以及如何指导管理养老护理员方面的培训。设立老年医疗与护理的实训基地，培养老年医学、老年护理学、老年及慢性病营养学等方面的专业人才；建立老年服务技能实训室，满足老年人护理、老年人保健、老年人康复、老年人营养等课程的实训要求。

（五）全科医生的培养

关于全科医生培养模式的实施，卫生部已经组织力量制定了“5 + 3”和“3 + 2”两种模式的培养标准。以下就“5 + 3”这一全科医生培养的主要模式，进行系统阐述。

1. 实施“5 + 3”模式的两个途径和三个统一

根据《国务院关于建立全科医生制度的指导意见》，“5 + 3”全科医生培养模式要实现一个模式、两个途径、三个统一。一个模式即“5 + 3”全科医生模式；两个途径即五年制临床医学专业毕业后进行三年规范化培训和专业学位临床（全科方向）研究生培养；三个统一即统一全科医生规范化培养方法和内容，统一全科医生执业准入条件，统一全科医学专业学位授予标准。

2. 培训内容和方式

全科医生的培训内容应该包括三个方面，即临床相关学科知识和技能、社区医疗卫生相关知识和技能、全科医学基本理论和综合素质。临床相关学科知识学习和技能培养通过在综合医院的临床科室轮转 27 个月来实现，社区医疗卫生相关知识学习和技能培养通过在基层医疗卫生机构实践 6 个月来实现，全科医学基本理论和综合素质作为一个体系，贯穿整个培训过程中。三个方面的内容统一设计，形成完整的相互衔接和融合的实施方案。

（1）临床阶段轮训。综合医院临床科室轮转涉及内科、神经内科、外科、妇科、儿科、急诊医学科等 13 个临床二级学科科室，其中内科占比重最大。通过临床轮转，系统学习临床常见病、多发病的基础理论和基本知识；掌握病史采集、体格检查、病历书写、常见病相关辅助检查及基本操作技能；培养正确的临床思维，掌握临床常见疾病的诊断、处理原则及（双向）转诊指征；培养职业素养及沟通能力。通过系统的临床轮转学习，练就扎实的临床基本功，为全科医生在基层从事基本医疗打下良好的基础。这一阶段的培养，一是紧紧抓住临床阶段培养的定位，实现医疗业务能力的提高，以及全科医生的业务知识、技能与能力的提高。二是紧紧围绕全科医生岗位的工作特点，训练的路径要贴近全科，目标定位要瞄准全科的需要。

（2）社区阶段综合训练，即基层实践。此阶段是全科医生执业上岗的实战阶段，通过社区实践阶段各科室带教老师“一对一”的指导，掌握全科医疗与公共卫生服务基本技能，熟悉社区卫生机构中管理的基本技能，为今后从事社区卫生服务工作积累实际经验。此阶段的培训，一是突出实战，采取“一带一”方式顶岗训练；二是突出综合，将全科医学基本理论、临床疾病的相关知识、慢性病管理技能与技巧、行为科学与人文社会学等相关学科基本知识运用于日常工作中，进行综合能力训练和综合课程的学习等。

（3）课程体系设计与实施。在全科医师规范化培训全过程中必须有一套完整的课程渗透其中，以解决对全科医生全科医学基本理论和理念以及职业素养的培养问题。这部分内容虽然不需占用太多时间，但是作用非常重要，能够保证培养出来的医生是真正的全科医生而不是貌合神离的“全科医生”。课程体系设计要基于全科医师执业实践中的知识能力需求，结合全科医师临床和社区培养的实际，着眼于全科医师综合素质和职业特殊素质的需要，在全科医师与学位学历培养中建立教育目标明确、教育教学内容相互呼应、教学与实践培养密切结合的课程体系。

（4）课程设置。课程包括全科医学理念与基本理论、全科医疗中的常见行为与心理学问题、全科医疗中的医学伦理、法律法规问题及医患沟通、卫生经济学在社区卫生服务中的应用等，全科理论和职业素养课程需要贯穿全程。课程体系的特点要具有鲜明的切合性：一是在内容上紧紧围绕全科医生执业过程对知识技能的需求，体现内容的切合性；二是将课程分别安排在培训过程相应的各个阶段，体现时间的切合性；三是课程体系作为全过程培养的重要组成部分不是独立存在，而是与临床阶段培养及社区阶段培养交融在一起，具有贯穿弥合作用。通过贯穿的课程使全科的理念、全科的深层内涵在其中得到渗透。

3. 完善培养模式实施需要的条件

全科医生培养模式实施需要完整的体系，整个培养体系的承载需要三类培训基地、三支教师队伍。该培养模式的落实需要三类培训基地，包括临床培训基地、基层实践基地和全科理论基地（高等医学院校），而且这三类培训基地要成为联合体，在每一个培养基地联合体中的临床综合医院必须具有能够满足全科医生培训需要的临床医学一级学科下的所有二级学科（传染病科、精神科可安排在专科医院进行），社区基地具有各相关学科，以能够实现横向通科培养和纵向到底培养。同时需要临床师资队伍、社区师资队伍和全科理论师资队伍三支队伍的支持。为实现规范化培训与学位授予的良好衔接，每个培养基地联合体中其学位培养能力和学位授予管理能力必须辐射整个培养基地联合体，包括社区卫生服务中心。目前仍面临以下几个方面的问题。

（1）关于培养基地的问题。目前，规范化培训基地由卫生行政系统认定和管理，专业学位研究生培养点在高等医学院校及其附属教学机构中，两个系统的培养基地在要求方面既有相同也有不同。因此，要实现全科医生“5 + 3”培养的两轨合一，就应建立具有统一标准的全科医生培养基地，尤其是临床培训基地和基层实践基地，而且还要兼顾专业型研究生培养和全科医生规范化培养，实现课程内容的有效接轨。可考虑将相关理论课程贯穿在整个全科医生规范化培养过程中，即在临床培训和基层实践的全过程中。

（2）关于全科医生培养的管理体系。在实施全科医生两轨合一的培养模式中，管理上的协调统一是顺利实施该培训模式的保障。同时，我们也可尝试建立一个三级管理体系，这对有效实施两轨合一的培训模式至关重要。三级管理中的第一级是指建立由当地卫生部门和教委领导的，学位授予单位——高等医学院校参与的全科医生培养工作领导小组，并建立领导小组办公室，协调全科医生的招收、培养、基地建设及经费支持。第二级是指在授予学位的高等医学院校建立专项工作领导小组，并设置由继续教育处、研究生院、全科医学系（或教研室）、教务处、临床教育处（或医院事务管理处）和其他相关职能部门参加的全科医生培养工作办公室，负责落实全科医生培养及医院间、社区间的培养协调工作，协调全科医学课程教育和全科医学研究工作。办公室日常工作由全科医学系或教研室承担。第三级是指在全科医生与学位学历培养联合基地所在的医院和社区（乡镇卫生院）建立领导小组，并由教育处（科教处）统一负责全科医生与学位学历培养基地建设，确保临床教学资源的统一调配和合理利用、临床培养过程的规范性及培养水平的同一性。

（3）关于考核问题。因为两轨培养中基地的管理或隶属关系不同，所以有必要建立全科医生与医学研究生专业硕士学位培养相结合的新的考核体系，包括专业与学位课程考核、临床实践培养考核、基层实践与社区实践培养考核、学位水平考核四个主要部分，以实现全科医生规范化培养和专业型研究生培养在培养标准、培训过程和考核标准方面的统一。

（4）关于师资问题。全科医学学科在我国建立时间不长，高质量的全科医学的师资队伍一直是学科建设重点，也是高质量全科医生培养的难点之一。因此，要建立一批数量适宜、满足全科医生培养需要和研究生培养需要的导师队伍，并根据各类师资在全科医生培养中的角色与作用不同，进行有针对性的培训。

（5）关于政策保障问题。推进全科医师规范化培训和医学专业学位培养两轨合一的模式，需要建立行业能力培养和学位学历水平培养有效衔接并融合的全科医师与学位学历规范化培养制度，形成行业政策、学位政策、人事政策、财政政策、法律法规相配套的城镇社区和农村基层全科人才规范化培养的新的体制机制。

《国务院关于建立全科医生制度的指导意见》提出：到 2020 年，在我国初步建立起充满生机和活力的全科医生制度，基本形成统一规范的全科医生培养模式和“首诊在基层”的服务模式，全科医生与城乡居民基本建立比较稳定的服务关系，基本实现在城乡每万名居民中有 2 ～ 3 名合格的全科医生。这意味着要在 2020 年前培养 30 万名全科医生。

（六）康复人才培养

1. 结合理论与实践的专业课程标准

制定理论和实践教学融为一体的专业课程标准，建立突出临床操作能力培养的教学体系。有计划、有步骤地增加实践课的比例，尤其是在专业课程的教学中，突出实践教学环节，使理论与实践教学时数比例尽可能达到 1 ∶ 1。采取理论和实践教学相结合的一体化教学模式，理论教学服务于技能培养，教学过程围绕康复治疗技能展开，使得学生在“学中做”和“做中学”的过程中掌握医学知识和专业技能。

2. 建设与康复治疗实际要求相符的实验实训基地

康复专业是一个实践性非常强的专业。没有完备的教学设施与条件，就保证不了教学质量。高等医学院校的教育任务是培养应用型医疗卫生人才，教学基地和实验室建设得不到保证，就无法达到培养目标和要求，更达不到用人单位的需求。建设专业氛围厚重、准医疗条件的实训环境，能促使学生在专业文化的熏陶和耳濡目染中逐步形成职业意识，实现学校教学与临床工作在教育上的“零距离”衔接。

3. 建立以医院为专科、以疾病为单元的模块化实习机制

在人才培养的后期阶段，形成儿童医院、中医院和综合医院康复科三站式轮转实习模式。由于儿童医院多为脑瘫患儿、中医院多为中风患者、综合医院康复科则以脊髓损伤和骨关节病变的治疗见长，所以建议打破目前各校康复专业办学的常规毕业实习模式，由单一的康复科实习转向三站式轮转实习，实现以医院为专科、以疾病为单元的模块化实习机制，使学生既掌握疾病的系统功能评估和治疗技术，又兼具更为全面的职业能力。

4. 强化师资队伍建设

提高教师的临床和教学经验，增加教师临床实践的机会。实现学校与附属医院人事管理一体化，即学校教师是医院的医生，医院的医生同时又是学校的教师；与此同时，鼓励青年教师攻读硕士、博士学位，选派教师到外校进修学习、参加国际国内学术交流。21 世纪生命科学的迅猛发展和回归自然潮流的兴起，为康复人才的发展提供了广阔的市场空间，国际交流越来越频繁。因此，我们培养的康复人才必须具备国际学术交流能力和国际医疗活动社交能力。为了达到这一目标，就需要我们建立一支德才兼备的高素质的师资队伍，教师不仅要有过硬的业务素质，还要有双语能力，以及良好的师德师风，使得康复教育能尽快与国际接轨，实现康复人才的现代化和国际化。

（七）健康管理师的培养

1. 健康管理专业人才培养目标与模式上的创新探索

健康管理教育从指导思想、培养计划、师资队伍、教学大纲到课程设计都须改变，以保证我国的新一代健康管理专业人才能够适应 21 世纪国民对健康服务的需求。健康管理专业人才培养目标是：培养具有基本的医学和健康管理学知识与技术，能够以现代健康概念、生物—心理—社会医学模式和中医治未病等理论为指导，通过采用现代医学和现代管理学的理论、技术、方法与手段，在医院、社区、养老疗养机构或商业健康管理咨询机构培养从事对个体或群体的健康进行全面监测、分析、评估、指导和有效干预工作的技能型高级健康管理专门人才。健康管理专业人才的服务面向社会需求。

2. 建设学院创新架构新理念

（1）实行资源共享、优势互补的建院新方式。合作建院新模式整合了双方优势资源，实现资源共享，弥补初建时资源不足的缺陷。

（2）制订高标准、广适应的人才培养新模式。在人才培养方面要求具备扎实的健康管理基本理论与技能，还要求掌握心理学、营养学、运动学、社会与环境学、中医学及养生保健等专业的基本知识，通过专项技能培训后，在毕业时达到健康管理师、心理咨询师、营养师执证能力。不仅重视学科专业主干课程的教育，更注重学生个性化专业发展，通过选修课程的设置，让学生毕业后能在卫生管理、健康保险、药品营销、社区卫生服务等机构就业，提高学生的专业实践能力与社会适应能力。

（3）打造强能力、高素质的教师新队伍。通过院内培训及院外专家帮带的模式，采取专家听课、教学观摩、同行互助等方式，提高教师教学水平，建立各种激励机制，调动教职工从事科研创新的积极性，逐步打造一支既能讲授理论课又能指导专业技能训练的“双师型”特色师资队伍。同时通过校企合作、校校合作，特聘多名专家为首席客座教授，实现教师资源共享和教学互补，形成一支专业基础扎实、业务能力突出、师资力量雄厚、综合素质高超的教师队伍。

（4）构建适应社会、服务于民的产学研结合新平台。注重健康管理教育方式方法研究，凝聚校方与医院的科研力量，构建适应社会、服务于民的产学研结合新平台，达到以科研促进教学，以科研促进生产的目的。充分挖掘民族医药潜能，努力开发旅游健康服务项目，积极发挥政府智囊功能，通过整合规划设计、开发建设、专业策划、市场营销、网络和管理等各个环节，打造旅游业与健康服务业相结合的全新产业模式。

3. 推行专业课程实用型教育新理念

（1）安排专业课程实训教学。对主要课程均安排不少于全部学时1/4的实训教学，特别设置了基础医学集中实验课程、心理咨询、全科医学与社区健康管理、健康监测评估等课程的集中实训。

健全的实践教学体系可以促进学生实践能力及创新能力的培养。高校在制订人才培养方案、构建实践教学体系时，应广泛征询行业企业及相关专业人员的意见和建议，了解企业对人才能力结构及专业素质的具体要求，合理规划和设计符合市场预期的应用型人才的培养方案与实践教学体系。

实践考核评价方法的完善问题。实践教学应采取定性考核和定量考核相结合的“多元化”考核评价方法。在学生的态度、实习纪律、出勤率等方面应以定性考核为主，而在实践报告完成质量、实践操作环节应以定量考核为主。通过设置目标、实际操作、组织答辩、报告及成果展示等一系列流程和方式达到对创新环节进行考核的目的。依托培养方案，将实践教学单独考核，建立学校、实习单位和用人单位共同参与的学生考核评价机制，客观评价学生的实践能力和创新能力，使学生能够及时发现自身问题并自我改进，有效提高实践教学质量。

（2）校企合作与校外实践教育基地的建设问题。健康管理专业要培养学生的实践创新能力，急需加强校企之间的密切合作，例如高校和企业可以共同制订健康管理专业人才培养方案以创新人才培养模式。此外，学校还应努力拓展校外实习基地建设的深度，在现有的 60 余家校外人才培养基地中遴选出 5 ～ 10 个有代表性的实习基地，签订共建协议，建设健康管理专业人才联合培养基地，使基地深度参与健康管理专业人才培养工作，有力推动学校和实践基地的资源共享。同时，学校可建设健康管理实训教室，由实践基地向学校提供有关健康体检和健康管理的数据，让学生在教室内实现健康管理师处理和分析健康管理数据的模拟实训，使培养出来的健康管理专业人才更符合市场和企业的需求。

（3）师资队伍实践能力建设问题。实践教学经验和学术理论水平一样是专业教师不可或缺的能力。针对专业教师实践经验不足的情况，应积极鼓励教师深入企业学习或者挂职锻炼，不断提高教师的实践教学水平，也可以聘请健康管理师或营养师、心理咨询师等作为兼职教师，或举办系列讲座，弥补专业教师实践教学水平的不足。另外还需重视“双师”结构的师资队伍的建设，通过强化专业技能考核来提高理论教师的实践能力，造就一支高水平的“双师型”师资队伍。

（4）大力提倡“三早”教育。一“早”是指早期接触健康管理专业岗位实践：安排在卫生行政管理部门、医疗卫生单位、商业等机构进行专业岗位见习，熟悉岗位的运作流程，主要安排在第二至第四学期。二“早”是指早期接触科研，鼓励学生参与教师科学研究，参加大学生创新训练计划等。三“早”是指早期接触社会实践，安排学生参加社会实践活动不少于 2 周，可选择参加社会调查、志愿服务、三下乡（科技、文化、卫生）等活动。

（5）从学以致用到考证上岗一体化技能训练。打造创新创业基地和协同育人模式，建立开放性实验室，训练和提高实验技能。设立多个健康管理实习基地，提高学生健康管理的实际操作能力和素质水平；让学生通过参加各项竞赛活动，训练和提高技能。

4. 开展多层次的专业和技能教育模式新理念

（1）细化健康管理人才培养目标。健康管理服务分为医学服务与非医学服务，医学院校应强调健康管理医学服务相关理论与技能培训，非医学院校应更强调健康管理非医学服务的理论与技能培训。随着健康服务行业的发展，健康管理岗位及工作将会不断细化、专业化，因此健康管理人才培养目标也应该更细化。将健康管理专业的人才培养目标定位为：培养既掌握疾病的发病原因、发病机制、诊治与护理方法，又掌握消除影响健康的危险因素、维护和促进个体与群体健康的理念、技术及方法的复合型人才。

（2）开展多元化、多层次教育模式。在没有医学背景的院校开设健康管理专业，只能侧重培养其适应医疗卫生单位行政、保险公司、企事业单位等机构的工作技能，如根据各学校特色培养学生的营养指导、运动指导、心理咨询、健康指导、健康信息管理、健康教育、医药经营管理等技能。在医学院校开设健康管理专业，侧重培养其适应健康管理机构、医疗卫生单位工作的技能，如基本的护理、康复、心理咨询、营养指导、健康危险因素干预、健康评估、慢性病管理、中医养生等技能。

（3）完善健康管理技能教育模式。在原有健康管理职业教育的基础上，按照各项健康管理相关技能进行职业培训，如开设健康管理咨询方向、营养方向、健康保险方向、针灸推拿方向、康复方向、运动健康指导方向、妇幼保健方向、老年健康方向、中医养生方向、社区健康方向、学校健康方向、企业健康方向等。在学习理论的基础上更强调操作能力，将延长脱产培训时间至 3 ～ 6 个月，并保证操作课时多于理论课时。学员通过操作考核后才被授予学习结业证书。

5. **健康管理专业本科人才培养方案概述**

（1）专业方向。主要包括健康管理、心理咨询、营养保健、医疗美容、康复治疗、中医药保健、按摩与推拿、社区健康管理等。

（2）主要面向岗位。主要包括卫生行政部门、医疗服务机构、社区卫生服务中心、健康体检中心、健康管理公司、营养咨询公司、心理咨询机构、药店、养生会所、养老机构等的岗位。

（3）专业学制。全日制大学本科生的学制为四年。其中，理论课程学习为三年，岗位实习实践为一年。

（4）课程设置。本科生考核实行学分制，只有学习了足够的课程，修满了要求的学分才能拿到毕业证和学位证。健康管理专业的本科生课程主要包括公共基础课程、专业基础课程和专业选修课程三大部分，每一部分所包含的具体课程如下。

①公共基础课程：思想道德修养与法律基础、毛泽东思想、邓小平理论和“三个代表”重要思想概论、近代史纲要、马克思主义原理、计算机与信息技术应用基础、大学语文、英语、体育等。

②专业基础课程和专业课程：基础医学概论、临床医学概论、预防医学概论、中医学概论、中医临床学、管理学概论、经济学基础、药理学、市场营销学、健康统计学、流行病学、健康管理学、营养与食品卫生等。

③专业选修课程：中医养生学、推拿与理疗、运动疗法、营养疗法、心理疗法、音乐治疗、芳香疗法、足疗、茶保健学、健康保险、健康体检、社区健康管理专题、体重管理、保健品行业专题等。

（5）培养方式。本科生的培养方式主要包括德育、课程学习、学位论文、社会实践和文体活动五大模块。

①德育。主要由学生所在院系（院、部）、科室、班主任老师及班级辅导员共同负责，把马克思主义理论学习与思想品德教育结合起

来，采取多种教育形式，提高学生的政治思想道德素质。

②课程学习。我国本科生教育的学制一般是四年，这四年分为课程学习阶段和专业岗位实习阶段两个阶段。课程学习阶段安排在整个大学学习阶段的前三年，课程学习采取课堂讲授、实际操作、讨论或自主学习等学习方式。课程结束时，均应考核并评定成绩，只有成绩合格才能得到相应的课程学分。

③学位论文。大学本科生在课程学习的同时，应广泛收集资料，进行调查研究，熟悉本专业领域的国内外研究动态，在论文指导老师的指导下，拟定自己的毕业论文主题，于第四学期末以前完成论文的写作工作，在第四学期末准时参加学校组织的毕业论文答辩活动，通过毕业论文答辩并修满学分者才准予毕业。

④社会实践。大学本科生在读期间，应结合所学专业特点，积极参加各种形式的社会实践活动，以增进对社会的了解，为以后走上工作岗位奠定基础，从而更好地为社会服务。

⑤文体活动。大学本科生应根据学校有关规定，积极参加有益于身心健康的文体活动。

（八）社区心理咨询师的培养

社区心理咨询师的培养重点是提高其素养。需要指出的是，无论在何种学历层次的专业课程中，都需要设置咨询课程和自我成长小组课程，这是国外规范的咨询师专业教育培训的成功经验。

建立督导机制。督导机制的建立在我国非常薄弱，可以说还基本没有正式建立起来。其实，咨询师在工作过程中定期接受专业督导，不仅有利于他们的素质养成，也能有力地提升咨询效果，并防止出现问题。督导机制应该在考虑咨询师专业培训的同时就着手建立，并成为咨询师专业学习的一部分，而不能等到出现大量问题的时候才考虑。社区心理咨询师在服务工作中会出现这样那样的问题，他们在自己的生活中也会遇到类似来访者的麻烦，如果处理不当，不仅会有碍咨询效果，而且会伤到来访者及自己。总之，心理咨询是一个耗费活力的工作，咨询师需要经常反省。虽然督导能够在这方面起到一定的作用，但朋辈间的理解和支持也极为重要。建立社区咨询师的支持系统，组织一些团体定期或不定期地聚会，共同探讨与研究工作中的问题，相互倾诉、表达，相互协助解决一些个人麻烦等，这是社区心理咨询师素质养成和自身保健的有效途径。

综上，应当提升人才培养质量，培养应用型高技能人才。以发展学习能力、职业能力和综合素质为核心，在培养全面发展的高端技能型养老服务和管理的专业人才方面有所突破。通过专业学习，培养学生学习知识和积累经验的能力，以及适应职业变化的应变能力。学生应熟悉我国有关公共事业管理的方针、政策、法规及制度，掌握管理科学、经济科学和社会科学的基本理论与基本方法；具备较强的社会调查和写作能力，进行信息管理、数据收集和处理、统计分析的能力，英语、计算机基本技能，语言和社交能力、团队协作能力、创新和实践能力、组织和策划能力。

提高医养结合养老服务行业从业人员素质。养老服务体系的高效运行要以高数量、高质量的专业人才梯队为保证。为了医养结合事业的顺利发展，应加强医养结合养老产业从业人员的专业素养。一方面，要提高养老从业人员的整体受教育程度和学历水平，加强入职后的职业再教育。改变知识结构，加强专业理论知识和人文科学知识的系统学习，注重医患沟通、提高人文修养，提高综合分析问题和解决问题的能力，适应养老服务模式的转变，满足高层次的养老护理服务需求。另一方面，推行养老专业技术类岗位的职业资格考试认证制度，加强在职在岗养老服务技术人员的业务培训，定期审查和考核从业人员的技术水平，使从业人员能够较全面地处理老年人复杂的照顾问题，保证服务质量，从而逐步提高专业人员整体素质。

分层次培养医养结合养老服务专业人才。①应明确老年服务人才定位，规划培养方向。养老服务人员包括三大类：各类养老服务社会福利机构的管理人员，从事老年医疗、康复、护理、营养、心理和社会工作等的专业技术人员，以及从事养老护理工作的技能人员。有步骤地规划人才培养方向，针对市场需求灵活培养应用型复合型人才。分层、分类、有针对性地培养医养结合事业的专业人才，以满足老年人的养老需求。②应分层次培养专业养老人才。老年人有不同的需求，我们应依据老年人不同的需求给予不同的护理服务，发展高层次养老护理人才。护理人员不仅能为老年人提供基本的生活照料，也能满足老年人精神文化生活和心理健康等方面的特殊需要。因此，要培养专业的管理人才、技术人才、康复护理人才、营养师和心理咨询师等，涵盖预防、保健、治疗、康复等多个方面，为个人和家庭提供全面、连续的健康和医疗照顾，以丰富养老服务内容。③结合智慧养老服务方向，打好专业基础，提升学习能力，培养四类人才，即能做好老年生活服务、护理服务、保健服务、康复服务的医养护一体化职能型服务人才；能策划老年活动项目、懂管理学、懂心理学、提高老年生活质量的技能型人才；能有效规划、合理安排各项目以及筹划养老项目的效能型人才；具有扎实专业素养和创新能力的复合型人才。

三、推动医养结合创新模式的建议

（一）探索以健康为中心的家庭—社区—医院医养结合模式

社区基本医疗服务是通过一定体制机制将城市社区基本医疗资源配置给社区全体居民，以此来满足社会居民共同需要的一个动态过程。社区基本医疗服务与传统上的基层医疗服务的不同在于：社区医疗服务以社区居民和家庭为主要服务对象，并为这些群体提供人性化的、连续的服务治疗，对常见病和多发性的慢性病治疗有明显的治疗效果与治疗效率。社区基本医疗服务强调居民的互助自助，以提高居民身体健康、改善生活品质为目的，社区医疗服务是针对社区居民的实际需求而开展的便民利民的服务，不但能够改善社区居民的身体健康，而且还能够增强社区居民的归属感和认同感，增强社区居民相互之间的凝聚力，提高居民参与各项活动的积极性，有利于强化社区的整合与稳定机制的建立等。

在我国现有的条件下，发挥社区的平台作用十分重要。因为社区卫生服务贴近居民，就诊方便，具有便于定期健康检查和预防保健等优点，是满足居民基本医疗服务需求最经济适宜的方式。在社区内进行医疗活动不仅可以节省医疗费用，而且可以减少患者的交通住宿和就诊时间，并且能为老年人群体提供预防、体检、老年病防治、慢性病治疗等服务性质的保障，是不可多得的投资少、收益大的医疗服务模式。将医疗保障管理和服务延伸到社区，使社区医疗保障与公共卫生相结合，共同承担疾病预防、健康教育、康复护理、慢性病监测和基本疾病治疗的任务，这是一个全优的选择。英国的经验表明，80%以上的疾病可以在社区得到治疗。即使得了大病到大医院治疗，其康复阶段也可以在社区度过。我国社区医疗卫生功能没能得到很好发挥有很多原因，但加大政府的投资力度就可以有效地解决基本医疗和健康需求，逐步发挥社区卫生医疗服务应有的功能。

目前，我国社区医养结合存在问题的具体表现有几方面。

1. 居民的观念意识影响和制约社区医疗服务的展开

一方面，长期以来，我国居民认同大医院的治疗，信任专家的诊断。另一方面，社区医务人员的能力、服务态度、就诊环境和设备器材等无法吸引居民到社区进行就诊，直接影响社区医疗的发展。

2. 社区医疗的人员素质和资源配置都有很大缺陷

近年来，虽然国家和各地政府都增加了对社区医疗的投入，但都难以进行有效的良性循环。对社区医疗的发展建设缺乏持续性的投入，大多数社区医疗人员素质低，工作条件和环境差，服务水平难以得到居民认可，致使居民不认同社区医疗的服务，宁愿去大医院就诊，使政府投入的医疗资源难以收到预期的效果。这就形成了社区医疗作为免费提供的公共物品，民众也不愿接受的局面。

3. 政府监管不严，没有引入竞争机制

由于目前我国在社区医疗服务方面还没有经验，没有设立专门的监管机构进行管理，医疗服务标准也不统一，缺乏合格的全科医师，医务人员缺少必要的培训且工资待遇低，因此社区医疗无法为居民提供满意的服务。这是制约社区医疗发展的最大瓶颈。

（二）探索医养结合发展的连锁经营模式，推动医养结合规模化发展

在探索医养结合的道路过程中，我们当前确实受到许多因素的限制。既要考虑中国经济发展水平和人口结构，又要考虑中国的城乡差异和统筹困难等现实问题，所以要建立一个与中国国情相适应、与中国文

化相适应的社会保障体系。第一，要考虑国家的经济实力，医养结合发展必须与同时代的经济实力相适应；第二，要考虑居民的接受能力，还要尊重个人的意愿；第三，要考虑民族习惯，我国是多民族国家，各民族的习惯有相当大的差别；第四，要考虑未来发展，使之具有可持续发展的特性。此外，我们仍需具有创新精神，在创新中探索医养结合的新模式，具体如下。

（1）开展城市居家医养、农村医养和智慧医养服务试点，医养结合重点建设居家医养服务试点，打造集居家社区养老、医疗救护、健康咨询、生理监测、远程健康管理、养生康复、亲情关爱、互助养老等功能于一体的一站式服务平台。

（2）开展农村医养服务试点，推广镇卫生院、养老院“两院一体”模式，鼓励医务人员到医养结合机构提供医疗、保健、康复及护理服务。

（3）开展智慧医养服务试点，探索基于互联网的医养结合服务新模式，探索建立老年人健康养老信息平台，推进医养结合服务模式智慧化、服务产品智能化，促进医养结合服务向更加便捷、精准、高效发展。

（4）探索建立农村和居家老年人防、医、养、康、护一体化服务。积极引入社会资本，新建一批医养结合机构。支持医疗卫生机构重点向康复、护理和养老服务延伸，引导一批二级及以下医院转型医养结合机构。

（5）创建中医药特色医养结合机构，建设一批医养结合示范基地。完善医养联动机制，支持医疗机构与养老机构开展合作。

【专家共识】

医养结合是在现代健康理念下对养老服务的进一步充实和提高，是为了满足老年人的健康需求，把老年人健康医疗服务放在首要位置，将医疗资源与养老资源深度结合形成的新型模式。随着国家医养结合试点工作的开展，医养结合已经具有一定的实践基础，形成了一些典型代表模式，但国内研究目前还未能提出一套可行的、具体的实践方案。我国各地区经济发展极不平衡，医养结合的模式也要因地制宜，符合当地实情和经济发展的状况。只有结合各地区域化资源优势，大胆摸索、勇于创新，才能逐步探索出区域特色化的医养结合模式。伴随当前社会老龄化趋势日益突出，医养结合发展潜力巨大。我们要做好老年人能力评估和服务需求评估，确定养老服务和医疗服务需求的类型；针对老年慢性疾病的诊断、分类分级管理，做好患者所需医疗技术含量及风险评估；主管部门更要督促检查医疗护理、康复照护的质量，有效地促进医养结合的实质性发展。

（杨　芳，骆华伟，李永奥，张天芳，韦智涛）

参考文献

[1] 陈云良 . 基本医疗服务法制化 [J]. 法律科学 ,2014(3)：73−85.

[2] 韩丽媛 , 张爱平 , 吴群红 , 等 . 全民医保的概念、核心内涵及评价指标 [J]. 中国公共卫生 ,2017,33(5)：849−852.

[3] 钟晓利 , 梁小利 , 彭德忠 , 等 . 我国医养结合养老模式发展现状研究 [J]. 齐鲁护理杂志 ,2017,23(1)：58−59.

[4] 李小鹰 , 王建业 , 于普林 . 中国老年医学面临的严峻挑战与应对策略 [J]. 中华老年医学杂志 ,2013,32(1)：1−2.

[5] 王演艺 , 高继龙 . 医疗保险视阈下医养结合结构关系与实施优化 [J].

中国全科医学 ,2017,20(3)：278−282.

[6] 洪少华 . 国内外养老模式的发展概况 [J]. 全科护理 ,2017,(25)：3100−3103.

[7] 王全美 , 孟琛 . 分类分级视角下我国机构养老资源的优化配置 [J]. 农村经济 ,2016(11)：66−70.

[8] 崔玲玲 , 马颖 , 陆龙滨 , 等 . 我国“医养结合”服务存在问题的系统分析 [J]. 中国卫生事业管理 ,2017,34(3)：238−240.

[9] 马占山 . 医院式养老的现状及发展对策 [J]. 科技致富向导 ,2012(26)：27.

[10] 耿慧 , 王雪艳 , 周培骥 .“医养结合”养老模式研究综述 [J]. 当代经济 ,2018(1)：112−115.

[11] 黄健元 , 聂琴情 . 关于医养结合的调查及对策思考——以江苏 6 家民营养老机构为例 [J]. 卫生经济研究 ,2017(1)：21−23.

[12] 卢晓靖 . 医养结合背景下老年服务与管理人才培养研究 [J]. 高教学刊 ,2018(1)：165−167.

[13] 董红亚 . 养老服务视角下医养结合内涵与发展路径 [J]. 中州学刊 ,2018(1)：59−64.

[14] 李宁燕 , 韩琤琤 , 李玉玲 , 等 .“社区人才培养与学科建设”主题研讨 [J]. 中国全科医学 ,2015,18(34)：4236−4238.

[15] 李洁 , 徐桂华 , 姜荣荣 , 等 . 我国养老护理服务人员现状及人才培养展望 [J]. 南京中医药大学学报 (社会科学版),2012,13(4)：236−239.

[16] 贾素平 . 养老服务与管理人才培养模式的现状与对策 [J]. 社会福利 ,2016 (4)：42−43.

[17] 陈瑞英 , 刘炜 . 浙江省老年服务与管理专业“工学结合”人才培养模式探微 [J]. 时代教育 ,2015(1)：87−88.

[18] 吴勇，韩品嵋，林文兄，等．养老服务业管理人才培养模式与方法 [J]. 社会福利 (理论版),2012 (2)：7-9.

[19] 向桢，向月应，董薇，等．国内健康管理专业人才培养模式的创新探讨 [J]. 中国健康教育 ,2017,33(7)：659-661.

[20] 王烨，秦博文，董振花．健康管理类技能型人才培养构想 [J]. 护理实践与研究 ,2012,9(4)：112-113.

[21] 刘肖肖，莫以凡，任建萍，等．健康管理专业本科人才培养需方调查研究 [J]. 中华医学教育探索杂志 ,2017,16(4)：366-370.

[22] 孟颖颖．我国“医养结合”养老模式发展的难点及解决策略 [J]. 经济纵横 ,2016 (7)：98-102.

[23] 王浩．医养结合养老模式的产业化发展研究 [D]. 南京：南京大学 ,2017.

分报告

医疗服务篇

第四章　医养结合之老年病诊疗

关注老年综合征，兼顾老年慢性病和老年综合征的管理，是现代医养工作的重点。

第一节　老年病的现状、特点

一、老年病的概念

老年病指老年人所患疾病，包括以下两大类。

1. 原发性老年病。原发性老年病主要是老化过程中特有的组织和器官功能变化导致的疾病，如阿尔茨海默病、帕金森病、前列腺增生、老年性白内障等。

2. 非特异性老年病。任何年龄均可发生此类疾病。可以是儿童时期延续而来或青壮年期延续至老年的疾病；可以是老年时发作的非年龄特异性疾病，如大家熟知的老年冠心病、老年高血压、老年心衰、老年脑血管疾病、老年糖尿病等。人体八大系统，即血液循环系统、神经系统、内分泌系统、呼吸系统、消化系统、运动系统、泌尿系统和生殖系统，均可发生此类疾病，此处不胜枚举。

二、老年病的共同发病机制

老年病的共同发病机制在于，随着年龄的增加，人体各个器官出现退行性改变，细胞增殖能力明显下降，成熟细胞死亡数量呈指数增长，组织的生化组成成分发生变化，人体生理储备功能下降，维持人体内环境稳定的功能明显下降，对疾病易感性和脆弱性增加。在增龄导致的染色体不稳定、时间获得性免疫缺陷、体内代谢的氧化应激累积、神经内分泌功能的紊乱等多种致病因素综合叠加作用下，体内炎症和抗炎等多种平衡被打破，导致青壮年期的疾病继续延伸至老年期，并出现老年人特有的各种高发疾病。各种老年病具体的发病机制详见各专科指南。

三、老年病的共同特点

1. 多重共病。可以是同一脏器出现多重疾病，可以是不同系统出现多种疾病。

2. 起病急，疾病表现往往不典型。

3. 病程容易恶化，容易出现后遗症、并发症。老年人由于脏器储备能力下降，一旦应激，很容易出现病情恶化、脏器功能衰竭，尤其是发生意识障碍的时候，更容易被漏诊、误诊。

四、老年病的共同诊疗建议

近年来，较多专科疾病诊治指南和专家共识做了更新。但由于老年病具有老年人特有的发病特点、临床表现以及诊治特色，不能刻板地参考专科疾病诊治指南，建议仔细解读指南背景；对于专家共识中关于老年部分的特别阐述，建议在临床诊疗过程中根据人群的特殊性、干预终点的特殊性做适当调整。总体而言，相对于其他专科，目前国内外均比较缺乏老年科专科的疾病诊治指南。但可喜的是，我国关于老年病诊治的共识渐多。现就近年来在老年病领域的共识略做罗列以供参考。

（一）血液循环系统

《老年人颈动脉粥样硬化性疾病诊治中国专家共识》《高龄老年冠心病诊治中国专家共识》《高龄老年人血压管理中国专家共识》《老年人非瓣膜性心房颤动诊治中国专家共识》《血脂异常老年人使用他汀类药物中国专家共识》等。

（二）神经系统

《2014 中国老年人认知功能障碍诊治流程专家建议》等。

（三）内分泌系统

《老年糖尿病诊疗措施专家共识》等。

（四）呼吸系统

《2016 国际老年睡眠医学工作组共识：老年人以及体弱老年人睡眠障碍性呼吸的治疗》等。

（五）消化系统

《老年人功能性消化不良诊治专家共识》《老年人质子泵抑制剂合理应用专家共识》《老年人慢性便秘的评估与处理专家共识》《老年人

缺血性肠病诊治中国专家建议》等。

（六）运动系统

《原发性骨质疏松症诊疗指南（2017）》等。

（七）泌尿系统

《老年人良性前列腺增生 / 下尿路症状药物治疗共识（2015）》等。

第二节　老年综合征的现状和诊治建议

传统老年医学往往偏重于单一或多个器官病变的管理照料和康复。现代老年医学认为，老年人整体健康管理尤为重要，老年人除了要疾病管理外，更要整合管理，即管理疾病时要兼顾老年人包括生活能力在内的整体功能状况，从而促进老年人的全面健康。现代老年医学专业人士以及老年医学相关从业人员更需要兼顾老年病的诊治和老年功能状况的维持、改善，最大程度地避免或延缓失能、失智，提高老年人的生活质量。

“健康老龄化”的概念作为兼顾疾病状态和健康功能状态的典范，自 1990 年被世界卫生组织提出以来，于 2015 年得到进一步升华。“积极老龄化”则是比“健康老龄化”更广的概念，它提倡老年人除了注重躯体健康、精神健康、功能良好外，还要积极参与到各种社会活动中去。“健康老龄化”和“积极老龄化”的核心问题都是兼顾老年病状态和功能状态，从“保障”和“参与”两个维度缩短其带病生存期，最大程度地维持和改善老年人的功能和状态，提高其生活质量，使其以正常的功能健康状态活到生命终点。

“健康老龄化”与“积极老龄化”的基石是老年人具有良好的功能状态，如良好的精神状态、良好的躯体活动能力、良好的认知功能、良好的生活自理能力等。筛查老年人功能状态的常用工具是老年综合评估。在推进“健康老龄化”的工作中，通过老年综合评估发现是否存在老年综合征，如何更好地管理这些老年综合征，显得尤为重要。老年综合征的管理和老年综合评估技术的全面推进，是现代老年医学发展的核心内容之一。

老年人出现各种功能包括感官功能、躯体功能、心智功能和社会功能等失衡，医学上被称为老年综合征。它是发生在老年期，由躯体疾病、心理、社会以及环境等多种因素累加形成的一种临床表现（老年问题）或一组症候群，如老年抑郁、老年睡眠障碍、老年尿失禁、老年认知功能下降、老年跌倒、老年营养不良、老年衰弱和老年肌少症等。老年综合征可以独立于疾病存在，也可与疾病叠加。合并老年综合征的老年人，疾病恢复往往延缓，容易出现并发症和后遗症，功能状态容易恶化，影响疾病转归，降低生活质量。

近年来，我国关于老年综合征出版了一系列专家共识，如《中国老年综合评估技术应用专家共识》《老年患者衰弱评估与干预中国专家共识》《老年人跌倒干预技术指南》等，但缺乏综合、完整的版本。考虑到我国医养结合过程中对老年综合征的认知、管理手段还比较局限，现就老年综合征的现状、特点和诊疗建议做详细介绍。

一、视力障碍

（一）定　义

视力障碍是指各种因素导致的单眼或双眼视力低下或视野缩小，

以致影响日常生活和社会参与。视力障碍是常见老年病之一。患视力障碍的老年人日常活动往往深受影响，躯体平衡功能欠佳，容易出现跌倒事件。一旦出现视力障碍，建议去综合性医院眼科或专科医院就诊。本共识介绍几种常见的老年视力障碍。

（二）常见视力障碍类型

1. 老年性白内障

老年性白内障也称年龄相关性白内障，是常见的老年视力障碍。老年性白内障是致盲的第一位眼病，全球约一半的盲人由白内障引起。老年性白内障是由于眼内透明的晶状体发生变性和老化，变得混浊而不透明，进而影响视力。其发病率随年龄增长而增加。老年性白内障初期可能不影响生活，但晚期可导致失明。要通过定期筛查，结合非药物保护和药物手术干预等方法，减少老年性白内障对生活质量的影响，延缓失明。

2. 老年性黄斑变性

老年性黄斑变性又称年龄相关性黄斑变性。由于视网膜色素上皮细胞对视细胞外节盘膜吞噬消化能力下降，未被完全消化的盘膜残余小体形成玻璃膜疣，进而导致黄斑变性。它也是致盲的主要原因之一，可引起不可逆的视力丧失。

老年性黄斑变性早期可无任何症状，病情进展可表现为视物模糊、视物变形、阅读困难、视野出现中心暗点，可导致视力严重下降。

对于出现黄斑变性的老年人，建议采用非药物治疗和药物手术干预相结合的手段；控制引起黄斑变性加剧的危险因素，尽量佩戴深色眼镜；口服抗氧化剂和抗黄斑变性药物，必要时手术干预，降低恶化的可能性。

3. 老年屈光不正（老花眼）

老年屈光不正是指增龄导致眼生理性调节减弱。老年屈光不正可表现为近距离视物困难、疲劳、多泪、畏光等，阅读时需要更强的照明度，视近物不能持久。它是一种正常的生理退变现象。由于增龄，眼球晶状体硬化增厚，眼部肌肉调节能力下降，变焦困难。

良好的用眼卫生习惯、适当的眼球运动能延缓老年屈光不正的进展。

（三）视力障碍的医学诊断标准

世界卫生组织关于盲和低视力的诊断是指经过治疗或屈光矫正后，视力仍小于 0.3 的光感，或视野半径小于 10 度（表 4–1）。

表 4–1　世界卫生组织制定的盲和低视力的诊断标准

类别	级别	双眼中好眼最佳矫正视力	
低视力	1	低于0.3	等于或优于0.1
盲	2	低于0.1	等于或优于0.05（3 m指数）
	3	低于0.05	等于或优于0.02（1 m指数）
	4	低于0.02	等于或优于光感
	5	无光感	

*注：①盲或低视力均指就双眼而言，若双眼视力不同，则以视力较好的一眼为准。②如仅有一眼为盲或低视力，而另一眼的视力达到或优于0.3，则不属于视力残疾。③最佳矫正视力是指以适当镜片矫正所能达到的最好视力。④视野半径小于10度者，不论其视力如何，均属于盲。

（四）专家建议视力障碍初筛方法

如何通过简单方法初筛是否存在视力障碍呢?

专家建议可以通过询问您从事日常活动（看电视、看书、开车）时是否因视力不佳而受影响，也可以通过 shellen 视力表进行初步判定。若有问题，建议去眼科就诊，检查近视力、远视力、裂隙、眼底、屈光、色觉、视野、立体视觉等，进一步明确病因。

（五）视力障碍处理建议

1. 非药物治疗

用眼卫生、佩戴矫正眼镜、外出加用辅具、改造周围易造成跌倒的环境、外出加强陪护、使用导盲犬等。

2. 药物和手术治疗原则

根据不同病因选择不同的药物治疗方案，选择合适的手术方案，尽量延缓和减少失明。

二、听力障碍

（一）定 义

听力障碍是指双耳对称性感音性听力障碍，不能清晰地辨别言语。当听力完全丧失时，称之为耳聋。在对老年人进行常规病史询问、耳鼻咽喉检查及听力检查的基础上，排除疾病原因，排除噪声性聋、药物性聋、病毒感染性聋、突发性聋及听神经瘤等原因，才能确立为老年性耳聋。

（二）病 因

老年听力障碍病因复杂，发病机制目前尚未完全明确。它与年龄直接相关，也与不同个体听觉器官退化相关。老年病如糖尿病、高血压、高脂血症、冠心病、动脉硬化等以及遗传、环境、饮食营养、精神压力、代谢异常等因素，均可能导致老年听力障碍。

（三）听力障碍流行病学资料

国外研究发现，75 岁及以上者，听力障碍占比 40% ～ 66%；85 岁及以上老年人中有 80% 的人会有明显的听力障碍。据世界卫生组织调查，我国 60 岁及以上听力障碍人群占比高达 26.1%。一项全国性调查显示，老年性聋在听力残疾原因中居第一位，约占 51.61%；60 岁及以上老年人听力残疾的主要原因是老年性聋，约占 67.02%。

（四）听力障碍的危害

听力障碍会不同程度地影响老年人日常购物、外出步行、打电话等日常生活自理能力，会影响其社会参与、人际交流等，从而影响其情绪等。我国具有轻中度听力障碍的老年人，其老年痴呆的患病率分别是听力正常老年人的 2 ～ 5 倍。

（五）听力障碍医学诊治方法

老年人听力障碍可以通过老年听力筛查量表、测听力等方式确诊。目前比较推荐使用老年听力残疾量表（presbycusis or age-related hearing loss，HHIE），根据得分进行听力障碍分级：无障碍、轻中度障碍和重度障碍。不同程度的听力障碍建议采用不同的诊治模式（图 4-1）。

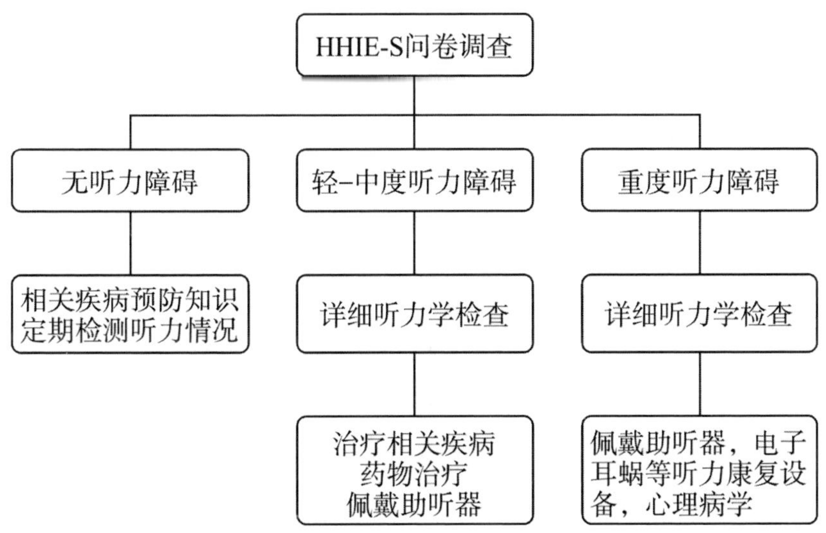

图4-1 老年人听力障碍处理流程

（六）听力障碍初筛方法

对医养相关人士而言，专家建议可以通过快速筛查方法确定是否存在听力障碍（表 4–2）。

表4–2　听力障碍初筛方法

内容	结果	下一步处理
在病人侧方距离耳朵15～30厘米处轻声说话	听不到	建议医院专科处理
听力测量仪设定在40分贝，测定1000～2000赫兹时的听力	任何一个耳朵听不到其中频率	

（七）听力障碍处理建议

1. 非药物治疗

使用助听器、行走辅具、手语等。

2. 药物治疗原则

治疗可能影响听力障碍的疾病原因，避免使用使听力障碍加剧的药物，使用可能延缓听力恶化的药物。

三、口腔问题

（一）定 义

口腔健康包含三方面内容：良好的口腔卫生、健全的口腔功能、没有口腔疾病。老年人口腔问题是指随着年龄的增长，口腔组织器官逐渐退化而表现出来的一系列问题，如牙根面龋、有磨耗、牙周病、口腔黏膜病、牙列缺损、缺失等。

（二）常见口腔问题

1. 牙根面龋

牙根面龋是老年人中最常见的龋病，常见于因服药而出现唾液减少的老年人。可以表现为老年人牙根面界限清楚的一个或多个小的变色块，由褐色渐至黑色，甚至完全龋坏，包绕该牙颈部。

2. 楔状缺损

老年人牙齿缺损，呈楔形、凹圆形或其他形状，边缘整齐，表面光滑而坚硬，有时也有程度不等的着色，严重的楔状缺损可导致牙髓暴露，引起牙髓或根尖周病变，甚至可导致牙齿折断。楔状缺损一般均伴有牙龈萎缩和感觉过敏。

3. 牙周病

随着年龄的增长，牙龈组织逐渐变薄、萎缩，老年人表现为牙周膜宽度随年龄增加而变窄，牙龈上皮层和固有层均发生改变。老年人由牙龈退缩造成的菌斑停滞面积增大、唾液腺功能减退、唾液质和量促进菌斑微生物的生长，以及增龄所致免疫系统下降等因素，加重牙周病的发生与发展。

4. 口腔黏膜病

老年人由于上皮萎缩、口腔卫生健康状况差等原因，口腔黏膜逐渐变薄、光滑、干燥，疣状增生。义齿性口炎也是老年人好发的疾病，主要表现为局限性炎症或针尖样充血、红斑样改变、乳头状增生。

（三）老年人口腔问题的流行病学特点

第四次全国口腔健康状况调查显示，2016 年，65 ～ 74 岁老年人存留牙数 22.5 颗，城市高于农村；65 ～ 74 岁老年人全口无牙的比例为 4.5%，农村高于城市；有缺牙的 65 ～ 74 岁老年人中修复的比例为 63.2%，城市高于农村。

（四）口腔问题的医学诊断标准

目前国内外尚无统一的老年人口腔问题的诊断标准。世界卫生组织认为，65 岁及以上的老年人口腔健康的标准为：牙齿缺失在 10 颗以内，龋齿和填充在 12 颗以内，有 20 颗以上具有功能的牙。另外还有患者的 5 点主观感觉：①对影响美观的缺失牙的修复满意；②无疼痛症状；③没有不可接受的牙齿；④没有不可接受的实质性的异常；⑤牙齿颌关系在功能和美观上都能接受。1981 年世界卫生组织制定的口腔健康标准是“牙齿清洁、无龋洞、无疼痛感、牙龄颜色正常、无出血现象”。

（五）口腔问题评估方法

口腔问题除了经口腔专科常规检查确诊以外，还可以通过口腔健康相关生活质量（oral health ralated quality of life，OHRQOL）量表对口腔疾病对患者的身体、心理和社会功能进行综合评估。对医养人士而言，我们关注的重点是老年人牙齿炎症和缺损对进食、营养不良的影响。专家建议通过询问患者有无口腔问题、有无义齿、有几颗义齿、义齿是不是影响咀嚼功能和进食，来初步判断是否存在口腔问题。

OHRQOL 问卷包括 14 个条目：1. 影响发音；2. 味觉变差；3. 出现过明显疼痛；4. 吃什么东西都不舒服；5. 在其他人面前觉得不自在；6. 感到紧张不安；7. 对自己饮食不满意；8. 在进餐中途停下来；9. 不能很好地休息；10. 有过尴尬的时候；11. 有过对他人发脾气；12. 难以完成日常工作；13. 觉得生活不那么令人满意；14. 什么事都干不了。每一项有 5 个层次，分别为“从不”（0 分）、“很少”（1 分）、“偶尔”（2 分）、“经常”（3 分）、“很经常”（4 分）。将这 14 项的值相加代表一次的结果，即总的分值是 0 ～ 56 分，分值越大表示与口腔健康相关的生活质量越低。若患者选择“经常”或者“很经常”，则认为该条目对患者有明显的负面影响。

（六）口腔问题的处理建议

1. 养成良好的口腔卫生习惯。

2. 有牙齿缺损的，及时请专业医生会诊，必要时装义齿。日常佩戴义齿时，尤其关注咬合问题以及会不会影响进食问题。

3. 定期请口腔专科医生就老年人出现的口腔问题做定期治疗与维护。

四、失 能

（一）相关概念

失能是生活自理能力部分缺失或完全缺失的简称。老年人生活自理能力是指老年人在生活中自己照顾自己的行为能力，医学上称为日常生活活动能力（activities of daily living，ADL）。它是指老年人的日常自我护理行为，包括自我护理（如吃饭、穿衣、洗澡、修饰）、工作、操持家务及休闲活动能力。ADL 有两种类型：一种是指自我料理生活的能力，与坐、站、行走等身体活动有关，即进行衣、食、住、行、个人卫生等方面的基本动作和技巧，称为基本日常生活活动能力（basic activities of daily living，BADL）；另一种与智力、使用工具或与社会活动有关，如打电话、购物、做饭、洗衣、服药、理财、使用交通工具、处理突发事件、在社区内进行休闲活动等，由于大多数需借助或大或小的工具，故又称工具性日常生活活动能力（instrumental activities of daily living，IADL）。根据日常生活自理能力缺失的程度，ADL 分为轻度、中度、重度和完全失能。

（二）失能流行病学资料

第四次中国城乡老年人生活状况抽样调查显示，2015 年，我国失能或半失能老年人大约有 4063 万人，约占老年人口的 18.3%。据测算，失能老年人将持续增长到 2020 年的 4200 万人、2030 年的 6168 万人、2050 年的 9750 万人；80 岁及以上高龄老年人将持续增加到 2020 年的 2900 万人、2030 年的 4300 万人、2050 年的 1.08 亿人；空巢和独居老年人则将持续递增到 2020 年的 1.18 亿人、2030 年的 1.8 亿人、2050 年的 2.62 亿人。

（三）生活自理能力筛查

筛查老年人 BADL 和 IADL 的常见方法是量表评估。

1. BADL 评估

评估内容包括自理活动（进食、梳妆、洗漱、洗澡、如厕、穿衣）和功能活动（翻身、从床上坐起、转移、行走、驱动轮椅、上下楼梯）两方面。可通过直接观察患者进行动作的能力或间接询问的方式进行了解和评估。目前，BADL 常用的评定方法包括 Barthel 指数评定、Katz 指数评定、PULSES 评定、修订的 Kenny 自理评定等。

Barthel 指数评定是目前临床应用最广的，通过对进食、洗澡、修饰、穿衣、控制大便、控制小便、用厕、床椅转移、平地行走及上下楼梯 10 项日常活动的独立程度打分的方法来区分等级。100 分表明生活可以完全自理；60 分以上者为轻度功能障碍，生活基本自理；41 ～ 60 分者为中度功能障碍，生活需要帮助；20 ～ 40 分者为重度功能障碍，表明生活需要极大的帮助，很需要照顾；20 分以下者表明患者完全残疾，生活完全需要照顾。

专家建议，医院或社区、医养机构 BADL 评估采用我国的改良 Barthel 指数（modified barthel index，MBI）量表（又称改良巴氏量表）。该量表用于测定老年人的日常生活能力并分级，可作为定量标准（表 4-3）。

表 4-3 改良巴氏量表

项目	评分
1. 大便	0分＝失禁或昏迷 5分＝偶尔失禁（每周<1次） 10分＝能控制
2. 小便	0分＝失禁或昏迷或需要由他人导尿 5分＝偶尔失禁（每24小时<1次，每周>1次） 10分＝能控制
3. 修饰	0分＝需要帮助 5分＝独立洗脸、梳头、刷牙、剃须
4. 用厕	0分＝依赖他人 5分＝需部分辅助 10分＝自理
5. 吃饭	0分＝依赖他人 5分＝需部分辅助（夹菜、盛饭、吃面包、抹黄油） 10分＝完全自理
6. 转移（床椅）	0分＝完全依赖他人，不能做 5分＝能坐，但需要大量（2人）辅助 10分＝需少量（1人）帮助或指导 15分＝自理
7. 活动（步行在病房周围，不包括走远路）	0分＝不能行走 5分＝在轮椅辅助下能独立步行 10分＝需1人辅助或言语指导 15分＝用辅助器独立步行
8. 穿衣	0分＝依赖他人 5分＝需一半辅助 10分＝自理（系开系带、纽扣，穿衣）
9. 上楼梯（上下一段楼梯，用手杖也算独立）	0分＝依赖他人 5分＝需一半辅助（体力或言语指导） 10分＝自理
10. 洗澡	0分＝依赖他人 5分＝自理

2. IADL 评估

IADL 常用的评定方法包括功能活动问卷评定、快速残疾评定量表评定、功能独立评定、Lawton IADL 指数评定等。专家建议采用 Lawton IADL 指数评估 IADL，包括打电话、购物、准备饭菜、做家务、洗衣服、使用交通工具、服用药物、处理简单的经济问题 8 个项目（表 4–4）。

表4–4　IADL

项目	评分
1. 使用电话能力	1分＝能主动打电话，能查号、拨号 1分＝能拨几个熟悉的号码 1分＝能接电话，但不能拨号 0分＝根本不能用电话
2. 购物	1分＝能独立进行所有需要的购物活动 0分＝仅能进行小规模的购物 0分＝任何购物活动均需要陪同 0分＝完全不能进行购物
3. 备餐	1分＝独立计划，烹饪并正确取食 0分＝如果提供原料，能烹制适当的事物 0分＝能加热并取食已准备的食物，或准备食物但烹饪不当 0分＝需要别人帮助做饭和用餐
4. 整理家务	1分＝能单独持家，或偶尔需要帮助 1分＝能做一些轻的家务，如洗碗、整理床铺等 1分＝能做一些轻的家务，但不能做到保持干净 1分＝所有家务活动均需要帮忙 0分＝不能做任何家务
5. 洗衣	1分＝能洗自己所有的衣服 1分＝洗小的衣物，如漂洗短袜、长筒袜等 0分＝所有衣物必须由别人洗
6. 使用交通工具	1分＝能独立乘坐公共交通工具或独自驾车 1分＝能独立乘坐出租车并安排自己的行车路线，但不能乘坐公交车 1分＝在他人帮助或陪伴下能乘坐出租车或公交车 0分＝仅能在他人陪伴下乘坐出租车或公交车 0分＝不能外出

（续表）

项目	评分
7. 服药	1分＝能在正确的时间服用正确剂量的药物 0分＝如果别人提前把药按照独立包装准备好后，自己可以正确服用 0分＝不能自己服药
8. 理财	1分＝能独立处理财务问题，整理或储存收入的存根 1分＝能完成日常购物，但到银行办理业务或大宗购物等需要帮助 0分＝无管钱能力

注：总分≤7即表示有功能缺陷。

（四）失能的处理建议

1. 失能老年人的照护原则为：在保证老年人安全的前提下，尽量发挥老年人的主观能动性，让老年人尽可能做到生活自理。对于完全失能的老年人，尽量以减少并发症和意外为原则，通过主动和被动运动，减少肌肉萎缩、容易感染、容易误吸等不良事件的发生。

2. 在康复师的指导下，进行力所能及的康复运动，减少老年人失能引发的后遗症，具体内容详见康复治疗章节。

五、营养不良

（一）定 义

老年营养不良指老年人机体需要与营养摄入不平衡，导致能量、蛋白质及其他营养素缺乏或过度，影响机体功能，导致不良临床结局。临床上营养不良一般分为 3 种不同类型，即成人消瘦型营养不良、低蛋白血症型营养不良（又称水肿型或恶性营养不良）、混合型营养不良（又称蛋白质能量缺乏型营养不良）。

（二）营养不良流行病学

2012 年，中华医学会肠外肠内营养学分会老年营养支持学组组织的全国老年住院患者的营养调查（MNA-SF）结果显示，具有营养不良风险的老年患者占比达 49.70%，已发生营养不良的为 14.67%。

（三）营养不良诊断方法

传统评估方法包括膳食调查法、人体测量学方法及实验室测量法。目前比较多的评估采用主观全面评定量表、营养风险筛查（nutritional risk screenin，NRS 2002）、微量营养评定（mini nutritional assessment-short form，MNA-SF）（表 4-5）等工具。具体详见营养不良章节。

表 4-5　MNA-SF

项目	评分
A	过去3个月内有没有因为食欲不振、消化问题、咀嚼或吞咽困难而减少食量 0=食量严重减少 1=食量中度减少 2=食量没有变化
B	过去3个月内体重下降的情况 0=体重下降大于3千克 1=不清楚 2=体重下降1～3千克 3=体重没有下降
C	活动能力 0=需长期卧床或坐轮椅 1=可以下床或离开轮椅，但不能外出 2=可以外出

（续表）

项目	评分
D	过去3个月内有没有受到心理创伤或患上急性疾病 0＝有 2＝没有
E	精神心理问题 0＝严重痴呆或抑郁 1＝轻度痴呆 2＝没有精神心理问题
F1	体重指数（BMI）（千克/米^2） 0＝BMI＜19 1＝19≤BMI＜21 2＝21≤BMI＜23 3＝ BMI≥23
F2	如不能取得BMI，请以问题F2代替F1。如已完成问题，不要回答F2。 小腿围（CC）（cm） 0＝CC＜31 3＝ CC≥31

注:正常营养状况（12～14分）；有营养不良的风险；（8～11分）营养不良（0～7分）。

（四）营养不良处理建议

专家建议，营养不良处理参考 2015 年中华医学会老年医学分会编写《老年医学（病）科临床营养管理指导意见》以及本书营养章节。

六、认知功能障碍

（一）相关概念

1. 认 知

认知是指个体认识和理解事物的过程，由学习推理、记忆、计算、语言理解和表达、定向力、视空间、抽象概括、分析、思维、执行能力等组成。

2. 认知功能障碍

认知功能障碍是指各种原因导致的认知功能损害，程度从轻度认知功能损害到痴呆不等。

3. 轻度认知功能障碍

轻度认知功能障碍（mild cognitive impairment，MCI）指有记忆障碍和（或）轻度认知损害，但不影响日常生活、社会功能，尚未达到痴呆的程度，是介于正常衰老和轻度痴呆之间的一种状态。

它可分为遗忘型 MCI 和非遗忘型 MCI。遗忘型 MCI 包括单纯记忆损害和记忆伴其他认知功能损害两种，是阿尔茨海默病（Alzheimer disease，AD）的前期；非遗忘型 MCI，记忆力保留，存在单个或多个非记忆认知域损害，可能是多种痴呆的前期表现。

4. 痴 呆

痴呆是以认知功能损害为核心症状的，进行性、获得性智能损害的一种综合征。患者可能会出现思维、学习、记忆、定向、理解、表达、判断、计算、视空间等问题，也可能伴随精神和运动功能症状，影响社会职业功能或日常生活能力。

痴呆可分为三类：第一类为原发神经系统疾病导致的痴呆，包括神经变性痴呆、血管性痴呆（vascular dementia，VD）、炎症性痴呆、感染性痴呆、正常颅压脑积水、脑肿瘤等；第二类为系统性疾病（如甲状腺功能减退，严重贫血、维生素缺乏）导致的痴呆和中毒性（如酒精中毒、药物慢性中毒）痴呆；第三类为其他疾病（如艾滋病、梅毒、肝豆状核变性等）累及神经系统导致的痴呆。其中，AD、VD 和混合性痴呆是临床最常见、发病率最高的痴呆类型。

（二）认知功能障碍的流行病学资料

有研究分析了我国轻度认知功能障碍的情况，发现 MCI 患病率为 14.5 %，女性高于男性（16.0% ∶ 12.6%），农村高于城市（18.2% ∶ 13.6%）。2015 年，全球痴呆患者人数已达 4680 万人，其中 50% ～ 75% 为阿尔茨海默病患者。2015 年，全球新增 990 万名痴呆患者，平均每 3 秒新增 1 人。经估算，60 岁及以上人群患病率为 5% ～ 8%，85 岁以上则达到 20%。预计到 2030 年，痴呆患者将达到 7560 万人，到 2050 年将增至 1.35 亿人。目前，我国的阿尔茨海默病患者人数已居世界第一，同时我国也是该病全球增速最快的国家 / 地区之一。2010 年，我国阿尔茨海默病患者数就达到了 569 万人。全球阿尔茨海默病及其他类型的痴呆患者中，仅有 22% 接受过诊断。在我国这个比例更低，有 49% 的病例被误认为是自然老化现象，仅 21% 的患者得到了规范诊断，仅 19.6% 接受了药物治疗。

（三）认知功能障碍的常见表现

1. 轻度认知功能障碍的常见表现

1）记忆障碍。

2）其他认知功能相对完好或轻度受损。

3）日常生活能力不受影响。

4）达不到痴呆诊断标准。

5）排除其他可引起脑功能衰退的系统疾病。

2. 认知功能障碍的分级表现

1）学习新东西发生障碍，严重者对以往的事情回忆有障碍，损害的内容可以是词语或非词语部分。可分为轻度、中度和重度损害。

轻度：记忆障碍涉及日常生活，但仍能独立生活，主要影响近期记忆，远期记忆可以不受影响。

中度：较严重的记忆障碍，已影响患者的独立生活。

重度：严重的记忆障碍，完全需他人照顾。

2）通过病史及神经心理检查证实智力衰退，思维和判断受影响。可分为轻度、中度、重度度障碍。

轻度：智力障碍影响患者的日常生活，但患者仍能独立生活，不能完成复杂任务。

中度：力障碍影响患者的日常独立生活，需他人照顾，对任何事物完全缺乏兴趣。

重度：完全依赖他人照顾。

3）出现上述功能障碍过程中，不伴意识障碍。

4）可伴有情感、社会行为障碍。

5）出现记忆和 / 或智能障碍至少持续 6 个月以上。

6）头颅 CT 或 MRI 可以有相应的改变。

7）记忆力障碍（包括近和远记忆障碍）。①近记忆障碍：表现为基础记忆障碍，通过数字广度测试至少有三位数记忆障碍，5 分钟后不能复述三个物品名称。②远记忆障碍：表现为不能回忆本人的经历或一些常识。

8）失语、失认、失用和思维损害。①失语：说话时找词困难，语言常常缺乏名词和动词，命名困难（一分钟不能说出 10 个以上动物的名称数，且常有重复）。②失认：通过视觉和触觉不能辨别物体。③失用：感觉减退和运动能力下降。

3. 痴呆的常见表现

痴呆老年人除了上述的记忆和认知功能缺损的核心症状以外，还常伴随精神行为症状（BPSD）。BPSD 可在痴呆进展的任何阶段出现，每位痴呆患者表现也可不同。常见表现有忧郁症状、精神症状、行为障碍。

1）忧郁症状。发生率为 40% ～ 50%，老年人常感觉无助无望，觉得自己没用，失去动力和乐趣，活动范围明显缩小，甚至出现自杀念头。部分患者表现为闹脾气、不愿意配合。老年人常感觉孤独。

2）精神症状。①妄想：被偷妄想发生率约为 56%，是最常见的妄想种类。也可出现被害妄想或被遗弃妄想等。②幻觉：包括视幻觉和听幻觉。③错认。

3）行为障碍。①睡眠障碍：60% 的痴呆老年人会出现睡眠障碍，常表现为日夜颠倒，可出现日落症候群。②重复行为：短时间内重复相同提问或动作，发生率约为 63%，表现为重复提问或重复没有任何意义的行为。③病态收集：表现为老年人收集没用的杂物，发生率约为 30%。④贪食行为：不停地吃东西。⑤游走和迷路：对原本家附近的环境的定向感丧失，常在家周围漫无目的地游走。痴呆中期忘记家中地址和电话，容易迷路，发生率约为 62%。

（四）认知功能障碍的诊断方法

认知功能的量表众多，大体分为筛查量表［如简易智能精神状态量表（mini-mental state examination，MMSE）、简易智力状态评估量表（Mini-cog）、蒙特利尔认知评估量表等］、总体认知功能评定表（如韦氏智力量表、阿尔茨海默病评估量表等）和针对某一认知域的专项检测等。一般建议采用使用最为广泛的 MMSE（表 4-6）。它评估的内容包括定向力、记忆力（即刻回忆和延迟回忆）、注意力和计算力、语言能力（命名、复述、阅读、书写、理解）、视空间能力。该量表共有 10 题，总分 30 分。 Mini-cog 是另一个比较通用的简易认知功能评估量表（表 4-7）。

表 4–6 MMSE

项目	分数	最高分
现在是星期几？几号？几月？什么季节？哪一年？	（ ）	5
我们现在在哪里？省？市？医院？科室？第几层楼？	（ ）	5
记忆力 现在我要说三样东西的名称，在我讲完后，请您重复一遍。请您记住这三样东西，因为几分钟后要再问您的。（请仔细说清楚，每一样东西一秒钟。）“皮球”“国旗”“树木”。请您把这三样东西说一遍（以第一次答案记分）	（ ） （ ）	5 3
注意力和计算力 请您算一算100减去7，然后所得数目再减去7，如此一直计算下去。请您每减一个7后告诉我答案，直到我说“停止”为止。（若错了，但下一个答案是对的，那么只记一次错误）	（ ）	5
回忆能力 现在请您说出刚才我让您记住的那三样东西。	（ ）	3
语言能力 （出示手表）这个东西叫什么？	（ ）	1
（出示钢笔）这个东西叫什么？	（ ）	1
现在我要说一句话，请您跟着我清楚地重复一遍。“四十四只石狮子”	（ ）	1
我给您一张纸，请您按我说的去做，现在开始。“用右手拿着这张纸，用两只手将它对折起来，放在您的大腿上。”（不要重复说明，也不要示范。）	（ ）	3
请您念一念这句话，并且按它的意思去做。	（ ）	1
请您写一句完整的句子。（句子必须有主语、谓语、宾语，记下所叙述句子的全文。）	（ ）	1
这是一张图，请您在同一张纸上照样画出来（对：两个五边形的图案，交叉处有一个四边形）	（ ）	1
总分		

表 4-7 Mini-cog

导　语	
1. 请您集中注意力，我要告诉您3个词语，请把它们记住，这三个词语是“香蕉”“日出”“椅子”。	让受试者重复这几个词语，确保记忆正确。 可以重复3次。
2. 请您画一个钟面，并把数字标在正确的位置上。然后把指针标在11点10分。	画图时不可以看钟表。 拒绝画图表示失分。
12个数字没有遗漏　□是　□否 数字顺序及位置正确　□是　□否 分、时针位置正确　□是　□否	正确的画图是所有数字的位置正确，同时指针分别指在11和2处。
□正确　□错误	3分钟后，直接进行下面一步。
3. 请您回忆一下我刚才告诉您的三个词语□香蕉　□日出　□椅子	得分：________ √　记录回忆个数
阳性标准：1. 无法回忆任何一个个词语 2. 回忆1～2个词语＋画钟错误 阴性标准：1. 回忆1～2个词语＋画钟正确 2. 回忆2个词语	筛查结果： □阳性　□阴性

（五）认知功能障碍的处理建议

1. 非药物处理

1）提倡地中海饮食，BMI 控制在 18.5～24。

2）多运动，保证每周 150 分钟中等强度运动量。中等强度运动包括：步行、快步走（5 千米 / 时）、骑车（16 千米 / 时）、做家务、爬山、非竞赛类体育休闲活动（广场舞、太极、郊游、游泳等）。

3）保持心情愉快。

4）控制血压、血糖、血脂。

5）戒烟限酒。

6）通过认知刺激治疗、音乐疗法、芳香疗法等促进和（或）维持痴呆老年人的日常生活功能，延缓退化。

2. 药物治疗

根据认知功能障碍的具体病因，治疗原发病，控制加剧病情的危险因素。避免使用加剧认知功能衰退、生活自理能力衰退的药物。酌情使用一些改善认知功能的药物。

七、老年抑郁症

（一）定 义

老年抑郁症通常包括从青壮年期发病延续而来的或者老年期初次发病的抑郁症。它可以由各种原因引起，表现为显著而持久的心境低落，可以从闷闷不乐到悲痛欲绝，甚至发生木僵；部分病例有明显的焦虑和运动性激越；严重者可出现幻觉、妄想等精神病性症状。多数病例有反复发作的倾向，每次发作大多可以缓解，部分可有残留症状或转为慢性。

（二）流行病学特点

老年抑郁症的患病率因机构不同而有所区别，如社区老年抑郁症的患病率为 0.5% ～ 1.5%，临床门诊为 5% ～ 10%，住院部为 10% ～ 15%，长期居所和养老院为 15% ～ 20%。

（三）诊断方法

老年人抑郁症的临床表现与年轻人无明显区别，但有些临床症状较为突出。如高达 30% 的老年抑郁症患者有严重的精神运动迟滞或激越；70% 的患者存在一定程度的认知功能损害。老年人抑郁症的核心症状不明显，反而因为各式各样的躯体症状、疑病症状和焦虑症状等就诊。当老年人表现出上述症状，特别是伴有异常疾病行为时，就需要特别警惕罹患抑郁症的可能。

目前国际通用的抑郁症的诊断标准主要有《国际疾病分类标准》（第 10 版）（ICD-10）、《诊断与统计手册》（第 4 版）（DSM-IV）。我国制定了《中国精神症分类与诊断标准》第三版（CCMD-3），其分类方法、描述及诊断标准均与 ICD-10 保持一致，故这里只介绍 CCMD-3 诊断标准。

1. 抑郁发作

抑郁发作以心境低落为主，与其处境不相称，可以从闷闷不乐到悲痛欲绝，甚至发生木僵。严重者可出现幻觉、妄想等精神病性症状。某些病例的焦虑与运动性激越显著。

（1）症状标准。以心境低落为主，并至少有下列 4 项：①兴趣丧失、无愉快感；②精力减退或疲乏感；③精神运动性迟滞或激越；④自我评价过低、自责，或有内疚感；⑤联想困难或自觉思考能力下降；⑥反复出现想死的念头或有自杀、自伤行为；⑦睡眠症，如失眠、早醒，或睡眠过多；⑧食欲降低或体重明显减轻；⑨性欲减退。

（2）严重标准。社会功能受损，给本人造成痛苦或不良后果。

（3）病程标准。①符合症状标准和严重标准至少已持续 2 周。②可存在某些分裂性症状，但不符合分裂症的诊断。若同时符合分裂症的症状标准，分裂症状缓解后，满足抑郁发作标准至少 2 周。

（4）排除标准。排除器质性精神症，或精神活性物质和非成瘾物质所致抑郁。

2. 轻性抑郁症

除了社会功能无损害或仅轻度损害外，符合抑郁发作的全部标准。

3. 无精神病性症状的抑郁症

除了在抑郁发作的症状标准中增加“无幻觉、妄想，或紧张综合征等精神病性症状”之外，其余均符合该标准。

4. 有精神病性症状的抑郁症

除了在抑郁发作的症状标准中增加“有幻觉、妄想，或紧张综合征等精神病性症状”之外，其余均符合该标准。

5. 复发性抑郁症

诊断标准：①目前的发作符合某一抑郁标准，并至少在 2 个月前有过另一次发作符合某一抑郁标准；②以前从未有符合任何一型躁狂、双相情感障碍或环性情感障碍标准；③排除器质性精神症，或精神活性物质和非成瘾物质所致的抑郁发作。

（1）复发性抑郁症，目前为轻性抑郁：符合复发性抑郁的诊断标准，目前发作符合轻性抑郁标准。

（2）复发性抑郁症，目前为无精神病性症状的抑郁：符合复发性抑郁的诊断标准，目前发作符合无精神病性症状的抑郁标准。

（3）复发性抑郁症，目前为有精神病性症状的抑郁：符合复发性抑郁的诊断标准，目前发作符合有精神病性症状的抑郁标准。

6. 其他或待分类的抑郁症

（四）抑郁评估方法

有学者将慢性疼痛者、慢性内科疾病（如糖尿病、心血管病、胃肠疾病）患者、存在难以解释躯体症状的患者、反复求医者、近期有心理社会应激者归为抑郁症高危人群。在临床诊疗实践中，如遇到具有抑郁症的高危因素的老年人，临床医师可以用以下四个问题筛查老年抑郁：①你对自己现在的生活满意吗？②你感到生活空虚吗？③你是否担心会有不好的事情发生？④你是否总是开心不起来？如果满足上述 4 个问题中的两项，则需进一步做详细的临床评估，尤其是精神检查，必要时建议进一步到专科诊治。

量表评估在筛查或评估老年抑郁症状的严重程度时起着非常重要的作用。目前国内外应用较多的量表主要是老年抑郁量表（geriatric depression scale，GDS）。专家建议采用老年抑郁量表（the 15-item geriatric depression scale，GDS-15）进行评估。GDS-15 有 15 个条目，包括以下症状：情绪低落、兴趣下降、退缩、痛苦的想法，对过去、现在及将来的消极评价。每个条目都是一句话，要求受试者以“是”或“否”回答。0 ～ 5 分：无抑郁；6 ～ 9 分：轻度抑郁；≥ 10 分：重度抑郁。

用 GDS-15（表 4-8）评估时注意：①该量表可用口述或书面回答两种方式检查。如用书面形式，需在每个问题后印有“是 / 否”的字样，让受试者圈出较贴切的回答。如口头提问，检查者可能要重复某些问题以获得确切的“是”或“否”的回答。②如受试者对上述问题的回答模棱两可，以 0 分计分。③评估结束时，评估人员需检查有无漏项及多重选择，如有，应向受试者再次确认。④严重痴呆或失语患者不适宜使用本量表。⑤该量表属于筛查量表，而非抑郁的诊断量表，如果总分≥ 6 分，应做进一步检查。

表 4-8　老年抑郁量表（GDS-15）

序号	项目	评分
1	你对生活基本上满意吗？	
2	你是否放弃了很多活动和兴趣？	
3	你是否感到你的生活很空虚？	
4	你是否经常觉得无聊？	
5	你是否在大部分时间里觉得精神状态良好？	
6	你是否会害怕有一些不好的事情会发生在你身上？	
7	你是否在大部分时间里都觉得快乐？	
8	你是否经常感到无助？	
9	你是否愿意呆在家里也不愿意外出和做一些新的事情？	

（续表）

序号	项目	评分
10	你是否觉得你的记忆力问题比别人多?	
11	你是否觉得活着有意思?	
12	你是否觉得你现在的生活毫无意义?	
13	你觉得精力充沛吗?	
14	你是否觉得你现在的处境毫无希望?	
15	你是否觉得大部分人都活得比你好?	

注：1、5、7、11、13答“否”者记1分，其他题答“是”者记1分

（五）治疗建议

1. 对于抑郁患者，建议加强陪护，防止其自伤和自杀行为。
2. 专科就诊，密切随访，不要随意增减药物。

八、老年平衡功能障碍

（一）相关定义

平衡能力（balance ability）是指身体受到来自前庭器官、躯体感觉以及视觉等各方面的刺激，随时纠正身体的偏移以稳定平衡的能力。平衡功能是人们运动、日常生活等的重要影响因素，失去平衡能力常常影响人们的整体功能，导致跌倒的发生，造成严重并发症。因此，如果老年人在过去一年内曾经发生过跌倒，就必须评估其平衡及步态功能。

老年人平衡功能障碍是指随着年龄的增长或疾病、外伤等的发生，造成与姿势控制有关的前庭、视觉、躯体感觉、躯体运动等系统受损，从而影响人体自动调整并维持姿势的能力。

（二）平衡功能障碍的诊断

目前尚缺少统一的标准。通过步态观察法、量表评估法、实验室仪器设备评定明确有无平衡功能障碍。

平衡功能障碍初筛常用的评估方法的量表有计时起立－行走测试法、Berg 平衡量表、Brunel 平衡量表、动态步态指数、Tinetti 平衡与步态测试等。

专家建议采用 Tinetti 平衡与步态测试测定可能有平衡功能障碍的老年人的平衡能力、步行质量、行动能力，定量其严重程度（表 4–9 和表 4–10）。

表 4–9　Tinetti 平衡测试

受试者需完成的任务	对平衡的描述	分数
1. 坐平衡	在椅子上倾斜或滑动	0
	稳定、安全	1
2. 起立	必须有帮助	0
	能，用胳膊辅助	1
	不用胳膊辅助即能立起	2
3. 试图起立	必须有帮助	0
	能，需要>1次的尝试	1
	能起立，1次成功	2
4. 即刻站立平衡（开始的5秒）	不稳（摆架子、移动足、身体摇晃）	0
	稳，但使用拐杖或其他支持	1
	稳，不需拐杖或其他支持	2
5. 站立平衡	不稳	0
	稳，两足距离增宽（足跟间距）4英寸使用拐杖或其他支持	1
	两足间距窄，不需要支持	2

（续表）

受试者需完成的任务	对平衡的描述	分数
6. 用肘推（受试者双足尽可能靠紧，测试者用手掌轻推受试者）	开始即跌倒	0
	摇摆、抓物体和人来保持平衡	1
	稳定	2
7. 闭眼（双足站立要求同6）	不稳	0
	稳	1
8. 旋转360°	步伐不连续	0
	步伐连续	1
	不稳（摇摆、抓物）	0
	稳定	1
9. 坐下	不安全（距离判断失误，跌进椅子）	0
	用胳膊或移动不顺畅	1
	安全，移动顺畅	2

注：总分16分，分数越低跌倒风险越高。

表4-10　Tinetti步态测试

受试者需完成的任务	步态的描述	分数
1. 起始步态（指令后立刻开始）	有些犹豫或多次尝试后开始	0
	毫不犹豫	1
2. 步伐的长度或高度	右足迈出的距离没超过左足	0
	右足迈出的距离超过左足	1
	右足不能完全离开地板	0
	右足能完全离开地板	1
	左足迈出的距离没超过右足	0
	左足迈出的距离超过右足	1
	左足不能完全离开地板	0
	左足能完全离开地板	1
3. 步态均匀	左右步幅不相等（估计）	0
	左右步幅几乎相等	1

（续表）

受试者需完成的任务	步态的描述	分数
4. 步态的连续性	迈步停顿或不连续	0
	迈步基本是连续的	1
5. 路径（用宽度为30厘米的地板砖估计，在受试者连续走3米以上后观察其走路情况）	明显偏离	0
	中度偏离或使用步行辅助器	1
	直线，不需要步行辅助器	2
6. 躯干	明显摇晃或使用步行辅助器	0
	不摇晃，但行走时膝盖或背部弯曲，或张开双臂	1
	不摇晃，不弯曲、不使用胳膊、不使用步行器	2
7. 步行距离	行走时双足跟几乎相碰	0
	双足跟分离	1

（三）跌　倒

平衡功能障碍最常见的表现为跌倒。跌倒指的是在任何场所、任何情况下，非预期性地跌坐或滑坐于地面，包括因肢体无力或扶持不住而不得不缓缓坐于地面。跌倒是我国造成伤害死亡的第四位原因，而在 65 岁以上的老年人中则为首位。跌倒除了导致老年人死亡外，还会导致大量残疾，并且影响老年人的身心健康，使其生活质量下降。专家建议采用 Morse 跌倒评估量表对跌倒进行评估，它由 6 个条目组成（表 4–11）。

表 4–11　Morse 跌倒评估量表

内容	分值	评分
跌倒史	否 是	0分 25分
超过一个医学诊断	否 是	0分 15分

（续表）

内容	分值	评分
行走辅助	卧床休息、由护士照顾或不需要照顾分使 用拐杖、手杖、助行器 扶靠家具行走	0 15分 30分
静脉治疗/肝素锁	否＝ 是＝	0分 20分
步态	正常、卧床休息不能活动 双下肢虚弱乏力 残疾或功能障碍	0分 10分 20分
认知状态	量力而行 高估自己或忘记自己受限制	0分 15分

注：总分为125分，得分＞45分表示跌倒风险高，得分＜25分表示跌倒风险低；得分越高表示跌倒风险越大。

（四）平衡功能障碍的处理建议

明确平衡功能障碍尤其是跌倒的可能病因，以及相关的诱因。

通过多学科团队干预，针对其病因和诱因，做相应的多学科联合干预。

多重慢性病或肌少症导致营养不良、肌量明显减少的，建议增强营养干预。肌力明显下降的，建议康复科介入，通过抗阻运动等改善肌力，详见康复章节。

通过社会支持的改善、周边环境的改造，减少引起意外事件的不良因素，减少跌倒的发生。

九、老年膀胱过度活动

（一）定　义

膀胱过度活动症（overactive bladder，OAB）是指出现尿急、尿频、夜尿，伴或不伴急迫性尿失禁等症候群。其中，尿急症状是指一种突发、强烈的排尿欲望，且很难被主观抑制。尿频指患者主观感觉排尿次数过于频繁，通常成人排尿次数达到昼夜≥ 8 次，夜间≥ 2 次，平均每次尿量＜ 200ml 时考虑为尿频。夜尿指患者排尿≥ 2 次 / 夜，常因尿意而觉醒排尿。急迫性尿失禁是指与尿急相伴随或尿急后立即出现的尿失禁现象。排尿检查常常提示逼尿肌过度活动。

（二）膀胱过度活动症特点

（1）尿急：突然和强迫性的排尿欲望，很难延迟。

（2）尿频：白天或夜间排尿过于频繁，昼夜排尿次数≥ 8 次，夜间次数≥ 2 次，每次排尿量＜ 200ml。

（3）夜尿：因尿意而觉醒排尿的次数。

（4）急迫性尿失禁：尿液不能有控制地漏出，伴有尿急或尿急后立刻发生。

（三）膀胱过度活动的诊断标准

OAB 需进行一些筛选性及选择性检查，排除器质性病变后才能做出诊断。

1. 筛选性检查

每一个患者通过记录排尿日记，明确有无排尿困难、尿失禁、影响排便状况等；通过泌尿系统及男性生殖系统、女性生殖系统、神经系统等体格检查，以及尿常规、尿流率、泌尿系统超声检查（包括剩余尿测定），筛选有无膀胱过度活动症的可能。

2. 选择性检查

可以通过泌尿系统病原学检查、细胞学检查、泌尿系统特殊的检查、侵入性尿动力学检查、血清 PSA 前列腺特异性抗原（男性 40 岁以上）等进一步明确有无其他特殊疾病引起 OAB。

3. 诊断流程（图 4–2）

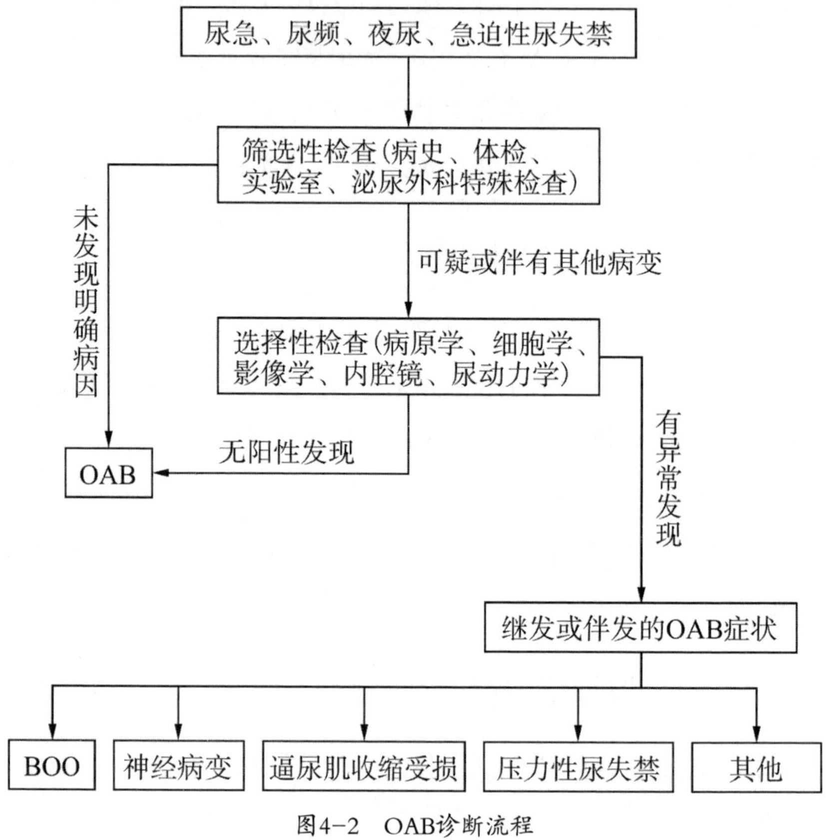

图4–2　OAB诊断流程

（四）膀胱过度活动专家建议筛查方法

专家建议使用症状评估工具，例如排尿日记、膀胱过度活动症评分问卷表（OABSS）进行初筛。

1. 排尿日记是一个简单、无创的工具，用于评价排尿功能障碍，特别是尿频和尿失禁患者（表 4–12）。

表 4–12 排尿日记

排尿时间/尿量	尿急	漏尿	备注	饮水（时间、类型和量）
早上6:00				
中午12:00				
下午6:00				
午夜12:00				

2. 膀胱过度活动症评分问卷表是评价 OAB 症状严重程度的简单可行而且有效的量表（表 4–13 和表 4–14）。

表 4–13 膀胱过度活动症评分问卷表

问题	症状	频率	评分
1. 白天排尿次数	从早上起床到晚上入睡的时间内，小便的次数是多少？	≤7次 8～14次 ≥15次	0 1 2
2. 夜间排尿次数	从晚上入睡到早上起床的时间段内，因为小便起床的次数是多少？	0 1 2 ≥3	0 1 2 3
3. 尿急	是否有突然想要小便、同时难以忍受的现象发生？	无 每周<1次 每周≥1次 每日＝1次 每日2～4次 每日≥5次	0 1 2 3 4 5
4. 急迫性尿失禁	是否有突然想要小便、同时无法忍受并出现尿失禁的现象发生？	无 每周<1次 每周≥1次 每日1次 每日2～4次 每日≥5次	0 1 2 3 4 5

注：问题3（尿急）的得分≥2分，且总分≥3分，则诊断为OAB。

表 4-14　OABSS 对 OAB 严重程度的定量标准

得分	严重程度
3≤得分≤5	轻度OAB
6≤得分≤11	中度OAB
得分≥12	重度OAB

（五）膀胱过度活动症处理建议

1. 行为治疗

增强膀胱训练，训练延迟排尿和定时排尿。改变饮食习惯，白天多饮水，尽量延长排尿间隔时间。入夜后不再饮水，勿饮用刺激性、兴奋性饮料。记录排尿日记。

2. 物理治疗

盆底肌肉训练和生物反馈治疗。通过患者自主、反复进行盆底肌肉群收缩和舒张，增强盆底肌张力，增加尿道阻力，恢复松弛的盆底肌。或者借助电子生物反馈治疗仪，进行盆底肌肉训练。

3. 药物治疗

使用 M 受体拮抗剂，降低膀胱副交感神经兴奋，阻断膀胱传入神经，必要时联合 α1 受体阻滞剂。倘若尿频影响情绪和睡眠，适当加用镇静及抗焦虑药物。绝经后女性可口服雌激素或局部用药。

4. 神经调节治疗和手术治疗

可选用阻断神经肌肉接头乙酰胆碱的释放，改变逼尿肌不自主收缩，提高膀胱容量，降低排尿压力。手术方法有逼尿肌横断术或膀胱扩大术等。

十、老年衰弱

（一）衰弱的概念

衰弱是老年综合征之一，是指生理储备能力降低和多个系统功能失调导致的一种症状。当老年人受到外界某个打击之后，身体的应对能力明显下降，出现一系列不良事件，如残障、跌倒、死亡等。

（二）衰弱流行病学资料

衰弱的国内研究相对较少。国外相关研究发现，65 岁以上老年人的患病率为 4.0% ～ 59.1%。患病率随年龄增长而增加，65 ～ 69 岁为 4%，70 ～ 74 岁为 7%，75 ～ 79 岁为 9%，80 ～ 84 岁为 16%，85 岁以上更是高达 26%。人群中女性患病率高于男性，女性为 9.2% ～ 10.0%，男性为 4.9% ～ 5.5%。

（三）衰弱常见表现

老年衰弱的常见表现有体重下降、疲劳、握力减低、行走速度减慢、躯体活动能力降低等。

1. 体重下降

1 年内发现无意识的（无饮食控制或锻炼等）体重下降。

2. 疲　劳

每周有至少三天的时间感觉自己比较累，需要努力地去完成日常工作。

3. 握力减低

握力是根据性别和体质指数来判断的，是疲劳、残障、患病、死亡等的预测因子。握力减低是衰弱的主要表现之一。

4. 行走速度减慢

患者行走 4.572 米所需要的时间。结果根据性别及身高来判断。

5. 躯体活动能力降低

老年男性＜ 383 kcal/ 每周；老年女性＜ 270kcal/ 每周，即诊断躯体活动能力降低。

（四）衰弱的诊断

目前国内外无衰弱的统一诊断标准。国际上比较通用的是美国的 Fried 诊断标准和加拿大的 Rockwood 衰弱指数标准。国内目前还有 FRAIL 标准（表 4–15）和临床衰弱量表（表 4–16）。专家建议医养结合机构可以采用比较简便的 FRAIL 标准。

表 4–15　FRAIL 标准

项目	是（1分）	否（0分）
您感到疲劳吗？		
您能上一层楼梯吗？		
您能行走一个街区的距离（500米）吗？		
您患有5种以上的疾病吗？		
您在最近1年内体重下降超过5%了吗？		

注: 无衰弱（0分），衰弱前期（1～2分），衰弱（3～5分）。

表 4–16　临床衰弱量表 –09（CFS–09）

等级	
1	非常健康 身体强壮、积极活跃、精力充沛、充满活力，定期进行体育锻炼，处于所在年龄段最健康的状态
2	健康 无明显的疾病症状，但不如等级1健康，经常进行体育锻炼，偶尔非常活跃，如季节性的
3	维持健康 存在的健康缺陷能被控制，除常规行走外，无定期的体育锻炼

（续表）

等级	
4	脆弱易损伤 日常生活不需他人帮助，但身体的某些症状会限制日常活动，常见的主诉为白天“行动缓慢”和感到疲乏
5	轻度衰弱 明显的动作缓慢，工具性日常生活活动（IADLs）需要帮助（如去银行、乘公交车、干重的家务活、用药），轻度衰弱会进一步削弱患者独自在外购物、行走、备餐及干家务活的能力
6	中度衰弱 所有的室外活动均需要帮助，在室内上下楼梯、洗澡需要帮助，可能穿衣服也会需要（一定程度的）辅助
7	严重衰弱 个人生活完全不能自理，但身体状态较稳定，一段时间内不会有死亡的危险（<6个月）
8	非常严重的衰弱 生活完全不能自理，接近生命终点，已不能从任何疾病中恢复
9	终末期 接近生命终点，生存期<6个月的垂危患者，除此之外无明显衰弱迹象

（五）衰弱的治疗建议

关于衰弱的治疗建议，国内外目前无统一的指南或专家共识。目前达成一致的建议有：

1）治疗引起衰弱的发生和加剧的急性打击，如急性疾病或慢性病急性发作。

2）筛查营养不良。如果存在营养不良的问题，建议提供营养支持并纠正营养不良。

3）鼓励老年人自我照护，尽量减少老年人日常生活的依赖性。

4）安排康复锻炼，通过抗阻运动，增加下肢肌力。鼓励借助辅具，离床活动。

十一、老年肌少症

（一）定 义

伴随年龄的增长，骨骼肌肌量减少、肌力减少和功能减退，从而导致机体功能和生活质量下降，称为肌少症。

（二）肌少症流行病学资料

亚洲老年人肌少症患病率约为 4.1% ～ 11.5%。中国台湾老年男性与女性肌少症患病率分别为 9.3% 和 4.1%。中国大陆农村老年男性与女性肌少症患病率分别为 6.4% 和 11.5%。

（三）肌少症表现

肌少症的主要表现在于骨骼肌质量减小和骨骼肌力量减弱。

1. 骨骼肌质量减少

人体老化过程中，体内非脂肪组织引起的体重下降几乎全部是因为肌肉质量减少。肌肉质量减少的主要原因在于人体肌肉纤维数量减少以及肌肉细胞体积减少，身体组织重量明显下降。可以通过双能 X 线骨质密度仪或生物阻抗法分析人体成分，测量骨骼肌质量。或通过三维成像技术，如 CT、MRI 等测量肌肉横断面积，检测骨骼肌质量。

2. 骨骼肌力量减弱

骨骼肌力量减弱可以出现在不同肢体部位，可以在机体不同负荷状态下呈现出来。我们可以通过上肢的握力测试、下肢的行走步速测试来判断是否存在骨骼肌力量减弱。相对而言，下肢骨骼肌力量减弱对老年人影响更大，它是引起跌倒损伤和致残的主要原因。

（四）肌少症诊断

肌少症的诊断标准来源于《2010 年欧洲肌少症工作组专家共识》和《2013 年亚洲肌少症工作组专家共识推荐》。详见 2010 年欧洲肌少症工作组专家共识推荐的诊断流程（图 4–3）。2013 年亚洲肌少症工作组专家共识推荐将握力和步速同步推荐为肌少症初筛工具，并根据亚洲人种、体能的不同，确定了不同界值。

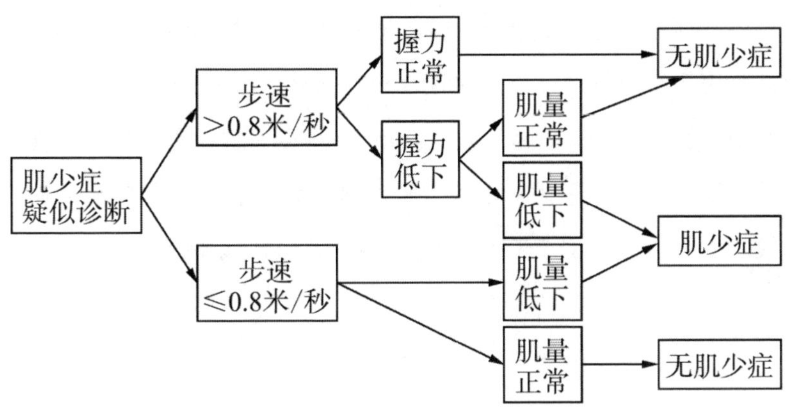

图4–3 2010年欧洲肌少症工作组专家共识推荐的诊断流程

（五）肌少症治疗建议

1. 营养建议

对于肌少症患者，建议保证每日足够的能量摄入和蛋白质摄入，补充富含亮氨酸的平衡型氨基酸，以增强肌肉力量。并予足够量的维生素 D 替代治疗。具体内容可见营养不良章节。

2. 运动建议

研究发现抗阻运动能有效对抗肌少症。每周 2 次运动，每次 30 分钟，借助弹力带或徒手完成每周的抗阻运动，能明显改善肌肉减少，一定程度上能预防跌倒和失能的发生。

3. **药物治疗**

肌少症目前尚无确定的药物手段。雄性激素替代治疗、生长激素替代治疗、导入选择性雄性激素受体调节剂等药物治疗手段目前均处于不同的实验阶段，其疗效有待进一步验证。

【专家共识】

老年综合征的诊治是现代老年医学发展的核心内容之一，老年综合评估技术也是老年医学的核心技术之一。老年综合征的定义、流行病学特点、诊治建议，文中已分别做了概述，也就专家共识推荐的方式分别做了表述。如何在早期有效识别老年综合征，并启动有效干预手段，以最大程度维持和改善老年人功能发挥，最大程度提高老年人生活质量，是本章专家共识制定目的所在。

（陈旭娇，严　静）

参考文献

[1] 潘天鹏，石津生，高和，等．中华老年医学 [M]. 北京：华夏出版社 ,2010.

[2] 田新平，谢海雁，沈悌，等．现代老年医学概要 [M].6 版北京：中国协和医科大学出版社 ,2012.

[3] 中华医学会老年医学分会．老年人颈动脉粥样硬化性疾病诊治中国专家共识 [J]. 中华老年医学杂志 ,2013,32(2):113−120.

[4] 中华医学会老年医学分会．高龄老年冠心病诊治中国专家共识 [J]. 中华老年医学杂志 ,2016,35(7):683−691.

[5] 中华医学会老年医学分会．高龄老年人血压管理中国专家共识 [J].

中华老年医学杂志 ,2015,20(6):401-408.

[6] 中华医学会老年医学分会 . 老年人非瓣膜性心房颤动诊治中国专家共识 [J]. 中华老年医学杂志 ,2016,35(9):915-928

[7] 中华医学会老年医学分会 . 血脂异常老年人使用他汀类药物中国专家共识 [J]. 中华内科杂志 ,2010,49(6):535-542.

[8] 中华医学会老年医学分会 . 2014 中国老年人认知功能障碍诊治流程专家建议 [J]. 中华老年医学杂志 ,2014,33(8):817-825.

[9] 中华医学会老年医学分会 . 老年糖尿病诊疗措施专家共识 [J]. 中华内科杂志 ,2014,53(3):243-251.

[10] 中华医学会老年医学分会 . 老年人功能性消化不良诊治专家共识 [J]. 中华老年医学杂志 ,2015,34(7):698-705.

[11] 中华医学会老年医学分会 . 老年人质子泵抑制剂合理应用专家共识 [J]. 中华老年医学杂志 ,2015,34(10):1045-1052.

[12] 中华医学会老年医学分会 . 老年人慢性便秘的评估与处理专家共识 [J]. 中华老年医学杂志 ,2017,36(4):371-381.

[13] 世界卫生组织 . 关于老龄化与健康的全球报告 [R/OL].[2016].http://apps.who.int/iris/bitstream/handle/10665/186463/9789245565048_chi.pdf;jsessionid=64162B4D510DBEB9589DE15754F3A773?sequence=9.

[14] 中华医学会老年医学分会 . 中国老年综合评估技术应用专家共识 [J]. 中华老年医学杂志 ,2017,36(5):471-477.

[15] 曾平 . 叶俊杰 . 老年人视力障碍 [J]. 中华老年医学杂志 ,2016,35(2):120-122.

[16] 胡娴亭 , 黄治物 , 陈建勇 , 等 . 听力障碍筛查量表用于老年人群听力筛查分析 [J]. 听力学与言语疾病杂志 ,2014,22(3):230-234.

[17] 国家卫生与计划生育委员会 .2017 年第四次全国口腔健康流行病学调查 [R/OL].[2017-09-19].http://www.nhc.gov.cn/jkj/s5879/20

1709/9b4d4a4ec1c54723820dbaedf97a6d26.shtml.

[18] 民政部 . 全国老龄委、民政部、财政部关于开展第四次中国城乡老年人生活状况抽样调查的通知 [R/OL].[2015-01-01].https://www.lawxp.com/statute/s1758239.html.

[19] 中华医学会肠外肠内营养学分会老年营养支持学组 . 老年患者肠外肠内营养支持中国专家共识 [J]. 中华老年医学杂志 ,2013,32(9):913-929.

[20] 中华人民共和国卫生部 . 老年人跌倒干预技术指南 (2011).[R/OL]. http://www.moh.gov.cn/publicfiles/business/htmlfiles/mohjbyfkzj/s5888/201109/52857.htm.

[21] 中华医学会泌尿外科学分会 . 中国泌尿外科疾病诊断治疗指南 (2011 版)[M]. 北京 : 人民卫生出版社 ,2011.

[22] 中华医学会老年医学分会 . 老年患者衰弱评估与干预中国专家共识 [J]. 中华老年医学杂志 ,2017,36(3):251-256.

第五章　医养结合之养老护理与服务

护理是一门科学，又是一门艺术；“三分治疗，七分护理”；用广博的知识、精湛的技术、和蔼的态度、周密的服务去呵护老年人，维护老年人的身心健康。

第一节　养老护理与服务概述

一、养老护理与服务基本概念

随着老年人年龄的增加、寿命的延长，其各种生活能力逐渐下降，加之疾病的困扰，“4-2-1”家庭结构的逐渐出现，给社会、家庭养老带来的压力越来越大，养老问题已成为重大的社会问题。

在养老问题上，老年人的日常生活照料和医疗护理应得到基本的保障。根据我国养老实践，老年人的日常生活照料和医疗护理可分别通过不同的渠道来解决，即社会养老服务通常与日常生活照料密切相关，而老年人的医疗护理则被划入公共医疗领域。但随着我国养老负担的日益加重，养老与医疗相分离的制度运行状况日渐不能满足老年人的现实需要。为此，2013 年国务院出台的《关于加快发展养老服务业的若干意见》（国发〔2013〕35 号）明确提出，“医疗机构要积极支持和发展养老服务”，“医疗机构应当为老年人就医提供优先优惠服务”。

养老护理与服务指为老年人提供必要的生活服务，满足其物质生活和精神生活的基本需求。2014 年 9 月 3 日，财政部等四部门下发的《购买养老服务工作的通知》提出，“加快推进政府购买养老服务工作”。通知明确表示，到 2020 年，我国将基本建立比较完善的政府购买养老服务制度，推动功能完善、规模适度、覆盖城乡的养老服务体系的建成。

根据多年的养老服务实践，要实现“老有所养、住有所居”，就必须创新实践形式，探索新路径，将社会性和产业性相结合，充分调动社会各界参与养老的积极性；同时，老年人也要转变传统的“居家养老”“养儿防老”的观念，而转向社会化养老。在养老院内实现医养结合，不仅是养老院和医院在数量上实现配套，而且根据不同的服务质量，可以有效地配置这两种资源。医养结合养老模式在制度上具有前瞻性，发展前景十分广阔，其模式创新性值得推广；同时，该模式对解决我国养老问题具有重大的现实意义。

二、养老护理服务的目标与基本内容

（一）养老护理服务的目标

医养结合老年护理的目标：在持续的一段时期内给丧失生活能力的老年人提供一系列的健康护理、个人生活照料和社会服务项目。养老护理服务是为了提高老年人的生活质量，而不是解决特定的医疗问题，是用于满足老年人的基本需求，而非特殊需求。

（二）养老护理服务的基本内容

1. 生活照料服务

（1）助餐服务：洗、煮饭菜应干净、卫生，无焦糊；尊重老年人的生活饮食习惯；注意营养，合理配餐，每周有食谱；助餐点应配置符合老年人的无障碍设施，助餐工具应保持清洁、卫生，餐具做到每餐消毒；送餐上门应及时，并具备必要的保温、保鲜设备。

（2）起居服务：协助老年人穿脱衣服和入厕的方法得当，老年人无不适情况出现；衣物整理、放置有序；定时为卧床老年人翻身，确保无压力性损伤发生；做好跌倒、坠床的预防。

（3）助浴服务：助浴前应进行安全提示，助浴过程中应有家属或助老员在场；上门助浴时应根据四季气候情况和老年人的居住条件，注意防寒保暖、防暑降温和浴室内通风，预防跌倒的发生。

（4）卫生清理服务：协助刷牙、洗脸、洗脚，按摩动作适当，老年人无不适情况出现，做到老年人容貌整洁，衣着适度，指（趾）甲整洁、无异味；定期清洗、更换床单和衣物，无脏污；定时打扫室内外卫生，做到清洁、干净。

（5）代办服务：代换煤气瓶、代办各种手续、代缴各种费用等，应按照老年人的要求及时办理。

2. 医疗保健服务

（1）预防保健服务：根据老年人的疾病需求制定有针对性的预防方案。保健方案应简明扼要、通俗易懂，便于老年人掌握预防老年病的基本健康知识，并给予基础性的防治。

（2）医疗协助服务：应遵照医嘱及时提醒和监督老年人按时服药，或陪同就医；协助开展医疗辅助性工作，能正确测量血压、体温等生命体征。

（3）康复护理服务：指导老年人正确执行医嘱，协助老年人正确使用康复、保健仪器。

（4）健康咨询服务：通过电话、网络平台、现场讲解与咨询或老年学校等途径为老年人提供预防保健、康复护理及老年期营养、心理健康等知识教育。

（5）老年人健康档案建档率达 100%。

3. 家政服务

（1）安装维修家具、家电：按老年人的要求安装、维修门窗、纱窗，热水器、净水器、洗衣机、计算机、灯具等，确保安装、维修后无安全隐患，能正常使用。

（2）清洗服务：换气扇、抽油烟机、燃气灶等应清洗干净、卫生，并符合老年人的要求。

（3）疏通服务：按照老年人的要求疏通水池、浴缸、坐便器、蹲坑、地漏等，确保疏通后能正常使用。

（4）提供其他家政类服务。

4. 紧急救助服务

呼叫器、求助门铃、远红外感应器等安全防护器材应符合国家相关规定，质量完好率达 100%；其功能应符合老年人的特点和需求。

5. 精神慰藉服务

（1）精神支持服务：读报；耐心倾听，能与老年人谈心、交流。

（2）心理疏导服务：掌握老年人的心理特点和基本沟通技巧，能够观察老年人的情绪变化，并通过心理干预手段调整老年人的心理状态。

（3）尊重并保护老年人的隐私。

6. 其　他

提供文化体育服务、法律咨询服务以及其他老年人需求的服务。

三、养老护理工作的核心标准

1. 明确医疗服务内容和流程

老年人（特别是高龄、失能者）具有患慢病需长期治疗、发病时病情凶险的双重特点，故为其提供日常慢病健康管理（包括康复治疗）和临时性急诊医疗服务是医养结合的关键。老年人一旦发生急危重症病情，应立即给予抢救与治疗。因此，需要对医养结合养老机构所提供的医疗服务制定相关标准。此外，医养结合养老机构中有些老年人会自带药品，如何做好这些药品的管理工作（如签订协议、日常给药的查对记录等），还需要制定规范化管理制度及相关标准。

2. 建立多样化的分级护理体系

老年慢性病患者进入医养结合体养老后，再住院率明显降低，提示通过医养结合的专业化护理，可实现养老资源的最大化利用，提高老年人的生活质量，减少医疗费用。在日本，由专业的养老机构服务经理根据综合评价工具的评估结果，为每位老年人提供个体化的护理服务套餐，有效地改善了老年人的生活质量。我国有必要借鉴国外的经验和先进做法，制定适合我国医养结合养老机构的护理服务标准。

3. 兼顾养生、保健及日常饮食的膳食标准

老年人营养不良问题较为常见，常与阿尔茨海默病、脑卒中、慢性阻塞性肺疾病、抑郁症、帕金森病等慢性疾病并存。营养状况与老年人的健康和死亡率密切相关，因此养老机构必须以老年人的健康为主线，从养生、保健、日常饮食等多方面考虑，为老年人提供健康、合理、可口的营养膳食，并由专业营养师来监测和调整老

年人的营养状况。

4. 提供适宜的心理照护与人文关怀

老年人入住养老机构，多缘于无子女照顾、子女无力照顾、家庭关系不和睦等，加之多种慢性疾病缠身，导致其心理疾患的发病率上升，故医养结合体除需为老年人提供日常生活的照料及医疗护理服务外，还需提供适宜的心理照护与人文关怀。

5. 开展个性化的康复与健康教育

康复治疗师应根据老年人所患疾病为其制订个体化的康复计划，并指导其康复锻炼，指导老年人使用康复运动器材进行合理的、有计划的康复锻炼，正确使用理疗作为辅助治疗，还可提供针灸、推拿等中医专业康复服务。医养结合养老机构的健康教育重点在于常见疾病的诊断、治疗、用药、预防以及饮食对疾病的影响等健康知识宣教，增强老年人和护理人员的健康意识，提高老年人对健康生活方式的认知，使其正视疾病，养成按时服药的习惯等。

6. 做好常规消毒及传染病防治

老年人的活动区域与宾馆或医疗机构的病房不同，如何做好常规的消毒隔离，避免过度消毒，需要制定相应的标准。

7. 支持医养结合养老机构临终关怀服务的开展

世界卫生组织发文指出："临终关怀指的是一种照护方法，它通过运用早期确认、准确评估和治疗身体疼痛及心理和精神疾病等其他问题来干预并缓解临终患者的痛苦，使患者及其家属正确面对所患有的威胁生命的疾病所带来的问题。

四、养老护理程序指导规范

养老护理程序可分为以下三个步骤，即个人健康信息管理、健康及疾病风险评估和个人健康干预。

1. 个人健康信息管理

个人健康信息，包括生理、心理、社会适应性、营养与环境、运动与生活方式等方面的信息。详细、全面地收集老年人的健康信息，如既往病史、生活习惯、个人嗜好、家庭情况、文化背景、现患疾病及其危险因素、各种健康检查指标等，其中基本的生化指标（如血脂、血压、血糖等）和心电图等信息不能缺少。详细、全面的个人健康信息是做好健康管理的基础。

2. 健康及疾病风险评估

了解老年人目前的健康状况及存在的潜在问题，评估疾病发生的风险。进一步分析并评估老年人个体存在的危险因素，并在此基础上提供健康改善计划，帮助其改善不健康的生活方式，减少或消除其危险因素，从而有效地控制疾病并改善其健康状况。将个体健康依照评估结果纳入不同等级管理范围，如将患有慢性心脑血管病、有危险因素存在的老年人列为一级；将高龄、独居，虽然无心脑血管病，但行动及生活不便，需要照顾的老年人列为二级；将未患病但有危险因素存在的老年人列为三级。

3. 健康干预

健康干预的目的是通过有效改善个人行为和生活的方式，使个个的可以改变的危险因素的危险性得到控制并降低。针对个体的健康教育，需要将疾病状况及身体的健康风险评估告知老年人本人，并提出生活方式改善及个人行为矫正的步骤、方法等事项，取得老年人的理解、信任和配合，尽可能地调动其本人及其家属参与健康行动的积极性。

健康管理服务的流程：①健康管理体检；②健康评估；③个人健康管理咨询；④个人健康管理后续服务；⑤专项的健康及疾病管理服务。

第二节　养老护理规范化管理指南

一、养老护理组织管理与设置要求

医养机构用具备资质的管理人员、卫生及有关专业技术人员和护理人员是保障医养质量与服务对象安全的基本准则。

医养机构要有适合于本院员工的聘用制度、评价程序，具有活力的运行机制，使人力资源不断得到更新，更要注重员工实际为服务对象提供服务的工作能力。

医养机构有人力资源配置原则与工作岗位设置方案的文件，所配置的员工全部符合《中华人民共和国执业医师法》《护士条例》和《养老护理员国家职业标准》等法律、法规规定的要求。

（1）各科室人员配备合理并满足需要，各级各类卫生技术人员和护理员的梯队结构合理。

（2）各级各类人员的配比应与医养院功能、任务相适应，与工作量相匹配。

（3）医师的梯队结构与实际技能符合三级查房的要求；护理人员的数量与梯队（含年龄和学历层次）结构合理，满足分级护理的质量需要。

（4）当床位使用率大于 97% 时，应有人员的配比调整机制与人员储备机制。

（5）主要临床、医技科室均配有高级卫生专业技术人员。

（6）建立并实行全院岗位职务聘用的体制与程序，设置试用期；

对每一种岗位的职责、资质、实际能力有明确的要求。

（7）执业的卫生专业技术人员全部具备相应岗位的任职资格和实际服务能力。按照相关法律、法规的要求，具有执业资格和在本院注册的临床医生均应接受心肺复苏技术培训并考核合格。

（8）建立卫生专业技术人员能力定期评价机制，至少每 3 年对医师的资质（包括技术能力、服务品质、职业道德）重新审核、评估一次，以确保他们具有能够在医养机构继续服务的资质。

（9）建立院、科二级人员紧急替代的制度与程序，以确保服务对象获得连贯诊疗服务，尤其是急诊、夜间与节假日。

（10）有保护员工职业安全的规范与措施。

二、养老护理人力资源管理

（一）医养机构护理人员配备原则

1. 护理人员配备要求

护理人员与住养老年人的比例为：①护理人员与三级护理老年人比例为 1 ： 8 ～ 1 ： 14；②护理人员与二级护理老年人比例为 1 ： 6 ～ 1 ： 10；③护理人员与一级护理老年人比例为 1 ： 4 ～ 1 ： 8；④护理人员与特级护理老年人比例为 1 ： 1 ～ 1 ： 5。护理人员应当接受岗前培训。

2. 行政管理人员配备要求

行政管理人员占职工总数的 10%以下，主要领导应具备相关专业大专及以上学历，并接受过社会工作类专业知识的培训。

3. 其　他

配备一名及以上的社工、康复员等专业人员。养老机构内各专业工作人员应当持有相关部门颁发的职业资格证书。

（二）养老护理各级人员岗位职责

1. 护士长的工作职责

（1）在部门经理的领导下，全面负责护理公寓的行政业务管理和老年人的健康管理工作。

（2）认真履行岗位职责，围绕部门工作重点，制订护理工作计划，按时完成月计划、周重点。组织实施有措施，工作落实有记录和总结。

（3）督促护理人员严格执行各项护理规章制度、工作流程和技术操作规范，落实岗位责任制，改进服务态度，保证护理安全。

（4）督导护士及护理人员的工作，做好老年人基础护理、生活服务、清洁卫生和消毒隔离工作，创造良好的养老环境。

（5）掌握入住老年人的基本信息和健康动态。加强重点高危老年人的管理（新入住、高龄、单身、患病等），发现问题及时处理，防止发生意外。

（6）每周进行一次行政查房。每月对护理人员的工作进行考评，并记录。研究解决疑难问题，及时改进服务工作流程，提高工作效率和服务质量。

（7）每月组织业务学习和培训。新员工有培训计划，且培训有记录。

（8）每季度组织一次健康讲座，对老年人进行常见疾病预防和健康保健知识宣教，维护和促进老年人身心健康。

（9）定期与老年人及其家属沟通、交流，征求老年人及其家属的意见、建议。

（10）定期组织护理人员座谈，分析服务质量和工作效率，持续改进护理质量。

（11）定期检查消防、报警系统等相关设施、设备的完好状况，发现隐患及时报修处理，保障消防安全。

2. 护士的工作职责

（1）在护士长的领导下开展工作，并协助护士长对护理人员的护理技能操作等业务进行指导。

（2）负责入住老年人的各项护理工作，规范指导护理人员落实各项基础护理工作。

（3）热情接待并妥善安置新入住的老年人，满足老年人提出的合理要求。

（4）掌握入住老年人的基本信息和健康动态，加强重点高危（新入住、高龄、单身、失智、患病等）老年人的护理管理，发现异常及时采取相应护理措施。

（5）规范交接班制度。交班内容包括老年人睡眠、饮食、大小便、心理、情绪、神智及其他特殊情况等。对一级护理、专项护理、特殊护理或有特殊情况的老年人实施床边交接班，并且护理记录字迹清楚、无涂改。

（6）严格遵守“三查七对”制度，遵照医嘱执行各项治疗、护理措施，防止发生差错、事故。

（7）当所护理的老年人发生急、危、重病或其他突发事件时，应及时按《各类应急处理流程》进行处理，并报告护士长，同时详细记录。

（8）给老年人进行健康教育和康复指导，维护和促进老年人身心健康。

（9）积极参加业务学习及培训考核，提高自身业务水平和综合能力。及时完成领导交办的各项任务。

3. 护理员的工作职责

（1）在部门经理的领导和护士长的业务指导下开展工作，服从主管和领班的工作安排。

（2）规范交接班制度。交班内容包括老年人人数、睡眠、饮食 、大小便、心理、情绪变化及其他特殊情况等。对一级护理、专项护理、特殊护理或有特殊情况的老年人实施床边交接班（生命体征、神志、睡眠、躯体症状、心理、大小便等），并记录；确保各类物品和设备设施处于完好备用状态。

（3）认真履行岗位职责，掌握分管老年人的基本信息和健康动态，熟知护理等级和与之匹配的服务内容，将护理规范、要求落实到各项日常生活照料、基础护理和康复护理工作中。

（4）按时完成公共部分和居室的清洁卫生工作，适时开窗通风，保持居室安静、整洁、温馨。

（5）加强重点高危（新入住、高龄、单身、失智、患病等）老年人的管理，按标准要求及时巡视、观察老年人的动态，发现异常情况及时报告，并协助护士处理。

（6）严格执行各项规章制度、护理工作流程和护理技术操作规程。

（7）积极参加各类业务理论学习及技能培训，提高自身的服务水平和业务能力。服从分配，及时完成领导交办的各项任务。

（三）养老护理教育与培训管理制度

1. 岗前培训制度

医养机构要对新入职的员工实行上岗前培训制度。岗前集中培训的时间可安排 2 ～ 7 天。岗前培训的主要内容：法规与理念教育；医学伦理与职业道德教育；医养机构工作制度、操作规范、医疗安全管理措施及各类人员岗位职责；医学文件（病历等）书写的基本规范与质量标准；心肺复苏的基本技能；当地医养结合工作概况及所在单位情况；医养结合服务机构的管理和发展，以及消防安全知识与技能培训等。岗前培训要经院方考核且合格后方可上岗。岗前培训应与试用期教育相结合。新上岗人员在试用期内除参加专业技术培训外，仍须坚持岗位教育培训，并在试用期结束前做法评价。

2. 在职职工规范化培训制度

根据国家继续医学教育的有关规定，医养结合服务机构必须实行在职职工终身教育，抓紧抓好人才培训工作，从严要求，进行正规训练。应设专人管理在职职工的继续教育工作，并在主管副院长的领导下，负责计划、组织和考核工作，建立技术档案。院、科均应制订在职职工继续教育规范化培训计划，并制定保证计划完成的具体措施。所有职工的培训都要从强化基本理论、基本知识和基本技能入手，通过岗位实践、脱产进修、建立导师制等多种途径，不断提高和加强职工的专业理论、实践能力以及外语水平。定期检查培训计划执行情况，至少每年一次。对培训人员成绩突出的，应予以奖励。

（四）养老护理人员考核制度

为全面提升护理队伍的专业水平及综合能力，有计划、定期对护理人员的技能进行培训及评估，确保护理人员不断更新知识、提高技能，更好地胜任护理工作。

1. 培训及评估原则

依据护理专业学发展的需求及护理人员继续教育的需要，结合护理队伍的具体情况，制订培训计划并分层次、分阶段组织实施，同时定期对培训有效性进行评价。

2. 培训及评估方法

（1）护理部每年度有计划地组织全院护理查房，通过护理病例讨论及护理计划的制订、实施，提高护理人员的综合护理水平。

（2）每月组织全院护理人员参加理论讲座，普及基础理论及推广新知识。每季度组织护理人员参加理论考试。

（3）护理人员均应接受不同等级复苏技术的培训，经考核合格认定其能掌握正确的复苏技术后方可上岗为服务对象提供护理技术服务。

3. 建立技术考评档案

护理管理部门要为每一位护理人员建立技术考评档案，并保存个人的资质文件，包括护理注册证书或执业证明、技术准入、上岗许可等文件的复印件，有关教育、培训和工作经历的资料等。技术评估的结果用于岗位任职资格认定。

三、养老护理管理制度

（一）养老护理常规工作制度

（1）每天打扫居室卫生，室内物品摆放整齐、有序。桌面、门窗、地面及墙壁清洁、无积灰，定期消毒。每周大扫除一次。

（2）供应开水，提供洗澡用水和膳食，以及传呼电话、邮递信件。在与老年人及其家属有协议的情况下，提供代购物品、代办储蓄、贵重物品存放保管等服务。

（3）提供配备电视机、报纸、书刊的老年人阅览娱乐服务项目。

（4）督促老年人按时起床、休息以及参加院内组织的各种群体性活动。

（5）保持老年人着装得体、干净。

（6）每日开窗通风，保持室内外空气流通、无异味。

（7）有条件的养老机构可配备供老年人临时使用的拐杖、轮椅车或其他辅助器具。

（8）服务人员 24 小时值班，巡视居室，发现异常情况及时处理。做好交接班工作。

（9）实行程序化个案护理，并视情况调整护理方案。

（二）养老护理安全管理制度

（1）老年人入住房间的物品要定位放置，以便于清点及保证老年人的行动安全。

（2）房间内禁止吸烟与饮酒，禁止使用电炉、酒精灯及点燃明火，以防失火。

（3）加强对陪住和探视人员的管理。

（4）贵重物品不要放在房间内。

（5）夜晚 21：00 及时清理探视人员，并督促老年人休息。

（6）加强巡视，发现可疑人员立即通知保卫科。空房间要及时上锁。

（7）按要求畅通防火通道，不堆、堵杂物。

（8）消防设施完好、齐全，周围无杂物堆放。

（三）养老护理信息管理制度

结合医养机构实际情况制定计算机录入管理制度，保障系统准确、可靠、实时，确保安全性。

1. 系统支持

信息中心负责计算机系统的全面技术支持。

2. 用户管理

（1）操作人员经培训且考核后方可上机操作，设有自己的用户名和密码，不得提供他人使用。

（2）系统的使用范围有严格的授权限定。

（3）老年人信息处理与查询：①查询功能仅供本科室医护人员查看老年人的基本信息、医疗信息和费用信息等。②各医养机构的医嘱处理系统须符合《信息系统基本标准》的规定要求，配有医嘱系统的操作手册，并制定信息安全管理的相关制度。

（四）养老护理服务程序制度

养老护理服务根据老年人的身心状况不同，采用分级护理。各护理级别的要求如下。

1. 特级护理

（1）老年人必须进入抢救室或监护室，根据医嘱由监护护士或特护人员专人护理。

（2）严密观察病情变化，随时测量体温、脉搏、呼吸、血压，保持呼吸道及各种管道的通畅，准确记录 24 小时出入量。

（3）制定护理计划或护理重点，有完整的特护记录，详细记录服务对象的病情变化。

（4）重症服务对象的生活护理均由护理人员完成。

（5）备齐急救药品和器材，用物定期更换和消毒，并严格执行无菌技术操作规程。

（6）观察老年人的情绪变化，做好心理护理。

2. 一级护理

（1）密切观察病情变化，根据病情定期测量体温、脉搏、呼吸、血压。

（2）加强基础护理和专科护理，防止发生并发症。

（3）定时巡视病房，随时做好各种应急准备。

（4）观察老年人用药后的反应及效果，做好各项护理记录。

（5）观察老年人的情绪变化，做好心理护理。每30分钟巡视一次。

3. 二级护理

（1）定时巡视服务对象，掌握服务对象的病情变化，按常规测量服务对象的体温、脉膊、呼吸、血压及生命体征。

（2）协助、督促、指导服务对象进行生活护理。

（3）按要求做好一般护理记录单的书写。

（4）每1～2小时巡视一次。

4. 三级护理

（1）按常规测量的体温、脉膊、呼吸、血压及生命体征。

（2）定期巡视服务对象，观察老年人的治疗效果及精神状态。

（3）老年人进行健康教育及康复指导。

（4）根据老年人病情变化及评估结果，及时变更护理等级。

四、养老护理与服务质量评价

（一）养老护理与服务质量的定义

养老护理服务质量指通过一系列的护理和服务，满足老年人各方面的需求和提升他们的生活素质。

（二）养老护理与服务质量评价原则

1. 科学合理性原则

医养结合养老服务评价指标体系要对医养结合机构发展的整体情况、业务水平、机构规模、服务内容、软硬件设施、运行效率等开展全面、细致的考核。在构建医养服务评价指标体系时必须坚持科学、合理的原则，既要客观遵循医养结合服务发展的总体思路，又要真实反映医养结合养老服务的现状。

2. 系统性原则

医养结合养老服务是一个由管理制度、经济状况、服务内容、服务提供者等子系统构成的有机整体，涉及人员较为广泛，牵涉部门众多，服务项目纷杂，因此医养结合养老服务评价指标体系的构建是一项复杂的、系统的工程。指标体系的构建不仅需要考虑要素的广泛性、全面性，还要关注各要素之间的关系。在医养结合养老服务评价指标体系的各项指标选取中，从评价有效性的全局角度出发，兼顾影响医养结合养老服务的内外要素，保障指标的全面性、代表性和层次性，达到全面、客观地反映实际情况的目的。

3. 可操作性原则

构建的医养结合养老服务评价指标体系最终要运用到实际评估中，为了方便实地考察评估，及时发现实践中的问题，指标体系的构建要本着可操作性强的原则。在构建指标体系时要明确各项指标的具体含义，并且最大限度地保障指标的定量化和具体化，实地调研中要保证数据的可采集性，确保数据收集工作的顺利开展，从而方便指标在实践中的统计分析。

4. 可预测性原则

社会的持续发展，医养结合养老服务评价体系也要有一定的前瞻引导性。指标体系的构建不仅要立足于当前医养结合养老服务的发展，更要长远服务于医养结合养老服务的未来发展。构建的指标体系，应当能够对当前医养结合养老服务的现状做出评价，发现现实中存在的问题，引导医养结合养老服务更健康、更优质地发展。因此，指标体系的构建不能太单一，不能局限于目前现状，要具有前瞻性、可预测性，为医养结合养老服务的发展奠定基础。

（三）养老护理与服务质量评价形式

养老护理与服务质量评价形式主要有机构自我评估、消费者（老年人）评价和第三方评价三种，其中自我评估的范围和内容在于机构的内部管理、相关行政部门的设置及养老服务的标准流程；消费者（老年人）评价则旨在对老年人的感受和满意度的等进行准确把握；第三方评价涵盖的内容相对全面，包括养老机构的设置、运营、服务内容、自身发展计划、服务程度等，并且养老机构在一定期限内须申请进行第三方评价。自我评估很难避免出现过分夸大和隐瞒不良情况的现象；消费者（老年人）评价缺乏系统性，和因个人价值观不同而带来的偏差；相对于前两种方式，第三方评价则相对全面并且客观，其评价结果可在网络上公示并可以随时查看。

（四）养老护理与服务质量评价内容和项目

养老护理与服务质量评价项目和内容见表 5–1。

表 5–1 养老护理与服务质量评价项目和内容

一级指标	二级指标
A规章制度	A_1管理制度的完善率 A_2管理制度的执行率
B老年人经济收入	B_1拥有医疗保险的老年人比例 B_2拥有养老金的老年人比例
C设施环境	C_1常用医疗器械的完备率 C_2拥有无障碍设施 C_3突发事故应急实施的完备率 C_4急救物质的完备率
D服务人员	D_1专职服务人员与老年人人数的比例 D_2具有护理专业资格证人员与专职人口的比例 D_3专职服务人员岗位培训率 D_4专职服务人员岗位培训合格率

（续表）

一级指标	二级指标
E基本照料	E_1床上用品年均换洗次数 E_2老年人着装年均换洗次数 E_3基本护理完备率 E_4制订饮食均衡计划
F预防保健	F_1宣传栏健康知识年更换次数 F_2健康档案计算机管理率 F_3营养健康宣传年均开展次数 F_4定期进行健康咨询及体检 F_5制订健康促进计划并实施计划
G康复护理	G_1基础护理合格率 G_2一级护理合格率 G_3护理技术操作合格率 G_4制订康复护理计划并实施计划 G_5老年人健康指导率
H精神慰藉	H_1老年人月均亲友访视次数 H_2组织老年人月均娱乐活动次数 H_3与老年人月均情感沟通次数 H_4拥有心理咨询和指导

第三节　老年人常见风险防范技术规范

一、噎（呛）食风险的防范

（一）概　述

噎（呛）食指食物堵塞咽喉或卡在食管的第一狭窄处，甚至误入气管，引起窒息或导致死亡。噎食发生一般较突然，轻则剧烈咳嗽、呼吸困难、面色发绀、双眼直瞪、双手乱抓或抽搐，重则意识丧失、全身瘫软、四肢发凉、二便失禁、呼吸停止，死亡率极高。噎（呛）食在老年人进食过程中发生风险极高，故应给予高度重视。

（二）评 估

1. 一般情况

评估老年人的一般资料、既往史；如是否有吞咽困难及吞咽困难的原因、既往饮食类型或食物黏稠度、饮食习惯与偏好、过敏食物、进食体位是否长期服用抗精神病药物、设备使用情况等；体格检查主要评估神经肌肉系统以及口腔牙齿和义齿情况。

2. 吞咽功能

对老年人进行吞咽功能评估，提供试验饮食并观察老年人进食全过程，分析老年人的吞咽情况，从而对饮食类型或食物黏稠度提出建议。可参考 Michaela Trapl 等研制的 Gugging 吞咽功能评估量表，对老年人进行间接吞咽和直接吞咽测试。直接吞咽测试分三步进行，即依次让老年人进食糊状、液体和固体食物，判断吞咽延迟、流涎和声音改变情况，每一步满 5 分方可进行下一步测试。吞咽困难严重为 0 ～ 9 分，中度为 10 ～ 14 分，轻度为 15 ～ 19 分，正常为 20 分，通过吞咽困难程度评估可间接了解老年人误吸和噎食发生的风险。

3. 疾病情况

评估是否有精神障碍、抑郁症或阿尔茨海默病、脑卒中后遗症、帕金森病、食管疾病、甲状腺极度肿大等易引发噎呛的疾病。

4. 管理因素

护理人员管理不到位、对老年人评估不全面、健康宣教效果欠佳、老年人分级护理执行不到位、集中就餐制度不严格、家属不配合等都会增加老年人噎食的发生风险。

（三）预　防

对于存在噎食发生风险的老年人，应做好标识及交班记录。对于有特殊饮食护理策略的老年人，应给予针对性的指导。

1. 食物选择

饮食分为普食、软食、半流食和流食 4 种，老年人以软食、半流食和流食为主。普食：普通食物，适用于咀嚼功能、消化功能好，病情较轻或处于疾病恢复期，体温正常，能下床活动或卧床但不需要饮食治疗的老年人。软食：面条、软饭类，适用于轻度发热，消化不良，患有胃肠疾病，肛门、结肠及直肠手术后处于疾病急性期和恢复期之间，咀嚼和消化能力较差的老年人。半流食：粥类、泥类、羹类，食物稀、软、烂，适用于身体虚弱、咀嚼和消化能力较差，有口腔疾病、胃肠炎、消化道疾病或发热的老年人；宜少量多餐，每次的餐量视老年人的病情需要而定，全天主食不超过 300 克，温度适宜（一般为 38℃）。流食：液态食物，汤、汁等，适合进食有困难、高热、大手术后，有消化道疾病或病情危重或全身衰竭，以及使用鼻管喂食的老年人；每天 6 ～ 8 次或每 2 ～ 3 小时一次，每次 200 ～ 300 毫升，也可根据病情适当加以调整。另外，对于有药物不良反应、吞咽反射迟钝的老年人，应给予软食，必要时给予半流质或流质，避免摄取带骨、刺的食物。对于评定为Ⅲ级、Ⅳ级、Ⅴ级吞咽功能异常的老年人，应遵医嘱进食或给予管饲饮食。禁忌食用花生米、汤圆等易噎食的食物；不宜多食油炸、易胀气的食物；避免摄入辣椒、芥茉、胡椒等刺激性食物。

2. 进食方式

对于出现一侧舌肌瘫痪、失语但能够吞咽的老年人，应协助其进餐。对于抢食、暴饮暴食的老年人，应安排其单独进餐，嘱其放慢进食速度，并适当控制食量。在摄取流食时，有吸食能力的老年人可使用吸管，无吸食能力的老年人可使用勺子或者长嘴壶进食。喂水时应将吸管或勺子放在老年人的嘴角，避免引起噎呛；针对不同食物准备若干吸管，同时注意避免老年人吸入空气；对于有视力障碍的老年人，根据其身体状况尽量将食物和餐具摆放在固定位置并告知老年人，同时从斜后方用手引导老年人触摸餐具的形状及摆放位置；创造和谐的气氛，鼓励老年人自己进食，并给予协助。

3. 进食体位

保证老年人在清醒状态下进食，进食时应取坐位或半卧位；颈、胸、腰部骨折或手术等不能采取坐位的老年人可采取侧卧位。

4. 进餐时的护理

老年人在进餐时应保持安静，注意力集中，不宜讲话、看电视等。尽量在老年人视野内将食物送入老年人口中。进餐速度不宜过快，每口食物不宜过多，宜小口喂食，每次以汤勺的三分之一为宜。对于牙齿缺如的老年人，可将普食打碎成流质喂入。为老年人留有充足的就餐时间，不催促老年人。掌握老年人进食的速度，老年人出现呛咳应立即停止进餐。同时需准备水或饮料。对于身体状况不佳、不能使用餐具的卧床老年人，应实施全面饮食照料。严重者要进行“空吞咽”，即让老年人吃一口，咽一口，再空咽一口，然后再吃第二口。确保老年人两颊之内没有食物才能喂第二口。

5. 观察进食情况

噎食的表现为进食时老年人突然不能说话并出现痛苦表情，用手按住颈部或胸前，并用手指着口腔；如为部分气道阻塞，则可出现剧烈的咳嗽，咳嗽间歇有哮鸣音。对噎食高危老年人，应将其集中安置在同一桌就餐，以便于护理人员观察和巡视，周围环境需留有足够的空间，便于紧急施救和转移。

6. 进餐后护理

餐后护理人员仍需加强巡视，提醒老年人进餐后保持原位 30 分钟以上。对于卧床老年人，卧床时应将其头部抬高或偏向一侧。

（四）处 理

老年人一旦发生呛噎，易发生窒息而危及生命，因此必须立即采取应急处理措施。

1. 停止进食并立即求救

发现老年人呛噎，应让其立即停止进食，并侧卧。同时呼叫其他在岗医护人员共同组织抢救。

2. 处理方法

当老年人意识清醒时，鼓励老年人主动用力咳嗽，通过咳嗽产生的气流排出食管异物，也可在老年人咳嗽的同时叩击其背部或腹部，促使其将食物颗粒咳出。当发现老年人在进食过程中呼吸停止时，应立即清除其口腔中的食物。如手指清除无效，则应用海姆立克腹部冲击法，清醒者给予立位腹部（胸部）冲击法，昏迷者则给予卧位腹部（胸部）冲击法，以排出梗塞于咽部的食物。如阻塞物没有被清除，则重复操作上述急救动作，立即拨打急救电话，并继续救治直到救援者到达。

3. 健康宣教

急救成功后，应对老年人及其家属做好有关噎食风险的告知，以防意外再次发生。对于在饮食护理中存在的不妥行为及认识误区，护理人员应及时给予指导宣教。

二、误食风险的防范

（一）概 述

误食常发生于幼儿，但老年人（即使是健康的老年人）也可能因身体功能的退行性改变，如味觉、嗅觉、视觉功能衰退，生活自理能力、认知能力逐渐降低以及疾病（如阿尔茨海默病等）而引发误食，如误食过期食物、变质食物、化妆品、药品，误饮洗涤品、肥皂水、洗发水、漂白剂、除臭剂、杀虫剂、防腐剂、农药等而发生中毒，如果大量误食，就会导致严重中毒；误食枣核等导致急腹症，引起小肠穿孔等，若处理不及时，可导致死亡。

（二）评 估

1. 一般情况

评估老年人的思维能力、认知能力、行动习惯、饮食习惯等。

2. 居住环境

评估老年人是否独居，有无老伴、子女或其他照护人员。评估老年人居室环境是否清洁、整齐，是否有可能引起误食的有害食物、药品、消毒剂、杀虫剂等，以及这些物品放置的位置。

（三）预 防

1. 制订个性化护理计划

根据老年人的评估结果，针对老年人的认知状态、生活自理能力、生活习惯、兴趣爱好、行动能力等制订详尽的护理措施，并有效落实。

2. 密闭式管理误食物品

对老年人易误食的物品进行管理，定期清理过期变质食物；老年人在食用袋装食品时，应提前取出干燥剂；将洗涤剂类物品放置在老年人触及不到的地方；将消毒物品放在老年人日常生活范围之外，并在完成消毒后立即放回原处；在老年人玩橡皮泥时，应多加注意，以防老年人将其当做食物放进嘴里；在老年人食用坚果类食物时，应先将坚果坚硬的外壳去掉。

3. 进行有效的健康宣教

教育老年人学会识别有害的食物，不食用来源不明的食物。

（四）处　理

1. 确认误食物品

一旦发现老年人有误饮、误食情况，应尽快查明引起中毒的毒物种类，并留取毒物样本备查。

2. 密切观察病情

评估中毒的危害程度，观察老年人的呼吸、脉搏、血压及面色等的变化，有无呕吐、头晕等不适症状，有无意识改变。误食、误饮的物品不同，产生的中毒症状也不同，多数老年人会出现恶心、呕吐、腹痛、腹泻等消化道症状；此外，还需观察是否有昏迷、惊厥、抽搐等神经系统异常症状。观察老年人能否发声，老年人如果还能发声，那么说明误食的物品在食管内，或部分阻塞气道，应直接送医院处理；如果不能发声，那么物品可能已经完全阻塞气道，应立即采取急救措施，去除异物，保持呼吸道通畅。

3. 判断误食物品的大小

若异物体积较小，也没有毒性和腐蚀性，老年人无特别症状出现，则不需治疗，误食的物品会在 1 ～ 2 天内随大便排出。若异物体积较大，或误食尖锐异物，则必须立即送医院处理。

4. 误食了有毒、有腐蚀性的异物时的处理

（1）催吐：对于清醒老年人，可考虑现场催吐，催吐前应严格掌握禁忌证，昏迷、惊厥、食入腐蚀性毒物、休克、严重心脏疾病、肺水肿、主动脉瘤、近期有上消化道出血或食管－胃底静脉曲张病史者禁忌催吐。

（2）立即就医：在遇有不明物品中毒时可采取一般处理，保持呼吸道通畅并有效给氧，维持循环功能稳定，严密观察中毒者的病情变化并给予有效生命支持。根据中毒的类型，在现场适时早期给予相应的特效解毒剂。

（3）不同毒物应于不同处理：误食有毒、有腐蚀性的异物，如纽扣型电池等，会损伤食道和胃肠黏膜或吸收毒物造成中毒，故必须尽快送医院取出异物。另外，误食肥皂会出现恶心、腹痛、腹泻和呕吐现象，应尽快催吐，并让误食者饮牛奶或水，以冲淡胃内肥皂水的浓度，一般情况下可立即缓解，如情况严重，则需及早送医院处理。

（4）干燥剂中毒处理：为了延长物品的保质期或使用期限，许多食品或日常生活用品的包装内可能存放有干燥剂，有些老年人食用东西时粗心大意，会将干燥剂随食物一起吞下，此时应根据干燥剂的类型对症处理。

①硅胶。硅胶是一种常用的干燥剂，呈半透明颗粒状，具有多孔的结构，吸附面积大且能吸附多种物质。硅胶中加入了氯化亚钴，在无水时呈蓝色，吸水后变为粉红色。硅胶在胃肠道不能被吸收，可经粪便排出体外，对人体没有毒性，故误服后不需做特殊处理。

②三氧化二铁。三氧化二铁呈咖啡色，刺激性较弱。若误食量少，则多饮水稀释即可；如误食量较大，出现恶心、呕吐、腹痛、腹泻等消化道症状，则表明有铁中毒的可能，应尽快就医。

③氧化钙。氧化钙俗称生石灰，是一种白色或灰白色的块状物，具有很强的吸收性，能吸收空气中的水分，多用作食品、衣物、精密仪器的干燥剂，吸收水分后变成粉末状的氢氧化钙（熟石灰）。误食氧化钙，由于氧化钙在遇水变成氢氧化钙的过程中释放热量，故会灼伤口腔或食管。氢氧化钙呈碱性，对口咽、食管有腐蚀性，溅入眼中会造成结膜和角膜损伤。误食此种干燥剂者，禁忌催吐，应立即饮用牛奶或水，一般成人饮 120 ～ 240ml，不能过多饮用，因过多饮用会诱发呕吐。同时需注意，不能用任何酸类物质进行中和，因为中和反应释放出的热量可加重损伤。若有干燥剂溅入眼睛，则应尽快用清水或生理盐水从眼部的鼻侧往耳侧冲洗，冲洗至少 15 分钟，然后送医院处理。皮肤被污染者，应用大量清水冲洗干净，严重者可按化学烧伤处理。

三、压疮风险的防范

（一）概 述

压疮指老年人皮肤、皮下组织受到压力、摩擦力、潮湿、剪切力等因素的影响，局部皮肤颜色呈紫色或褐红色改变，如不及时处理，会逐渐加重、充血或形成水疱，有疼痛感；若再加重，则会使受损区域完整性被破坏，水疱破溃造成感染，局部组织坏死，溃疡形成，疼痛加剧；甚至皮下组织坏死、变黑，可深达骨骼。压疮可引发蜂窝织炎、骨髓炎、骨质破坏、菌血症、败血症等并发症，甚至导致老年人死亡，其中败血症是压疮最严重的并发症之一。老年人是最常见发生压疮的高危人群，家庭和养老机构是高龄老年人发生压疮的主要场所。

参考美国国家压疮咨询委员会2007年压疮分期标准，可将压疮分期如下。

1. 可疑深部组织损伤

压力或剪切力造成皮下软组织损伤而引起局部皮肤颜色改变，如变紫、变红，但皮肤保持完整。

2. Ⅰ期

皮肤完整、发红，与周围皮肤界限清楚，压之不褪色，常局限于骨突部位。

3. Ⅱ期

部分表皮受损，皮肤浅表溃疡、基底红，也可表现为完整的皮肤伴已破损或破溃的浆液性水疱。

4. Ⅲ期

全层皮肤缺失，皮下脂肪层可见，但骨骼、肌腱或肌肉尚未见外露。腐肉可能存在，但不会遮挡组织缺损的深度。可有结痂和窦道。

5. Ⅳ期

全层皮肤缺失，伴有骨骼、肌腱或肌肉的暴露，腐肉或焦痂可能存在于伤口创面的某些部分，常存在结痂和窦道。

6. 不可分期

全层皮肤缺失，而溃疡的基底部被腐肉（黄色、棕褐色、灰色、绿色或棕色）和（或）焦痂（棕褐色、棕色或黑色）所覆盖。

（二）评 估

1. 评估工具

压疮风险评估量表是用于评价个体压疮发生风险及预测、筛选压疮高危人群的一种工具，目前已经成为压疮预防护理的重要组成部分。常用评估量表有Braden评估量表、Norton评估量表等，其中

Braden 评估量表目前已广泛应用于预测压疮风险的量表。

Braden 评估量表具有简便、易行、经济、无侵袭性、可操作性强的特点。①评估内容：包括感觉、潮湿度、活动度、移动能力、营养摄入、摩擦力和剪切力 6 个部分，每项 1 ～ 4 分，总分为 23 分，得分越低，发生压疮的风险越高。Braden 评估量表用于一般内外科老年人，其临界值为 16 分，但应用于养老院的老年人时，其临界值提升为 18 分。15 ～ 18 分提示轻度危险，13 ～ 14 分提示中度危险，10 ～ 12 分提示高度危险，9 分以下提示极度危险。②评估方法：Braden 评估量表采用“五步法”。“一问”：询问饮食量和饮食结构、排便情况、活动能力及方式和疼痛感受。“二查”：检查皮肤感觉（痛、温觉）、反应强度、肌力（五级六分法）；从头到脚检查皮肤完整性、弹性和潮湿度；检查是否选择使用了减压装置及其类型、减压装置使用是否正确、有无身体下滑或下滑倾向。“三阅”：阅读 Braden 量表的项目与评分标准。“四评”：对照量表逐条结合老年人情况进行评分。“五录”：及时记录评分结果。

2. 常见的风险因素

（1）外在因素：压力是压疮发生最重要的原因。老年人长期卧床、长期坐轮椅，或肢体移动受限、身体活动受限及感知觉障碍时（如截瘫、偏瘫、麻痹性疾病等）难以改变姿势，可使局部组织长期受压而发生压疮。老年人取半坐位时身体下滑产生的剪切力；向上移动（推、拖、拉）老年人时与床单产生的摩擦力；老年人的内衣、床单、被褥有皱褶或不平整，床上有碎屑，以及皮肤受大小便和汗液、污渍的频繁刺激，可使局部组织耐受性改变，引发压疮。另外，医疗器械使用不当，如应用鼻导管、面罩、夹板、石膏、牵引等医源性干预治疗时，老年人局部活动受到限制或局部受压，特别是夹板衬垫放置不当、石膏不平整、矫形器固定过紧等情况易使肢体的血液循环受阻，导致压疮发生。

（2）内在因素：压疮发生与老年人年龄、营养状况、应激反应、合并的疾病相关。老年人营养不良、身体消瘦、皮肤老化或低蛋白血症、慢性消耗性疾病，以及急性损伤后应激反应的增加，都易使压疮的发生率升高。另外，如心肺功能、外周血管性疾病、贫血、糖尿病合并其他疾病等造成的组织灌注不足，也均可增加压疮的发生风险。

（3）其他因素：老年人或照护者对压疮无认知或认知不足；压疮风险防范意识不强，护理人员照护不力等。

（三）预 防

1. 常评估

当老年人入院时，应尽快（不超过入院后 8 小时）对其进行结构化评估，并根据其具体情况多次进行风险评估，特别是在病情有显著变化时。每次进行风险评估时，均应整体评估身心状况，全面检查皮肤，同时需要评估压疮对老年人生活质量的影响，并记录风险评估结果。根据风险评估工具总分、分量表得分及其他风险因素来制订并实施压疮预防计划。同时还需与老年人家属共同确定老年人的护理等级，与家属签订评估报告书，双方签名确认后妥善保存。

2. 常观察

对于压疮高危老年人，应做到每天甚至每班观察：①查看受压部位有无压红、压红后消退的时间，是否有潮湿、水疱等。如皮肤有红斑，应鉴别红斑的发生原因与范围，使用指压法或压板法评估皮肤可否变白。最常见的受压部位：仰卧位时，依次是骶尾部、枕部、肩胛骨周围、肘部、足跟部；侧卧位时，依次是耳部、肩部、髋部、膝关节内外、踝部。②观察老年人的营养状况，看有无消瘦，皮肤弹性、颜色、皮温、感觉等。③观察老年人的活动能力及自理能力，即老年人能否自行翻身，以及老年人的躯体活动情况、有无意识障碍等。④观察老年人全身状态有无昏迷、躁动、水肿、大小便失禁等症状。

3. 增加营养摄入

识别并纠正各种影响老年人蛋白质和热量摄入的因素，用实验室指标如白蛋白浓度来评价老年人的营养状况。对于经筛查有营养不良风险者及存在压疮者，必要时需经营养师会诊，进行全面营养评估。对于消瘦、营养不良的老年人，在病情允许的情况下，应给予高蛋白质、高维生素等食物和充足的水分。对于不能进食的老年人，应根据医嘱给予鼻饲或静脉补充营养。每日监测与记录营养摄入量和排泄情况。

4. 减轻局部皮肤受压

（1）定时翻身：对于长期卧床的老年人，要协助其经常翻身更换体位，每 2 小时翻身一次，必要时每小时翻身一次，并做好翻身记录。在为老年人翻身和更换衣服时，应将老年人抬离床面，避免推、拖、拉等动作。可使用气垫床，以降低皮肤受压强度。

（2）保护易发部位：为保护骨隆凸处，可使用保护垫。在经常受摩擦力与剪切力的骨隆凸处使用聚氨酯泡沫敷料或透明膜预防压疮，如膝盖、踝部可使用软枕或泡沫材质的楔形枕以避免局部受压；足跟下使用减压器具保护；对于配合的老年人，可在小腿处垫枕头以使足跟抬离床面。③制订并实施个体化的失禁管理计划，使用隔离产品避免皮肤暴露在过度潮湿的环境中，或使用润肤剂使干燥的皮肤保持湿润，以降低压疮的发生风险。

（3）避免潮湿、摩擦刺激：保持老年人的床单、被褥、内衣柔软、清洁、干燥、平整、无皱褶，及时清扫床上的碎屑，衣服、被褥、床单、尿垫等一旦潮湿，应及时更换。当老年人取半坐位时，为防止其身体下滑，可在老年人的大腿下放一软枕。避免使用有破损的便盆。

（4）促进局部血液循环：经常给老年人进行全身各关节活动，定期为老年人温水擦浴，可使用中性皮肤清洗剂、保持皮肤清洁、干燥，避免按摩或用力擦洗有压疮风险的皮肤。

（5）预防医疗器械相关性压疮：确保医疗器械型号正确且佩戴合适，为老年人调整体位和（或）重新安置医疗器械，使压力再分布并减小剪切力。每天至少检查 2 次医疗器械下面及周围皮肤，并保持皮肤清洁、干燥。避免将老年人直接安置在医疗器械上，避免让老年人过久坐于便盆上。一旦临床治疗许可，尽量移除可能引起压疮的医疗器械。

5. 进行健康教育

加强陪护及家属教育，介绍压疮相关知识，使其了解老年人压疮发生原因、发展、注意事项和预防措施，尤其需告知医疗器械相关性压疮的发生情况，以便其积极参与并配合照护工作，减轻老年人的痛苦。

6. 加强护理人员责任心

应加强对护理人员专业知识、职业道德、职业守则的培训，培养其责任心，提高护理人员对高危老年人发生压疮的风险意识，认真落实预防压疮的各项措施。

（四）处 理

一旦老年人发生压疮应重新进行评估，此外还需定期进行评估。

1. 改善老年人的营养状况

对于可以经口进食的老年人，应每天给予足够的优质蛋白质，适量的脂肪、矿物质、维生素、丰富的膳食纤维以及充足的水分，每日水分的摄入量为 1500 ～ 2500ml，保证老年人至少每天摄入热量 30 ～ 35 kcal/kg，蛋白质 1.25 ～ 1.5g/kg。对于鼻饲的老年人，应注意在鼻饲液中加入营养液。

2. 压疮 Ⅰ 期的处理

警惕压疮的早期表现，应给老年人勤翻身、勤换内衣，保证床单平整，防止局部皮肤再继续受压、受刺激。不做局部按摩，可采用湿敷，局部应控制湿度和温度。

3. 压疮 Ⅱ 期的处理

为避免水疱破裂发生感染，可用碘伏等消毒水疱的基底部，用无菌的注射器抽出水疱内渗出的液体；若水疱破裂面积较小，则创面上可涂碘伏等消毒液，晾干后敷上消毒纱布保护创面，切忌局部再受压。

4. 压疮 Ⅲ 期或Ⅳ期的处理

护理重点为清洁伤口，清除坏死组织，处理伤口渗出液，促进肉芽组织生长，同时预防和控制感染。当创面无感染时，多采用对健康组织无刺激的生理盐水冲洗。较重压疮，需请伤口专科护士或外科医生诊治处理，清除坏死组织，局部或全身合理使用抗生素，使用湿性敷料等。

5. 及时汇报、告知病情

护理人员要及时将老年人皮肤的变化情况按流程汇报，并告知家属，说明压疮的发生原因和处理方法。

四、跌倒风险的防范

（一）概 述

老年人因肌力减弱、平衡功能下降、感觉系统减退、视力改变、反应迟缓以及夜尿、体位性低血压等，跌倒的危险性明显上升。老年人跌倒死亡率随年龄的增加而急剧上升。老年人发生跌倒并不是一种意外，而是潜在危险因素导致的，而大部分危险因素是可防可控的。

跌倒除了导致老年人死亡外，还可导致残疾，因此严重威胁老年人的身心健康、日常活动及独立生活能力，也会增加家庭和社会的负担（见表 5-2）。

表 5-2 跌倒对老年人的影响

<table>
<tr><th>影响层面</th><th colspan="2">造成的伤害</th></tr>
<tr><td rowspan="2">个人</td><td>生理</td><td>肢体骨折
头部创伤
皮下出血、淤血
长期卧床</td></tr>
<tr><td>心理</td><td>丧失信心
焦虑
抑郁
害怕跌倒</td></tr>
<tr><td>社会</td><td colspan="2">退缩
限制活动
依赖</td></tr>
<tr><td>家庭</td><td colspan="2">照顾者身心、社会负担加重
经济问题</td></tr>
</table>

（二）评 估

1. 内在因素

（1）既往史评估：了解老年人既往跌倒史和最近一次跌倒的情况；有无惧怕跌倒的心理，老年人活动的意愿和信心及老年人日常生活能力；是否有与跌倒有关的疾病及其诊治情况，近一周来有无服用可引起跌倒的药物以及服用方式。

（2）本次跌倒情况评估：需评估跌倒的时间、环境、处理方法；跌倒时的体位；跌倒前老年人的活动，是否有前驱症状，如头晕、头胀、心悸或呼吸短促；老年人是否受到伤害，当时是否能够站立，有无意识丧失、大小便失禁等。老年人跌倒后可并发多种损伤，应重点检查着地部位和受伤部位，并对老年人做全面、详细的体格检查，评估有无软组织损伤、头 / 胸 / 腹部及内脏损伤、骨折及出现“长躺”现象。老年人跌倒后躺在地上无法起身，时间超过 1 小时，称为“长躺”。长躺可引起老年人脱水、压疮、横纹肌溶解、体温过低、肺炎等，甚至会导致死亡，故应高度重视。

2. 外在因素

（1）环境因素：光线昏暗或过于强烈；地面过滑、不平、潮湿、有障碍物；家具摆放不当、稳定性差或位置改变；床铺和座椅过高或过低，楼梯、浴室以及房间内缺少扶手装置，坐便器过低，台阶过高或边界不清晰；影响感官空间的定向感设置（如重复性花纹过多的地毯）等。另外，环境的变迁也会增加老年人跌倒的风险。

（2）社会因素：老年人的教育和收入水平、卫生保健水平、享受社会服务和卫生服务的途径、室外环境的安全设计，以及老年人是否独居、与社会的交往和联系程度都会影响其跌倒的发生率。

（3）穿戴不合适：裤子裤腿过长，穿着过长拖地的睡衣，穿拖鞋或尺码不合适的鞋，鞋底不防滑；佩戴度数不合适的眼镜，行动不便者未使用助行器或所使用助行器不合适。

3. 跌倒风险评估

常用的跌倒风险评估工具有计时起立 – 步行测验（timed up and go test，TUGT）、平衡与步态功能评估、Berg 平衡量表（BBS）、Morse 跌倒评估量表（morse fall scale，MFS）、Hendrich Ⅱ 跌倒因素模型量表（Hendrich Ⅱ fall risk Model，HFRM）、托马斯跌倒风险评估工具（St Thomas's risk assessment tool，STRATIFY）、霍普金斯跌倒风险评估表（Jonhs Hopkins fall risk assessment tool）等。可根据不同场所、不同老年人情况等选择针对性的评估量表。

（三）预 防

1. 全面评估

我国《2011 年老年人跌倒干预技术指南》推荐选用老年人跌倒风险评估表和老年人平衡能力测试表来评估老年人的跌倒风险。前者可评估老年人的运动、睡眠状况、跌倒史、用药史、精神状态、自控能力、感觉障碍和相关疾病史，后者可评估老年人的静态平衡能力、姿势控制能力和动态平衡能力。此外，还需评估老年人的年龄、存在骨质疏松的风险、害怕跌倒的心理、尿失禁情况、身体约束情况，以及穿着是否合适和周围环境。

2. 健康教育

健康教育是一项可有效降低跌倒发生风险的措施，健康教育的对象应同时包括老年人、家属和照护者。护理人员应根据每位老年人的不同情况进行针对性宣教，提供补充维生素 D 以及预防骨质疏松症的饮食、提供生活方式和治疗选择的信息以降低跌倒风险。对于存在直立性低血压的老年人，在协助改变老年人体位时，应遵守“三步曲”，即应做到醒后卧床 1 分钟再坐起、坐起 1 分钟再站立、站立 1 分钟再行走，避免体位突然改变。

3. 活动锻炼

鼓励老年人坚持参加规律的体育锻炼，以增强肌肉力量、柔韧性、协调性、平衡能力、步态稳定性和灵活性，从而减少跌倒的发生。美国心脏协会和美国运动医学会推荐 4 类运动方式，包括有氧运动、肌力训练、柔韧性训练和平衡性训练。

4. 生活护理

穿着合脚的鞋子、防滑袜，尽量不穿拖鞋；裤子或裙子不宜太长；穿脱鞋袜或裤子时应采取坐位。选择适当的辅助工具，使用合适长度、支撑部面积较大的拐杖。将拐杖、助行器及经常使用的物件放在触手可及的位置。可以使用髋关节保护器减少与跌倒相关的髋部骨折风险。

5. 环境改善

配备防跌倒的相关环境设备，要求室内光线充足、柔和；地面干净、清爽，无水渍、油渍，遇潮湿天气及时擦干地面，并放置警示牌，可在地板上加软垫；洗手间、浴室设扶手和紧急按钮，为行动不便的老年人提供洗澡椅。老年人活动空间无障碍物，家具的数量尽量少，且摆放位置固定、适当；床、椅子的高度应以老年人取坐位、脚底能完全接触地面为宜；如为有手摇柄的床，需注意将手摇柄及时归位，以防绊倒老年人。另外，还应向新入院的老年人介绍休养环境。

6. 针对性预防措施

（1）组织灌注不足所致的跌倒：有效控制血压，预防直立性低血压的发生。老年人一旦出现不适症状，应立即就近坐下或搀扶其上床休息。在由卧位转为坐位、坐位转为立位时，速度要缓慢，应遵守“三步曲”。

（2）平衡功能差所致的跌倒：对于平衡功能差的老年人，应加强看护，在床尾和病历上作醒目标识，建立跌倒预防记录单，并借助合适的助行器降低其跌倒的发生风险。

（3）药物因素引起的跌倒：对易增加跌倒发生风险的药物，应减少用药剂量和品种，睡前床旁放置便器；对于有意识障碍的老年人床边要设床档；帕金森病老年人应遵医嘱按时服用多巴胺类药物；对于患骨关节炎的老年人，可采取镇痛和物理治疗，必要时可借助合适的助步器。

（4）精神状态改变引起的跌倒：对于精神状态异常的老年人应加强看护，必要时可考虑使用约束具，且在约束期间密切观察老年人的神智、活动及约束部位的皮肤情况，同时需注意约束器具本身的安全性。

（四）处 理

1. 立即评估

询问老年人跌倒情况及对跌倒过程是否有记忆；检查其意识状态、生命体征，并依次检查头、颈、胸、腹、脊柱、四肢，注意有无腰、背部疼痛，双腿活动或感觉异常及大小便失禁等腰椎损害表现，如有上述情形则禁止搬动，以免加重病情。避免未经评估盲目将老年人扶起。当出现脑卒中、骨折、颈腰椎损害等情况时，应立即拨打急救电话。

2. 针对性处理

当发生扭伤及肌肉拉伤时，受伤处应制动，可以冷敷减轻疼痛，在承托受伤部位的同时可用绷带扎紧。当发生骨折或疑为骨折时，要避免移动伤者或伤肢，对伤肢加以固定与承托，使老年人在运送过程中不因搬运、颠簸而使断骨刺伤血管、神经，避免造成额外损伤。有外伤、出血时，应立即止血、包扎。有呕吐时，应将头偏向一侧，并清理口、鼻腔呕吐物，保证呼吸道通畅。有抽搐时，应将老年人移至平整的软地面上或在身体下垫软物，防止碰、擦伤，必要时牙间垫较硬物，防止舌咬伤，不要硬掰抽搐肢体，防止肌肉、骨骼损伤。如呼吸、心跳停止，则应立即采取心肺复苏等急救措施进行救治。

3. 自我处置与救助

部分老年人独自在家时会发生跌倒，“长躺”可导致老年人虚弱、发生疾病，甚至导致死亡。要教会老年人在无人帮助的情况下，采用“挪、翻、俯、跪、立”的步骤安全起身（见图 5-1 ～图 5-5）。

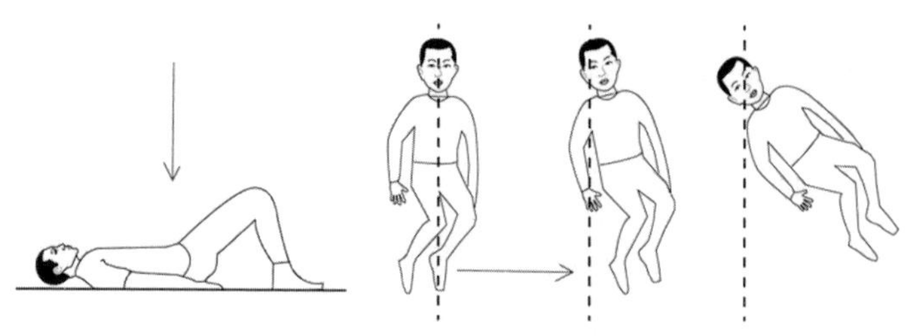

图5-1　移动肢体并保暖

如为背部先着地，应弯曲双腿，挪动臀部到铺有毯子或垫子的椅子或床铺旁，然后使自己较舒适地平躺，盖好毯子，保持体温。如在外跌倒，需向他人寻求帮助。

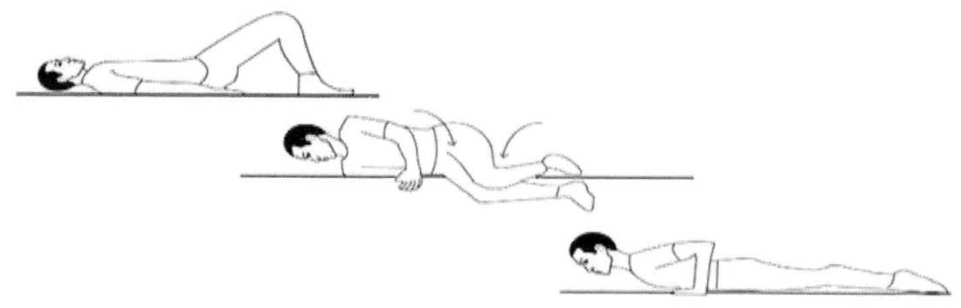

图5-2　俯卧

在休息片刻、体力有所恢复后，尽力使自己向椅子方向翻转身体，变成俯卧位。

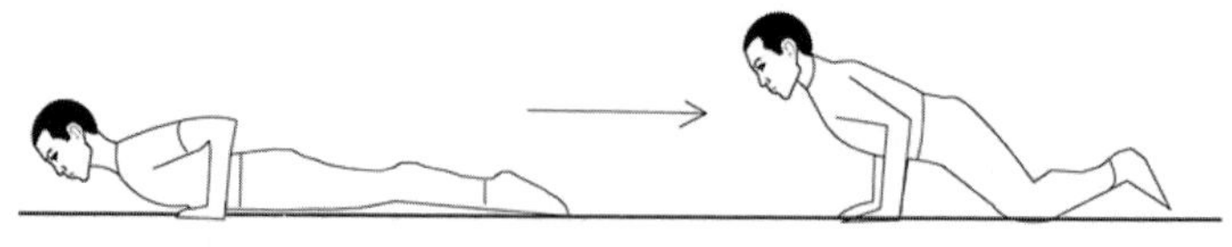

图5-3　跪立

双手支撑地面，抬臀、弯曲膝关节；尽力使自己面向椅子跪立，双手扶住椅面。

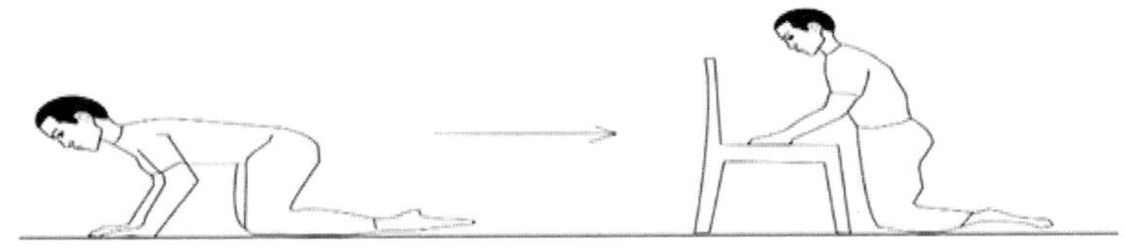

图5-4　立起

以椅子为支撑尽力站起来。

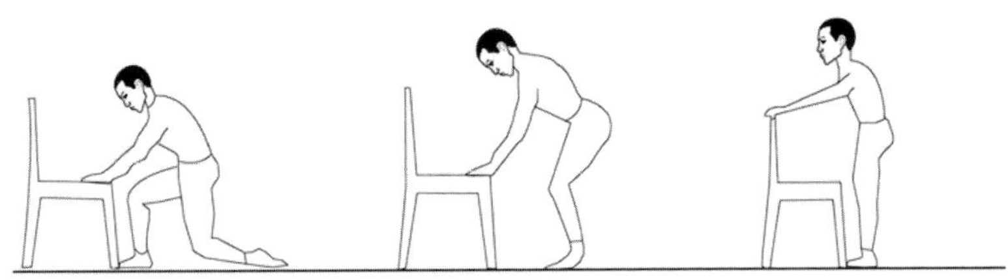

图5-5　起身求助

4. 心理护理

如老年人存在恐惧再跌倒的心理，应帮助其分析恐惧的原因，如是身体虚弱或是因以往自身或朋友有跌倒史，并共同制订针对性的措施，以克服恐惧心理。

五、烫伤风险的防范

（一）概　述

烫伤指由高温液体、高温固体或高温蒸汽等所导致的组织损伤。老年人由于各器官出现生理性退化，皮肤对冷、热、痛等感觉反应迟钝，易因取暖不当等造成烫伤。低温烫伤指某些取暖设备虽然基础温度不高，但皮肤长时间接触高于体温的低热物体也会造成烫伤，如接触 70℃的物体持续 1 分钟，皮肤就可能被烫伤；而当皮肤接触近

60℃的物体持续5分钟以上时，也有可能造成烫伤，这种烫伤即为低温烫伤。

（二）评 估

1. 疾病因素

老年人的身体功能除了老年性生理改变外，往往因糖尿病、脉管炎或中风后遗症等疾病导致末梢循环障碍、神经功能受损，致使感觉迟钝，对热、痛感觉不敏感，易发生烫伤。

2. 治疗因素

中医的拔罐、艾灸、神灯这些与热相关的理疗方法，成本低，方法简单易学，已成为老年人常用的治疗手段。在家中自行操作时，老年人常常主观认为治疗的时间越长效果就越好，但长时间接触热源，最后往往会导致皮肤烫伤。另外，拔罐时罐口温度过高、神灯距离皮肤太近、艾灸治疗时睡着等，均易造成治疗局部皮肤烫伤。

3. 生活因素

炒菜时身体距离油锅太近，油炸时不能及时躲避喷溅的热油，易造成脸部、手臂烫伤。泡脚时温度过高，泡脚时间太长，使用热水袋温度过高，都易造成皮肤烫伤。老年人因自理能力下降，又不愿麻烦别人，需要饮水时，常因倒翻热水而致烫伤。

4. 烫伤评分标准

烫伤分度见表5–3和表5–4。

表5–3 不同分度烫伤的表现

烫伤严重程度分度	表 现
I度烫伤	受伤的深度仅限于表皮层，外观呈现红肿，如是烧伤，则会有轻微的咖啡色痕迹。受伤初期会有疼痛症状，经适当冷疗降温后，伤口在1周内可再生新表皮，不会留下浮肿、瘢痕

（续表）

浅Ⅱ度烫伤	伤口深度在真皮上层，初期外观红肿，1～2天内会有水疱产生，伤口在水疱脱落后会极度疼痛。若未发生伤口感染，则伤口可以在2周内复原，会有轻微的瘢痕存留
深Ⅱ度烫伤	伤口深度到达真皮下层，往往会有大水疱产生，初期不易与浅Ⅱ度烫伤区分，约3天后相应皮肤组织会形成黄色焦痂，易造成伤口感染。伤口不易在2周内再生复原
Ⅲ度烫伤	伤口深度超过真皮下层，全层皮肤完全坏死，一开始即会形成焦痂组织，焦痂周围区域会有疼痛症状，焦痂部位因皮肤坏死反而不会疼痛

表 5–4　Wagner 分级标准

分级	临床表现
0级	有发生溃疡的危险因素，目前无溃疡
1级	表面溃疡，临床上无感染
2级	较深的溃疡，常合并软组织炎，无脓肿或骨的感染
3级	深度感染，伴有骨组织病变或脓肿
4级	局限性坏疽
5级	坏疽范围大，涉及全足或全上肢或全面部等

（三）预　防

1. 评估风险因素

如老年人在家有无烫伤史，有无用热水袋或热水泡脚的习惯，老年人、家属及照护者对宣教的理解和接受程度。确认高危烫伤老年人：年龄＞65 岁、有肢体功能障碍、有意识障碍、大手术后、危重虚弱、使用镇静、安眠及镇痛等影响意识或活动的药物、糖尿病老年人等；确定有潜在烫伤的风险的场所和用具，如热水袋、暖宝宝、电热毯等。

2. 做细生活护理

老年人饮用、洗漱用的热水不应超过 43℃。在食用热汤时，热汤的温度要适宜，必要时向老年人说明，以引起其注意。老年人在洗澡时，先放凉水，后放热水，水温不宜过高、时间不宜过长。在用热水泡脚时，对不同的老年人要区分对待。偏瘫老年人在泡脚时应先放入健侧脚，若无烫感，则再放入患侧脚。截瘫老年人及糖尿病老年人在洗脚时应先用温度计测量水温，水温＜ 37℃为宜。当条件不具备时，可用手放入水中 5 分钟以上，如无烫感，则可以洗。洗脚的时间不宜过长，一般以 10 ～ 20 分钟为宜。随时查看下肢皮肤情况，及时调整。在泡脚时，暖水瓶放置位置合理，并有固定装置。如需添加热水，则应先将肢体移出盆外，并再次监测水温，防止烫伤。管饲喂养或灌肠前，流食和灌肠液温度控制在 38 ～ 40℃，并严格执行护理技术操作规范。

3. 正确使用取暖物品

尽量避免使用各种取暖物品，忌将热源直接接触皮肤保暖，且使用时须严格按照说明书操作。在使用金属或电子取暖器时，有封套的要使用封套，禁止其紧贴皮肤。热水袋使用前应检查其是否已老化，并控制热水袋的温度，水温不宜超过 50℃；装水时不宜太满，装至热水袋的 70% 左右即可，装水后拧紧盖子。不建议把将热水袋整夜置于被窝内，应在临睡前将被窝捂热后取出。对于昏迷、意识不清等老年人，在用热水袋时应多加一层包布，或放于两层毯子中间。使用电热毯要注意产品质量，睡前打开，睡时关闭。

4. 正确理疗操作

掌握理疗时间，在对老年人进行理疗时一定要把握好时间，并告知老年人，同时设置闹钟提醒。如在拔罐时，时间以不超过 10 分钟为宜，以免造成不必要的烫伤。使用神灯和微波等理疗用具时，应注意控制温度，严格掌握治疗板（头）与皮肤、患部的距离，一般不低于 20cm，温度掌握以患部皮肤能承受为宜。可应用报时器、报警器、备忘录等来提醒老年人，以弥补其记忆力减退的问题。

5. 严格执行交班

在使用热水袋或者进行理疗时，严格执行交班制度，经常巡视观察皮肤颜色。对于瘫痪老年人，在使用理疗用具时应有专人监护，护理人员应严格调整控制，避免发生烫伤。治疗结束后及时收回仪器，并观察有无继发反应，同时做好交接班。

6. 做好健康教育

对老年人及其家属、陪护进行烫伤安全防范知识和注意事项的宣教，如发生意外烫伤，应立即报告并及时就医。

（四）处 理

1. 应急处理

发现老年人意外烫伤后应立即去除热源，冷水冲洗烫伤部位 30 分钟，无法冲洗者可予以局部冰敷。如果隔着衣服，应迅速用剪刀剪开，及时散热，以减轻疼痛或烫伤程度。烫伤的分度及处理措施见表 5–5。

表 5–5 不同分度烫伤的处理

烫伤严重程度分度	处理措施
Ⅰ度烫伤	可先用凉水将伤处冲洗干净，然后将伤处放入凉水中浸泡30分钟，浸泡时间越早，水温越低，效果就越好（水温不能低于5℃，以免发生冻伤；如伤处已经起疱并破溃，则不可浸泡，以防发生感染）；再用麻油或菜油涂擦表面，然后送医院门诊用碘伏消毒创面即可，不必包扎

（续表）

烫伤严重程度分度	处理措施
Ⅱ度烫伤	水疱处理：用碘伏消毒，水疱直径≥0.5cm，可用无菌针头刺破水疱边缘放水，如无感染，则应尽量保留疱皮，然后用碘伏消毒创面，涂抹烫伤膏，最后用无菌纱布包扎或用泡沫吸收垫包扎伤口，包扎松紧要适度。水疱直径＜0.5cm，不需特殊处理，保持表面清洁、干燥，水疱可自行吸收
Ⅲ度烫伤	应立即用干净布包住创面，并及时就医处理，禁止在创面上涂抹紫药水或膏类药物，而影响病情观察及处理
出现休克等严重烫伤	老年人出现浑身发热、口渴等缺水、休克表现时切勿让老年人饮水，尤其是在头面部、颈部或会阴部烫伤时，以防引发脑水肿或肺水肿等并发症；可以适当给予一些淡盐水，并立即就医处理

2. 营养护理

在确定老年人胃肠功能正常的情况下及要求老年人控制饮食的同时，鼓励其多进食高蛋白质、高维生素、利尿清热、易消化、少刺激的食物；少食葡萄糖、果糖、蔗糖等单糖类食物；多食水果、蔬菜等；鼓励多食含钾、钙、锌丰富而含钠低的食品以及含有不饱和脂肪酸的食物。少食含氮浸出物增加的肉汤类，以免体内尿酸增加，加重心、肝、肾脏的负担。限制盐的摄入，每日摄入量应控制在 6 克以下；禁止饮酒，必要时遵医嘱静脉滴注白蛋白，以改善低蛋白血症。

3. 心理护理

老年人负性心理不利于创面的愈合。因此，首先应稳定其情绪，与之建立良好的护患关系。其次，换药时动作宜轻柔，以减轻老年人的疼痛，并经常测量创面大小，将面积缩小、创面好转的情况告知老年人，与老年人一起分享病情好转的喜悦。再次，给予其足够的心理援助。在治疗疾病的同时，多关心老年人，加强沟通，鼓励老年人做一些力所能及的活动，保持乐观、积极的态度。最后，不可忽视家属的作用，鼓励子女多陪伴老年人，多关心体贴老年人，多和老年人交谈，以减轻老年人的寂寞、孤独感。

4. 体位护理

对于骨隆突处的创面，应避免增加创面局部组织的压力。鼓励并协助老年人定时更换体位，每 2 ～ 3 小时翻身一次，必要时使用气垫床。

5. 血糖控制

密切监测血糖水平，随时掌握血糖情况。若血糖水平过高，烫伤创面会不易愈合。对于顽固性血糖控制不良的老年人，可遵医嘱使用胰岛素来控制血糖水平。

六、用药风险的防范

（一）概 述

药物是老年慢性病医疗照护中不可或缺的治疗手段。药物被人体摄取后，必须在作用部位达到一定的浓度才能产生预期效果。药物可治疗老年人的疾病，改善其生活质量，但使用不当就会导致老年人药害发生率增高。老年人的器官功能逐渐减退、老化，会影响药物的吸收、分布及代谢与排泄。同时，老年人往往合并多种疾病，用药复杂，也会影响老年人用药的安全性。目前老年人常见的用药问题是多药并用、不良药物反应发生频繁及服药依从性差。护理人员应重视老年人的用药问题，仔细评估其原因，并监测药物治疗的效果；同时给予照护与宣教，才能减少甚至避免药物不良反应的发生。

（二）评 估

1. 用药不当的原因

用药不当的原因有很多。机体老化或疾病因素常导致老年人的认知功能变差或记忆力减退，从而影响其正确服药。在“久病成良医”观念的影响下，许多老年人会按照个人想法或症状而自行调整药物剂量，或未经诊断自行到药店购药服用。另外，老年人因患不同慢性疾病，往往多种症状并存，缺乏系统性的医疗照护，不同医师重复开药，不同药物发生交互作用，衍生出诸多老年人用药问题以及多重药物的用药困难。刚出院的老年人可能不熟悉新的药物治疗剂量，也会造成药物使用不当。

2. 药物不良反应

老年人的常用药物如洋地黄、利尿药、抗高血压药物、镇静剂、抗抑郁剂、降糖药及镇痛剂等。常见的药物不良反应包括意识／认知程度的改变、胃肠道反应、心血管问题、活动障碍、锥体外束症候、迟发性运动障碍、抗胆碱效应、中枢神经功能改变等。

3. 服药依从性问题

老年人因机体老化或疾病因素等引起视力、动作协调度及灵巧度变差，认知及记忆力改变，医护人员的态度和语言隔阂等均会影响其服药依从性。另外，老年人因其个人健康信念、自我效能作用的影响，往往会不清楚用药的目的及益处，出现有病不就医或未按医嘱自行调整药物剂量和用药次数的现象。老年人用药问题往往与其受教育程度、经济状况、家庭社会资源有关，如老年人常自行购买通过媒体广告了解到的药品来代替医师开具的处方药物等。

（三）用药护理的措施

1. 评估用药情况

（1）评估老年人用药的合理性：仔细评估及了解老年人的用药史及当前用药情况；确定处方或非处方药物的必要性；是否同时服用作用类似的药物；评估目前用药的优缺点；持续评估肾功能，并作为剂量调整的依据。辨认老年人是否存在多药并用的行为，如服用多种非必要的药物、重复使用作用相同的药物、同时使用作用相反的药物等。

（2）评估药物不良反应的相关因素：①高危人群。高危人群包括75岁以上、身体瘦小、有多重疾病、独居、营养不良、曾发生过药物不良反应等的老年人。②完整用药史。完整用药史包括过去与现在使用中的处方及非处方药物、药物过敏史、曾发生过严重不良反应的药物史；老年人及照护者对药物作用和副作用的了解程度；目前药物使用的合理性。

（3）评估影响老年人服药依从性的相关因素：评估老年人认知能力、阅读及理解药品说明书的能力、手部肌肉的协调度、吞咽能力、生活习惯、与服药相关的文化背景、经济状况、家庭社会资源、自行服药的能力、照护者配合给药的能力、用药的相关知识等。

2. 遵循合理用药

优先使用基本药物是合理用药的一项重要措施。购买药品应在合法的医疗机构和药店，并注意区分处方药和非处方药。处方药应严格遵医嘱，切勿擅自使用，特别是抗菌药物和激素类药物，不能自行调整用量或停药，用药过程中如有不适，应及时咨询医师或药师。保健食品不能替代药品，尽可能使用非药物的方式来改善老年人的症状。

3. 简化服药方法

配合老年人的日常活动规划服药时间。使用给药辅助工具，如使用药盒、药袋分装药物来帮助记忆不佳的老年人服药。建议医师使用缓释剂来减少服用次数。

4. 指导正确服药

详细介绍及解释药物治疗的相关知识。指导老年人服药前先饮水，可帮助吞咽。老年人如无法吞咽较大颗粒的药物，可建议医师改用液体制剂，但不能自行磨碎药物，以免影响药物作用。不可磨碎的药物包括肠衣药物、缓慢释放型药物、舌下或口腔含片、会将牙齿染色的药物、对口腔黏膜有刺激性的药物。

5. 做好用药宣教

指导老年人、家属或照护者将目前所有使用的药物装在袋内，向医护人员咨询每一种药物的作用和使用方法，并加以记录。鼓励老年人主动询问医护人员，并丢弃过期或已不再需要的药物。指导老年人制作药卡。药卡内应包含药物的相关资料，以帮助老年人辨识药物，随时获取药物相关资讯，提醒老年人正确服药。向老年人及其家属宣教处方药物及非处方药物的目的、用法、剂量、作用和副作用，药物治疗的注意事项以及发生不良反应的处理方式。指导老年人不使用未经处方的药物，以确保用药安全。

告知老年人及照护者每次就医复诊时，应携带所服用的药物，以帮助医师评估其用药的合理性。对于听力、行动及认知有障碍的老年人，要求家属及照护者随时协助并监督老年人合理用药。利用药盒、药袋分装药物，协助老年人安全使用药物，并保存药物说明书。服药前需仔细阅读用药说明，若有不清楚之处须立即与医护人员联系，必要时给予老年人用药相关的书面材料。若老年人身体不适，切勿自行服用上次就医所剩的药物。不与他人共享药物。指导老年人药品存放要科学、妥善，防止因存放不当而导致药物变质或失效。一旦误服、误用，应立即携带药品及包装就医。

6. 监测药物反应

老年人、家属及医护人员需一起定期监测药物治疗的所有反应，定期监测血药浓度、肝肾功能等。如药物副作用比原有疾病严重，应立即停止使用。避免常规性给予镇痛药，以防积蓄中毒。鼓励老年人报告药物不良反应。定期随访，必要时告知社区、家庭护理人员随访。

7. 做好药物交接

当老年人转科或转院时，应做好用药交接工作。护理人员应交接关于老年人用药的相关信息，包括：全科医师的联系方式、其他相关联系人的详细信息；已知药物过敏和对药物或其成分的反应以及反应类型；目前正在服用的药物（包括处方药、非处方药和保健药物）的详情，包括药名、剂量、剂型、时间、次数和药效持续时间、服用药物的方法、用药变化及其原因等。

8. 增进与老年人的沟通

与老年人建立信任关系，主动询问老年人是否有用药的相关问题。如老年人使用方言，则须有翻译人员在一旁协助，确保老年人获得正确的信息。仔细观察老年人对宣教内容的反应。书面资料用字须放大，字迹要工整。鼓励老年人提出任何问题。鼓励老年人用自己的话回答问题，以确保其对问题的内容清晰了解。

【专家共识】

老年人是一类较脆弱的人群，一方面其精力和体力衰退，身体功能下降；另一方面其往往多病共存，自理能力下降，存在较大的安全风险，这些都导致老年人生命安全与生存质量受到影响，给老年人及其家庭带来沉重的经济负担和心理压力，并危害养老产业的健康发展。因此，护理人员应评估老年人现存或潜在的健康风险，前瞻性防范老年护理安全事件，减少甚至避免不良事件的发生。护理人员在评估老年人的安全风险时，应选择有效、可靠的针对性评估工具，识别风险因素；在考虑老年人文化背景和个人意愿的前提下，与跨学科团队合作制订个性化风险管理计划并实施，以最大限度地减少不良事件的发生。建立以老年人为中心的护理服务模式，保证老年人及其家属能够参与护理决策。此外，当老年人出现风险事件或其生命安全受到危机时，应立即进行评估，给予现场救护或送医院就诊。

（沈翠珍，何桂娟，邵爱仙）

参考文献

[1] 合理用药国际网络中国中心组临床安全用药组，中国药理学会药源性疾病学专业委员会，中国药学会医院药学专业委员会，等. 中国用药错误管理专家共识 [J]. 药物不良反应杂志,2014,16(6):321–326.

[2] 蒋琪霞. 压疮护理学 [M]. 北京：人民卫生出版社,2015.

[3] 李琳，潘琼，许乐，等. 基于 Haddon 模型的成人烧伤危险因素研究 [J]. 中华疾病控制杂志,2017,21(11):1149–1151.

[4] 林丽婵，蔡娟秀，薛桂香，等. 老年护理学 [M]. 台北：华杏出版股份有限公司,2012.

[5] 罗悦性. 老年护理学 [M]. 2 版. 北京：人民卫生出版社,2015.

[6] 森山千贺子，安达智则. 介护的质量 [M]. 张清华，译. 北京：中国劳社会保障出版社,2016.

[7] 吴玲俐. 日本老年介护对我国养老服务的启示 [J]. 中国实用护理杂

志,2013,29 (7):77-78.

[8] 佚名.美国老年医学会老年人潜在不适当用药共识 Beers 标准 (2015 版) 解读 [J]. 中国全科医学,2016(20):2452-2452.

[9] 中国毒理学会中毒及救治专业委员会,中国研究型医院学会心肺复苏学专业委员会.突发中毒事件应急医学救援中国专家共识 2015[J]. 中华危重病急救医学,2015,27(8):625-629.

[10] 中国医师协会急诊医师分会,中国毒理学会中毒与救治专业委员会.急性中毒诊断与治疗中国专家共识 [J]. 中华急诊医学杂志,2016,25(1):1361-1375.

[11] 张建萍,钟黛云,卢丽清,等.Beers 标准评价老年人潜在不适当用药临床经济结局的系统评价 [J]. 中国临床药理学杂志,2017,33(6):547-550.

[12] 中华人民共和国民政部.国务院关于加快发展养老服务业的若干意见 [R/OL].[2013-10-24].http://www.mca.gov.cn/article/xw/mzyw/201309/20130915518493.shtml.

[13] 中华人民共和国财政部.关于做好政府购买养老服务工作的通知 [R/OL].[2014-9-3].http://sbs.mof.gov.cn/zhengwuxinxi/zhengcefabu/201409/t20140903_1134979.html.

[14] 李丽珠.医养结合老年护理服务手册 [M]. 太原:山西经济出版社,2014.

[15]International working group on geriatric sleep medicine. 2016 consensus of the international working group on geriatric sleep medicine: treatment of sleep disorder breathing in the elderly and the frail elderly[J].Eur Respir J ,2016,July 28,1-27.

[16]Cruz-Jentoft AJ, Baeyens JP, Bauer JM, et al.Sarcopenia : European consensus on definitiOn and diagnosis : Report of the

European Working Group on Sarcopenia in Older People[J]. Age Ageing,2010,39(4):412–423.

[17]AWGS,Asian Working Group for Sarcopenia.Sarcopenia in Asia: consensus report of the Asian Working Group for Sarcopenia[J].J Am Med Dir Assoc,2014,15(2):95–101.

[18]Gould L,Stuntz M,Giovannelli M,et al.Wound healing society 2015 update on guidelines for pressure ulcers[J].Wound Repair Regen,2016,24(1):145–162.

[19]Medicines N,Centre P.Medicines Optimisation:The safe and effective use of medicines to enable the best possible outcomes[M].NICE Medicines and Prescribing Centre (UK) ,2015.

[20]O'Mahony D,O'Sullivan D,Byrne S,et al.STOPP/START criteria for potentially inappropriate prescribing in older people: version 2[J].Age & Ageing,2015,44(2):213.

[21]Pan PPIA,Haesler E.Prevention and treatment of pressure ulcers:clinical practice guideline[M].Cambridge Media,2014.

[22]Qaseem A,Mir TP,Starkey M,et al.Risk assessment and prevention of Pressure ulcers:a clinical practice guideline from the American College of Physicians[J].Ann Intern Med,2015,162(5):359–369.

[23]Samuel MJ.American geriatrics society 2015 updated beers criteria for potentially inappropriate medication use in older adults[J].Journal of the American Geriatrics Society,2015,63(11):2227–2246.

[24]Wound,Ostomy and Continence Nurses Society–Wound Guidelines Task Force.WOCN 2016 guideline for prevention and management of pressure injuries (ulcers):an executive summary[J].J Wound Ostomy Continence Nurs,2017,44(3): 241–246.

第六章　医养结合之康复实践

> 没有康复理念的医养结合是没有质量的；不同层次的医养结合服务，决定了康复介入在服务对象、达成目标、实施手段上的差异。

第一节　康复概述

一、不同层级医养结合康复介入之分层分工

与综合性医院在疾病急性期治疗场景下围绕患者因病致功能缺损而开展各种全面积极的，甚至是预防性的康复医疗、康复护理、康复治疗性服务类似，不同医养结合场景下的康复、护理、治疗性需求成就了不同场景下的康复服务分工与协作。鉴于当前国内医养结合概念方兴未艾，首先需要厘清的是医养结合生态中存在哪些康复服务的分工，而这一分工的原则包括：①国家医疗保险制度管理下的三级分诊原则，体现公益性和医疗资源利用最大化，满足民众基本康复需求（公益原则）；②由医养结合服务提供出资人或法人（社会组织、地方街道村镇行政机构）的能力决定其可提供的相适应的康复服务，也就

是能力与责任相适宜（适宜原则）；③根据需求方诉求差异之合理性及其支付能力提供差异化的康复服务（差异原则）。

理想中的医养结合生态中的康复服务分工如图 6–1 所示。

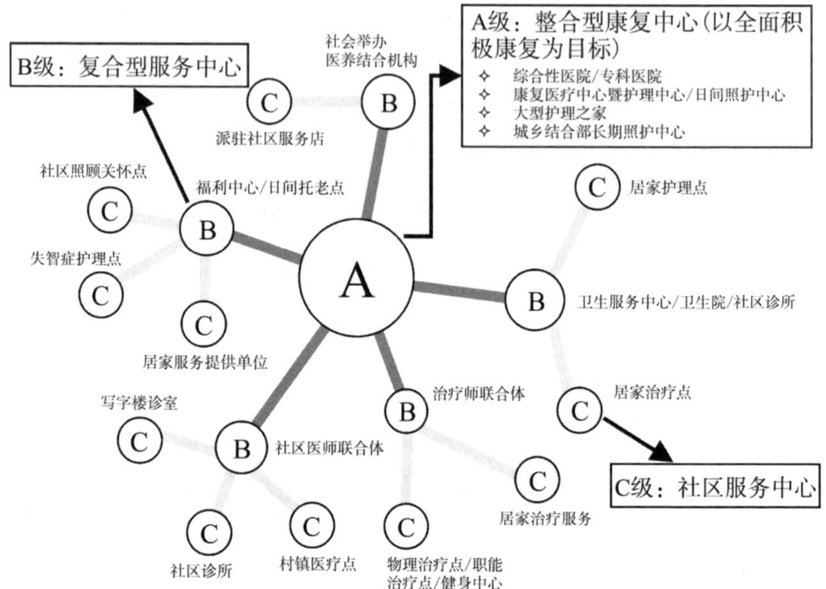

图6–1　理想中的医养结合生态中的康复服务分工

资料来源:连倚南.复健医学（第二版）.新北:合记图书出版社，2017.（根据大陆现状做部分改动）

二、当前亟须在医养结合中开展的康复医学服务内容

正如图 6–1 所示，医养结合之康复介入范围广泛，涉及的医疗、护理、治疗性服务均有专业上的不可替代性，这些内容超出了本章所能涵盖的范围，所以本章仅就目前医养结合康复服务中亟须明确或提高的四个领域的康复理念展开讨论，以供读者参考。

首先，是老年康复，熟知老年人的生理特点和疾病特点是实施老年康复的前提，但因相关内容已在本书相关章节详细阐述，所以本章将主要讨论老年康复应由谁主导、康复评估的范围、康复目标、康复实施的重点。

其次，针对长期慢性失能、失智症及因病重度失能者，如何提供可持续的照护服务，照护团队之培训分工及组织运营，康复理念如何体现，对此我国尚无共识，在借鉴境外经验的基础上，本章尝试予以框架性的总结，以飨读者。

第三，以肿瘤后期患者为代表的缓和医疗中如何贯彻康复理念，或称为癌症康复与安养照护，无疑也是医养结合需重点关注的内容。事实上，如何在患者生命的最后阶段保存相对良好的功能，提高生活品质，减少对病患和家庭的冲击，有尊严地走完生命最后一程，应是康复医学的永恒主题。

最后，本章简要讨论中老年期之运动处方原则，以科学性和安全性为原则，应对高血压、糖尿病、体重失去控制等常见问题。

第二节　老年康复

一、简　介

随着我国人口加速老龄化，老年康复对于国民健康的重要性已无需赘述，但老年康复如何促进老年人的健康，其付诸实施的路径如何，仍有待探索。

相关章节已详述人体进入老年阶段后肌肉、步态、骨骼、关节、神经系统、听视觉、心血管呼吸、代谢物清除、消化系统、内分泌系统、血液系统、免疫系统、皮肤等方面的生理性改变或衰退，但在康复医学领域，涉及老年的概念，谈论最多的还是“老化（aging）”“衰弱（frailty）”“肌少症（sarcopenia）”“老年症候群（geriatric syndromes）”等专业情况，因为这些方面正是康复介入的抓手。

老化的临床与生理学定义是系统性功能储备的减少及身体自我纠正稳定性方面（stability）的衰退。上述两个特点，加上身体对环境反应或适应能力下降及对压力适应性降低，一起构成老化的四大特征。“一般性老化（usual ageing）”是指老年个体的老化过程遵循老化的平均水平，但是所谓“寿星”的例子也不胜枚举。这一群体代表的是比同龄老年人拥有更高的认知和生理功能、极少发生威胁生命的疾病或失能、能积极参与日常生活活动乃至社会性活动的一类老年人，这些正向的老化特质被称为“成功老化（successful ageing）”。研究证实，导致老年个体间这一异质性的原因，除了本身的退化外，环境、生活方式、罹病等外在因素也是重要原因，而后者正是通过康复介入可以改变的。老年康复的价值就是帮助更多老年人，无论疾病与否，实现或部分实现“成功老化”。

“衰弱”是“老化”范围内的一种负性描述，也是老年族群的常见问题之一。Fried 等提出的“衰弱”临床界定可能是最为广泛引用的定义，它涵盖五个方面：体重减轻（weight loss）、力量减弱（weakness）、疲乏感（exhaustion）、步行迟缓（slowness）和活动量下降（low activity）。具体的量化标准可参考相关文献。重要的是业者可根据衰弱的程度，筛选出衰弱前期（pre-frail）（上述一至两个子项符合衰弱标准）和真正衰弱（上述三个及以上子项符合衰弱标准）的老年人，再根据其伴随医学情况或失能情况，制订合理的康复计划，以预防跌倒、减少进一步的失能为目标，降低日常生活或行动不便的风险，或减少因病住院次数或总住院时间。

相对于“老化”“衰弱”等较为宏观的概念，肌少症较为微观，临床上容易测量，康复干预时康复目标也较易实现。为方便实施该概念考量，作者建议以欧洲老年肌少症工作小组（European Working Group on Sarcopenia in Older People，EWGSOP）标准作为我国医养结合工作中肌少症的主要评判标准，即当老年个体主诉肌肉力量下降或步行速度明显延缓时，采用较易获得的生物电阻抗分析或双能X线吸收仪测量肌肉量（muscle mass）是否小于年轻人群平均值两个标准差以上即可确认。规律运动（主要是渐进的抗阻训练）、均衡饮食及改变和调整生活方式是肌少症康复干预的主要手段，药物治疗请参见本书相关章节。

“老年症候群”或“老年综合征”特指多重健康不良状况发生在同一个老年人身上，其累积效应造成多系统的功能受损，导致个体难以应对所遭逢的生理及心理挑战。这一概念之所以日益受到重视，是因为该综合征涉及的临床现象，特别是出现了以下六个方面的异常，即跌倒、尿失禁、压疮、睡眠障碍、谵妄、痴呆，往往提示老年个体进入了疾病高发、失能恶化、照护依赖增加的阶段，病死率显著增加。显然，这些方面的医学干预尤其需要跨专业团队的介入，而以康复医师为主导的康复团队作为跨专业团队之一，能更好地发挥康复管理全面性、康复评估综合性、康复治疗多样性、康复护理专业性。

二、老年康复的全面评估

正如上文所述，老年个体同时存在老化、疾病、认知心理、生活自理、社交与居住环境等多个层面的问题，因此临床上需全盘考虑、完整评估，才能做出正确判断，给予全方位的治疗，并个体化定制康复目标和疗程及照护细节。国际上针对该问题提出“全面老年评估”（comprehensive geriatric assessment，CGA），旨在全面改善老年人的身心、社会与活动功能的问题。

CGA 适应人群：80 岁以上高龄老年人、功能不全者（尤其是近期恶化的）、多种慢性疾病者、服用多种药物者、有精神层面或依赖照护系统问题的老年人等。健康老年人或患严重疾病者，不在 CGA 评估之列，前者可以按照“衰弱”或“肌少症”标准进行筛查，后者在急性期完成专科治疗后，视转入的科室以会诊给予康复评估建议。

现分述 CGA 主要内容如下。

（一）一般性的医学评估

主要包括四个方面：当前医疗问题、相关系统生理检查、药物使用情况及营养状态。四者中较易忽视多重用药的回顾记录，需引起业者注意，如肌肉松弛药物与抗癫痫药物合用的老年人更易嗜睡；又如，对于肾功能不全老年人，如尿量近期减少，应注意适当减量主要经肾排泄的药物。表 6–1 就一般性医学评估做一简要总结，供读者参考。

表 6–1　CGA 一般性医学评估

评估内容	评估要点	具体方法	注意点
当前疾病及处置	脑血管病、帕金森病、痴呆、心脏功能分级、肺功能、关节退行性疾病、尿失禁高血压、糖尿病等	根据医疗记录和病史询问，各疾病严重程度对当前失能的影响需做出专业评估	疾病发生前后的功能比照需仔细确认，以评估个体的康复潜力

（续表）

评估内容	评估要点	具体方法	注意点
主要系统的生理学检查	神经系统、心肺体征、骨骼、肌肉	视觉、听力、前庭觉、浅深感觉、运动反射、括约肌功能。除专科体征外，如可以，注意体适能评估关键肌尤其是股四头肌肌力；疼痛，特别是下背痛、肩痛；关节活动度对移动能力的影响	本体觉的丧失对功能影响十分重大。体适能评估，特别是运动生理测试注意心血管事件风险
药物使用情况	药物不良反应、药物之间的相互作用、药物与食物的相互作用	降糖药物服用与发生过低血糖事件；肌松药物、抗癫痫药物（如华法林）与苹果（含丰富维生素K）	
营养状态	体重实验室检查	1个月内体重减轻5%以上或6个月内体重减轻10%，白蛋白、前白蛋白、胆固醇、血红蛋白、淋巴细胞数	

（二）平衡与步态的评估

平衡与步态的评估（表 6–2）单独列于神经系统评估之外，主要是因为两者对老年人移动能力至关重要，但功能缺损的原因需要结合医学情况，具体分析是否为神经肌肉障碍、骨骼肌肉关节功能障碍、心肺功能障碍或其他障碍之一或合并情况。

表 6–2 平衡与步态的评估

评估内容	评估量表/方法	具体方法
步 态	起身行走测试之一（get—up and go test）	观察老年个体从坐位到站立、行走、转身再坐回椅子的过程，评估动作的平衡度及步伐的稳定性
	起身行走测试之二（timed up and go test）	让受试者坐稳后尽快站起，走完3米后转身再回到座位坐下，测量所需时间，用时超过20秒者做进一步的评估或介入

（续表）

评估内容	评估量表/方法	具体方法
平　衡	Romberg test	受试者并足平举上肢，观察睁眼下是否出现肢体偏斜或发生跌倒，如正常，则要求闭眼1分钟，观察同上；后者如出现则为阳性
	一字步试验	如Romberg test可疑，则做本测试，要求受试者两足前后相抵，一足足尖抵住另一足足跟，其他同Romberg test

（三）CGA的功能状态评估

这里的功能状态是指日常活动能力（activity of daily living，ADL），包括维持个人基本生活所需的自理能力，常用评估工具有Barthel Index和Katz Index；需要借助一些工具才能完成的日常生活能力，即工具性ADL，常用评估工具有Lawton IADL；代表个人参与社会与家庭角色以及参与娱乐、运动、休闲或职业的能力的高级ADL。

（四）CGA的认知心理评估

CGA认知心理评估需要包括至少三个方面的内容。

首先是确定是否存在谵妄。根据“谵妄评定方法”，只要符合以下两项即可视为谵妄：①急性发作且病程波动或注意力不集中；②无组织的思考或意识状态改变。

其次是确定或排除抑郁（抑郁情绪会干扰痴呆的筛查或诊断）。常用的筛查工具有老年抑郁量表（geriatric depression scale，GDS）。与精神心理医学领域常用的汉密尔顿抑郁量表相比，该量表是针对老年人群体所特有的躯体症状而设计的。作为自评量表，它共有30项，每项计1分，10分以下正常，11～20分者轻度抑郁，20分以上者中重度抑郁。该量表还有5题和15题两种简化版本，用于筛查。

最后是认知方面的评估，目的是筛查个体是否发生早期痴呆，若是则诊断痴呆严重程度，并评估对个体安全的影响（这一点尤为重要，也是康复照护的重点内容）。痴呆的筛查工具常用的有：简易精神状态检查量表（Mini-Mental Status Examination，MMSE）、简易认知分量表、全科医师认知评估量表、记忆损害筛查量表等，均有中文版本，且免费使用。痴呆诊断量表主要有剑桥老年认知测定量表和痴呆评估量表，但均十分冗长且需付费使用。痴呆患者的安全方面，请参考护理章节。

（五）社会功能评估

CGA 的社会功能必须按照老年个体对自己生活的安排与需求展开评估，目的是根据具体需求予以适当的供给，尽量维持个体独立自主的生活能力。其评估方法可以参考高级 ADL 评估内容。此外，还需评估老年人所在家庭或社区是否可以给予生活支持（支持系统）、照护（照护系统）以及老年人可以支配的经济状况。

（六）环境评估

CGA 的环境评估包括两个方面的内容：①评估影响老年个体功能障碍的因素与居家环境的安全性，交通工具是否合理及其可及性；②评估所需医疗资源、人力资源的专业性及可及性。如已居住在养老机构中，则评估该机构是否能满足前述环境要求。

社会功能与环境评估可以由康复团队中的护理专职人员和作业治疗师完成。

唯有经上述六个方面的全面性老年评估，才有可能系统地整合各方面的医疗资源，为老年个体提供相对全面的医疗服务，并且在操作上可持续。已有研究证实，基于全面性老年评估给予的个体化医疗服务能明显提升处于 CGA 适应证范围老年个体的健康品质，降低死亡率，减少因病住院次数，提高患病后的预后，延续并改善功能。

三、康复专科医师的角色

CGA 之全面考量，无疑是对作业者专业知识广度及深度的极高挑战，因为他们既要熟悉老年人的生理状态和常见并发症的病理生理机制，掌握识别和处置常见临床问题的临床能力，又要善于从功能结局的角度，给予老年个体全面照顾，以帮助解决老化、疾病、认知心理、生活自理、社交与居住环境等多个层面的问题。无疑康复专科医师可以在两者协调中起到关键作用，他们在康复运动处方制订、整合护理及治疗团队合作方面的专业性是不可替代的。

老年康复医学实践中，康复专科医师可以针对三个阶段的老年个体发挥其领导作用。

（一）健康促进与预防

对于体适能良好的老年个体（fit elderly），康复专科医师介入的目的是促进健康及预防衰弱（即成功老化），重点在生理能力和日常生活自理的保持。

（二）康复训练主导

对于潜在衰弱的老年个体（pre-frail elderly），康复专科医师介入的目的是对已发生的特定功能性问题和疾病所致功能障碍进行专业判断，合理制订康复目标和训练计划，从急性期开始即主导康复过程。

（三）缓和阶段之康复

对于处于衰弱阶段的老年个体（frail elderly），康复专科医师介入的目的是利用剩余的功能，尽可能地保持老年个体的独立自主性，让生命最后阶段保有尊严。

四、老年康复的目标

老年康复的最主要目标就是维持老年个体处于最佳状态 / 功能，利用各种可及性资源力求提高生活品质，延缓依赖和被照顾的需求。

对于体适能良好的老年个体，应以成功老化为目标，采用适合老年个体的各种规律性的运动训练 / 治疗，这是主要实现手段（详见老年康复实施重点）。如发生急性疾病，导致功能突然下降的，则需制订短期和长期目标。

（一）短期目标

尽可能排除精神状态、疾病、体适能等因素对康复实施的影响，让老年个体顺利进入康复训练阶段，这是老年人发生急性病后实施康复的最初目标。在进行 CGA 的同时，安抚老年个体情绪，减轻疼痛，让其熟悉医疗或照护环境，学习面对挫折，克服情绪障碍；然后在确保营养改善的前提下，逐渐增加床边指导性活动，以缓解衰弱感，增强正向情绪；最后过渡到完全可以按康复计划完成运动训练。该阶段的目标达成，务必在专业性和个体化之间达成平衡，治疗方式应采取患者可以接受的弹性方式，医疗、护理、治疗及团队中各种支持人员均需有良好的沟通技巧，辅以耐心，方可增加老年个体的合作意愿，共同克服各种障碍。

（二）长期目标

中青年因疾病致失能的康复目标需包含职业因素，与其不同，老年康复的长期目标主要偏重独立生活、社交与娱乐的再实现。

首先是实现体适能改善的基本目标。在康复团队指导下，个体能自我调适并适度减少衰弱程度，维持当前的身心状况或至少延缓退化的速度。与此同时，受限的其他功能，特别是自理相关的功能，如移动能力，也要尽量康复。

达成基本目标后，应训练老年个体发挥其最大的潜能，以期能独立自我照顾并改善日常生活品质。另外，预防性的康复治疗也很重要，不仅利于增进体适能，而且能较好地避免并发症，如肌肉痉挛、压疮、感染、废用性肌萎缩等。

长期目标实施中，务必要实际可行，否则徒增老年个体挫折感、失望焦虑等负面情绪。

五、老年康复实施的重点

（一）康复处方开立内容

首先是康复处方的开立。除了内科问题对康复实施的限制、是否发生衰弱、疾病前后的功能比照、个体功能康复预期可能达到的程度及时间因素等考量外，是否需要生活自理能力或护理支持，或启动长期照护、预期寿命、训练本身的安全风险、环境是否需要调整等都应在康复处方开立考虑范围内。

（二）神经认知心理问题伴随情况的处置原则

临床上，老年个体伴随神经认知心理问题时往往会严重影响康复处方中主动训练相关内容的具体实施。除了邀请专业人员帮助再评估处置相关可控制的部分神经精神症状外，更为重要的是，要求治疗人员针对短期记忆力或注意力不足影响治疗中的再学习，因地因人调整康复内容，以简单、循序渐进为原则，耐心指导老年个体重复多次并确认完成后再继续；治疗环境应光照充分、整洁，周边物体颜色简洁；治疗人员最好是老年人熟识的专业人员或有家属在旁陪伴抚慰。这时家庭或社会支持尤为重要。

（三）安全风险

康复训练虽然可以改善老年个体功能，但不当训练或引导不充分，也可带来安全风险。临床实践中，无论在急诊环境、康复治疗场所，还是照护养老机构，跌倒、扭伤、肌肉酸痛、灼伤、不明原因的皮肤反应，甚至急性心脑血管意外都有可能发生。预防不发生或少发生此类事件的前提是熟悉每种康复介入技术的特点，同时充分了解老年个体的感觉、平衡、体适能及神经和心肺等系统的内科情况，选择合适的运动强度、持续时间和频率，对视疲劳度（主观疲劳感觉 6 ～ 20 分，原始分级量表的等级 13 以下）、心率（运动时心率以增快不超过 20 次 / 分为宜）、血氧饱和度（保持 95% 以上）进行调整，可以较好地减少这些风险的发生。

（四）康复介入

应根据老年康复目标，针对不同的老年人群体应采取不同策略。有所侧重地选择下述四类康复介入手段并综合使用，以期达到老年个体功能最大化。

1. 运动治疗

运动治疗可以增加肌肉功能、避免骨质疏松、减少关节僵硬、改善肢体平衡、促进心肺功能。具体方式包括有氧运动、抗阻训练、柔韧性训练、平衡及功能性运动等。

在实施运动治疗前，因为老年人关节较为僵硬、肌肉弹性较差，每次训练应先做暖身运动（主要是伸展运动），避免发生软组织拉伤。运动后由于代谢与心肺反应时间滞后，需至少行 5 分钟的缓和调整运动，以减少低血压、头晕及肌肉酸痛等现象。如有服用控制心率的药物，注意评估运动对药物效果的影响。肌肉松弛药物和有镇静作用的药物会影响认知和肌力，进而影响循环系统，也需注意。

为老年个体介绍运动方法时，阐述务必简洁明了，多重复几次，以便老年人掌握动作要领；安排的运动项目，应以安全、简单、易行为原则。

关于运动频次，一周不少于 3 次，每次 30 分钟较为适宜；部分体适能较差者，无法一次性完成某项运动任务的，应采取分段式的训练，因为短时间但多次的运动效果是可以累加的。

运动的方式选择等张或等速更为适合老年人；运动形态以规律性的有氧运动为主，不宜增加额外负担于下肢关节，以免加重关节退行性病变或损伤，以平地步行运动为较佳的选择；如不适合步行，可先以四肢联动全身功能康复训练器作为过渡方案，逐渐加大阻力或功率目标，直至可以开始步行训练。另外，运动平板（包括减重）或功率自行车视具体情况酌情使用，如有水中运动条件，亦可尝试。

运动强度一般从最小强度开始，达到中等强度即可，但如有条件改善体适能，则需达到高强度方可实现。此时，如有条件，最好进行心肺运动试验（cardiopulmonary exercise testing，CPET），根据无氧阈值制订运动强度目标更为安全，仅以最高心率计算运动目标量的风险相对较大。确定需进行高强度训练后，先增加运动持续时间，待确认无不良反应后，再调高运动强度。

关于伸展运动，建议开始前予以热敷，改善局部循环，增加组织柔韧性，然后开始主动伸展，以感到紧绷或轻微疼痛为度，维持 30 秒以上并重复数次后，慢慢增加强度。该运动的主要目的是增加关节活动度，利于保持较好的平衡反应进而预防跌倒，同时作为热身运动起到预防拉伤的作用。

关于肌力训练，建议以渐进的抗阻运动为主，每个动作持续 10 秒以上并重复数次，然后慢慢增加阻力，每周至少训练三次，以期达到所训练肌肉力量增加、耐力提升的效果。需注意的是拮抗肌群与主动肌群需同时训练，避免肌力不平衡而导致跌倒或不良姿势出现。下肢承重肌群训练可以预防跌倒，减少骨质疏松所致骨折发生；上肢肌力训练，可使老年人维持良好的姿势，满足日常生活基本活动需求。

关于协调和平衡训练，建议有目的地进行加强动静态姿势稳定的平衡训练，如单足站立运动、向后或侧向抬腿运动、垫脚尖训练，也可利用平衡训练仪器完成虚拟界面的平衡训练。有学者研究表明，我国特有的太极拳运动是有效的平衡训练方式，可以减少老年人近 50% 的跌倒概率。

2. 适应性技巧训练

适应性技巧训练的目的是通过移位、如厕、穿脱衣物、进食等基本生活自理能力方面的再学习，达到生活技能再获得的目的，尽可能减少依赖。这方面训练的同时，还需考虑居家环境调整的可行性，训练时尽可能按调整后的环境场景展开训练，以便老年个体顺利回归居家生活。康复专科医师在根据 CGA 做出判定后，转介给作业治疗师完成这一任务是较为成熟的方案。

3. 物理因子治疗仪器的运用

由于国情使然，我国老年人较热衷于各种理疗仪器的购买和应用。市面上各种针对老年市场的理疗仪器经包装宣传后名称层出不穷，但其原理不外乎热、电、磁、力（牵引）等基本物理原理的应用。需注意的是老年康复实践中，常用理疗仪器使用主要且可以部分达成的目的仅有 3 个：①骨关节退变、软组织病症（如慢性肌肉损伤或风湿性炎症）所致各种疼痛或局部循环障碍；②神经系统退变或疾病所致感觉异常；③各种肌力下降或瘫痪。

这里要强调的是老年人理疗仪器使用中需要重视的风险。

（1）具有下肢周围血管或神经病变（糖尿病患者常见）的老年人，浅感觉往往受损，因此对温度变化不敏感，容易发生烫伤，甚至引发严重系统性问题，而此类烫伤的愈合往往需专业处理，既不经济又有危险，所以，凡是有热作用的治疗仪器务必在专业人士评估或监督下使用，建议国家对此类理疗仪器的使用禁忌做出明确规定。

（2）心功能不全或发生过心力衰竭的老年人，不宜使用全身或大面积的热疗或水疗，因为此类治疗方式会明显加重心脏负担。

（3）热疗用于存在水肿情况的老年人时，亦需注意可能导致肿胀加重。

（4）热疗也需避免认知障碍、恶性肿瘤、急性感染、缺血严重或易出血的部位。

（5）电疗使用的电极片是电的传导体，几次使用后导电性能下降很快，局部阻抗增加，导致热效应迅速提高，而老年人往往因为节省而不按要求及时更换，临床上常遇到因此而灼伤的情况，遇到感觉障碍的老年人时情况更为严重，需引起业者重视。

（6）牵引治疗常用于颈肩痛和下背痛治疗，建议务必在专业人士指导下用于老年个体，因为后者常有脊柱不稳定或骨质疏松，而且颈部动脉狭窄或不稳定斑块也较为常见，这些情况都需专业人士评估后排除，方可适当牵引。

4. 辅具或支架的运用

辅具的目的是借助器具省力或取代丧失的功能，继续保有独立的日常生活自理能力。

（1）轮椅：如老年人自主步行能力丧失，轮椅是最为方便的替代方案。轮椅处方的原则是确认老年个体具备或经训练后有能力转移至轮椅并控制轮椅的能力，同时需考虑保持坐姿平衡的耐力、视力、认知功能、血压稳定性、躯干头部支撑的高度、手控制轮椅的方式、下肢搁置问题等几个方面，并围绕轮椅使用需要的技巧制订康复训练方案，真正做到“轮椅独立”。照护人之轮椅使用和转移技巧也需训练。

（2）助行器：适用于具备一定程度的负重且上肢有较好控制能力的老年人，如骨折或关节置换术后适用。也可用于坐站辅助训练，但抓手处需增加为高低两个档位，分别适合步行和坐位时手的着力。

（3）拐杖：适用于有步行能力但较费力或平衡不足，或耐力不足以较长距离远行的老年人，也可作为助行器训练稳定性改善后的辅具。市面上一般有单拐和四脚拐两种，后者虽能提供更好的平衡和稳定性，但不适合地面不平的场景，而且不利于鼓励有条件的老年人增加患侧负重，具体选择因人而异。

（4）鞋垫：经过足底压力分析后制作的鞋垫可以帮助老年人改善足底疼痛、增进平衡、减轻足踝膝关节的不当应力，进而延缓关节退行性病变；对于糖尿病或其他原因导致的周围神经病变所致感觉障碍患者甚至可以起到预防糖尿病足或压疮的某些作用。而这些问题无论在健康老年人还是潜在衰弱老年人中均有不同程度存在，所以这方面的工作有待普及。

总体而言，老年康复从两个层面改变老年个体之功能，即改善个体本身的自主功能状态和改变个体所处的环境，唯如此，即便老年个体失能的源起为不明确的病因或不可逆的、极为恶性的原因所致，也能有效帮助老年个体积极应对疾病所致衰弱和/或压力，中止后者导致的进一步失能（生理和社会层面），减少失能对个体的影响。另外，老年康复的社会价值体现在即便康复在某些情况下只能维持功能，但可以借此降低机构照顾所需人力和频繁住院的费用。老年康复更需特别强调家庭支持和看护者的专业化，这也是目前国内老年康复的短板。

第三节　长期照护之康复介入

一、长期照护的定义

长期照护（long-term care）一词源于2000年世界卫生组织题为《建立老年人长期照护政策的国际共识》的报告：长期照护是由非正式提供照护者（家庭、朋友和邻居）和专业人员（卫生、社会和其他）开展的活动系统，以确保缺乏自理能力的人能根据个人的优先选择保持最高可能的生活质量，并享有最大可能的独立、自主、参与、个人充实和人类尊严。长期照护的主要人群是长期失能、失智或从未拥有功能者。此类服务的对象大多数都是因为慢性疾病所致身体功能障碍或退化而有赖长期以护理服务为主的，涵盖医疗、康复、营养、社工、心理及管理等内容的需求者。

提出“长期照护”概念，是因为20世纪中叶后发达国家也经历了类似我国正在发生的医疗费用大幅增长情况。当时研究发现，除了医疗技术发展造成的费用增加外，人口老龄化是费用增加的主要因素。进一步研究发现，临终前的短期医疗费用大幅增加占医疗费用增加的很大一部分，而这部分增加的费用主要是护理费。因此，部分发达国家，20 世纪 80 年代开始，首先将基础护理从医疗服务中剥离出来，然后将一部分非治疗性的护理和康复也单独划分出来。所谓“非治疗”，是指其服务的目标不是以医疗“治愈”为目的，而是延缓老年人慢性病的慢性进展，尽可能维持生理机能和精神健康。两项合并在一起，就构成了独立的长期照护专业。长期照护作为一个独立的服务体系，应成为我国医养结合需求的重要一环，且十分迫切，但是我国在相应的国家政策、经费筹集方式、专业队伍的建设、服务内容、服务机构标准化等方面都与发达国家有较大差距。

显然，康复介入在长期照护中有十分重要的地位，因为在这个服务体系中，照护对象的主要需求不是医疗治愈，而是功能的维持与延续。为此，德国作为全球第一个建立长期照护保险制度的国家，甚至提出“长期照护、康复为先”的口号。

二、长期照护之康复模式

长期照护的康复介入模式因长期照护服务提供机构 / 团体或模式的差异而有所不同。

理想的长期照护服务模式是：首先在一个地域建立专门的长期照护机构 / 中心，置 300 ～ 500 张床位，只收治该地域范围内的失能最为严重，但医疗情况相对稳定，完全依赖专业护理长期服务和需康复介入维持当前功能的失能、失智症患者（按人口学数据，这些失能老年人占 60 岁及以上老年人的 3% ～ 6%，也就是按 10 万人口老龄化率 15% 计算，至少有 450 位需完全长期照护的失能老年人）。该机构还需提供基本的营养、起居、心理社会服务（包括信仰）支持，同时需具备长期照护相关服务人员的培训职能。然后，以该机构 / 中心为核心，向城市社区、城郊结合部、偏远地区辐射长照服务支持，在上述三个区域建立交通转移便捷、靠近核心人口密集区的长照社区机构，或与社区医疗部门或诊疗团体合办长期照护社区机构。该机构的服务半径以 500 ～ 1000 米为宜，也就是与失能老年人居所相距“一碗水”的距离，这样可以基本实现“原址安老”（aging in place），保持老年人社会生活和文化生活的连续性。这一机构的长照模式可以多样化，既可以举办 24 小时长照床位机构服务，也可以举办 10 小时日间长照机构服务，兼具护理、康复、家庭生活支持（食物采购制作、洗澡、洗衣物、房间整理、外出交通支持等）、基本全科医疗等服务功能。对于有条件居家照护的家庭或老年人，该机构则提供居家照护服务。

根据上述照护模式，康复介入的总原则是“全面康复”（comprehensive rehabilitation）和“跨专业康复模式”（transdisciplinary rehabilitation mode）。所谓全面，就是针对失能的内容和康复潜能、日常生活功能的影响程度、认知情绪行为方面、居家环境、照顾者负荷等全面考虑，并与长照其他专业同仁、家庭成员或照顾者（跨专业）共同讨论，制订出可行的目标和可行方式，给予物理治疗 / 作业治疗 / 言语治疗、呼吸治疗、辅具服务、家居环境改善、心理支持、预防其他失能（如跌倒）等全面康复服务。

在具体执行层面，上述康复介入内容不一定能全部实现，需在尊重老年人意愿的前提下，根据所在长照机构服务提供能力、家庭社区支持等资源可调动情况，因人因地因当地制度及文化而进行，达到长照的最终目的。

三、长期照护的评估工具

长期照护的程度取决于需耗用的资源，也就是以“资源耗用分类”(resource utilization group，RUG)，美国已发展为第四版(RUG-Ⅳ)。就个案而言，较为普遍的评估工具是最小的数据集(minimum data set，MDS)。该工具最早针对护理之家设计，目前已发展出机构版、居家版、急性照护版、急性后照护版及精神健康版。

一般而言，长期照护评估都需按所在地的居民特点和护理需求进行本地化修正，其大体内容覆盖三个主要方面。

(一)医学问题

医学问题包括病史、医疗及服药情况、身体情况、功能情况、皮肤、牙齿、营养、视听力及其他感官、沟通与身体障碍、认知能力、情绪、失禁、伤口、气管消化道尿路置管情况、特殊治疗仪器等。

(二)功能康复潜能

评估日常生活自理能力是否有进步、维持、不可避免之衰退等预期，拟定适当的治疗照护措施。

(三)心理、家庭及社会问题

心理、家庭及社会问题包括日常活动能力及工具性日常活动能力、沟通能力、特殊及复杂照护需求、认知情绪性为方面、居家环境与家庭社会支持、主要照护者负荷等六个方面。

(四)小　结

长期照护是因应快速老龄化社会医养需求爆发式增长与当前相应

专业服务及社会支持无法满足之矛盾而出现的主要服务方式之一，也是解决医疗费用不合理增长，且引导社会资源进入医养结合领域以得到合理使用的有效途径。其评估工具、康复介入、失能者的服务获得方式均不同于当今主流的医疗机构服务与养老机构服务，是专业性医疗照护康复和非专业性生活照顾服务的结合体。从业人员必须经过系统三级课程培训，康复专业人员作为长期照护成员之一亦不例外。长期照护的康复介入原则是全面康复，但需在尊重失能者及家庭意愿的前提下，结合当地文化、制度、社会资源情况予以实施，其目的是尽量延缓功能衰退，保有既有功能，而非治愈。

第四节　缓和医疗之康复介入

一、缓和医疗简介

缓和医疗（hospice and palliative medicine，HPM），早期国内称为姑息医疗或治疗。1967 年，英国圣公会护士桑德斯（Cicely Saunders）于圣克里斯多夫临终关怀院（St. Christopher's Hospice Houses），专门收治生命预期不超过六个月的患者，让他们在生命的最后时光得以尽量舒适、有尊严、有准备和平静地离世。这一以专业间合作、义工参与、家属哀伤抚慰为要素的医疗形式成为现代缓和医疗之首创。20 世纪 70 年代，英国政府率先承认缓和医学是一门独立的学科。1990 年，世界卫生组织提出了缓和医学的四个原则："维护生命，把濒死认作正常过程""不加速也不拖延死亡""提供疼痛的缓解服务""提供支持系统以帮助家属处理丧事并进行抚慰"。2002 年，世界卫生组织对缓和医学的定义进行了修订，特别强调“躯体、精神心理、社会和灵魂”（又被简称为“身、心、社、灵”）的需求。

可以说，如何在缓和医疗中实现最大程度的功能保留和痛苦（生理和心理的）缓解（疼痛康复的内容），以相对最高的生活品质走完生命的最后旅程，是缓和医疗的要义。无疑，康复医学的目标与缓和医疗的目的有广泛的相交性和相容性。

从康复介入的角度，缓和医疗中的康复，主要指癌症康复和安宁照护之康复。本节主要讨论癌症康复。

二、癌症康复的历史与康复目标

1946 年，美国康复医学之父 Howard A.Rusk 等的专著《残障人士的新希望》（*New Hope for the Handicapped*）中首次提出肿瘤是一种“特殊的、需要康复治疗的综合功能问题”。1958 年，Rusk 在其专著《康复医学》中用了一整章来讨论肿瘤康复的内容。20 世纪 70 年代后期，Cromes 将肿瘤康复定义为“在肿瘤及其治疗方法所致的有限情形下，采用综合的康复措施帮助患者，使其可以最大程度地恢复机体、心理、社会和职业功能”。

在癌症康复实践方面，Rusk 和外科医生 Dietz 在纪念斯隆·凯特琳癌症中心（Memorial Sloan Kettering Cancer Center，MSKCC）合作开展了肿瘤康复计划。该计划到 21 世纪后，团队中康复医师的工作核心，已经从传统的对淋巴水肿管理的强调转移到以神经肌肉功能的管理评估（evaluation of management of neuromuscular）及肿瘤和肿瘤治疗引起的肌肉骨骼并发症（musculoskeletal complications of cancer and cancer treatment）为中心。

很多学者对肿瘤患者存在的康复问题及康复需要做了研究。

Lehman 等经调查后总结其主要问题包括：心理障碍、体质虚弱、日常生活活动能力下降、疼痛、转移能力降低、淋巴水肿、神经功能障碍、营养摄入障碍、容貌损害、呼吸功能障碍、吞咽功能障碍等。Sabers 等发现超过 3/4 的肿瘤患者面临的主要问题是疼痛，几乎同样数量的患者有转移障碍、如厕困难、沐浴困难、步行及上下楼梯困难。Whelan 发现除睡眠障碍、疼痛、体质虚弱等主观问题外，要求更多的健康教育、更多的日常活动的帮助、更多的社会支持也是肿瘤患者的普遍诉求。

针对这些需求，Dietz 将癌症康复目标总结为三个：功能恢复、获得家庭和社会支持、痛苦显著缓解。但在具体操作层面，如何实践癌症康复仍然是康复医学领域内的新事物，这一点在中国尤其需要明确。

三、癌症失能分析

癌症常见失能问题也是目前一致公认的癌症康复重点研究领域，主要集中于以下两个方面：

（1）乳腺癌（包括手术清扫）所致肩部失能与淋巴水肿。前者常表现为肩关节挛缩、腋网综合征、肩袖肌腱炎、肌筋膜疼痛综合征、肱骨头坏死、臂丛病变和神经痛等，后者表现为皮肤血管扩张、过敏、过度角质化、色素沉着、橡皮样变、皮下组织慢性炎症、肌膜粘连、纤维化和脂肪增生、腕指关节挛缩等。

（2）头颈部癌症（包括治疗）所致口颜面失能、咽部失能、喉部失能、颈部失能和肩关节功能障碍。

从病理生理角度，又可分为癌症自身造成的失能和癌症干预造成的失能两个方面：

（1）癌症自身所致失能。又分为三种情况，首先是原发癌症所致功能受损，如脑部肿瘤、脊髓肿瘤导致神经肌肉功能障碍，骨肿瘤导致疼痛和骨骼肌肉功能障碍；其次是癌症转移所致功能缺损，除肺部转移造成呼吸功能障碍外，常见的是神经系统和四肢长骨或脊柱椎体问题；第三则是系统性症状，包括副肿瘤综合征和体质性症状，前者与自体免疫反应有关，其中小脑平衡功能障碍和周围神经病变尤为需要康复团队介入，后者可以反映患者主观症状负荷程度，常用Edmonton症状评估量表评定，达到高分时，缓和医疗的目标即为调整药物改善症状，康复目标则为指导技巧，让患者尽可能执行基本日常生活功能。

（2）癌症干预所致失能。也分为三种情况，首先是手术导致失能，如乳腺癌淋巴结清扫术后的肩关节失能和上肢淋巴水肿，骨癌截肢后移动能力丧失；其次是放疗所致失能，如皮肤萎缩、毛发脱落、皮下组织硬化、皮下脂肪萎缩及纤维化、黏膜溃疡不愈合、唾液腺破坏后口干、放射性脑病、血管内膜损伤致迟发性双侧颈动脉闭塞、肺纤维化等；第三是化疗所致的失能，分为急性和慢性失能，急性功能障碍有如呕吐、全身疲乏、肝肾功能异常、白细胞数下降等，慢性功能障碍有心肌损伤所致心功能下降、肺毒性所致肺功能障碍、神经毒性所致周围神经病、肌肉骨骼毒性所致肌肉骨骼疼痛和关节障碍、肌腱炎等。

四、癌症分期与康复介入

癌症康复的介入需与癌症病程分期相结合。

（一）第一期——诊断期

此期肿瘤诊断明确后一般即开始根治性治疗（只要有适应证），

以期彻底清除肿瘤细胞。这个时候手术本身造成的失能，如截肢、淋巴水肿等问题即可开始康复介入，而胸腹腔手术可能影响进一步心肺功能和造成疼痛的，可以进行外科快速康复。

（二）第二期——观察期

此期主要是观察是否复发。此外，由化疗、放疗的副作用导致的失能问题可能呈现，化疗主要导致的是体适能、骨关节功能障碍，制订合理的运动训练方案可以很好地减少失能的发生；放疗主要导致的是放疗范围内的组织萎缩和纤维化，适度康复可以缓解相应失能，如头颈部肿瘤放疗后吞咽障碍、吸入性肺炎及营养不良，相应康复策略或适应技巧可减少此类失能的发生。

（三）第三期——复发期

复发期一般会出现更大的失能问题，如可根治性治疗，同诊断期康复处置；如不能，则进入妥协期。

（四）第四期——妥协期

虽然进入妥协期，但是以目前肿瘤治疗水平，不少患者依然可以存活 5 年以上。此时，失能可能已很显著，且有严重的体质性症状，所以往往以 Edmonton 症状评估量表作为此期康复介入的着眼点。对于无骨转移的患者，可以按耐力训练的方式开展运动治疗，虽然功能的进步或维持不易稳定；对于骨转移的患者，则以避免骨折原则个体化设计运动训练方案。

（五）第五期——安宁缓和期

当预期患者不超过 6 个月寿命时，进入安宁缓和期。此期，患者与家属往往处于焦虑、恐惧当中，需要“身、心、社、灵”等方面的共同协作。康复的目的是让患者最好能够在家中走完最后的生命旅程，获得更高的生活品质，执行更多的活动，而不是延长患者住院时间、挑战更高康复目标。通过康复，让患者觉得没有被医师放弃，生命更有尊严。所以，面对体质性症状，以疼痛控制为首要目标，其次是处理好呼吸困难、便秘、恶心呕吐等问题，让患者有更好的精神状态正面应对压力。康复介入可以通过改变活动方式减少疼痛，而不是一味地使用吗啡类药物，如给脊柱转移患者使用背夹，指导中立位脊柱翻身转位方式。

五、癌症康复的运动训练

癌症康复运动训练时应遵循最迫切需要的功能优先原则。如神经功能缺损的，肌力训练为首要任务，以期实现执行日常生活功能所需；放疗者柔韧性训练必须终身进行，并针对放疗范围内的肌肉进行牵伸运动；有呼吸功能受损的，训练胸廓活动度和呼吸方式以缓解气促；上下肢大肌群肌力训练，可以增加肌肉体积、改善代谢和ADL能力，提升患者生活自主的信心。

心肺耐力训练特别适合化疗所致心肺功能受损的患者，不仅可以保护心脏，延缓生活品质下降，还可改善体质性症状。不过，该训练需中高强度的运动，仅适合观察期和部分妥协期患者。缓和期运动训练的方式是肌力训练，当该训练也难以负荷时，可安排活动性训练，指导省能的技巧及活动节奏的控制，虽不能强化心肺耐力和帮助恢复体能，但可以增加患者自主性，预防失去移动能力造成的并发症，减少看护者的负担。

第五节　慢性疾病常见共病之运动处方

慢性疾病中高血压、糖尿病、肥胖均为十分常见的疾病，也是医养结合场景下常会遇到的康复介入问题。本节针对尚可接受中高强度运动训练的慢性疾病人群，简述基本的运动处方原则。有专科疾病者，如曾发生心脑血管病事件或高危因素者，则需在有心肺复苏条件及进一步心肺支持的医疗机构中进行严密监督下的运动训练。

一、高血压之运动处方

运动对轻度和中度的高血压降低有效，配合饮食控制和减肥，效果更佳。但严重高血压患者必须经专业评估并在血压得到药物有效控制的前提下，方可进行运动（见表 6–3）。

表 6–3　高血压患者运动训练的禁忌证

休息时有下述情况	运动时或运动后发生下述情况
收缩压＞180mmHg或舒张压＞110 mmHg	运动时出现持续收缩压＞225 mmHg
靶器官有明显损害（视网膜病变、肾脏病变或严重的左心室肥厚）	运动时发生心绞痛或脑缺血症状
不稳定型心绞痛、脑缺血或无法代偿的心衰	运动时低血压、心率变慢、肌肉无力或支气管痉挛等不良

注：1mmHg≈0.133kPa

高血压患者的有氧运动以轻至中度为宜，不宜长时间剧烈运动，肌力训练也以轻松的运动为宜。一般而言，有氧运动可以使血压降低 5 ～ 7 mmHg（休息状态）。

美国运动医学会对高血压患者的运动建议为：

（1）运动频率：每天均进行有氧运动，或每周 2 ～ 3 次抗阻运动。

（2）运动强度：中等强度的有氧运动（最大储备心率的 40% ～ 60%），辅以抗阻运动，强度为 1-RM 的 60% ～ 80%。

（3）运动时间：有氧运动时间每天 30 ～ 60 分钟。间歇完成的每次不少于 10 分钟，累加至 30 ～ 60 分钟。抗阻运动包括主要肌群，每个动作重复 8 ～ 12 次。

（4）运动方式：采用大肌肉群的有氧运动方式，如步行、慢跑、骑自行车、游泳，辅以适当的肌力训练。

（5）运动量调整：根据血压值、降压药的调整、药物副作用、靶器官或其他合并症等调整，原则是避免突然的大幅度改变。

二、Ⅱ型糖尿病之运动处方

运动可以直接消耗血液中的葡萄糖和肌细胞中的肌糖原，从而在运动时降低血糖；运动后葡萄糖合成肝糖原的效率增加，从而进一步降低血糖持续 24 小时；运动还可以改善细胞膜上胰岛素受体敏感性，加快血液中葡萄糖向细胞内转运。

对于有糖尿病合并症者，如严重眼底病变、周围神经病变感觉缺损严重、足底溃疡、自主神经病变、周围血管病、肾脏病变患者，请在专业康复专科医师指导下进行运动训练，以确保安全。

美国运动医学会对Ⅱ型糖尿病患者的运动建议如下。

1. 有氧运动

（1）运动频率：每周 3 ～ 7 次。

（2）运动强度：最大储备耗氧量的 40% ～ 60%，或 RPE 11 ～ 13，强度如超过 60% 效果会更明显。

（3）运动时间：每周累积至少 150 分钟的中等强度运动（如每次 30 分钟，每周 5 次），可以降低死亡率和患病率。有氧运动每次只要超过 10 分钟均可累积，如每周累加至 300 分钟，可获得更好的效果。

（4）运动方式：采用大肌肉群、规律性的有氧运动方式，如快步行、慢跑、骑自行车、游泳等。

2. 肌力训练

（1）运动频率：每周 2 ～ 3 次，中间至少相隔 48 小时。

（2）运动强度：从中等强度（最大收缩 1–RM 的 50%）开始训练，逐渐增加至 75% ～ 80%。

（3）运动时间：上下肢、躯干肌群，每个动作 10 ～ 15 次，逐渐增加至 3 ～ 4 组。

（4）运动方式：重量训练仪器或哑铃均可。

三、肥胖之运动处方

单纯控制饮食、控制体重增加或减轻体重的问题是，随着基础代谢率降低，身体热量的需求也减少（增加热量消耗才可动员存积在体内的多余能量形态，如脂肪），还会导致肌肉萎缩、骨质流失、体适能衰退。因此，必须配合运动提高代谢率，增加热量消耗，才可达到控制体重兼顾增加体适能的目的。

（一）体重控制目标与运动方式

规律性运动是控制体重的主要原则，根据体重控制目标不同，运动时间是不同的。

（1）以减轻体重为目的：每周中等强度以上的运动累积时间＞ 150 分钟，可减重 2 ～ 3 千克；每周运动累积时间为 225 ～ 420 分钟，可减重 5 ～ 7.5 千克。

（2）以预防体重增加为目的：每周中等强度以上运动累积时间在 150 ～ 250 分钟，约等于每周消耗 1200 ～ 2000 大卡，可避免体重增加。

（3）避免减重后复胖：减重目标达成后，须每周累积运动时间在 200 ～ 300 分钟，才可维持体重不变，而每周累积运动时间＜ 200 分钟时体重会逐渐回升。

（二）运动处方

美国运动医学会对减重的运动建议如下。

（1）柔韧性训练：①用正确的姿势，伸展时配合吐气；②速度要慢，强度至稍感不适即可，不引起明显疼痛；③每周运动重复做 3 ～ 5 次，每个动作维持 10 ～ 30 秒；④每周三次以上，以背部及下肢后侧的肌肉为主；⑤完成肌力和心肺耐力训练后，再做一次伸展运动，以增强效果。

（2）肌力训练：①肌力训练前先做暖身运动；②整套运动包括 8 ～ 10 组肌肉的动作（臀肌、股四头肌、大腿后侧肌群、胸大肌、背阔肌、肱二头肌、肱三头肌、腹肌），每个动作 8 ～ 10 次，强度约为最大肌力的一半；③每周运动两次以上，训练时间间隔 48 小时，每次 20 ～ 30 分钟；④每个动作做到完全关节活动范围，保持自然呼吸，不要闭气。

（3）心肺耐力训练：①运动频率：每周 5 ～ 7 次；②运动强度：最大储备耗氧量或储备心率的 40 ～ 60%，逐渐增加至 50% ～ 75%；③运动时间：每周累积至少 150 ～ 300 分钟的中等强度运动（从每次 30 分钟逐渐增加至每次 60 分钟），有氧运动每次只要超过 10 分钟均可累积；④运动方式：采用大肌肉群、规律性的有氧运动方式，如快步行、慢跑、骑自行车、游泳、有氧舞蹈等。

（三）减肥计划的建议

减重目标一般是 3 ～ 6 个月内减少 5% ～ 10% 体重，为此提出如下建议。

（1）运动需配合饮食控制，每天热量负平衡 500 ～ 1000 大卡，但热量摄取不得低于 1200 大卡，并将饮食中脂肪比率降至总热量的 30% 以下。

（2）短期逐渐增加至每周 150 分钟以上的中等体能运动，长期目标是每周 250 分钟以上运动，并持之以恒。有氧运动配合抗阻训练效果最佳，长时间中度运动优于短时间剧烈运动。

（3）每周体重下降不超过 1 千克，快速减重会导致脱水，诱发痛风、胆结石、抑郁症、酸中毒。

（4）中度以上肥胖者在运动前，应先由医师评估，评估心脏病、糖尿病、高血压、肾脏病等合并症或风险，合理制订运动计划。

【专家共识】

医养结合的康复服务，针对全民、出资人、被服务个体三个层面，应分别遵循公益原则、适宜原则、差异原则。

在实施老年康复时，应先筛查“衰弱”和“肌少症”，再利用 CGA 作为评估工具和制订康复计划的手段，从改善个体本身的自主功能状态和改变个体所处环境两个层面改变老年个体的功能，以有效帮助老年个体积极应对疾病所致衰弱和 / 或压力，中止后者导致的进一步失能（生理和社会层面），减少失能对个体的影响。

长期照护是针对相对稳定的失智、失能人群的医养结合的主要服务方式。其评估工具、康复介入方式均有其专业性，是专业性医疗照护康复和非专业性生活照顾服务的结合体。从业人员必须经过系统三级课程培训。长期照护的康复介入原则是全面康复，但需在尊重失能者及家庭意愿的前提下，结合当地文化、制度、社会资源情况予以实施，其目的是尽量延缓功能衰退，保有既有功能，而非治愈。

以癌症康复为代表的缓和医疗之康复，是医养结合的重要领域。功能恢复、获得家庭和社会支持、痛苦显著缓解是癌症康复的总目标。癌症康复的介入需强调与癌症病程分期相结合，不同阶段康复目标不同。功能优先原则是癌症康复运动训练的基本原则。

慢性疾病常见的高血压、Ⅱ型糖尿病、肥胖，其运动处方强调有氧训练、肌力训练、柔韧性训练的有机结合，也是实现正常老化的重要方面。

（陈作兵，王大明，孙　云，王志恩，白　巍）

参考文献

[1] “中国长期照护保障需求研究”课题组. 长期照护：概念框架、研究发现与政策建议[J]. 河海大学学报(哲学社会科学版),2018,20(1):8-16.

[2] 邹飞, 孔维敏, 徐敬文. 美国肿瘤康复发展的历史[J]. 中国康复医学

杂志 ,2018 ,33(1) :82−85.

[3] 连倚南 . 复健医学 : 第二版 [M]. 新北 : 合记图书出版社 ,2017.

[4]Rowe JW,Kahn RL.Human aging: usual and successful[J]. Science,1987,237(4811):143−149.

[5]CGA Toolkit Plus.Resources for the comprehensive geriatric assessment based proactive and personalised primary care of the elderly[EB/OL]. https://www.cgakit.com/geriatric−syndromes.

[6]Hodges JR.Cognitive assessment for clinicians[M]. 2nd ed. UK:Oxford University Press,2007.

[7]Hazzard W, Blass J, Halter J, editor. Principle of Geriatric Medicine and Gerontology. 5th ed. New York: Mc Graw−Hill; 2003.

[8]Fried LP, Tangen CM, Walston J, et al. Frailty in older adult :evidence. for a phenotype. The journals of gerontology. series A, Biological sciences and medical sciences. 2001: 56: M146−56.

分报告

健康养老篇

第七章　医养结合之健康管理

第一节　健康管理概述

一、健康管理概念与内涵

对家庭而言，健康是最大的财富；对国家而言，健康是最大的民生。2016 年 8 月，习近平总书记在全国卫生与健康大会上指出：“没有全民健康，就没有全面小康”。《“健康中国 2030”规划纲要》的颁布则意味着健康中国的建设已上升为国家战略。

随着我国经济飞速发展，人们生活水平不断提高，健康的内涵也越来越丰富。其实关于健康的定义，早在 1986 年，世界卫生组织在首届国际健康促进大会上发布了《渥太华宪章》，其中将健康定义为：“健康是每天生活的资源，并非生活的目标。”所有资源都是有限的，都需要管理，健康资源也是一样。我们要通过科学、有效的管理，最大限度地发挥健康资源的作用。管理就是通过计划、组织、指挥、协调和控制达到资源使用的最优化。结合这两个概念，健康管理就是运用医学、管理学等相关学科对个体或群体的健康状况以及影响健康的危险因素进行全面的检测、评估和干预，最终实现以促进健康为目标的服务过程。健康管理的服务理念是“病前主预防、病后科学管、跟踪服务不间断”，最终达到预防疾病、改善身体状况、提高生活质量的目的。

二、健康管理发展历史与特点

我国早在 2000 多年前的《庄子·内篇》中就有提到“养生”一词。“养生”的内涵是延长生命的时限，提高生活的质量。而中医“治未病”思想与现代健康管理的宗旨“未病先防、既病防变以及病后康复”也是一脉相承的。

国外最早出现健康管理是在 20 世纪 80 年代的美国，随后欧洲和日本等西方国家也纷纷开始实施健康管理。健康管理发展 30 多年以来，服务的形式越来越多元化，既有大医院的健康服务中心、专业健康体检中心，也有社区签约健康医生、健康管理公司和健康俱乐部等。研究与服务内容也由最初单一的健康体检与生活方式指导，发展到政府层面全民健康促进计划制订，个体或群体参与全面健康检测、健康风险评估与控制管理，个性化制订健康管理计划等。

健康管理的特点包括：①以人的健康为中心。通过控制疾病危险因素来实现健康目标。如针对不合理饮食、缺乏运动、吸烟、酗酒等不良生活方式以及高血压、高血糖等异常指标因素，我们可以通过合理膳食、适量运动、戒烟、限酒、平衡心态加以控制。②健康管理还是一个长期的、连续的过程。健康管理的实施环节包括健康监测（收集服务对象的健康信息）、健康评估（预测各种疾病发生的危险性）、健康干预（帮助服务对象采取行动控制危险因素，是实施健康管理的最终目标）。通过这三个环节的不断循环运行，从而减少健康危险因素，使身体保持更健康的状态。

三、国外健康管理发展经验

美国先后于1980、1991、2000年颁布了3个阶段的国家健康战略。2010年，美国卫生及公共服务部启动了“健康公民2020”计划。健康公民计划总体目标是：①避免可预防的疾病、残疾、伤害和早死，获得高质量、长寿的生命；②实现健康公平，消除差异，改善所有人群的健康状况；③创建促进全民良好健康的社会和自然环境；④提高人生各阶段生活质量、促进健康和健康行为，最终创建人人健康长寿的社会。

美国健康管理模式较为成熟，民众对健康管理的接受度也较高。健康管理一般通过健康保险公司与健康管理公司统筹合作进行。保险公司将客户依据健康状况进行分类，如将存在高血压、肥胖症等疾病风险的人群分别交给不同专业的健康管理中心。健康管理中心对民众设置健康目标指数，对其进行日常生活、运动的后续管理，最终促进健康，达标者可降低保费。健康管理一方面提高了民众健康指数，大大降低了医疗费用；另一方面，也为保险公司控制了风险，降低了赔付率。

早在20世纪50年代，英国通过《国家健康服务法》确立了国家卫生服务保障体系：以国家健康服务体系为主导，社会医疗救助、商业健康保险为辅助。随着医疗费用不断上涨，健康管理模式越来越成熟。很多健康保险公司开始加强与国家健康服务体系的合作，整合相关资源；与健康管理公司合作，通过健康教育、疾病防控、慢性病管理、饮食计划制订等方式控制疾病发展。同时被服务者积极参加健康俱乐部，定期完成运动计划，既降低了保费，也降低了医疗费用，减少保险赔付率。

日本是老龄化程度最高、老龄化发展速度最快的国家之一。从1979年开始日本倡导中老年健康运动，开展国民健康运动。日本家庭也十分重视健康管理，他们普遍享有健康管理机构的保健医生的长期跟踪服务，为家庭建立健康档案，负责家庭健康管理。日本政府还实施了“健康日本21”健康行动计划，以延长健康寿命。

由此可见，发达国家的健康管理通常包括：①政策支持，无论是欧美国家还是日本政府都大力支持发展健康管理，积极发布相关配套政策；②健康管理与民众日常生活、运动息息相关，对民众积极参加健康促进计划有激励措施；③通过全民健康教育，营造一个良好的全民健康氛围。

四、健康管理内容

（一）健康管理体检

体检是健康管理工作开展的基础。按照早发现、早干预的原则，在具体安排健康管理体检项目时，通常会根据个人的年龄、性别、工作特点等适当调整体检内容，以体检结果为抓手进行后期健康干预活动。

（二）健康评估

通过分析个人健康史、家族史、生活方式、工作强度和精神压力等各方面因素，为健康管理服务对象提供一系列的评估报告，其中包括个人健康体检报告、个人总体健康评估报告、个人疾病风险报告等。

（三）个人健康管理咨询

通常会对体检报告进行详尽的解读，根据体检报告和健康评估的结果制订个性化的、阶段性的健康管理计划，如提供日常健康指导，制订随访跟踪计划等。健康管理服务对象可以通过线上线下等形式与健康管理师进行日常健康咨询。

（四）个人健康管理后续服务

个人健康管理的后续服务内容可以根据个人及群体的不同需求而不同，定期跟踪健康管理服务对象的身体状况，了解最新健康信息，更新健康管理计划，定期寄送健康提示以及提供个性化的健康建议。通过跟踪随访，检查健康管理计划的具体实施状况，指导制订下一步健康管理计划；同时采用健康教育的形式，向健康管理服务对象传播正确的健康知识，改善服务对象的生活方式，以达到长期的良性健康管理效果。

（五）专项的健康及疾病管理服务

除了常规的健康管理服务外，还可根据具体情况为个体和群体提供专项的健康管理服务。对已患有慢性病的健康管理服务对象，针对其特定疾病或疾病危险因素进行服务，如糖尿病管理、心血管疾病及相关危险因素管理，采取戒烟、合理运动、合理膳食等措施，达到减轻或延缓疾病发展的目的。

五、健康管理模式

健康管理模式大致分三种，分别是生活方式管理、需求管理和疾病管理。

（一）生活方式管理

生活方式与民众的健康、疾病的发生息息相关。生活方式管理是指在日常生活中以自我为核心的保健活动。生活方式管理主要通过行为纠正、健康教育而达到远离不良行为的目标。对膳食、运动、吸烟、饮酒、精神压力等因素进行管理是目前生活方式管理的重点。

（二）需求管理

需求管理基于健康管理服务对象对某一健康指数的特定需求，同时行动上主动参与到健康管理项目中来，严格执行健康管理师制订的健康计划，如早中晚三餐合理搭配、每天适量运动、定期参加节气养生保健活动、严格控制烟酒等。通过一段时间的管理，可以促进服务对象的健康，并满足他们特定的健康需求。

（三）疾病管理

美国疾病管理协会对疾病管理的定义是："疾病管理是一个协调医疗保健干预和病人沟通的系统。"疾病管理强调患者自我保健的重要性。

在健康管理计划中，疾病管理强调运用循证医学知识以及增强个人能力来预防疾病恶化。疾病管理包含人群识别、循证医学的指导、医生与健康管理师协调运作、病人自我管理教育以及过程与结果的预测和管理，以持续性地改善个体或群体健康为基准来评估临床、人文和经济方面的效果。

六、老年健康管理成功案例

健康管理是对个人或群体健康信息的收集，并对个体或群体的健康状况做法评估，对有患病风险的个人或群体进行健康检测与干预。

其核心内容就是针对个体或群体的健康危险因素开展具有针对性的管理和干预活动。

【实例】

张先生，65 岁，身高 172.2cm，体重 85.7kg，BMI 28.9，血压 120/71mmHg，尿酸（UA）8.4mg/dl，总胆固醇（T-cho）161mg/dl，家住台州，常吃海鲜，常以车代步，很少运动，无家族病史。

危险因素评估：

BMI ＝体重（公斤）/ 身高（米）^{2}。

中国成年人体质指数：体重过轻：BMI ＜ 18.5；健康体重：18.5 ≤ BMI ＜ 24；超重：24 ≤ BMI ＜ 28；肥胖：BMI ≥ 28。最理想的 BMI 是 22。

高尿酸血症诊断标准：男性 3.6 ～ 7.0mg/dl 或 208 ～ 476μmol/l。

主要健康问题：尿酸偏高，有痛风。

健康危险因素：超重、饮食习惯、缺乏体育锻炼。

健康管理师针对张先生的健康状况，制订了一系列的健康指导以及干预计划。体重过重，尿酸偏高，宜采取饮食疗法（限制热量，睡前不进食，同时尽量不吃海鲜、内脏等嘌呤含量高的食物，减少饮酒次数），并为他制订了健康食谱，每月更新一次。此外，针对其痛风情况除了要求他减少海鲜、动物内脏的食用外，还对他进行了中医调理，让他按照医嘱定时服药。另外，开具运动处方，建议短途路程多步行，每天保证步行一万步。

经过一年的健康管理，张先生再次体检的报告显示：尿酸 462μmol/l，体重 80kg，BMI 27。张先生的身体健康状况不光从数值上看出有所改善，他本人也感觉困扰他多年的痛风有所缓解。

第二节　医养结合与健康管理融合发展的必要性

一、中国老龄化现状

与许多国家一样，我国目前也正遭受着人口老龄化的困扰。但由于计划生育政策的实施，我国的人口老龄化速度远远比其他国家快。国家统计局 2018 年 1 月 18 日发布的最新老年人口统计数据显示，截至 2017 年年底，我国 60 岁及以上人口 24090 万人，占总人口的 17.3%，其中 65 岁及以上人口 15831 万人，占总人口的 11.4%；2016 年年底，我国 60 岁及以上人口 23086 万人，占总人口的 16.7%，其中 65 岁及以上人口 15003 万人，占总人口的 10.8%；2015 年年底，我国 60 岁及以上人口 22200 万人，占总人口的 16.1%，其中 65 岁及以上人口 14386 万人，占总人口的 10.5%。

2015—2016 年，60 岁及以上人口增加了 886 万，65 岁以上人口增加了 617 万；2016—2017 年，60 岁及以上人口增加了 1004 万，65 岁以上人口增加了 828 万。无论从增长比例还是绝对值看，我国人口老龄化的速度在明显加快。

2016 年 10 月，全国老龄办、民政部、财政部三部门发布的《第四次中国城乡老年人生活状况抽样调查成果》报告显示，2015 年，低龄老年人（60 ～ 69 岁）占老年人口的 56.1%，中龄老年人（70 ～ 79 岁）占老年人口的 30.0%，高龄老年人（80 岁及以上）占老年人口的 13.9%。由此可见，在“十三五”期间，我国将迎来人口高龄化高峰。

二、"银发经济"浪潮需求

总体来说，低龄老年人的生活自理能力较强，高龄老年人生活自理能力较差（表 7–1）。

表 7–1 全国 60 岁及以上老年人分年龄、生活自理能力情况（2011 年）

年龄段	完全自理	基本自理	不能自理
60岁以下	78.80%	11.81%	9.38%
60～64岁	87.66%	7.56%	4.77%
65～69岁	82.60%	10.37%	7.03%
70～74岁	80.72%	11.20%	8.08%
75～79岁	67.85%	18.01%	14.15%
80～84岁	56.52%	18.01%	25.47%
85岁以上	39.49%	31.85%	28.66%

对 2014—2060 年全国城乡医养结合的社会养老服务需求规模进行预测，经测算，60 岁及以上的老年人对养老服务的需求规模不断扩大，到 2060 年将增长到 7097.95 万人。

低龄老年人中有 80% 以上是能完全自理的，他们中很多人刚刚退休，处于"有钱有闲"的状态，有着健康生活的理念和强烈的健康需求。对他们进行健康管理，降低其慢性病患病率，提高生活质量，有着迫切的需求。目前许多健康管理公司利用自身资源优势，为低龄老年人推出"海外医游"项目，组织能力相当、志趣相投的老年人去医学发达的国家和地区，一方面进行专业体检，另一方面旅游，享受特色美食，扩大老年人们的交友圈。这可以使老年人们感到身心愉悦，消除退休后的失落感，对疾病也能做到"早发现、早预防"，达到健康保障的目的。

面对如此大的健康管理需求，一些专业健康管理公司、专业体检中心如雨后春笋般快速发展起来；网络平台和各大卫视也针对老年人的健康需求推出了养生保健、健康教育的节目；中医养生馆的拔罐、针灸、推拿、艾灸、冬季膏方等传统中医养生服务项目也深受老年人们的欢迎。

三、国家政策指导

健康中国战略已成为保障人民健康的行动纲领。在健康中国引导下，全民健身成为风尚。城市建起了 15 分钟健身圈，乡村公共健身设施达到 100% 全覆盖，青少年至少熟练掌握一项体育运动技能，跑步成为一种新的生活方式。预计到 2020 年，经常锻炼的民众将达到 4.35 亿人。

作为世界上唯一一个老年人口数超过 2 亿的国家，我国连续 15 年上调了养老金。

5 年来，多部委对医养结合都相继发文，提出促进发展医养结合和健康管理，探索医疗机构与养老机构合作新模式，同时要求各地有关部门做好医养结合服务机构许可工作，打造“无障碍”审批环境；促进医疗卫生资源进入养老机构、社区和居民家庭，支持有条件的养老机构设置医疗部门，医疗机构要积极支持和发展养老服务，鼓励社会力量兴办医养结合机构，为老年人提供生活照料、保健康复、饮食管理、起居管理等服务。

2016 年，国家卫计委和民政部确定了北京市东城区等 50 个市（区）作为第一批国家级医养结合试点单位，北京市朝阳区、天津市南开区等 40 个市（区）作为第二批国家级医养结合试点单位，积极探索地方医养结合的不同模式，为医养结合全面开展做好准备。人社部发文《人力资源社会保障部办公厅关于开展长期护理保险制度试点的指导意见》，协同推进长期护理服务体系建设和发展。

结合我国国情，中国养老模式还是以家庭养老为主。由于计划生育政策的实行，“4–2–1”的家庭模式普遍存在，加上生活节奏快、工作压力大，照料老年人对于很多家庭来说的确是力不从心。老龄化问题已经从家庭问题转变成社会问题，需要采取社会化、专业化措施来解决。以厦门鼓浪屿为例，医院与居民签订家庭医生协议，家庭医生作为健康管理员全天呵护鼓浪屿居民的健康生活，不仅提供日常健康管理，帮助老年人保持身心健康，同时在老年人生病时提供便捷、快速、优质的医疗服务，消除了家属的后顾之忧。

第三节　国外医养结合与健康管理融合发展的经验借鉴

一、国外养老模式

（一）美　国

美国最主要的养老模式是老年人全包服务项目（Program of All Inclusive Care for the Elderly，PACE）和老年人居家养老（Home and Community - Based Services for the Elderly，HCBS）。

PACE 模式是由多专业综合小组为老年人提供全面的医疗、健康管理和生活服务的“打包式”服务模式。医疗服务包括急性照顾服务、看护服务、初级医疗照顾、住院治疗、护理院照顾等，以及预防性的、恢复性的、治愈性的和护理性的服务。

PACE 机构通常包括日间健康中心、诊所、医院、康复中心、护理院等服务设施，其中日间健康中心是 PACE 机构的核心，不仅有配备全科医生和护士的诊所，还有治疗室、娱乐休闲室和健身房。在日间健康中心有一支跨学科的医疗团队。针对每位老年人，医疗团队会定期开会、制订个性化的护理方案，并每天跟踪进度。团队内所有员工必须具备专业背景，如护士必须是注册护士。

截至 2017 年，全美国共有 118 家 PACE 机构，服务超过了 35000 名老年人。PACE 服务对象是 55 岁以上的老年人。老年人可自愿申请加入 PACE，但老年人的身体状况需经过州政府评估。PACE 费用是打包模式，包括了老年人所有的医疗健康服务和社交活动支出。因此，PACE 机构加强了老年人的健康管理，一方面改善了老年人的身体状况和生活质量，另一方面避免了因疾病给机构带来的巨大开支。

HCBS 模式是一种可以让老年人在家中享受到便捷生活和医疗照护服务的老年人长期照护制度，并且其在失能及半失能老年人的身体功能恢复上也有显著效果，适合较年轻的、失能程度较轻的老年人。

美国养老资金主要来源于保险制度。医疗照顾制度和医疗补助制度每月给符合条件的老年人提供补贴，其余部分通过个人储蓄、慈善捐款以及社会救助等渠道解决。

（二）日 本

日本是世界上老龄化最严重的国家，但其法律制度较完备。1963 年通过的《社会福利法》，设立了老年人长期照护机构。1982 年颁布了《老年人保健法》，老年人的养老重心逐步向“居家养老、护理照料”转移。1989 年颁布了《高龄老年人保健福利推进 10 年战略计划》，开始全方面推进老年人保健计划，建立了各式老年公寓、老年人活动室、老年人医院。2000 年 4 月，日本政府开始实施长期照护保险制度，强制 40 岁以上人群购买保险，保险基金由政府和被保险人各自负担 50%，65 岁以后根据条件不同可享受不同标准的长期照护服务。

日本是医养结合融合健康管理模式最为完善的国家之一。一方面，民众都有十分强烈的健康管理意识，如在饮食方面注重低盐、六分饱，并保持定期运动的好习惯。另一方面，日本政府全方面推进老年人科学养老。例如，日本根据老年人的不同身体状况、需求和经济负担状况设置不同的养老模式，主要养老模式包括日间照护中心、老年福利中心、养老院和老年公寓等。日间照护中心主要为老年人提供日间康复训练和白天日常生活照料服务；老年福利中心为辖区内的老年人提供健康教育、体检和家庭指导等服务；养老院主要是为痴呆老年人和卧床不起等失能老年人提供服务；老年公寓为生活能够自理的老年人提供照护服务。

在提供养老服务方面，日本养老机构还设有专门的老年病房，配有医师和护士，在老年病房内老年人可接受专业的、长期的治疗和照料服务。

（三）德 国

主要养老模式有居家养老、机构养老、专家照料院和老年照护院。居家养老包括上门护理、日间照料和监护式公寓；机构养老是指提供一般医疗、护理和照顾的养老院；专家照料院由专业人员为失能或半失能老年人提供服务；老年照护院为 65 岁以上需要进行康复治疗的老年人提供服务。

德国于 1994 年出台《长期照护保险法案》，其长期照护保险制度是全民强制性保险，主要基金来源于被保险者的缴费。德国的养老金由法定养老保险、企业养老保险和私人养老保险大约按照 70% 、20%

和 10% 的比例进行支付。在提供服务方面，德国特别重视老年护理培训，为失能老年人培养专业的照护人员，成立了老年照护专科，对人员资质有较高要求。如养老机构里的一般助理护士只协助专业医护人员对老年人进行护理，不能单独执业；院长则由受过高等护理教育和管理专业训练的人担任。

我国传统“孝”文化和“养儿防老”的传统家庭养老模式使得目前大部分老年人倾向于居家养老。借鉴国外的医养结合融合健康管理模式，我国应建立以居家养老为基础、社区养老为依托、机构养老为补充的多层次养老服务体系，重点将健康管理措施的疾病预测、生活方式干预、心理与行为管控、个人饮食营养等融入到家庭和社区养老中，推动医疗卫生资源进入居民家庭、社区和养老机构。同时，应结合我国国情，设立长期护理保险制度和专业照护人员培养制度。

二、医养结合设施及环境

我们搭建的医养结合设施需满足不同层次照护需求老年人的基本卫生诊疗、预防保健、健康管理以及生活起居各方面要求。

美国老年人生活独立性和生活保障制度要求养老居住设施需满足细致、全面的服务要求。其中，老年养生社区养老已发展为美国最具特色的养老模式，从活动自理型社区到持续照料型退休社区，服务内容从短期居住、休闲娱乐到辅助照料、专业护理（表 7–2）。

表 7–2 美国典型养老居住设施一览

名称	入住老年人及功能特点	设施类型	医疗服务	无障碍设计
老年人集合住宅	中龄老年人。为老年人专门建造、附带公共设施和社会服务的集合式住宅	老年公寓养老院	社会服务	多数有

（续表）

名称	入住老年人及功能特点	设施类型	医疗服务	无障碍设计
辅助生活住宅	高龄且高收入的老年人。提供照护服务的住宅		照护	有
护理之家	介护老年人。提供24小时护理的机构	护理院	照护、护理	多数有
持续照料型退休社区	退休老年人。具有照护服务的居住区	社区配套服务设施	照护、医护、护理	多数有

日本典型养老居住设施十分专业，可为老年人提供日常照护、休养、生活辅助和长期护理等服务。以日本淑德共生苑为例，共生苑的全部设施都按照国家看护设施标准设计修建，包括一个养老机构和一个内设诊所。一方面，共生苑环境优美，苑内园林四季常青，为老年人提供了绿色、安逸的生活环境；另一方面，交通便利方便亲友来访和老年人出行。看护单元从布局到装修都为老年人创造了一个温馨的家庭氛围，既有老年人的私密空间，又有共享交流空间。共生苑里有全业态服务，包括全托服务、日托服务、上门服务以及社会服务。机构内的诊所既可为入住老年人提供服务，也为周边居民提供服务，实现医疗资源共享。

随着一系列政策的密集出台，开始全面深化，目前名称繁多，类型各异，分工不清，还有一些服务机构在医疗护理方面的软件、硬件配给尚未具备其职能应有的条件和功能，给老年人养老选择带来很多困惑，也给市场规范运作带来诸多不利影响。

针对老年人身体状态、经济条件和照护需求的不同，应设立不同类型的医养结合设施。针对健康自助型老年人建造的医养结合设施，建议选址可毗邻医疗机构；要求环境优美，注重景观设计，在设施上注重私密空间和共享空间的布置，侧重提供日常照顾、健康服务、健康管理和休闲娱乐服务；内设老年大学，设立健康教育课堂，为老年人提供继续学习和交流的场所，丰富老年人精神生活，提高生活品质；医疗方面，内设护理站，配备健康管理师和护士，定期组织医生上门巡诊，同时与医院建立双向转诊合作关系。对于低龄介护老年人的医养结合设施，应侧重保健康复和专业护理，设立康复保健设施和基本护理介护设施，满足老年人恢复和加强身体机能的需求；配备专业的服务团队，为老年人提供家政服务、健康服务、健康管理和医疗服务；打造优美、亲切的室内环境，让老年人有家一般的感觉。进入高龄介护阶段或患病的老年人，则以急救治疗和长期照护为主，建议依托综合性医院的医疗资源建立老年医院，老年人既可以享有专业的照护服务，又能享有优质的医疗资源。

三、专业人员培养

我国专业的健康管理师与养老照护人员都十分缺乏。

由于我国健康管理起步较晚，健康管理师也是近几年出现的新兴职业，没有受到社会重视。

目前，我国养老照护人员普遍存在门槛较低、专业素质不高、流动性较大等特点。大部分老年照护人员主要来自家政服务公司或社会兼职人员，对老年人的生理特征、服务需求等缺乏专业认知，尤其是对于慢性病患者以及失能、失智等生活无法自理的老年人，无法满足其专业的养老服务需求。

在发达国家的医养结合养老模式中，德国为培养专业护理人员设立的老年护理培训学校，日本的“介护士”培养，美国从事养老护理的护士必须具备学士以上学历，都为我国培养具有“医疗、照料、看护、照顾”的专业养老照护人员提供了大量的可借鉴经验。

首先，我们需要建立健全从业资格认证制度，加强对养老从业人员专业知识和操作技能的培训，并由专业培训机构定期对从业人员进行专业再培训，根据技能掌握程度划分等级证书，并健全与证书等级相配套的薪酬体系，以保证养老从业队伍的专业性和稳定性。其次，加大政府投入，对于专职从事养老照护人员培训、考证进行一定补贴，以激励从业人员的学习积极性，吸引更多的人参加居家养老工作。此外，在相关院校专门设立老年人护理培训专科，为社会输送专业人才。还可根据养老机构的配套设施、环境、专业养老照护人员人数和证书等级来评定养老机构，根据等级高低来确定养老机构的收费标准，同时给予专业养老机构相应政策扶持。

四、相关护理保险机制

国外医养结合服务资金大部分来源于医疗保险，如美国、日本和德国的长期护理保险。我国虽然为居民和职工提供养老和医疗保险，但养老保险仅限于退休后发放一定数额的养老金，医疗保险也只限于职工或居民负伤、生病住院等方面的保障，即便是商业医疗保险也只是根据投保的重大疾病等险种发生时才给予保障。因此，对养老我们应建立新的长期护理保险制度。

国家正在试点长期护理险机制。以青岛为例，2012 年 7 月青岛推出以身体失能人员为主要保障对象的长期护理保险制度，目前已实现城乡全覆盖。至 2018 年，长期护理保险资金累计支出 12 亿元，为近 5 万名失能老年人提供了照护帮助，这些老年人平均年龄 80.4 岁。享受护理保险待遇的参保人人均床日费用 56.2 元，个人负担仅 4.2 元。

青岛长期护理保险资金来自医保基金，用人单位和个人不需要付费。参加医保的居民如丧失自理能力需要长期医疗护理时，可提出申请，由社保经办机构按照规定评估后，根据参保人的失能状况和护理方式确定长期护理保险待遇标准。

先行试点地区的探索虽然降低了医疗费用支出，减轻了失能老年人家庭的照料和经济负担，维护了失能老年人的生活质量和尊严，但是还存在医保基金支付压力增加问题，需建立可持续发展机制。我国应建立长期护理资金的多渠道筹资机制，实现政府、社会和个人多主体分担，政府可在提供的保险服务中增设护理保险条目，或者制定相应的法律法规指导商业保险机构增加护理保险相关服务，同时对购买相关护理保险的个人给予一定的资金补助，并对设有该险种的商业保险机构给予税收优惠等政策支持。

五、完整的法律体系

我国在医养结合与健康管理方面的法律很少。借鉴国外经验，遵循立法先行原则，我国需要从以下几个方面做法努力：①国家和国务院制定相关领域的法律、行政法规，或在原有法律的基础上进行增补、修改，各省区市制定适合本地区实际情况的地区性法规。②各职能部门对其负责的领域，制定更加具有规范的政策和部门规章。③保险领域需要增加对养老照护方面的相关险种。④对于养老照护人员的教育培训及考证设立统一标准。⑤有一部好的老年人权益保护法，应包含老年人方方面面的权益，形成一个完整的老年人权益保障体系。最终形成具有中国特色、完善的健康养老法律体系，对医养结合和健康管理融合模式的设施与环境、机构的建立、人员的配备、资金的筹备等做出明确的规范并加以制度化。

第四节　新医改模式下医养结合与健康管理融合发展的挑战

一、新医改模式

新医改模式下，公立医院全面取消药品价格加成；实施了城乡居民大病保险，目前覆盖人群超过 10 亿;205 个城市探索医联体新模式，如浙江省实行了双向转诊制度，合理分配医疗资源；偏远地区有先进的远程医疗服务，实现有限医疗资源的共享；我国将逐步实现全国医保异地结算等。

我国是世界上唯一一个老年人口超过 2 亿的国家，其中低龄老年人中有 80% 以上是完全自理的。如何对这批老年人进行科学、有效的健康管理，降低其慢性病患病率，减少医疗资源和药品的使用，是新医改模式下健康管理工作的核心内容。以家庭和社区为单元开展健康管理，通过对低龄老年人进行健康教育、生活方式干预、设立健康目标、监测健康指数等方式预防或延缓疾病的发生，最终使低龄老年人维持身心健康继而实现健康中国的宏伟目标。

在医联体模式的影响下，依托综合医院医疗资源建立老年医院，社区卫生院、养老机构内设医疗机构与大医院形成双向转诊，满足高龄、失能老年人专业的医疗、护理需求，使优质医疗资源得到最大化合理使用。

二、筹资模式

针对资金来源问题，我们应形成政府主导、多方参与的筹资模式。根据国外发达国家的经验，医养结合所需的资金大部分来源于保险、政府财政拨款，极少部分是个人缴纳。而我国医养结合融合健康管理模式起步较晚。首先，应加大政府财政投资力度；其次，动员社会力量加入到医养结合产业中，政府需制定相关配套政策或采取一定的措施，鼓励社会资本参与到医养结合机构建设中，并鼓励一些大财团和大公司进行募捐设立医养结合相关基金，使医养结合机构能够得到良性发展；最后，建立个体缴费的正常运行机制，借鉴健康管理大数据，建议 40 岁以上的人群开始购买长期护理险，并从 60 岁开始享有不同等级的长期护理服务。最终形成政府主导，企业或个人等社会资本、社会福利与救助组织以及老年人自身共同参与的筹资体系。

三、医养结合与健康管理融合模式

老年人生活自理能力、经济状况、文化背景、生活习惯差异较大，我们需建立起多层次的医养结合和健康管理融合模式。

大部分身体健康的低龄老年人可以独立维持基本的日常生活，通常会选择居家养老模式。我国计划生育政策导致现在独生子女家庭居多，应完善与独生子女相配套的政策，出台鼓励子女能与父母同住或就近居住政策；对随独生子女落户的老年人，应建立养老金异地支取、医疗保障异地转移机制；提高独生子女父母高龄生活补贴，建立独生子女父母失能生活补贴和困难丧偶老年人生活补贴；建立失能老年人长期照护保障制度，设立“独生子女照料假”等。

除了居家养老，应辅以社区和机构多层次医养结合和健康管理融合模式，构建起中国特色的养老体系，满足养老护理和健康管理需求。建议对独生子女家庭的老年人，70 岁以前适度收费，70 岁以后实行免费养老；独生子女中的失独家庭、失能老年人，则在 60 岁以后实行免费养老。浙江省已经开展多层次医养结合和健康管理融合模式。以桐庐县为例，在 183 个行政村里都有老年食堂（老年人就餐每餐只需 5 元，90 岁以上老年人免费就餐），还有养老服务中心。在养老服务中心，老年人既能享受生活照护服务，又能享受身体调理、健康管理服务。

另外，国家应鼓励发展社会医养结合机构为部分高龄、生活无法自理的老年人提供长期照护服务。鼓励有能力的老年人前往社会医养结合机构或老年医院养老。政府可在用地审批、项目立项、金融贷款等方面提供优惠政策，推动社会医养结合机构规模、质量与未来医养结合需求相适应。

【专家共识】

健康中国战略布局下，我国的健康管理开始逐步走向成熟，健康管理的机构和形式呈现多元化，既有大医院的健康服务中心、专业健康体检中心，也有健康管理公司和健康俱乐部以及家庭签约医生等，为民众提供专业健康管理服务。合理膳食、适量运动、戒烟限酒、平衡心态是健康管理的核心。如今全民健身成为风尚，预计到 2020 年，经常锻炼的民众将达到 4.35 亿人。

建立多层次的医养结合和健康管理融合模式。低龄、健康的老年人多以居家养老为主，以健康管理、养生保健、休闲娱乐为主要服务内容，最终达到预防疾病、提高生活品质的目的。厦门鼓浪屿的家庭医生作为健康管理员定期上门为老年人提供健康管理服务的模式可以借鉴。对于基本能自理的老年人，他们有一定的护理和医疗需求，应以养老院为主要医养结合机构（享受普惠政策）。而针对高龄、失能老年人的养老，应建立长期照护制度，给予医疗护理和临终关怀。医养结合机构主要包括依托医疗资源建立的老年医院、内设医疗机构的养老机构。

国家政策是医养结合融合健康管理模式发展的纲领。国家应出台多层次、多方面政策。完善与独生子女家庭情况相配套的养老政策；鼓励社会力量兴办医养结合机构，打造“无障碍”审批环境，在用地审批、项目立项、金融贷款等方面提供优惠政策；建立长期护理险机制，建议 40 岁以上的人群开始购买长期护理险，并从 60 岁开始享有不同等级的长期护理服务；形成政府主导，企业和个人等社会资本、社会福利与救护组织以及老年人自身共同参与的养老筹资模式。

建立完整的法律体系。首先，健全《老年人权益保障法》，形成完整的老年人权益保障体系。此外，针对医养结合与健康管理融合模式的设施与环境、机构的建立、人员的配备、资金的筹备等方面做出明确的规范并加以制度化。

专业人员培养。建设包括医生、护士、健康管理师、养老照护人员在内的专业养老队伍，建立从业人员资格认证制度和与其相匹配的薪酬体系，保证从业队伍的专业性和稳定性。

（沈爱瑛）

参考文献

[1] 杨贞贞 . 医养结合——中国社会养老服务筹资模式与实证研究 [J]. 养老 ,2016(1):32-37,80-84.

[2] 戴靓华 . 医养结合——城市社区养老居住设施规划设计 [J]. 建筑设计 ,2016(1):5-17,21-24.

[3] 中华人民共和国民政部 . 三部门发布第四次中国城乡老年人生活状况抽样调查成果 [R/OL].[2016-10-09].http://www.mca.gov.cn/article/zwgk/mzyw/201610/20161000001974.shtml.

[4] 国家统计局 .2015 年国民经济和社会发展统计公报 [R/OL].[2016-02-29].http://www.stats.gov.cn/tjsj/zxfb/201602/t20160229_1323991.html.

[5] 国家统计局 .2016 年国民经济实现“十三五”良好开局 [R/OL].[2017-01-20].http://www.stats.gov.cn/tjsj/zxfb/201701/t20170120_1455942.html.

[6] 国家统计局 .2017 年经济运行稳中向好、好于预期 [R/OL].[2018-01-18]. http://www.stats.gov.cn/tjsj/zxfb/201801/t20180118_1574917.html.

[7] 青岛统一战线 . 刘卫国副会长 : 探索建立新时代青岛“全人全责医养康护”长期护理模式 [R/OL].[2017-11-26].http://tyzx.qingdao.gov.cn/n23595625/n23598128/n30092938/171127165512263558.html.

第八章　医养结合之养老服务模式

养老服务的核心是关爱，创新具有中国特色的养老服务模式更是有效呵护老年人、促进老年人身心健康和提高其生命质量的灵魂和保障。

第一节　养老服务概述

一、养老服务的概念与内涵

参考英国、美国、瑞典、挪威、丹麦、捷克、冰岛等国家的社会服务法，新加坡国家社会服务理事会与中国香港社会服务联会的社会服务政策和项目，以及根据中国 2016 年出台的《“十三五”社会服务兜底工程实施方案》，可将养老服务视为社会服务中的专项服务，即老年人社会服务。具体而言，养老服务是针对由于贫困、家庭瓦解、暴力、身体和精神残疾、健康状况恶化等，在自我照料和他人照料等方面需要公共援助的 60 岁及以上老年人，为了使他们在社会中更好地发展、更充分地行使职责所提供社会支持的服务和项目。养老服务的目的是提高老年人的生存状况，实现“不分年龄，人人共享”的社会。养老服务的对象不仅仅是 60 岁及以上的老年人，还包括照料老年人的家庭监护人、家庭照料者等初级非正式照料者。

养老服务的职责体现在两个方面：一是保护和管制，二是照料。一方面，保护和管制老年人远离社会不利境况，确保老年人的权利，防止虐待、忽视和盘剥老年人，帮助他们融入社会。另一方面，为老年人及其家庭提供的服务项目包括社会咨询服务，阅读、解释和指导服务等在内的个人援助，提供饮食、家务和洗衣服务，以及帮助其照管家庭等在内的居家照料服务，针对那些常年照顾高龄老年人的家庭成员或家庭照料者因外出工作、度假或者做其他事务时所提供的缓解服务，日间服务中心、日托照料和周托照料，养老院 / 敬老院，针对因慢性精神障碍而致自给能力下降以及为患有老年痴呆症、阿尔茨海默病以及其他类型的痴呆的、需要他人援助的老年人提供的包括老年痴呆症日间托管中心等在内的特殊收容院服务，应急援助和危机中的电话援助，日间康复医疗中心等提供的社会康复服务，为患有复杂病症的末期病患提供的护理服务，邻里互助服务等，以及由社会工作者、社会志愿者或相关职业工作者提供的其他支持性服务等。提供服务的人员包括社会工作者、社会救助者、照料管理者、家庭帮扶者、治疗专家等。提供养老服务的组织可以是国家、非营利的非政府组织、工商企业、家庭、邻里等。

二、养老服务市场现状分析

从全国老龄办新闻发布会上获悉，截至 2017 年年底，我国 60 岁及以上老年人口有 2.41 亿人，约占总人口约 17.3%。我国从 1999 年开始进入人口老龄化社会到 2017 年的 18 年间，2018 年人口净增 1.1 亿，去年新增老年人口首次超过 1000 万，预计到 2050 年前后，我国老年人口将达到峰值 4.87 亿，约占总人口的 34.9%。

中国老龄化呈现以下特征：①发展快。人口结构从成年型步入老龄型，日本需要 25 年，英国 45 年，美国 60 年，瑞士 85 年，法国 115 年，而中国仅用了 18 年。②具有超前性。目前我国的经济发展水平尚处于发展中国家的水平，但老龄化进程已经达到发达国家水平。发达国家一般是在人均 GDP 达到 4000 美元左右时进入年龄化社会，即先富后老。而我国则是在人均 GDP 尚未达到 1000 美元的情况下步入“老年”，即未富先老。③基数大。由于我国是人口大国，因此相对于世界上的其他国家，人口老龄化也必将面临基数大的问题。④地区、城乡差异大。我国是一个农业大国，东西部经济发展不均衡，导致大量的年轻劳动力从农村迁到城市，从西部到中东部。因此，农村、中西部地区人口老龄化程度高很多。⑤失能化和空巢化特点突出。“空巢”老年人的数量和比例正以前所未有的速度增长。我国患有慢性病的老年人有 1.5 亿，占老年人总数的 65%，失能或半失能的老年人有 4000 万左右。

随着养老的责任由家庭转向社会，在现实需求与传统取向平衡中，多种因素合力作用于中国养老，新的养老方式不断地涌现，正呈现出由传统的家庭养老过渡到社区、机构养老等多元化养老模式并存的局面。

三、机构养老服务现状

机构养老是指以社会机构为养老地，依靠国家拨款、亲人资助或老年人自费等形式获得经济来源，由养老机构统一为老年人提供有偿或无偿的生活照料与精神慰藉，以保障老年人安度晚年的一种养老方式。

据最新发布的《中国养老机构发展研究报告》显示，中国的养老服务机构在地域分布上是东部多于西部；在创办层次上是公办多于民办；而在医疗配置方面，根据服务对象的不同，拥有医疗设施或康复设施的机构均集中在高端民办养老院。2016 年全国老龄办组织的“全国民办养老服务机构基本状况调查”显示：中国养老机构 76% 集中于城市，对于民办养老机构的服务人群，87% 的民办养老机构只为能完全自理的老年人服务，10% 可以提供护理康复等医疗服务，仅有 3% 左右的机构有临终关怀。对比国外，国内能够提供医疗相关服务的机构过少，其他仅仅是提供基本的生活服务而已，远未达到老年护理所需的专业级别。当前，我国普通的养老机构收费标准在每月 5000 元以下，而那些具备医疗服务及其他养老设施的高端养老院，动辄月费在万元以上且很多采用预交押金的方式，这种养老机构从定位之初就将绝大部分受众群体排除在外。这种矛盾在中国养老机构中普遍存在，也是当前国内养老机构接受度和公信力较低的原因所在。

中国市场调查网调查结果显示：2014 年全国各类养老服务机构和设施 94110 个，其中养老服务机构 33043 个，社区养老服务机构和设施 18927 个，互助型的养老设施 40357 个，军队离退休干部休养所 1783 个；各类养老床位 577.8 万张，比上年增长 17.0%（每百名老年人拥有养老床位 2.72 张，比上年增长 11.5%）。2015 年全国各类养老服务机构和设施 11.6 万个，比上年增长 23.4 %，其中注册登记的养老服务机构 2.78 万个、社区养老服务机构和设施 2.6 万个、互助型养老设施 6.2 万个；各类养老床位 672.7 万张，比上年增长 16.4%（每百名老年人拥有养老床位 3.03 张，比上年增长 11.4%），其中社区留宿和日间照料床位 298.1 万张。

结合以上数据，我国对应“百名老年人 5 张床位”的国际标准仍有较大缺口。对于这种缺口情况，养老床位本应供不应求，但实际上，养老服务机构的年末床位利用率却有降低的趋势，说明现行养老体系的供给与老年人的真正需求不符，才会导致利用率低、成本高，同时也说明对未来新兴养老机构、养老模式改变现状的需求巨大。养老机构存在的问题具体表现在以下几个方面。

（一）人均床位数少，机构数量少，导致“入住难”

随着我国老龄化进程的加速，部分高龄、空巢、孤寡、患病和智障老年人急需入住专业机构接受照护，但是目前我国养老服务机构存在着有效数量不足、养老床位“缺口大”等问题。部分地区机构床位不足老年人口数的 1%，不仅低于发达国家 50% ～ 70% 的水平，也低于发展中国家 20% ～ 30% 的水平，在我国部分地区甚至出现了入住养老院需要“排队”的现象。但是，部分民营养老院却存在床位空闲的尴尬局面，分析其主因是民营养老院的收费超过一般老年人的承受能力。

（二）缺乏政策支持，民办养老机构规模效益低

由于我国目前缺乏具体的政策支持，在服务标准、设施标准、收费标准、法律关系等方面没有明确的规定，所以养老机构的发展受到了一定的限制。目前，我国养老机构所享受到的优惠政策主要是税收减免，而在水、电、土地使用、建筑等方面并没有享受到制度化的优惠。除公办养老机构（福利性养老机构）的规模尚可外，民办养老机构（非营利性养老机构）均出现了经费短缺、资源不足等问题。部分机构处于亏损或保本运营状态，影响了更多投资者的投资热情。此外，营利性养老机构收费偏高，使没有生活来源或仅靠子女资助的老年人望而却步；即使有退休金，但在缴纳入住费用之后，剩余收入将很难满足其在购物、医疗保健、文化娱乐等方面的需求。

（三）缺乏规范的评估标准，资源配置不足或缺失

由于缺少相关政策法规的强制约束，评估标准缺乏规范性操作，加之政府资源配置的不足或缺失，因此使众多养老机构在收住服务对象时更多地运用市场法则和市场定位，导致养老机构住养服务出现一种与社会福利和社会公益法则悖行的现象：一方面，大量需要机构住养服务介助或介护的老年人因支付能力不足难以入住；另一方面，许多高收入但身体健康的自理老年人占据了大量床位，在本该属于调节社会公平的国民收入二次分配中进一步加剧了社会的不公平。

（四）养老机构设施相对滞后

多数养老机构资金筹集渠道狭窄，养老机构资金投入不足，导致养老机构设施相对滞后，主要体现在以下三个方面：首先，老年服务设施设计不合理，适用性较差；其次，服务设施不够齐全，无法满足老年人的需求；最后，基础设施较差，配备也比较单一。

（五）养老机构功能单一，专业化水平低

目前，我国养老机构为老年人提供的服务以生活照料为主，仅满足于“吃好、住好”，而医疗、康复、精神慰藉服务项目较少，难以满足老年人深层次的需求。同时，由于养老护理队伍素质及教育体制尚待加强，缺乏全国统一的职业资格认证制度，所以服务水平参差不齐，技术不够规范，而且制度管理及质量管理机制存在缺陷，易引发法律纠纷等问题。

（六）市场化机制尚不完善，政策难以落实

随着我国人口老龄化的快速推进，单纯依靠国家投入和经办来发

展养老事业已不能满足全社会日益增长的养老服务需求，由此“社会福利社会化”“养老事业社会办”的发展思路和经办方式应运而生，为新时期解决我国社会面临的养老服务难题闯出了一条新路。政府为此也提出了一些诸如“民办公助”“公办（建）民营”、税费减免等政策优惠原则和办法。然而，各地对国家提出的优惠政策不落实、不兑现的现象十分普遍，土地划拨、“民办公助”、水电优惠等政策在大部分地区形同虚设。政府包办包管体制造成的高耗低效、高投入低产出弊病已成痼疾。由此，在市场上完全靠政府资源经办的公办养老机构与完全靠自身力量经办的民办养老机构无法在同一起跑线上平等竞争，民办养老机构的发展将更加艰难。

四、社区养老服务现状

社区养老，即政府和非政府组织以及其他机构在老年人所属的社区建立养老中心，采取非营利组织的运作方式，为社区老年人提供家政服务和医疗卫生服务。社区养老是从分散居家养老向集中社会养老过渡的一种方式，是老年人寄宿在就近的社区养老所、养老院，能够满足老年人足不出社区的离家养老心理，可以有效保证其日常起居、生活照料，降低其孤独感等。社区养老既是传统的居家养老的延续，也是传统居家养老的升华，它在减轻家庭成员负担的同时，更符合中国人的传统习惯与偏好。

从 20 世纪 90 年代开始，我国政府将解决养老问题的方式转向了发展社区养老，逐步探索中国居家养老为主的社区养老道路。从 2001 年社区养老模式“星光计划”的试点开始，社区养老模式得到了很大的发展。部分农村乡镇拥有老年福利服务中心，村委会和自然村设有老年人服务站点。

截至 2016 年年底，全国共有各类社区卫生服务机构和设施 38.6 万个，其中社区卫生服务指导中心 809 个、社区卫生服务中心 2.3 万个、社区卫生服务站 13.8 万个、社区养老服务机构和设施 3.5 万个，比上年增长 34.6%；互助型养老服务设施 7.6 万个，比上年增长 22.6%；其他社区服务设施 11.3 万个。社区服务中心（站）覆盖率 24.4%，其中城市社区服务中心（站）覆盖率 79.3%，农村社区服务中心（站）覆盖率 14.3%。城镇便民、利民服务网点 8.7 万个。社区志愿服务组织 11.6 万个。

我国社区养老模式起步较晚，是在发展过程中，国家、市场、家庭和志愿者等多元福利的各方资源没有被有效地整合，社区养老服务供给不足，具体表现在以下几个方面。

（一）缺乏相应的政策扶持

根据国外经验，福利性事业应多层次运行，充分调动各方的积极性，构建完善的公益性服务与市场化运作相结合的运行机制。然而，我国在这方面的政策扶持较少，如缺乏对非营利性组织扶持的相关政策，社区养老服务的行为、规范和收费等缺乏统一的标准，这些都严重阻碍了民间资本和企业资金对社区养老服务的投入。对社区养老服务产业缺乏有力的政策支持与引导，是制约社区养老服务产业化发展的主要因素之一。

（二）缺乏相应的监管机制

从国际经验来看，发达国家对社区养老服务产业都有极其严格的监管政策和较高的检验标准。而我国的社区养老服务产业总体来说还处于起步阶段，缺乏统一的产业规范、行业标准以及行业监管机构，致使社区养老服务市场处于不规范的状态，难以实现有效的养老服务。这不仅损害了老年人的权益，在一定程度上扰乱了市场秩序，而且还影响了社区养老服务产业的可持续发展。

（三）养老服务资金投入不足

虽然政府采取了积极的财政政策，每年给予一定的财政支持，但是资金来源渠道过于单一，加之社区自筹资金的力量薄弱，致使用于养老方面的资金明显不足。随着人口老龄化的加剧，我国在社区养老服务事业的发展过程中，将一直面临资金短缺和老年人服务需求之间的矛盾。随着居民收入水平和生活质量的提高，社区养老服务的服务项目在不断拓展，服务质量也在不断提高。然而，原有带有浓厚福利性色彩的社区养老服务，仅靠政府投入的单一模式已无法满足社区服务日益扩大的需求。

（四）养老服务基础设施不够健全

在日常生活设施方面，一些养老服务基础设施差、设备比较单一。目前很多社区的托老所以及日间照料场所过少或是没有，有的社区即使有，却没有真正得到有效的利用。很多社区服务设施仅限于一些简单、基本的运动器材，老年人医疗保健机构匮乏；老年人购物困难，适合老年人的生活用品、服饰及食品等商品数量不多；老年人文化体育设施缺乏，致使老年人生活枯燥、乏味。

（五）服务内容过于简单

当前，社区养老服务为老年人提供的更多的是日常生活方面的照顾，很难满足老年人日益增长的个性化、多元化和更高层次的需求，其沟通交流、娱乐、健康以及社会参与等需求常常被忽视。服务项目和内容过于单一，没有特色，以老年人休闲娱乐、医疗保健和保险居住为主的不同层次的相关产业尚未开发，养老相关食品、疗养、娱乐、旅游、教育等相关产品项目少，没有形成完善的产业链。

五、居家养老服务现状

随着人民生活质量与医疗水平的不断改善和提高，我国人口平均寿命延长，死亡率也不断下降，老年人口比重也在逐年增加。伴随着老龄人口的不断增长，现有的经济、政治、社会以及人民生活等各个方面都将受到一定程度的影响。目前，中国的经济尚不发达，社会保障体系有待健全，而人口老龄化严重影响我国社会和经济的发展，不断增长的养老需求和家庭养老功能的缺失之间的矛盾愈发突出，致使家庭养老模式面临着严峻的挑战。

（一）“居家养老”的概念

从国内现有的研究著作来看，对“居家养老”概念的界定主要有以下四种观点。

观点一：强调居家养老是一种与机构养老相对的养老方式，指老年人居住在自己家中，自己生活并安度晚年，而不是像在机构中养老的老年人那样集中居住。它是一种“半社会化半家庭”的养老方式。

观点二：认为居家养老是家庭养老与社会养老这两种养老方式互补之后产生的。

观点三：认为居家养老是对传统家庭养老模式的一种更新与补充，是“建立在个人、家庭、社区和政府的基础上的一种养老方式，它是以居家养老为形式，社区养老信息网络为基础，国家制度政策法律管理为保证，家庭养老和社会养老相结合而产生的一种养老体系”。

观点四：强调居家养老是一个国家或者地区的经济社会发展到

一定阶段的产物，而这种养老方式需要良好的社会环境以保证其健康发展。

（二）我国发展“居家养老”的必要性

1. 家庭养老的困境

在我国，核心家庭数逐年增加、新一代青年的生存竞争压力也越来越大、年轻夫妇没有足够的精力和时间照顾老年父母等众多因素相互影响，这就造成了家庭养老功能的不断弱化，同时“代际倾斜”“重幼轻老”的现状日益严重。所以，传统的家庭养老模式已难以适应现代社会的发展要求。

2. 机构养老的困境

（1）资源和资金不足。根据当前我国的老年人口比例可以发现现有社会养老机构的床位严重不足。加之我国社会保障制度当不完善，致使各种矛盾错综复杂。

（2）与中国“孝道”不符。机构养老与中国传统“孝”的社会伦理观念也存在相悖之处。而大多数老年人难以承担养老院高昂的费用，同时也很难在精神上获得自己真正需要的慰藉。

（3）服务人员素质欠缺。现阶段，我国的养老服务组织和机构较少，从业人员少，素质较低，服务水平不高。这不仅不能解决我国老年人的养老需求，而且反而使我国的养老现状更加严峻。

3. 居家养老的优势

当前我国的机构养老和家庭养老遇到了前所未有的困境，从现有的研究来看，居家养老的优势主要体现在以下两个方面。

（1）符合经济性和效率性。居家养老在充分利用现有的家庭物质资源的基础上，又可以根据老年人自己的生活习惯安排日常生活，同时也可以保证老年人的生活需求，提高其生活质量。

（2）服务对象具体，服务针对性强。居家养老服务以社区为依托，其服务对象相对而言较为单一。此外，社区也可以通过对老年人进行信息采集和档案管理，对老年人的身体状况、收入和家庭大概情况等建立档案，从而根据档案中记录的状况进行有针对性的管理，包括物质方面和精神层面的管理。

4. 我国居家养老体系建设面临的问题

从现有的实践经验来看，居家养老模式在解决我国快速老龄化问题中的养老问题发挥着至关重要的作用。但是，在居家养老模式快速推进的过程中也存在着诸多问题：①我国相关养老制度及配套政策尚不完善。②居家养老运行体制和评估机制有待完善。政府主导是目前居家养老实践的普遍形式，这使其对政府依赖性较强、覆盖范围较小、服务内容单一、服务质量较差。③居家养老的相关服务队伍数量有限且成员的个人素养亟待提高。④社会组织力量薄弱。这些问题在很大程度上制约了我国居家养老模式的发展。

六、医养结合型养老模式

老年人对健康服务的需求明显高于普通人群，这迫切需要我们为老年人提供综合的、连续的、适宜的医疗服务，老龄长期照护体系的建构刻不容缓。目前我国能够提供的医疗卫生服务明显不足，不仅仅老年病医院、护理医院、康复医院数量有限，甚至一些综合医院与专业医疗机构中有关老年病的专业和科室数量也很有限。目前我国从事老年人医疗服务的医生、护士等卫生技术人员只有几万人，远远不能满足老年人庞大的健康需求。

据了解，目前全国多地已经开始探索医养结合养老模式。2016年，北京市的西城、朝阳、海淀、顺义、密云 5 个区试点“失能补贴”，对经济困难的高龄和失能老年人进行补贴，每月不低于300元，帮助他们提高购买居家养老服务的能力；广西提出，到2020年将基本建成功能完善、覆盖城乡的养老服务体系，符合标准的社区居家养老服务中心基本覆盖城镇社区，每千名老年人拥有养老床位35张，其中护理型床位超过15张，健康养老服务业及相关产业增加值达2000亿元，建成15个规模较大、功能完善的养老服务业集聚区等。

家家有老年人，人人都会老。随着我国人口老龄化的加速发展，“有备而老”在国家层面上已经得到高度重视。患病、失能或半失能老年人的治疗和护理问题千家万户，在应对老龄化过程中，健康是核心问题，老年人对健康服务的需求明显高于普通人群，迫切需要我们为老年人提供综合的、连续的、适宜的医疗服务，而医养结合模式无疑成为我国应对人口老龄化的一个长久之计。医养结合是一种有病治病、无病养老、医疗和养老相结合的新型养老模式，其优势在于整合医疗和养老两方面资源，为老年人提供持续性的照顾服务。

当前医养结合的模式大体有以下四种。

1. 鼓励原有医疗卫生机构开展养老服务

现有的医院、社区医疗服务中心，只要有条件就可以开展养老服务。结合当前公立医院的改革，原来的医疗机构可以转变成康复医院或护理医院，为周围社区提供综合的、连续的养老医疗服务。

2. 原有的养老机构可增设医疗服务资质

目前我国大多数养老机构没有医疗资质，2014年原国家卫生计生委印发了养老机构医务室、护理站的基本标准，对设置在养老机构内的医务室、护理站，从人员、房屋、设备、制度等方面做出规定。只要有一名执业医师、一名注册护士就可以申请开设医务室，这大大降低了门槛。此外，对于有条件的养老机构，还鼓励它开设老年病医院、专科医院、护理医院、康复医院等专业医疗机构。

3. 医疗机构与养老机构协议合作

这种情况目前比较普遍，在很多社区，养老院就建在社区服务中心附近，社区卫生服务中心可以定期上门巡诊，遇到紧急情况时社区服务中心也能及时处理、及时转诊。现在真正实现医养结合的养老机构一床难求，很多地方甚至排了几百人，这种模式也是国家特别鼓励的。

4. 医养结合进社区、进家庭

这主要依靠社区卫生服务网络，通过推行家庭医生模式，为社区老年人提供上门医疗服务。

“医养结合是我国积极应对人口老龄化的一个长久之计。”“十三五”是我国两次人口老龄高峰的低谷期，我们要抓住这个机遇，鼓励各类资源进入医养结合领域。

七、养老服务人才队伍现状

养老服务队伍是保证养老机构正常运行和入住老年人得到高质量服务的关键因素，因此发展养老事业必先发展我国养老服务队伍的数量和质量。老年健康服务需求尤其是护理需求的增加，导致对高层次养老服务人员的需求急剧增加；随着社会、经济的发展和老年人整体综合素质的提高，他们精神方面的需求也变得越来越重要。然而，我国养老护理服务人员数量少、素质低、服务质量差等不足已严重阻碍了养老事业社会化、专业化的发展。

2002 年，我国正式出台《养老护理员国家职业标准》，其中将养老服务员列入国家劳动职业资格认证范围。部分省市地区重视养老服务队伍人才建设，如浙江省，近两年来共培训、轮训养老服务管理及护理人员 1.6 万人次，其中获得国家职业资格证书的有 5000 多人；

培训老年志愿者5万多人次。然而，我国大部分养老护理员基本上没有按此标准执行，没有相应的分级管理要求和规范。养老服务机构配置的养老服务人力远低于民政部门制定的标准。

（一）年龄偏大，收入待遇低

据杜国玮《我国养老服务机构护理员队伍现状、问题及对策研究》（2010）对北京5家养老服务机构的调查发现，年龄在40岁以上的人员均占40%以上，比例最高的甚至达到90%；农业户口人员中占比最大的是“1001～1500元”，达50.7%，月平均收入在“1500元以上”的只占27.4%。上海市某区2006年年审数据显示，50岁以上者占到了养老服务人员的50.1%。养老护理是一项既细致又繁重的劳动，部分养老护理员年龄偏大、体力不支，难以胜任照护老年人的工作。同时，收入待遇低、社会地位不高等因素也导致了养老服务队伍人才的大量流失。

（二）学历水平低，年龄偏高

目前我国养老护理员多来自农村进城务工人员和城市失业下岗人员，文化素质低、年龄偏高是这部分人突出的特点。上海市某区2006年年审资料显示，在1441名养老机构员工中（包括管理人员），初中及以下学历占70.10%，高中及中专学历占21.00%，本科学历仅为1.18%。养老护理员文化素质低，无法适应多层次的养老服务需求。

（三）持证上岗率低，培训不规范

照顾老年人是一项专业性、技术性较强的工作，我国除一些经济较发达地区推行了养老护理员持证上岗制度外，其他省市基本上未实施相关制度。即使是一些推广了持证上岗制度的城市，其持证率也不高。陈卓颐和陈伟然（2009）的《我国养老护理员队伍建设现状与对策》指出、北京、上海等城市的持证率为 57.14%，其中社会力量兴办的养老机构持证率仅为 43.15% ，广州市养老护理员持证率仅为 12.00%。一些地方虽然推行了岗前培训制度，但培训不规范，远远达不到培训要求。

（四）人才队伍流失严重

据调查，仅北京、上海、天津等城市每年养老护理员流失就高达 1/3 以上。高流失率使得一些养老机构出现“护工荒”，已影响到养老机构的正常工作，甚至使一些养老机构不敢对护理员实行严格管理。为满足养老服务行业的人才需求，自 1999 年以来，我国陆续有 10 所院校先后开办了老年服务与管理专业，每年毕业学生不到 800 人。虽然有众多机构前来招聘，但并不是所有毕业生都愿意干本行，而留下来的学生也在呈逐年流失的趋势，这就造成了教育资源的严重浪费。

八、养老服务体系

养老服务体系是指老年人能在生活中获得全方位服务支持的系统。养老服务体系既包括家庭提供的基本生活设施和生活环境，也包括社区提供的各种服务和条件。此外，养老服务体系还包括政府、社会提供的有关服务的形式、制度、政策、机构等各种条件；但一般不包括物资和经济供养内容。

2017 年 10 月 18 日，习近平同志在十九大报告中指出，加强社会保障体系建设。全面建成覆盖全民、城乡统筹、权责清晰、保障适度、可持续的多层次社会保障体系。全面实施全民参保计划。完善城镇职工基本养老保险和城乡居民基本养老保险制度，尽快实现养老保险全国统筹。

（一）养老服务体系的概念

养老服务体系主要是指与经济和社会发展水平相适应，以满足老年人基本生活需求、提升老年人生活质量为目标，面向所有老年人群体，提供基本生活照料、护理康复、精神关爱、紧急救援与社会参与的设施、组织、人才和技术要素形成的网络，以及配套的服务标准、运行机制和监督制度。

（二）养老服务体系的类型

养老服务体系依据服务主要提供主体可分为家庭养老服务体系、社区养老服务体系与社会养老服务体系；依据老年人生活居住形式可分为居家养老服务和机构养老服务。以下就家庭养老服务体系和社会养老服务体系做一介绍。

1. 家庭养老服务体系

家庭养老服务体系是与中国传统文化相适应的延续数千年的养老服务支持系统。服务提供者主要有老年人本人、配偶、子女以及亲朋好友。其最大的优势是能够得到家庭的温暖和亲情的关怀。但家庭养老功能正在弱化，仅仅依靠家庭养老服务系统难以满足老年人的养老需求。

2. 社会养老服务体系

社会养老服务体系是指由政府、社会对养老服务有支持意义的各种制度、政策、机构等方面所构成的系统。该系统是在家庭养老服务功能日趋弱化的背景下产生并发展的。社会养老服务体系包括基本养老服务体系和非基本养老服务体系。①基本养老服务体系是福利性服务，是政府对生活特别困难的老年人提供的最起码的保障型服务；是以居家养老为基础、社区服务为依托、机构养老为支撑，提供具有适宜技术的基本养老服务。其重点是保障失能或半失能老年人和低收入老年人的基本服务需求。2009 年，由民政部、国家发改委提出，并选择黑龙江、江苏、湖北、重庆、甘肃 5 个省份及直辖市进行试点，将在全国正式实施基本养老服务体系。②非基本养老服务体系为老年人提供具有一定及较高幸福指数的享受服务。提供者包括社会团体、个人和民营及外资机构。

（三）养老服务体系的基本要求

1. 完整性

老年期时间跨度大，从 60 岁到百岁以上，需要经过“低龄老年期（60 ～ 74 岁）”“老年期（75 ～ 89 岁）”和“长寿期（90 岁及以上）”。完整性要求该体系能覆盖所有老年人群，并能为他们提供全方位的服务。

2. 多样性

多样性指同一种养老需求，可以有多种多样的服务方式可供选择，以便老年人根据自己的意愿、条件选择养老服务方式。

3. 持续性

照顾长者是一个长期的过程。完善的体系应当为不同年龄、不同健康状况、不同经济状况和不同意愿的老年人提供持续照料服务。

4. 实效性

完善的体系应能破解养老照料的难题，减轻家庭、社会和政府的压力，为长者提供舒适的环境、高品质的生活。

5. 经济性

构建养老服务体系是政府的责任，需要投入。如何构建既经济又高效的养老服务体系，需要政府统筹规划。政府既要履行自己的职责，又不能大包大揽，应遵循“政府主导、政策扶持、社会参与、市场运作”的原则，推进社会福利社会化，构建养老服务体系。

基于上述要求，政府应解放思想、大胆改革，积极推进社会福利社会化，构建“以居家养老为基础、社区服务为依托、机构养老为支撑”的养老服务体系。

九、养老服务模式

目前的养老模式主要包括居家养老、机构养老、居家式社区养老、医养结合新型的养老模式，以及如乡村养老、以房养老、异地养老、售房入院养老、售后回租等其他养老模式。

（一）居家养老

居家养老是指老年人按照我国的民族生活习惯，选择居住在家中，而不是入住养老机构，安度晚年生活的传统养老方式。受传统文化的影响，更多的中国老年人还是选择在家颐养天年，特别是高龄老年人和对到养老院和护理院养老都存在着一定偏见或顾虑的老年人。

（二）机构养老

机构养老包括到养老院、养老公寓等机构养老的多种情形。喜欢过群体生活的老年人，尤其是孤寡老年人可居住于养老院。此外，也可以组织老年人自愿入住大型的老年社区，社区为老年人提供所需的各方面专门化服务。机构养老将是未来养老的一大主体方式，适合喜欢热闹的单身老年人。

（三）居家式社区养老

居家式社区养老是指老年人在家庭居住与社会化上门服务相结合的一种新型养老模式。这种模式可以确保老年人、子女、养老服务人员、政府各取所需，促使资源得到充分利用。居家式社区养老弥补了家庭养老的不足，是政府大力倡导的一种新型养老模式，适合子女工作太忙照顾不到、又不想离开家的空巢老年人。

（四）医养结合养老模式

医养结合就是指医疗资源与养老资源相结合，实现社会资源利用的最大化。其中，“医”包括医疗康复保健服务，具体有医疗服务、健康咨询服务、健康检查服务、疾病诊治和护理服务、大病康复服务以及临终关怀服务等；而“养”则包括生活照护服务、精神心理服务、文化活动服务。这种模式是以“医养一体化”的发展模式，集医疗、康复、养生、养老等为一体，把老年人的健康医疗服务放在首要位置，将养老机构和医院的功能相结合，把生活照料和康复关怀融为一体的新型养老服务模式。

（五）其他养老模式

1. 乡村养老

乡村的空气新鲜，生态环境优越，生活成本低廉，由此吸引了众多的退休老年人前来养老。有的城市老年人本来家乡就在农村，退休后是叶落归根；有的老年人收入低，居住在城市感觉生活成本昂贵，故希望在农村养老，这样可生活得轻松些；有的老年人喜欢贴近大自然，种草养花，爬山嬉水，整日与大自然做伴也是人生一大乐趣，这就催生了乡村养老模式；一些老年人虽入晚境，但生命的韧度不减，常想换种地方换个活法，无疑，乡村养老的多种新型模式对这样的老年人诱惑多多。

2. 以房养老

以房养老指老年人将自己的产权房抵押或者出租，以定期获取一定数额的养老金或者接受老年公寓服务的一种养老方式。通过一定的金融机制或非金融机制，将住房的价值尤其是自己身故后住房仍然会保留的巨大价值，在自己生前变现套现来用于养老。以房养老已经受到社会的极大关注。该养老方式适合于手头有房，无子女或者不愿意将房产留给子女的老年人。

3. 异地养老

异地养老指鉴于不同地域的房价、生活成本和生态环境的巨大差异，从那些生活成本高而居住环境恶劣的大城市移出，迁移到生态环境优越、生活成本较低的城镇养老居住的一种养老方式。这种养老方式适合于经济条件不太好但喜欢旅游的老年人，旅游、养老两不误。

4. 售房入院养老

售房入院养老指老年人将自己的住房对外出售，居住到较好的养老院养老的一种养老方式。这种养老方式既可以节约社会资源，又给老年人的养老生活增添了众多的乐趣。此外，老年人还可以将部分售房款交给寿险公司办理养老寿险，以保障自己晚年的生活无忧。该养老方式适合于有房产又不愿与子女同住、喜欢热闹的老年人。

5. 售后回租

老年人将已具有完全产权的住房先行出售，再通过“售后回租”的方法达到以房养老的目标。这样，老年人既可以获取一大笔款项用于养老生活，又能保持晚年期对住房甚至是原有住房长期乃至终生的使用权，照常有房可居，为其安心养老增添了相当的保险系数。该养老方式适合不愿意离开家，投资比较谨慎的老年人。

6. 租房入院养老

人们将具有完全产权的住房先行出租，再另租房居住或入住养老公寓、养老院达到以房养老的目标。这种养老方式既保障了老年人晚年期照常有房可居，并获取持续、稳定的租金收入用于养老生活，又能保证在自己身故后原有住房仍能照常遗留给子女，这符合国人养儿防老、遗产继承的传统习俗。该养老方式适合于有一套以上住房或住房面积较大的老年人。

7. 基地养老

在大城市周边生态环境优越、交通便利、经济相对不够发达的区建造大规模的养老基地，将城市的老年人自愿移入居住，由此而实施基地养老。这一做法既可大大提升养老的品位和生活质量，又相对节约了养老成本。老年人在基地养老后，还可以将原位于城市的已闲置住房通过出租或出售的方法将其价值搞活。该养老方式适合于有一定经济实力、喜欢亲近大自然又不愿离家太远的老年人。

8. 旅游养老

如今，出现了一些候鸟式的老年人，他们分别在青岛、哈尔滨、杭州、海口、昆明等旅游城市购买住宅，将其作为一年四季观光游览式养老的居所。该养老方式适合退休后身体状况颇佳、经济条件非常好、乐于趁腿脚灵便时好好游览祖国大好河山的老年人。

9. 大房换小房

老年人退休后，卖出原居住的大房子，再买进适合居住的小房子，用售房购房的差价款作股市或债券投资，可为养老提供更为有力的保障。此外，老年人还可用该笔差价款办理养老年金寿险，每年支取一定的现金用于养老。几年后，再将小房子用以房养老的办法继续获取现金流入，安度晚年；或者把小房子出售，自己住到养老院安度晚年。该养老方式适合于住房处于市区较为中心位置的老年人。

10. 合居养老

一些老年人可以商议将自己的住房出售，大家将钱财合并，针对养老问题做个特殊组合，在较好的地段合资购买面积较大、功能较好的住宅，大家居住在一起，以合作购房、共同居住、共同开销的方式，结成一个养老的生活共同体，搭伴养老。这样养老生活成本可以大幅度降低，老年人们也能消除寂寞空虚感。该养老方式适合于若干志同道合且收入较低、住房环境较差的老年人。

11. 集中养老

浙江的农村大多以乡镇为单位建立养老机构，将村庄的“三无”老年人适度集中在一起居住养老，相关费用全部由政府承担。此举解决了农村老年人的众多问题，受到了好评。该养老方式适合于农村的“无儿女、无固定收入、无法定赡养义务”老年人。

12. 家内售房养老

美国的许多家庭有一种富有特色的家庭内部售房养老的交易行为，称之为家内售房养老。父母将自有住宅出售给子女，借以换得房款做养老金。这是将父母与子女的赡养与继承关系用金钱的方式加以明码标价、等价交换。该养老方式适合于易接受新观念的老年人。

13. 钟点托老

在居住社区内，像开办幼儿园一样建立一两个托老所或者老年活动室等，并向老年人提供饮食、娱乐、图书等，称之为钟点托老。老年白天托管在托老所或老年活动室，子女也很放心。该养老方式适合于住在社区内的老年人。

14. 遗赠扶养

老年人同亲朋好友约定，由对方负责给自己养老，自己过世后，将住房遗赠给对方。这是我国几千年来民间广泛流传，至今国家法律仍认可的“遗赠扶养”模式。它作为“你给我住房，我为你养老”以房换养的鼻祖，拥有悠久的历史。该养老方式适合于没有子女又希望和熟悉的人同住的老年人。

15. 招租养老

老年人在家中招徕年轻人做房客，一扫往日的沉闷暮气，身边既多了人员照顾，又有一笔可观的房租作为生活费补充；对年轻人而言，也有助于解决住房和情感归宿问题；此外，城市的住房资源也得到了较好的运用，极大地缓解了住房的紧张局面，这可谓是一举三得。该养老方式适合于城市中的孤寡老年人。

16. 小型家庭养老

小型家庭养老指老年人利用自己的住房，将其装修成适合老年人居住的场所，一般安置10张床左右，雇用养护员或由原家庭成员为老年人服务的一种养老方式。该养老方式适合于半自理和不能自理的老年人。

17. 货币化养老

货币化养老就是由政府相关部门提供一定的资金，以货币券的形式向特困老年人发放，老年人可以持券到社区购买服务，从而实现居家养老的一种养老方式。该养老方式适合于城市特困老年人和孤寡老年人。

18. 消费养老

在不改变消费者消费习惯以及市场商业习惯的前提下，通过一定消费积分比例增攒养老金。该养老方式适用于18岁以上成年人。

19. 养生养老社区养老

随着养老需求的不断释放，一些新型养老模式也已出现，如养生养老社区。该养老方式是通过会员型养老公寓结合产权型亲子养老产品，依托于配套设施，实现父母同子女两代人共同居住的生活理念，打造三代人全龄共生的社区。

20. 农村社会互助养老新模式

“村级主办”，就是由村委会利用集体资金、闲置房产或租用农户闲置房产设施，村集体量力而行承担水、电、暖气等日常能耗费用。

“互助服务”，就是由子女申请、老年人自愿入住，衣、食、医由本人和子女承担。院内老年人年轻的照顾年老的，身体好的照顾身体弱的，互相帮助，互相服务，共同生活。

“群众参与”，就是由村集体组织动员与鼓励村民、社会力量和志愿者，特别是外出经商的“成功人士”回报乡亲，为互助幸福院提供经济支持或服务。

“政府支持”，就是由各级政府从政策、基础设施建设、资金、管理培训等方面给予支持和指导。

十、国外养老服务发展经验

（一）充分考虑老年人的全方位需求

综合来看，老年人的需求主要包括四个方面：一是经济提供，二是生活照顾，三是医疗护理，四是精神慰藉。由于西方发达国家收入较高，社会保障制度和医疗体系较健全，经济提供和医疗护理不再是老年人养老的主要问题，而生活照顾和精神慰藉则受到了重点关注，特别是精神慰藉问题越来越被重视。为了使老年人的生活更加充实，情感需求得到更多的满足，西方发达国家采取了各种让老年人回归社会的措施，如鼓励老年人重新就业、参加各类社会组织、参与各类公益性活动等，也包括让老年人重新回归家庭。

（二）建立分阶段、分层次、分级别的养老模式体系

老年人的身体健康状况、经济承受能力、个人喜好等有所不同，采取的养老模式也就各不相同。首先，从年龄阶段来看，刚退休的老年人，其身体健康状况非常好，更多的是选择家庭养老或居家养老。随着年龄增长、身体功能下降和疾病困扰，老年人才有可能寻求机构

的帮助。其次，从经济承受能力来讲，有的老年人经济条件较好，希望选择高档的养老服务形式或机构，以提升生活品质；而大多数老年人经济收入一般，希望选择普通的经济型养老服务形式或机构，低收入老年人则需要政府提供保障。再次，从自理级别来看，老年人分为自理型、半自理型和完全不能自理型，半自理到完全不能自理又分成若干级别。每个类型和级别的老年人需要的养老服务的内容都会有所不同。最后，从个性差异来看，有的老年人喜欢休闲聊天，有的老年人喜欢旅游、收藏，有的老年人希望继续工作体现价值，有的喜欢集体生活，有的喜欢清静独居。因此，应根据老年人的不同年龄阶段、不同收入层次、不同健康级别，建立不同的养老模式。

（三）实行养老服务规范化和标准化管理

在入住养老机构之前，西方发达国家对老年人进行分级。通常采用日常生活活动（activities of daily living，ADL）指标。该指标包括两个部分：一是 I-ADL 指标，测量的是维护日常生活环境、独立获取生活必需品的能力，包括购物、乘坐公共交通工具、打扫室内卫生、做饭四个方面；二是 P-ADL 指标，测量的是穿衣、吃饭、洗澡、上厕所等方面的生活自理能力。对不同级别的老年人提供不同的服务内容，如对不能自理者主要提供康复护理服务，对自理者提供基本日常照料服务等。服务的项目和标准都有明确规定，老年人一旦入住即可无所顾虑。此外，西方发达国家还对居家日间照料服务出台了相应的标准。如美国的康复设施鉴定委员会和全美日间照料协会就于 1999 年联合颁布了日间照料服务标准，对服务的内容和标准都做了明确规定。养老服务是一项高风险行业，老年人很容易发生意外，导致很多投资者或机构因畏惧风险而不敢从事此项服务。通过出台明确的标准，一方面保障了养老服务的质量，另一方面也规避了养老机构和人员的风险，解除了社会力量参与养老服务的后顾之忧。

（四）居家养老是当前的国际趋势

起初，欧美国家在解决人口老龄化问题特别是老年人的照料问题时，大多采取对老年人集中供养的方式，即建立敬老院、护理院等。虽然这种方式设施完善、照料周到，但随着人口老龄化的不断加深，机构养老不利于老年人与亲人等交流，易造成情感缺失的弊端不断显现。于是，很多国家提出了让老年人回归家庭的号召。但这种回归家庭的养老方式不同于传统的家庭养老，而是一种将居家和社会服务相结合的养老方式，即通常所说的居家养老。居家养老不必让老年人脱离原有的居住环境和社会关系，也方便子女在闲暇时照顾老年人，老年人的情感需求能够得到充分满足。同时，居家养老能够充分整合利用家庭、社区的资源，使得养老成本大大降低。居家养老服务机构提供的专业服务也能使老年人的生活质量得到较好的保证。目前，居家养老已经成为欧美等发达国家老年人养老的主要方式，日本等国家也在大力发展居家养老服务。

（五）发挥政府的保障和引导作用

在完善养老模式的过程中，政府应发挥两方面的作用：一方面是对困难老年人的保障作用。对于生活困难的老年人，政府应主动承担责任，保障老年人的基本需求。西方发达国家政府的养老服务最初都是从保障孤寡老年人、残疾老年人的养老开始的。经过多年的发展，虽然其社会力量在养老服务中已占主要成分，但是政府对困难老年人的保障功能非但没有削弱，反而得到了加强。目前，英国、美国等都建有大量福利院，专供低收入、孤老等生活困难的老年人养老。英国的政府保障性护理院占护理院总数的17%。另一方面是对社会养老服务的引导作用。养老本质上是一种社会公共事务，应依靠政府来引导，纳入社会管理和公共事务管理范畴。从国外的经验来看，养老的法律和服务标准需要政府制定，服务质量和服务水平需要政府监督，支持政策需要政府出台，全社会敬老爱老的氛围需要政府引导国民来营造，老年人的权益也需要政府来保障和维护，特别是养老服务网络，更需要在政府的引导下建立。

（六）调动家庭和社会力量的积极性

养老是全社会的共同责任。从国外经验来看，政府、家庭、社会都发挥着重要的作用。随着老年人的独立意识越来越强，家庭养老观念逐渐淡化，很多老年人不再和子女生活在一起。但是，随着人们对老年人情感需求认识的不断深化，家庭的作用在西方国家又开始引起重视，如有些国家已在探索给予因照顾老年人而不能工作的家庭成员一定的补贴或提供弹性的工作机会等。此外，私人部门在西方国家的养老服务中也发挥着非常重要的作用。在英国，私人部门兴办的养老机构占到养老机构总数的 60% 左右，还有大量的私营企业承担着社区的日间养老照料服务。此外，社会上还有大量的志愿者，包括慈善机构和个人。2001 年，英国有 590 万志愿护理者，其中大部分属于社区志愿组织。志愿服务形成了多种形式，如互助型养老、储蓄型养老等。

（七）注重信息化建设

现代信息技术的发展为加强对老年人的监护和提升养老服务质量带来了希望。如美国正在推广的家庭紧急救助系统就是一个很好的应用。该系统由一个与互联网连接的计算机、电视界面、电话和一系列传感器组成。这些传感器放置在老年人活动的关键地点，如浴室、厨房和卧室，用来监视老年人在家中的情况并记录他们的行为。如果家里一段时间没动静或房门传感器在一定时间内一直关闭，系统就会向家人发出警报。通过电视界面，家人可观察老年人的情况，并给老年人发送信息。依靠这一系统，即使相隔千里，老年人也能经常和家人交流。

十一、养老服务发展前景及需求分析

（一）政策环境分析

随着我国老龄政策的密集出台，初步形成的老龄政策体系为积极应对人口老龄化发挥了基础又重要的制度保障作用。2011 年 12 月底，我国出台了老年事业发展规划；2012 年年初，出台了“十二五”社会养老服务体系建设的专项规划；2012 年 3 月 29 日，民政部召开了全国社会养老服务体系建设工作会议；2012 年 3 月上旬，全国召开了第十三次民政工作会议，明确提出要加快社会养老服务体系建设；2014 年初的政府工作报告明确提出了加快老年社会福利制度建设、养老服务体系建设及对老龄事业的推进。2016 年，民政部、国家发改委正式印发《民政事业发展第十三个五年规划》。这些政策从养老保障、老年医疗、养老服务、老龄产业、老年文化、宜居环境等角度进行了诠释，为我国的养老政策环境提供了有力的依据。

1. 开展养老服务业改革试点，拓宽民间资本参与

为了贯彻党的十八届三中全会精神和《国务院关于加快发展养老服务业的若干意见》（国发〔2013〕35 号），2013 年民政部、国家发改委即联合发出通知，在全国开展养老服务业综合改革试点工作，进一步优化养老服务业发展的政策环境，完善体制机制，创新发展模式，拓宽民间资本参与渠道。通知要求，养老服务业综合改革试点工

作要坚持深化改革、地方为主、突出重点、统筹规划原则，着力解决养老服务市场体系不完善、社会力量参与不足和市场监管不到位等突出问题，破除阻碍养老服务业发展的体制机制约束和政策障碍，使市场在养老服务资源配置中发挥决定性作用。

2. 国家政策的高度关注与支持

2011 年 9 月 17 日，国务院印发关于《中国老龄事业发展“十二五”规划》的通知（国发〔2011〕28 号），在主要任务中明确提出发展老龄服务业。内容如下：“统筹发展机构养老服务。积极推进养老机构运营机制改革与完善，探索多元化、社会化的投资建设和管理模式。进一步完善和落实优惠政策，鼓励社会力量参与公办养老机构建设和运行管理。‘十二五’期间，新增各类养老床位 342 万张。”

2011 年 12 月 16 日，国务院办公厅印发关于《社会养老服务体系建设规划（2011—2015 年）》的通知（国办发〔2011〕60 号）。在目标和任务中明确指出：“通过新建、扩建、改建、购置等方式，因地制宜建设养老服务设施。新建小区要统筹规划，将养老服务设施建设纳入公建配套实施方案。鼓励通过整合、置换或转变用途等方式，将闲置的医院、企业、农村集体闲置房屋以及各类公办培训中心、活动中心、疗养院、小旅馆、小招待所等设施资源改造用于养老服务。通过设备和康复辅具产品研发、养老服务专用车配备和信息化建设，全面提升社会养老服务能力。”

《中共中央、国务院关于加强老龄工作的决定》在“第四节　发展老年服务业”中明确指出：“我国老龄事业发展的主要目标是：建立家庭养老为基础、社区服务为依托、社会养老为补充的养老机制；逐步建立比较完善的以老年福利、生活照料、医疗保健、体育健身、文化教育和法律服务为主要内容的老年服务体系，切实提高老年人的物质和精神文化生活水平，基本实现老有所养、老有所医、老有所教、老有所学、老有所为、老有所乐。

《国务院办公厅转发全国老龄委办公室和发展改革委等部门关于加快发展养老服务业意见的通知》（国办发〔2006〕6号）明确指明：进一步发展老年社会福利事业。地方各级人民政府要不断加大投入，建立健全老年福利服务体系。要采取多种形式，鼓励和支持社会力量多形式、多渠道参与老年社会福利事业，增加老年福利服务设施数量，提高服务质量。大力发展社会养老服务机构。地方各级人民政府和有关部门要采取积极措施，大力支持发展各类社会养老服务机构，为老年人创造良好的养老环境和条件。

2012年7月11日，国务院印发关于《国家基本公共服务体系“十二五”规划》（国发〔2012〕29号）的通知。其中，在“第六章　基本社会服务”中明确指明：“基本养老服务。适应人口老龄化趋势，有条件的地方可发放高龄老年人生活补贴和家庭经济困难的老年人养老服务补贴。将符合条件的农村老年人全部纳入农村五保供养范围，实行分散供养与集中供养相结合，适度提高供养标准。建立健全养老服务体系，鼓励居家养老，拓展社区养老服务功能，增强公益性养老服务机构服务能力，鼓励通过公建民营、民办公助等方式引导社会资本参与养老服务机构建设和管理运行。养老服务体系建设工程。充分利用现有资源，加快专业化的老年养护机构和社区日间照料中心建设。增加养老床位300多万张，每千名老年人拥有养老床位数达到30张。支持有需求的失能老年人实行家庭无障碍设施改造。培养培训具有资质的专业养老服务人员。”

根据中共中央、国务院《关于加强老龄工作的决定》（中发〔2000〕13号）精神，现对政府部门和社会力量兴办的老年服务机构有关税收政策问题通知如下：一、对政府部门和企事业单位、社会团体以及个人等社会力量投资兴办的福利性、非营利性的老年服务机构，暂免征收企业所得税，以及老年服务机构自用房产、土地、车船的房产税、城镇土地使用税、车船使用税。

随着我国老龄政策的相继出台，初步形成的老龄政策体系为积极应对人口老龄化起到了重要、关键、基础的制度保障作用。在全社会各个相关行业的共同关注下，随着各项政策的不断完善与贯彻落实，势必会为创建“老有所养、老有所依、老有所为”的和谐社会做法巨大贡献。

（二）经济环境分析

目前，老龄人口的快速增长与养老服务设施发展缓慢的矛盾困扰着未富先老的中国；而养老服务作为服务业的短板，更是制约了养老市场的发展。中国的养老现状令人担忧，私人养老院费用昂贵，公立养老院严重不足，居家养老问题诸多，成为城市老年人的养老心病。

1. 健康养老服务市场的经济环境

经济发展使小型家庭逐渐增多，老年人独居家庭现象日益普遍。经济收入在很大程度上影响着养老市场的发展，老年消费市场的形成也是如此，主要依靠老年人经济收入及其需求的变化。

（1）现有养老模式资金来源单一。随着我国经济发展水平上升，单一的资金给予已不能满足老年人的需求，仅靠国家财政负担服务费用的压力很大，在城市社区养老的财政投入上虽然逐年增加，但也是杯水车薪，除了个别条件好的（区、省）市财政能够拨付部分资金外，我国大部分社区都是自筹资金。此外，社会捐助和社会福利彩票的福利金又带有不稳定性和不确定性，一些民间组织对社区养老服务抱持观望的态度，而仅靠社区管理机构自身的创收也很少。资金的来源不畅也制约着养老服务市场的发展。

（2）老年人的消费特征。根据调查结果显示，城市老年人中有

42.8%拥有一定储蓄存款。老年人所消费的物品中，一般健康食品约占 31%，保健品约占 33%，服装约占 19%，其他约占 17%。因此，生产、开发真正适合老年人需求、喜欢、价格合适的用品和服务项目将会推动老年消费市场的发展。老年人强大的购买力为老年消费市场的形成提供了有力的经济保障，而老年消费者的多样化养老需求也将大力促成这一新兴市场的发展。

2. 地产养老等新兴健康养老模式开发经济环境分析

地产养老选址的重要条件是自然环境，但更重要的是经济实力和人口增容政策是否具备，当地的消费水平是否能与之相匹配。如果开发商选择一个城市开发养老地产项目，这个城市的人均 GDP 要达到 5000 美元，城市人口增容要快，经济发展速度也要快，类似的条件都具备了，才能支撑起整个城市的养老定位。据新华社北京 2010 年 10 月 17 日电，展望“十二五”，中国经济总量将稳居世界第二位，人均 GDP 将超过 5000 美元。由此可见，我国开发养老地产的经济条件正在逐步成熟。

养老地产于 20 世纪 70 年代初创于北欧，目前在发达国家已盛行，如美国、加拿大、瑞典、荷兰、日本都有不少规模各异的老年住宅。在我国，温家宝同志在政府工作报告中明确指出，“十二五”我国每千名老年人拥有各类养老床位数将达到 30 张，2.15 亿老年人将享受到更加完善的养老服务，巨大的市场需求缺口将带来巨大的开发机遇。

（三）社会需求分析

养老服务业在我国整体服务业中是一个新生的业态，也是发展较快的行业。随着社会老龄化程度的加剧以及公共服务的日益完善，养老服务业很可能成为我国第三产业中迅速崛起的一个行业。它的快速发展既是我们国家整体的社会需求，也是政府管理服务的需求。

根据所查阅的文献可知，老年人养老服务需求可划分为 6 个维度：健康教育需求、经济供养需求、日常照料需求、精神慰藉需求、医疗护理需求和健康管理参与需求。

1. 健康教育需求

随着年龄的增加，各种器官的老化，生理功能的减退，免疫功能的下降，再加上缺乏正确的保健意识和保健知识以及一些不良的生活习惯，老年人常常伴有各种慢性疾病，导致其健康水平下降。因此，需要对老年人进行健康教育和指导，以增进健康和预防疾病。老年人对一些专业性较强的健康知识了解甚少，故必须对其进行宣传教育。人们生活水平的提高促使老年人不仅关注自己身患的疾病，同时也关心自己是否健康以及健康的程度。老年人对身患疾病的防治、病后的康复、身体健康、饮食营养都较为重视，希望疾病早防、有病早治，及早了解自己的身体健康状况，并获得相关的预防保健知识。

2. 经济供养需求

老年人的经济供养是养老问题的核心，因为稳定的经济收入是满足其物质生活的基础，是实现老有所养的先决条件。过低的经济收入水平直接制约了老年人的生活满意度，大多数老年人尤其是农村老年人生活入不敷出，迫切希望改善经济状况，保障基本生活水平。大多数老年人希望增加基本社会养老保险、最低生活保障、政策性补贴以及老年物质性福利等方面的经济保障。相当一部分老年人表示没有能力购买社会化养老服务，老年人的实际需求与有效需求存在着一定的差距。

3. 日常照料需求

传统观念下，赡养老年人除了给予老年人经济供养之外，还需要满足老年人日常照料的需求。相关调查结果显示，有的老年人希望得到社区或机构人员的照顾，有的老年人希望得到志愿者的照顾，这在一定程度上体现出各类老年人在日常照料需求上需要得到多样化的供给满足。随着年龄渐增，体质减弱，病患增多，自理能力下降，进而老年人相关的护理需求也大为增加。

4. 精神慰藉需求

精神生活对于老年人具有特别重要的意义，直接关系到老年人晚年生活的质量。相关调查结果显示，相对于居家养老的老年人，住在养老机构的老年人，其精神需求的满足情况不尽人意，子女的偶尔探望、护工的偶尔交谈等都不能满足其真正的精神需要，而社会对老年人的认可、慰藉也极其缺乏，大部分老年人经常或偶尔感到孤独。随着物质生活水平的提高，老年人传统的生活观念也在逐步改变，他们已不再满足于生活被照料、被服务，而更加注重精神的愉悦、情感的支持及自我的表现，希望社区能提供多样化的精神文化娱乐服务，帮助其实现自身价值。

5. 医疗护理需求

老年人的医疗护理是养老服务关注的另一个重点。大部分老年人的健康状况较差甚至很差，对医疗服务的需求自然成为老年人最期望的需求之一。另外，相关调查结果显示，目前老年人的医疗服务需求基本上无法得到满足，如对“您今年有没有接受体检或者相类似的医疗服务？”这一问题的调查发现，大多数老年人尤其是农村老年人表示好几年都没有，甚至从来都没有参加体检。因此，庞大的老年病患群体对预防保健和长期护理服务有着迫切的需求。

6. 健康管理参与需求

尽管医学在不断发展，新药在不断研制，生活在不断改善，但是全球患病人数仍在日益增多，新的病种也在不断涌现，癌症的高发年龄不断提前，老年性疾病越来越“年轻化”，药源性疾病越来越严重，亚健康人群在急剧增多，故对健康管理的需求迫在眉睫。

我国门诊和住院费用逐年急剧增长，其中 30% 归因于老年人医疗费用的增长。巨额的医疗费用给个人、家庭、集体和政府都造成了沉重的经济负担。在对老年人健康管理需求意愿调查中发现，超一半的被调查的老年人希望社区能够提供健康管理服务。拥有医保的老年人几乎都希望医保支付健康管理服务费用。

（四）文化需求分析

我国拥有几千年的养老文化，“养儿防老”已深入人心，而老年人传统的生活观念也在逐步改变，我们可以从传统文化中找到新时期的养老模式。

1. 传统养老文化的内涵

中国的传统文化源远流长、博大精深，其中养老文化的内涵极为丰富。传统的儒家文化不仅把“尊老”和“敬长”作为人与动物的根本区别，而且将其视为养老的最高境界所在。“敬”是“孝”的重要内容，孝敬老年人不仅仅是赡养老年人，更重要的是尊敬老年人，注重对老年人的精神赡养。在我国，“家庭养老”通常被理解成“子女供养”，特别是来自儿子的赡养。我国宪法规定：“父母有抚养教育子女的义务，成年子女有赡养扶助父母的义务。”这是对东方反哺模式的法律解说。

2. 传统养老文化正逐渐淡化

在市场经济的冲击下，家庭养老赖以依托的文化观念受到了新思想、新观念的冲击，曾经孕育和强化“孝道”的伦理观念、家庭氛围以及尊老敬老的社会环境等都发生了较大的变革，这使家庭养老面临着诸多问题。主要体现在以下几方面：一方面，家庭养老关系更加脆弱。家庭养老是建立在道德观念而不是法律基础上的，子女是否履行养老义务，以及这种义务的履行程度，都没有一个客观的判断标准和监督机制，因而社会的监督和控制在操作上十分困难，而市场经济下养老文化的弱化使这种不稳定的养老关系更加脆弱。另一方面，家庭养老功能的弱化。家庭规模的缩小和家庭类型的变动趋势不可避免，家庭养老与人口老龄化发展趋势发生冲突，最终导致家庭养老功能被不断削弱。

3. 构建现代化的养老体系

人类基本的养老方式有三种，即家庭养老、社会养老和自我养老。

（1）以传统家庭养老为主。家庭养老的内容主要表现在经济供养、日常生活照料和精神慰藉三方面。如果说老年人最忌怕的是自己丧失独立生活能力或久病不起，需依赖他人维持生存，那么这种后顾之忧通常在家庭内可以得到解决。精神安慰使老年人在家庭中精神上有依靠、感情上有交流，可享受天伦之乐。

（2）发展和丰富社会养老。①制定法律。家庭养老不仅仅是单纯的伦理、道德问题，更是一种制度化的传统。伦理、道德是一种软性的事物，如果没有强制性的东西对此加以规制、保障，它的存在必然是苍白无力的。我国于 2018 年 12 月 29 日第三次修订《中华人民共和国老年人权益保障法》，以确保人们在处理和解决老年人问题时有法可依，并用法律来保护老年人在经济来源、居住条件、婚姻家庭等方面的权益。②完善社会养老保险。传统养老文化的模式是国家性家庭养老。没有国家的支持，家庭养老行为很难达到预期目标。但是有数据显示，2008 年我国投入社会福利事业的资金有 103.1 亿元，相当于 GDP 总量的 0.034%，每位老年人每年可获得福利 45 元。这个数据不仅低于发达国家，而且低于很多发展中国家，可见社会养老金长期不足。③延长退休年龄。人这一生很大程度上是为了实现自我价值，而退休后老年人突然变得无所事事，这会使他们产生心理落差，而延长退休年龄可以很好地解决这一问题，且最大限度发挥他们的价值。

（3）倡导自我养老。随着社会经济的持续发展，老年人自身也应该从被动、消极地接受养老转向努力寻求主动积极的自我养老，如进行固定财产性投资或积攒养老金，购买商业性质的养老保险，以及“以房养老”。

4. 科技需求分析

我国作为世界上最大的发展中国家，在全面建成小康社会的新时代背景下迎来了人口老龄化。据世界卫生组织预测，到 2050 年，中国将有 35% 的人口超过 60 岁，成为世界上老龄化最严重的国家。伴随人口老龄化趋势的加剧，传统的社区居家养老服务模式养老服务供需双方不匹配，及时性和灵活性较差；社区居家养老服务项目少、范围窄、精神慰藉缺失；社区居家养老服务监督和评价机制不完善，服务管理效率低；专业的居家养老服务人员短缺，人员素质不高等问题逐渐暴露。近年来，我国城市“互联网＋”等信息技术快速发展，已经成为改造传统养老产业、推动养老服务向智能化方向发展的重要动力。在目前我国城市社区居家养老服务发展面临诸多困境的背景下，“互联网＋”与城市社区居家养老服务的融合发展将会为这些难题的解决提供新的工具和思路。将“互联网＋”运用到社区居家养老服务领域有利于解决供需双方信息交流不畅的难题；有利于丰富社区居家养老的服务内容，扩展居家养老的服务项目；还有利于提高社区居家养老服务的服务效率和管理效率。基于此，以“互联网＋”与城市社区居家养老服务深度融合发展为切入点，将互联网、物联网、大数据以及云计算等新一代信息技术应用于养老模式，使家庭和社区的养老服务资源得到充分整合，将与老年人的相关数据在不同养老服务供给主体间实时共享，促进“互联网＋”这种新型养老服务模式的形成，具有重要的理论和实践意义。

2017 年 2 月，国务院印发《“十三五”国家老龄事业发展和养老体系建设规划》，提出：“鼓励金融、地产、互联网等企业进入养老服务产业，利用信息技术提升健康养老服务质量和效率。”同月，中国工业和信息化部、民政部和国家卫计委印发《智慧健康养老产业发展行动计划（2017—2020 年）》，提出要“推动健康养老服务智慧化升级，提升健康养老服务质量效率水平”。党的十九大报告明确提出：“实施健康中国战略”“积极应对人口老龄化，构建养老、孝老、敬老政策体系和社会环境，推进医养结合，加快老龄事业和产业发展”。积极探索“互联网 ＋”的智慧健康养老新模式，既是提高养老服务效率、有效应对人口老龄化、满足人民群众日益增长的健康养老需求的必然举措，也是利用新一代信息技术，实现个人、家庭、社区、机构与健康养老资源的有效对接和优化配置，培育养老服务业新业态、新模式的重要路径，对于围绕“两聚一高”目标着力保障和改善民生、促进人民生活更加幸福具有重要意义。

（五）发展“互联网＋养老”新模式的战略意义及现有基础

“互联网 ＋ 养老”模式能有效提升面向以居家养老为基础的养老服务能力和供给水平。老龄人口众多，而养老机构和床位数相对不足，故发展以居家为基础、社区为依托、机构为补充、医养融合发展的多元化社会养老服务体系势在必行。在这庞大的人群中，高龄、空巢、失能半失能老年人数量持续增加，家庭小型化、少子化趋势更加明显，为这部分人提供医养结合的有质量的养老服务需求与现实供给水平相去甚远。“互联网＋ 养老”模式通过利用物联网、云计算、大数据、智能硬件等新一代信息技术产品，创新社区居家养老服务模式，整合有限的养老和医疗服务资源，满足绝大多数老年人多样化、个性化的健康养老需求，从而打造一种“无围墙养老”的新模式。

“互联网 ＋ 养老”模式能促进精准对接，打通养老服务需求和供给的“最后一公里”。传统养老服务需求和供给之间存在着严重的信息不对称现象，有的养老机构和服务“一票难求”，同时很多养老机构和服务又存在着利用效率不高的现象。这其中既有养老设施和服务结构不合理的原因，也有养老服务供需之间信息沟通渠道不畅通、行业整体社会信任度不高的重要影响。通过发展“互联网 + 养老”模式，供给方可以应用养老互联网信息平台积累的大数据及时调整及订制产品和服务，使之更加匹配养老实际需求；消费者可以利用网站、APP 等工具及用户评价系统，选择更加便利、更加实惠、更加安全的养老服务，从而打通养老需求和供给之间的“最后一公里”。

第二节　国外养老服务与医养结合融合发展的经验借鉴

一、美国老年人全包服务项目

美国从 20 世纪 40 年代开始进入人口老龄化社会。随着老龄化的加剧，美国专业医疗型的养老机构使政府不堪重负，结合老年人在社区生活的意愿，美国开始建立以社区养老为主的养老模式，其中最著名的是老年人全包服务项目（program of all inclusive care for the elderly，PACE）。PACE 模型从旧金山安乐模型发展而来，是一个以社区为基础的服务于体弱、高风险老年人的养老模式。截至 2013 年年底，美国已在 31 个州开设了共 104 个 PACE 服务中心，参与者达到了 7.1 万人。PACE 的特点是由跨学科团队（interdisciplinary team，IDT）通过成人日间保健中心以及入户和转诊，提供综合性的医疗和社会服务。

作为PACE的心脏和灵魂，IDT包括初级保健医生、护士、老年医学专家、物理治疗师、职业治疗师、娱乐治疗师（活动协调员）、营养师、护士助理、PACE中心的主管、社会工作者、家庭护理协调员和驾驶员，负责分配资源，协调所有服务，并评估参与者的健康产出结果。服务对象是生活在PACE服务区内55岁以上、经IDT评估后需要养护照顾的低收入老年人，参与者一旦被纳入项目内，必须由项目内的人员提供护理。PACE提供初级保健、诊疗、护理、日常照料等在内的连续性服务，整合了医疗保险和医疗补助的财务资源，在基础工资资助制度的基础上，每月以人头付费的方式支付给受托方；受托方必须在按人计费的固定额度下达到一定的服务质量水平，自行统筹运用，承担财务亏损的风险。另外，以完善的信息系统作为支撑，实时更新参与者的身体状况及护理计划进程，这也是PACE成功的关键之一。生活在PACE服务区的每位老年人每6个月接受1次跨学科团队的评估，以便及时调整护理计划，每个护理计划老年人及其家庭都可以参与制定，尊重他们的个人偏好。值得一提的是，PACE的每次评估都是按照生物—心理—社会功能的标准进行的，包括诊断、药物治疗、营养状况、吞咽功能、大小便功能、认知、情感、社会活动、精神状况、机动性、日常生活活动、护理计划的合作程度等。在参与者进入PACE时，IDT采用量化方法记录其功能性健康结果，称之为基线评估得分，并预测未来6个月后的干预评估得分，在6个月的个性化护理干预计划后，记录实际的干预评估分数，使用这3个数据点（基线评估分数、预测的评估分数、实际的评估分数），IDT可以评估护理干预措施的效率和效果，便于护理质量的持续改进。研究发现，PACE适合失能程度较为严重的老年人，且对改善老年人身体功能、减少护理费用具有显著作用。

二、加拿大魁北克地区老年人综合护理系统

加拿大传统的老年人护理系统提供了一个广泛的公费医疗和社会服务。然而，这些服务往往通过一个分散的交付网络提供，其特征是责任的缺失和负激励。为消除这种劣势，加拿大在借鉴美国 PACE 模型的基础上，开发了老年人综合护理系统（system of integrated care for older persons，SIPA），旨在维护和促进老年人的自主权，提高社区护理的利用率，整合医疗和社会服务 。SIPA 有自己的预算、人事和治理结构，它的显著特征是在公开的管理和资助制度下，充分尊重加拿大医疗系统的基本原则，以患者为中心，通过以社区为基础的多学科团队（multidisciplinary team，MDT），为生活在魁北克地区蒙特利尔市的老年人提供基于社区的全方位、整合的社区和机构护理服务，即一级、二级医疗服务和社会服务，包括短期急性护理、日间医院、预防康复、药物治疗、姑息治疗、救护车运输、家庭健康护理（看护、物理治疗、职业治疗、营养服务）、家庭社会关怀（家政服务、社会工作、心理服务）、技术援助、家庭住房，协调医院和养老院等机构的长期护理等服务。SIPA 的 MDT 是由个案管理员、初级保健医生、护士、职业治疗师、物理治疗师、药剂师、老年医学专家、家政人员、社会工作者、社区管理人员组成的，其中个案管理员多由护士或社会工作者担任。进入 SIPA 的老年人必须由 MDT 进行全面的老年学评估，符合要求的方能进入。入选人群是社区居住的老年体弱者，包括残疾早期的老年人，MDT 与老年人的家庭医生进行合作，签订一系列的循证跨学科协议。护理计划必须由 MDT 成员达成一致后方可实施，为了迅速满足老年人的需要，避免不适当的医院和机构护理，MDT 随时调动资源，提供家庭和社区护理以及 24 小时随叫随到服务。个案管理员负责与家庭医生联络，积极关注老年人的整个护理轨迹，确保

护理的连续性，并帮助老年人在医院和社区之间进行转诊。SIPA 鼓励老年人继续与自己的家庭医生联络，每位家庭医生负责 1 ～ 10 位老年人，除了支付常规的服务费用外，在政府的补助下，SIPA 按每位患者 400 美元 / 年支付给家庭医生，以弥补其与团队沟通所花费的时间。SIPA 在社区以及医院等机构保持临床责任制和问责制，并监控协议内容的实施。 SIPA 的成功之处在于贯彻服务始终的个案管理，辅以完善的临床指南和信息系统，以及对 SIPA 覆盖的医疗和社会服务实行人头预付的财政制度。研究表明，SIPA 控制成本的作用一般，但是降低了所有以医院为基础的服务（急诊、门诊和住院服务）的利用率，家庭和社区护理利用率增加，老年人的满足感得到了提升。

三、经验借鉴和建议

（一）倡导社区养老的医养结合模式

一些发达国家曾斥巨资投建大量的养老机构，但是效果并不理想，且导致财政负担日益沉重，后来逐渐采用“就地养老”作为老年医学保健政策的指导原则，发起长期护理的改革，推行以社区为基础的护理。研究发现，退休人员协会 中 85% 的受访老年人喜欢住在熟悉和舒适的环境中，不愿离开自己的家园。这种被称为“老有所属”的社区就地养老新模式因其有效性和高成本效益比，同时提高了老年人的生活质量、整体归属感和幸福感，得到了美国政府的支持。而我国绝大多数老年人收入水平低，故选择社区医养结合养老方式符合我国现阶段国情。 社区作为提供老年长期护理服务的首选，主要原因有三点：首先，居住在社区内的都是了解老年人的家人和朋友；其次，社区护理比机构护理成本更低，因为除了正式护理外，还有家庭护理的支持；

最后，社区护理容易获得且等待时间短，可让老年人留在自己熟悉的环境内。

（二）设置单一入口点，制订并监测护理计划

单一入口点是获得医养结合养老系统所提供的医疗和社会服务的唯一途径，经过 MDT 利用评估量表进行老年综合评估后，测量客户的身体状况，包括日常生活活动、工具性日常生活活动、移动性、心理功能等，符合要求的方能进入系统；将进入系统的客户再分配至个案管理员处，个案管理员根据评估分数制订个性化的服务计划。个性化的服务计划必须服从客户的整体评估和规定的服务以及预期目标，由个案管理员领导，召开 MDT 会议，所有参与护理计划的人员都要参加，并根据老年人的情况实时调整，从而实现机构、社区和家庭服务的无缝过渡以及初级和专业护理的整合。定期对系统内的工作人员和提供的服务进行评估，防止出现投机行为。

（三）制定医养结合服务路径，实现各个层面的协调合作

服务路径的制定能够使医养结合养老实现标准化和规范化。医养结合养老的服务路径是一个动态的过程，大致包含以下内容：①对客户进行需求评估和风险 / 保护因素评估，评估项目包括健康状况、生活习惯、自主功能、心理状况、经济条件、生活环境等；②汇总评估数据和确定预期目标；③以客户为中心量身定制的护理计划，结合客户及其家人的期望，确保其适用性和可用性；④协调服务、交付服务和后续服务，保证服务的质量和连续性；⑤预期目标和现实结果的差别，及时调整护理计划。另外，要在战略层面、战术层面、业务层面建立合作协调。首先，在战略层面（治理），通过建立一个医养结合

委员会来负责所有卫生保健与社会服务机构的决策和资源分配。其次，在战术层面（管理），服务协调委员会经医养结合委员会授权，与老年人和服务代表一起来监控服务，促进业务连续性的调整。最后，在业务层面（服务），由个案经理带领的一个 MDT 来评估客户的需求，并提供所需的照顾。同时，服务提供方要积极响应供给侧改革，提高护理质量、效率和成本效益。

（四）弥补人才供应短缺，积极组建 MDT

目前医养结合的人才极度短缺，是医养结合养老发展的困境之一。应尽快培养专业的老年医学人才，组建一支由初级保健医生、老年医学专家、护士、个案管理员、心理治疗师、职业治疗师、物理治疗师、娱乐治疗师、语言治疗师、营养师、药剂师和社会工作人员，包括家政人员、驾驶员等组成的跨专业的 MDT，提供专业化、全方位的老年服务，并通过加强专业合作协调，减少服务的重复性和碎片化。初级保健医生应享有患者的处方权，而不是老年医学专家，因为初级保健医生通过与患者长时间的接触，更加了解患者；个案管理员应与初级保健医生及老年医学专家保持密切双向交流，缓和他们之间的处方“竞争”。个案管理员经常被形容为 MDT 的“维和部队”“排头兵”，负责协调整个系统内所有的卫生和社会服务，评估客户需求，规划所需服务，组织、协调、指导 MDT 制订护理计划，并监测护理计划的实施。个案管理员是临床责任的重要体现，是连接医疗和社会服务的重要手段，将个案经理整合到一个 MDT 内，确保老年评估的长期管理。研究证实了老年评估与长期管理相结合的有效性，单独评估是无效的。老年医学专家监督个案管理员，通过高强度的个案管理来提高系统间的整合度。个案管理员往往是护士，但也可能是 MDT 的其他成员，如社会工作者，他们拥有全面的临床和团队视野以及批判性思维能力。

（五）健全长期护理保险体系，完善信息和客户分类系统

政策制定者需要推动长期护理保险体系的完善，建立健全长期护理保险相关制度和机制，消除医保报销限制，给予残疾老年人、农村老年人特别关注。通过构建完善的信息系统，所有团队成员都可以快速访问完整的、不断更新的信息，可以看到其他护理计划的进展和变化。此外，信息系统是管理系统的一部分，可以对接临床信息和管理信息。有研究表明，使用计算机化信息系统的医疗部门能产生更好的数据凝聚力并保证更好的准确性，使记录保存更易达到标准，并防止数据重复输入。健全的客户分类系统可以让 MDT 方便、快捷、准确地调动资源来满足客户的需求，做到有条不紊、多而不乱。系统内的客户按照护理的等级进行分类，而不是按照护理的部位或者疾病种类来划分。

（六）建立独立的行政结构和资金支持系统，保持利益相关者间的多赢状态

设置独立的行政结构和资金支持系统，公开治理，实现行政和财政的整合、医疗服务和社会服务的协调，可以进行系统级的规划和决策，确保无缝护理。此外，资金能够比较容易地在整个系统内流动。而系统内的多个利益相关者，如消费者、供应商、支付方、监管机构和政策制定者，如何让他们的利益服从于更广泛的系统利益，这就涉及激励措施的使用。某种形式的预付款有助于促进组织间的整合和效率的提高，连接临床和财务责任，可根据客户的需要确定最合适的服务交付方式，如按人头付费的方式为客户分担风险。

第三节 新医改模式下养老服务市场面临挑战与对策

经过近三十年的发展，政府养老服务管理体制逐步改革，养老服务的社会化、产业化有了很大的发展，基本实现了从封闭型向开放型、救济型向福利型、单纯供养型向康复型的转变。养老服务对象由过去的“三无对象”“五保户”转变为所有老年人；养老服务内容由仅提供基本生存保障转变为提供生活照料、医疗保健、文化休闲等全方位服务；养老方式由传统的家庭转向社会，以居家为基础、社区为依托、机构为支撑的养老服务体系不断得到完善；养老服务由国家、社会、家庭和个人四个主体共同承担；养老服务从业人员由以前的家庭成员和国家工作人员逐步转变为专业的养老服务工作人员。但是，我国养老服务事业仍面临着一系列的挑战，包括资金筹措比较困难，缺少政策性的优惠措施，缺乏统一的行业标准，缺乏有力的行业监管机构，社会各界力量投资力度不够，养老服务产业的产品和服务质量不高、供给不足，养老服务队伍专业化程度不高等。为了保障老年人权益，共享改革发展成果，拉动消费，扩大就业，进一步加快发展养老服务业，现提出以下发展对策。

一、增强医疗机构的老年医养结合能力

各地要促进医疗卫生资源进入养老机构、社区和居民家庭。卫生管理部门要支持有条件的养老机构设置医疗机构。医疗机构要积极支持和发展养老服务，有条件的二级以上综合医院应当开设老年病科，增加老年病床数量，做好老年慢性病防治和康复护理。要探索医疗机

构与养老机构合作新模式，医疗机构、社区卫生服务机构应当为老年人建立健康档案，建立社区医院与老年人家庭医疗契约服务关系，开展上门诊视、健康查体、保健咨询等服务，加快推进面向养老机构的远程医疗服务试点。医疗机构应当为老年人就医提供优先优惠服务。

推进医疗机构与养老机构等合作。推动中医药与养老结合，充分发挥中医药“治未病”和养生保健的优势。建立健全医疗机构与养老机构之间的业务协作机制，鼓励开通养老机构与医疗机构的预约就诊绿色通道，协同做好老年人慢性病管理和康复护理。增强医疗机构为老年人提供便捷、优先优惠医疗服务的能力。支持有条件的医疗机构设置养老床位。推动二级以上医院与老年病医院、老年护理院、康复疗养机构、养老机构内设医疗机构等之间的转诊和合作。在养老服务中充分融入健康理念，加强医疗卫生服务支撑。支持有条件的养老机构设置医疗机构。统筹医疗服务与养老服务资源，合理布局养老机构与老年病医院、老年护理院、康复疗养机构等，研究制定老年康复、护理服务体系专项规划，形成规模适宜、功能互补、安全便捷的健康养老服务网络。

二、推动医疗与养老机构之间的转诊和合作

推动医院与老年病医院、老年护理院、康复疗养机构等之间的转诊和合作。各地要统筹医疗服务与养老服务资源，合理布局养老机构与老年病医院、老年护理院、康复疗养机构等，形成规模适宜、功能互补、安全便捷的健康养老服务网络。

建立有序的双向转诊机制，实现医疗和养老资源的高效融合。在医疗资源与养老资源之间建立有序的双向转诊机制，是推进“医养融合”、实现医疗资源与养老资源高效融合的重点。养老机构对接区域

医疗联合体，与社区卫生服务中心建立双向转诊机制。养老机构与医疗体系的对接在国际上非常通行，多数发达国家的养老机构与区域内的医疗机构都有良好的合作关系。在英国，养老机构与各级公立医院、诊所、社区医疗中心等构成了医疗卫生体系的基本单位，被称为联合体。对于养老机构内不能独立完成日常活动或者患有持续性生理或心理症状（无须密集医学治疗）的老年人，院舍为他们提供长期性治疗，由全科医生为他们提供医疗服务。而在具体的合作医疗机构选择上，国外养老机构的合作医疗机构并不仅限于公立的社区医疗中心，还包括各类诊所和社会办医院。养老机构对接区域医疗联合体需要分步骤实施。第一步是养老机构与社区卫生服务中心建立合作关系，形成双向转诊机制。在合作对象的选择上，鼓励养老机构与社区卫生服务中心建立合作关系，营养机构也可以选择各类社会办医疗机构作为合作对象。养老机构内的老年人患病时在合作医疗机构进行首诊，病情严重时通过“绿色通道”及时转诊进入二级或三级医院进行治疗。待患者病情稳定后，再返回养老机构接受健康照顾。第二步是深入合作关系，由合作的医疗机构的全科医生上门为养老机构内不能独立完成日常活动或者患有慢性病（无须密集医学治疗）的老年人提供基本医疗服务。

三、构建布局合理的健康养老服务网络

老年产业是一个极具潜力的朝阳产业，又事关国民经济的健康发展、老年人群的生活品质与和谐社会的建设。因此，在资源整合的基础上，对老年人的实际需求进行深入、细致的调查，根据老年人的不同利益诉求和不断发展的服务需求，将群体性服务与个性化服务、物质服务与精神服务、传统服务方式与现代化手段有机结合，创新出能

满足老年人多层次、多方位需求的居家养老服务新项目，提升养老服务水平。同时，引导和促进老年人的有效需求，树立居家养老服务的消费观念。发展居家网络信息服务，利用电话、短信、互联网等技术手段创新居家养老服务模式，建立居家服务网络平台，为老年人提供紧急救助、陪医取药、助浴洗涤、送餐购物、健康咨询等个性化服务。

四、养老服务人才队伍建设与培养

为了提高养老服务水平，应加强养老服务职业教育培训，有计划地在高等院校和中等职业学校增设养老服务相关专业和课程，开辟养老服务培训基地，培养老年医学、护理、营养和心理等方面的专业人才；加强养老服务专业培训教材开发，强化师资队伍建设；通过制定合适的方案和措施进行养老护理员上岗前培训、在岗各类管理和护理员培训、高学历实用型养老护理专业人才培养；推行养老护理员职业资格考试认证制度，定期对从业人员进行审查和考核，确保其具备专业资质和技能水平；加快培育从事养老服务的志愿者队伍，实行志愿者注册制度，形成专业人员引领志愿者的联动工作机制；提高行业整体待遇水平，以吸引更多高素质人才加入。

五、大力发展社区健康养老

养老服务的核心理念是“就地养老”，其发展趋势必然是养老服务的居家化和社区化。发达国家在养老服务发展过程中都经历了“去机构化”运动，养老责任由机构向家庭和社区转移，以减轻政府沉重的财政压力。在我国，受传统文化与亲情观念的影响，家庭养老发挥着不可替代的作用。但是，随着家庭养老资源的不断萎缩，养老责任正逐步向国家及社会转移。因此，应大力发展以居家养老为基础、以社区养老为依托、以机构养老为辅助的养老服务模式。社区健康养老作为一种新型的社会化养老方式，在很大程度上弥补了传统的家庭养老和机构养老的不足。

社区应积极利用自身资源，引导社区组织开办日间托老所、老年人食堂、老年人洗衣房、老年浴室、老年理发屋等服务设施，充分发挥规模效应的作用，为有需求的老年人集中提供优质、低价、专业的服务，这样既可以辅助解决老年人的日常生活照料问题，又可以促进社区服务业朝产业化的方向发展。同时，应积极兴办养老护理院、日间照料中心、家庭敬老院、老年人之家、家庭养老服务社等养老服务机构或养老服务组织，做到颐养与护理相结合，机构养老与社区养老、家庭养老相结合。

第四节　地产养老服务

一、国外养老地产发展的经验

国外发达国家通过长期的研究和实践，在理论、方法和制度上对如何积极应对人口老龄化积累了丰富的经验，而养老地产也在这一过程中逐步发展、成熟和完善。近年来，我国较多研究者对国外养老地产的发展概况进行了深入研究，形成了较为丰富的文献资料。通过梳理有关文献，我们简要归纳了发达国家养老地产发展过程中一些具有共同性的特点，以利于更好地借鉴其发展经验。

（一）制度变革推动养老地产发展

20 世纪中叶，西方发达国家社会保障制度和福利化养老体系已经逐步建立并完善。然而，老龄化问题的凸显，“广覆盖，高福利”福利型社会保险制度的建立，在有力保障老年人生活的同时，也造成了开支太大，国家财政不堪重负，保障机制难以为继的困境。据美国战略与国际研究中心（Center for Strategic and International Studies，CSIS）预测，在全球七个最大的发达国家中，老年公共福利的平均成本将从 2000 年占 GDP 的 13%，升至 2040 年占 GDP 的 25%。在人口老龄化背景下，各国纷纷改革国内的老年保障体系，缓解不可持续的制度困境。“福利多元主义”“共同生产，权力下放”“从福利国家到福利社会”等理论为这一变革奠定了基础。福利多元主义强调福利服务的效率和质量，将福利服务的提供由公共部门转向私立机构。1956 年美国《住房法》设立了“202 条款”，1965 年建立了老年医疗保险和医疗救助体系，1968 年完善了《住房和城市发展法》，为满足老年人的长期照料服务需求提供了一定的资金保障。此外，通过向开发商和购房者发放低息贷款也为老年人的住房需求提供了支持。由此，美国的老年照料服务需求得到高度重视，市场有效需求得以释放，养老地产获得了大发展。日本的“养老机构”有两种不同的类型，第一种是政府依法必须直接提供的养老福利措施；第二种是在政府管制下，由民间经营的提供各种养老服务的机构。2000 年后，各种民间养老机构数量猛增，类型也越来越多样化。《老年人福利法》《老年人保健法》以及《介护保险法》的颁布是重要起因，改变了日本养老机构的供给体制，住家养老、社区养老以及设施养老被纳入保险体系，并为民间资金介入养老机构提供了法律依据。2003 年，丹麦通过了一项名为“多元服务提供者”的立法，政府从原来的既是服务管理者又是唯一提供者的角色中抽离出来，专心于决策、标准制定和定价服务。同时，开放长期照顾服务市场，使之成为一个准市场，使大量的私营机构开始参与竞争。而接受照顾服务的人群也拥有了选择权，可以在公营与私营机构中挑选出自己满意的服务提供者。国外在应对老龄化社会问题中建立和完善了一系列法规、政策，特别是制度创新，其是正视老年人需求、大力发展养老地产的根基。

（二）准入管理规范养老地产发展

很多国家与地区的老龄政策和法规，都以立法的形式建立了养老服务准入制度，以此来规范、完善包括养老地产在内的养老服务体系建设，保障养老服务的质量和老年人的权益，使老年人的需求转化为服务业等第三产业发展的强大动力。1987 年，美国通过《护理院改革法案》。美国有 30 个州（包括华盛顿特区）强制要求家庭护理机构获得执照，所有的州都对护理院的开办设定了前置审批，要求护理院在获得执照后方能营业，且必须遵守根据《社会保障法》设定的“最低标准”，从而规范了养老机构服务的内容、程序及质量要求，促使养老机构和养老社区进一步标准化、规范化。在德国，政府独立投资管理的养老机构极少，强调市场自由与社会平衡的原则，但管理十分规范、科学。在德国开办养老机构除了正常的工商注册外，还必须通过医疗保险公司（养老机构准入管理机构）的全面考核，且并获得许可方可运营。日本的养老项目大致分为两类，一类是居家养老服务项目，另一类是入住式养老服务项目。前一类的准入相对简单，只要向都道府县登记即可；而后一类则较为严格。如入住式养老服务项目中的“收费老年人院”，其大部分由房地产开发商参与，主要有以下几个环节的管制：其一，除了开建前登记注册报批外，都道府县知事有要求汇报、改善规划等权力；其二，在设备、运营管理方面必须符合有关行政文件规定；其三，对于因经营不善破产的，则要求创建者以及主要负责人实施个人赔偿等。日本对私营养老机构的管理非常严格，包括房间大小、功能设施必须符合规定，提供的服务种类要规范、标准。我国香港制定了《安老院条例》以及《安老院规例》，并赋予社会福利署行政管理职能，要求各类养老机构依法申办、规范运营、专业服务。由此可知，世界各国都非常重视养老服务行业的监管和行业规范的法制建设，这有利于引导社会资本推进社会化养老，也有利于树立养老地产行业的诚信，保障消费者的权益，以“放心”消费激活市场潜在需求，从而实现养老地产持续、健康发展。

（三）适老化理念提升养老地产品质

以人为本，为老年人设计适合他们的住宅和社区，满足老年人因生理和心理方面的变化而产生的对居住和生活环境的诸多特殊需求，成为国外养老地产发展中不断精益求精、追求细节卓越的重要内容，也是吸引老年人喜爱、增强购买意愿的重要措施。而养老地产在规划设计方面与传统住宅是有很大区别的。

1. 无障碍设计

设计要满足老年人各阶段要求，各项功能设施以提高老年人生活的自理、自立能力为目标，小区和建筑设计考虑无障碍步行道与无障碍防滑坡道、低按键与高插座等措施。

2. 空间导向性强化，提高识别度

交通流线设计强调安全性、可达性和人车分流；住宅入口台阶和楼梯特别设计成适应老年人人体活动功能的坡度与宽度，坡度放缓，宽度加大，双侧设置扶手；居家房门适当放宽尺度，便于轮椅进出，满足护理需求，保证急救需要，担架进出方便；不设置门槛，无高度差等。

3. 居室设计合理

老年人的卧室尽可能靠近厕所和餐厅；室内陈设简单，便于使用步行器或轮椅通行；地面考虑防滑；电器等各种设施既安全又容易操作等。

4. 配套设施齐全

配套设施如医院、健身娱乐、文化教育、购物中心、银行、家政服务、交流活动中心等，户内连接有紧急呼叫与电子安防系统。日本于 1970 年引入适老化住宅概念，并在 1995 年发布了《老龄化社会的住宅设计指南》，将住宅的适老化提到了一个前所未有的高度，以全面提升老年人的居住质量。适老化概念体现在建筑设计的方方面面，并由此带动形成了繁荣的老年建筑用品用材市场。对满足老年人生活品质追求的重视，也推动了老年住宅产品设计理念的不断创新，使得养老地产的开发围绕老年人的特殊需求，更加注重居住空间的人性化、适老化。

（四）精细化服务促使养老地产市场细分

西方发达国家针对老年人服务需求个性化、多样化的特点，强调按不同对象要求设置服务设施和服务项目。发达的市场经济使市场资源配置的功能发挥到了极致。市场可以依据年龄、经济实力、健康程度和自理能力等因素，对应不同的服务需求和照护等级，促使老年人不同层次、不同类型需求的各种服务充分细化。养老社区除了完善适老化居住环境外，更强调提供从生活服务到医疗护理的各项配套。依据老年人的年龄及身体状况可将服务对象分为自理生活型、辅助生活型和专业护理型三种；服务种类有综合性、医护性、生活性、娱乐性、学习性；服务时段可按短期、长期、白昼、全日安排；服务形式有上门、户外、直接、间接等。根据上述分类，分别设置相应的服务设施、服务项目，优点是专业性强、精细化程度高。美国的养老地产将养老服务产业与投资业务相融合，而不是单纯的房地产投资。根据不同老年人群体的需求，发达国家的养老地产逐步发育成高度差异化的细分市场，而不同的消费人群可以选择适合自己的养老产品，这为养老地产的发展提供了广阔的市场空间。

（五）地产金融生态强化开发运营协作

养老地产由于涉及开发、运营、管理等诸多复杂环节，因此资金运作也就有短期和长期的不同组合。美国等发达国家形成的由投资商、开发商与运营商共同组成的产业链，以及既分享收益又分担风险的专业化、高效率的养老地产金融生态系统，对吸引社会资本投入养老地产具有重要的支撑作用。这表现在以下两方面：一是投资主体多元化。如美国十大养老社区中，房地产投资信托基金（Real Estate Investme Trusts，REITs）有 5 家，运营商兼投资商有 2 家，非营利组织、私募基金、开发商各 1 家。二是管理运营专业化。开发与运营管理会出现分离的趋势，在开发运营的不同阶段，由开发商、运营商或服务商承担专业管理的角色，由此衍生出多种多样的经营模式和收费模式，如“净出租”模式、“委托经营”模式、“租赁＋经营”模式等。从营利模式来看，专业化的协作有利于克服养老地产投资规模大、回报周期长的财务运营难点；从产品和服务质量来看，专业化协作对消费需求的层次性、差异性把握得更加深化、到位，既从各个环节又从整体上提升了养老地产发展的水平，也满足了消费者多样化的需求。

二、我国养老地产的探索与发展

我国养老地产从 10 多年前概念初成到如今渐成投资“蓝海”，在探索中不断发展，在发展中不断提高，但其路径并非一帆风顺。梳理国内养老地产的发展脉络，总结经验、教训，找准矛盾和问题，有利于理清公共政策思路，分析产业发展瓶颈，更好地把握和针对市场有效需求，加快养老地产的健康发展。

（一）养老地产兴起的背景

考察国内养老地产的兴起及其发展背景，可以归纳为以下几个方面。

1. 经济快速发展，但居民收入差距扩大

自改革开放以来，我国社会经济快速发展，社会经济实力稳步提升，突出表现为人均 GDP 大幅度增加和人民生活水平稳步提高，这是养老地产兴起和发展的必备宏观环境。国家统计局数据显示，在我国刚进入老龄化社会的 2000 年，人均 GDP 为 7902 元，而在 2014 年，人均 GDP 为 43320 元。从微观层面来看，在经济发展的同时，老年人的购买力水平（含家庭经济支持力）相对提高，独立消费能力不断增长。而且在体制转轨过程中，收入分配领域出现了一些突出问题，一部分人的财富积累较快，使居民财富差距扩大，客观上也形成了多层分化的消费结构。同样，老年人收入水平也呈多元化特征，不同地区、城乡之间的差异以及不同的自身和家庭背景，使老年人的消费能力存在很大的差异，其中形成了一个购买力较高的老年人群体。这个群体的老年人与中青年相比，上无赡养父母的责任，下无抚养子女的负担，因而可倾其所有来满足自己的物质与精神需求，使经济收入最大限度地转化为现实消费力。正如“让一部分人先富起来”的道理一样，一部分老年人先消费起来，客观上为养老地产的发展提供了必要的经济条件。

2. 人口老龄化加剧，但养老准备不足

我国对人口老龄化这个人类普遍规律认识较迟，而“未富先老”“未备先老”又对养老服务体系（特别是长期照护体系）提出了严峻挑战，总体呈现为养老准备不足的状况。一方面、政府准备不足，养老社保制度建设滞后。我国老年人口情况复杂，任何一种制度选择都无法将所有老年人的待遇调整到标准的、水平适合全部老龄群体的程度。目前，社会保障制度正在改革完善，基本的医疗、养老保障还处于实现城乡全覆盖的阶段，而针对高龄人口和失能人口的保障资金来源尚无保证。另一方面，我国人口基数大，老年人口数量增长快，养老保障和服务需求急剧上升，社会化养老服务供给能力不足，缺口甚大，供给与需求的明显矛盾就为养老地产提供了发展空间。

3. 社会化养老方向明确，但政策体系不完善

自改革开放以来，秉承社会福利社会化的理念，“产业化”“市场化”“民营化”的社会养老服务体系逐步强化。1991 年，国家明确提出“社会福利社会化”的概念；2000 年，《中共中央 国务院关于加强老龄工作的决定（中发〔2000〕13 号）》提出要发展老年服务业，并且走社会化、产业化道路，培育和发展老年消费市场（国务院，2000）；2011 年，《中国老龄事业发展“十二五”规划》（国发〔2011〕28 号）将老龄产业纳入经济社会发展总体规划（国务院，2011）；2012 年，《关于鼓励和引导民间资本进入养老服务领域的实施意见》（民发〔2012〕129 号）进一步明确鼓励和引导民间资本进入养老服务领域，实现养老服务投资主体多元化，缓解养老服务供需矛盾；2013 年，国务院常务会议明确提出让社会力量成为发展养老服务业的“主角”，并印发了《关于加快发展养老服务业的若干意见》；2014 年，民政部、住房城乡建设部、国土资源部等相关部门先后制定并出台了开展养老服务业综合改革试点、加快养老服务设施规划建设工作、加强养老服务标准化工作以及养老服务设施用地指导意见等政策。2013 年被称为“养老地产元年”，近两年政策出台之密集、力度之强前所未有，促进了养老地产的蓬勃发展。但对养老地产来说，这些政策还比较原则化，针对性、系统性远远不够，政策与市场的边界还不清晰。因此，一些开发商在地方层面积极寻求政策的落地和突破，市场公平竞争机制还有待建立并健全。

4. 房地产业高速增长，但转向买方市场态势明显

20 世纪 90 年代之后，随着城镇化加速和住房制度改革，我国房地产市场迎来了长达 10 余年的迅猛发展。在满足居民巨大消费需求的同时，也产生了一系列高房价和市场结构性问题。在国家一轮又一轮严厉政策的调控之下，房地产市场态势已发生明显改变，即由卖方市场转向买方市场，专业化、细分化已成为开发商立足于该行业的必然选择。不少开发商期望从我国社会老龄化趋势中寻找商机，积极参与养老地产的直接或间接投资，目前估计全国养老地产项目已有上千个，尤其是 2010 年 9 月，保监会发布有关规定允许保险资金投资不动产，各大保险公司迅速进军养老地产，使市场主体进一步多元化，“保险系”“央企系”“房企系”三足鼎立，开发商主导型、中外合资型、保险机构主导型、政府主导型各显其能，大大推动了养老地产发展水平的提升。老龄化背景下的城镇化发展机遇使养老地产成为房地产业结构优化、产品细化，从而加快转型升级的一个重要突破口。

（二）养老地产发展的阶段

相比国外，中国的养老地产尚处于行业发展初期，受宏观经济运行态势和国家政策的影响十分大，市场还很不成熟。依据政策的支持力度，我国养老地产的发展可分为两大阶段：第一阶段是大致从 2000 年到 2009 年的初步探索时期，第二阶段为 2010 年开始至今的起步发展期。

第一阶段，初步探索时期。国家“鼓励、支持各种社会力量兴办社会福利机构”，少数嗅觉敏锐的房地产开发企业开始尝试养老概念项目，如北京太阳城、上海亲和源、杭州富阳金色年华、杭州绿城临平蓝庭颐养公寓等。这些项目主要集中在经济发达地区的一些城市，投资规模小，产品类型较为单一，而且基本以房地产开发模式运作，试水性质明显。部分项目迫于资金周转压力，重概念轻实质，重销售轻服务，并不是真正意义上的养老地产。

第二阶段，起步发展期。国家开始重视刺激内需，进一步鼓励和引导民间资本进入养老领域，政策也更为深化、细化。保险公司、房地产商、大型实业公司，甚至国外养老运营公司进军养老地产，投资主体日益多样化，投资规模逐步加大，其中不乏百亿元以上投资的大项目。更为可贵的是，养老地产发展理念大大提升，如泰康人寿未来拟投资 500 亿元到 1000 亿元在全国各地布局养老社区，着手制定开发、运营、服务的标准化工作文件和流程文件，加快建立专业、精确、细致、有序的各种技术系统，为客户打造安全、高效、优质的服务环境。越来越多的企业开始重视研究基于养老服务的开发运营管理模式，但市场定位不准、产品缺乏细分、运营模式不清，以及规划设计能力、标准规范有待提高等突出问题依然存在。我国养老地产尚处于探索时期，市场需求不明朗，开发商首先楔入需求较确定的高端市场，形成了目前国内养老地产市场开拓的高端化倾向。如青岛新华锦国际颐养中心项目，由新华锦集团与日本长乐控股株式会社共同投资建设，经营模式为会员制，分为终身制、复合型和度假式三种类型。

（三）国内养老地产发展的制约因素

国内养老地产在面对发展机遇的同时也面临着挑战，制约因素较多，前景还有较多不确定性，主要有以下几个方面。

其一，政策支持措施不明晰。国家已陆续出台相关政策，但土地、税收、金融等支持政策不够细化，也没有形成一个完整的具有法律效力的鼓励性实施环境，最终导致政策无法落地。养老地产涉及多个部门，没有设立一个协调机构，就会导致政策执行不完整、碎片化。养老机构医保费用支付不能打通，使养老地产的有效需求大打折扣。此外，养老地产性质的不明确，也导致公共政策缺乏严密的逻辑和顶层设计，不利于整个行业的发展。

其二，市场有效需求不明晰。根据“9073”的规划，仅考虑机构养老部分，其年平均增加养老地产面积也要占住宅年销售面积的1.4%（近1364万平方米），考虑到2035年到达养老地产市场均衡水平，意味着2014年至2035年间养老地产需新增总建筑面积21.72亿平方米，也就是说现在还存在逾21亿平方米的缺口。有效需求如何激活，这与老年人的养老观念、支付能力和支付意愿相关，更与市场完善、社会氛围营造、保险制度建立等密切相关。因此，养老地产需求的未来依然有待考验。

其三，经营模式定位不明晰。一些投资者对“养老地产”概念的解读存在误区，把“养老”作为“地产”词语的前缀和修饰，却把重点放在地产上。养老成为一些地产项目的概念包装，在项目完成销售之后养老，其服务及运营管理被抛之脑后。一些养老地产项目并未围绕养老服务这个本质与核心进行，并为真正瞄准老年人的需求来构建商业模式与盈利模式。我国养老地产的发展要借鉴国际经验，并结合国情在理论和实践上不断创新。老龄房地产业在现阶段尚属起步期，未来将成为一个新的业态，这值得我们期待。

（四）地产养老服务发展前景

随着我国经济社会的持续发展，人的平均预期寿命在不断提高，人的生命周期中老年期所占比重不断增加。快速人口老龄化既为经济发展造成了一些消极的影响，也给我国现在以及未来的消费市场人群结构带来了巨大的变化，老年人对产品或服务的需求将成为扩大内需、拉动我国经济发展的一大潜力所在。

1. 养老地产是推进社会化养老服务体系的一个组成部分

养老地产是以机构养老为特征，为老年人提供“适老化住宅”和“为老化服务”的社会化养老居住产品和服务形式，可以成为集居家养老、社区养老、机构养老为一体的新型综合性养老居住模式。养老地产必须以养老“服务”为核心，以满足老年人不断提升的对生活照料、医疗护理和精神慰藉等方面服务的需求。由于养老地产采取住宅销售、出租与相关物业经营权和收益权的金融化运作方式，所以通过购买相应的产品和服务，居家养老、社区养老、机构养老等模式可以在同一养老社区相互兼容、相互结合，在老年人的需求发生变化时甚至还可以相互转换。因此，养老地产相比机构养老有更加广泛的人口基础。同时，养老地产必须融入以“居家为基础，社区为依托，机构为支撑”的社会养老服务体系建设之中，才能理清发展思路，实现健康发展。

2. 养老地产在我国处于初级发展阶段

我国养老地产只有 10 多年的发展历程，并且是在经济快速发展但居民收入差距扩大、人口老龄化加剧但“未备先老”、社会化养老方向明确但政策体系不完善、房地产业高速增长但转向买方市场态势明显的背景下发展起来的。相比国外，我国的养老地产尚处于行业发展初期，市场还很不成熟，市场定位不准，产品缺乏细分，运营模式不清，以及规划设计能力、标准规范有待提高等问题较突出。由于市场需求不明朗，因此开发商首先楔入需求较确定的高端市场。同时，政策支持保险公司等机构投资者进入养老地产，为养老地产带来了新的发展动力，其投资主体日益多样化，投资规模逐步加大。越来越多的企业开始重视研究基于养老服务的开发战略、运营模式，发展理念也有了大大提升。

3. 养老地产需求受多重因素影响呈现高端化消费特征

在人口老龄化背景下，不断增长的老年人群体是养老地产需求的人口基础。经济发展和收入水平提高有利于养老地产市场需求的培育：老年人养老观念发生变化，对更高层次、更高质量的居住生活及养老服务需求明显；养老居住方式的选择更加多元化，入住养老地产的需求意愿增强；金融产品创新刺激养老地产消费欲望。居民收入差距的扩大和消费能力的两极分化，使一部分经济上较为富裕、独立性和自主性较强的老年人选择购买养老地产，形成了一定的市场需求。同时，部分年轻人和低龄老年人对未来养老生活的提前安排，也提升了其对养老地产的需求。但是，老年人口经济社会分层异质性等因素仍制约着消费潜能的释放，养老地产不可能在短时期内形成大规模的“模仿型排浪式”消费。目前，我国养老地产在一段时期内呈现的高端化倾向是经济社会各种因素作用的结果。

4. 养老地产的发展仍面临政策不确定性的制约

目前我国养老保险体系、医疗保险体系与老年人长期照护体系相结合的养老社会保障制度尚不够健全和完善，老年人对晚年生活的经济支持力缺乏安全感，降低了消费意愿。对养老地产性质的争议使得政策的引导、扶持力度明显不够，在土地取得、银行融资、税费优惠等方面缺乏系统性的、可操作的规定，也导致市场参与者对运营管理模式、产业链延伸等难以把握。养老服务准入制度不健全和规范标准不明确，养老地产提供的服务在质量上缺乏保障，这在一定程度上影响了老年人的消费信心和意愿。

5. 消费者人口学特征影响养老地产需求

通过实证分析可知，在微观层面上，消费者的收入水平、受教育水平、年龄、性别以及居住地区等人口学特征将显著影响其对养老地产的需求。首先，不能自理期更长的女性购买者人数多于男性，这说明了居民对长期照料服务的需求正在上升。其次，由居住在人均可支配收入较高地区的消费者更倾向于购买养老地产产品，由此现象可知，随着社会经济的持续发展，政府的社会保障体系已无法满足多元化的养老需求。最后，高收入、高受教育程度的中老年人是购买养老地产的主要人群，这说明自我养老观念正在形成和发展。因此，养老地产是利用市场满足多元化养老需求的一种途径。

（五）地产养老服务拓展与创新

我国城镇化的过程伴随着人口老龄化，人口集聚、生活方式的变革、生活水平的提高都会扩大生活性服务需求，其中就包括老年消费群体不断扩大、消费结构不断升级、消费潜力不断释放所带来的需求。《国家新型城镇化规划（2014—2020）》提出，把加快发展服务业作为产业结构优化升级的主攻方向；构建以市场为主满足多层次需求的住房供应体系，这两个要求对养老地产的发展有重要的指导意义。既具“住房”特性又具“服务”特性的养老地产业要以积极推进城镇化和积极应对人口老龄化的高度来认识自身发展的规律，而国家政策也要给予必要的引导和扶持，以扩大和不断满足老年人群体特殊的养老需求。

1. 完善公共政策，营造养老地产发展的良好环境

养老地产跨行业、多属性，兼具“公共性”和“私人性”，应以“准公共品”的性质加以界定，并据此制定老年人对养老地产的消费补贴政策，或养老地产在土地、税收、信贷等方面的优惠政策，为“以房养老”提供担保或者再保险，细化相关规定并确保政策措施得到贯彻落实。在健全和完善养老社会保障的基础上，养老地产“准公共品”

的定位可以使老年人以低于“市场价格”获得相应的产品和服务，从而降低消费门槛，增加有效需求。要重点培育、引导和完善养老地产竞争性的需求市场，充分发挥政府引导和推动作用，以市场机制为主要资源配置手段，建立和完善开发、运营、管理体制。

2. 重视居家养老，增强养老居住模式的多元选择性

养老地产要吸引更多的老年消费者，必须更多地研究“养老”，更多地研究适合老年人需求的养老居住模式。对于综合性、大型养老地产项目，城市规划和项目管理要引导开发商根据老年人的不同年龄阶段、不同健康级别来开发满足不同养老模式的产品，以社区养老为纽带，把机构养老与居家养老结合起来，建立不同养老模式之间的转换机制，使不同养老模式在同一社区实现融合。如养老地产可以“全龄化”，开发不同类型的“多代居”，以满足老年人选择最多也是最佳的居家养老的需求。无论是参照国际经验，还是依据我国国情，养老地产都应立足居家养老，同时发挥机构养老的优势，形成“大众消费”，激发和扩大有效需求。

3. 强化市场准入，促进养老地产有序、健康发展

养老地产的核心是“服务”，服务的对象是老年人，服务的内容是满足老年人的特殊生活需求，具有一定的专业性。养老地产涉及的为老服务，应纳入养老机构准入制度，强化对养老服务市场的规制，推进规范化和标准化建设，确保服务质量，切实保障老年人的养老权益。市场准入管理既是养老地产自身健康发展的要求，也是提高市场接受度和认可度，从而增强老年人消费意愿的有效措施。

4. 延伸产业链条，构建养老地产开发、运营、管理协作模式

“纵向延伸，横向合作”应成为养老地产市场参与者深入思考的问题。纵向延伸打造服务链条，横向合作拓宽专业化平台，从而明确开发运营管理模式，建立起成熟的“养老”服务体系，提升服务品质和服务质量，进而树立品牌效应，促进老年人将养老地产的消费意愿转化为购买行为。具体地说，养老地产服务链要向下延伸到老年服务业，如家政、餐饮、照护服务等；老年医疗保健业，如体检、医疗、养生、理疗等；老年人用品业，如服装、生活起居、康乐器材等；老年旅游业，如候鸟式旅游、度假式旅游、组团旅游、自助式旅游等；老年娱乐文化产业，如老年大学、老年俱乐部、棋牌等；老年咨询服务业，如个人养老指导、金融理财等。养老地产服务链、产业链的高度复合性对横向的专业化分工协作提出了客观要求，我们可借鉴美国等国外的经验。投资商、开发商与运营商共同构成一个完整的养老地产金融生态，开发商根据投资商或运营商的要求定制开发养老地产，投资商提供融资便利并购买和持有物业，而服务和管理则交由专业运营商负责。从长远来看，养老地产必须走专业化分工的道路，对开发模式、融资模式、运营模式和管理模式进行创新，才能从根本上从“卖房子”转变为“卖服务”，从而实现综合的经济效益和社会效益。

5. 提升规划设计水平，以优质的产品满足老年人的特殊需求

除了需要强调“服务”的核心价值外，养老地产的选址和硬件设施建设也是刺激老年人消费欲望的重要方面。选址上，应合理布局，避免距离城市过远、社区规模过大造成客户不足的问题，要考虑交通、医疗等基础服务设施的便捷性，还要考虑老年人对良好生态和安静环境的需求等。地方政府要加强对养老地产规划建设的引导，按照《国家新型城镇化规划（2014—2020）》的要求，提升城乡接合部规划建设和管理服务的水平，将养老地产的发展与疏解城市中心城区功能相结合、与特色产业发展相结合，促进社区化发展，增强服务城市、承接转移人口功能，逐步发展卫星城，合理安排养老地产的用地。养老地产项目本身要对生活起居、建筑形态、公共设施、社区参与、医疗保健等要素进行“集成”思考、设计和建设，构建以“老年需求”

为导向的老年居住社区和照护系统。要采用现代互联网、物联网技术，打造智慧型养老地产。只有真正挖掘老年人的需求特性，努力开发专业化程度更高、居住质量更好、价格更合适的养老地产，才能形成市场的有效供给，也才有可能形成市场需求与供给的良性互动局面。

【专家共识】

目前在我国，新的养老方式不断地涌现，正呈现出由传统的家庭养老过渡到社区、机构养老等多元化养老模式并存的局面。医养结合养老模式是以“医养一体化”为发展模式，集医疗、康复、养生、养老等为一体，把老年人的健康医疗服务放在首要位置，将养老机构和医院的功能相结合，把生活照料和康复关怀融为一体的新型养老服务模式。这种模式能够切实为老年人提供服务，成为我国应对人口老龄化的长久之计。养老服务业在我国整体服务业中是一个新生的业态，也是发展较快的行业。随着社会老龄化程度的加剧以及公共服务的日益完善，养老服务业很可能成为我国第三产业中一个迅速崛起的行业。它的快速发展既是我们国家整体的社会需求，也是政府管理服务的需求。我国老龄政策的密集出台及初步形成的老龄政策体系为积极应对人口老龄化发挥了基础的、重要的制度保障作用。因此，在这种大环境下，应倡导医养结合养老模式，实现政府各部门之间的协调合作，弥补人才供应短缺，健全保险体系，从而建立起具有中国特色的养老服务模式和支持系统。

（杨　芳，刘　璐，雷善言，朱晨雨）

参考文献

[1] 刘金华 . 中国养老模式选择研究 [M]. 成都 : 西南财经大学出版社 ,2011.

[2] 赵曼 , 吕国营 . 城乡养老保障模式比较研究 [M]. 北京 : 中国劳动社会保障出版社 ,2010.

[3] 张敏杰 . 人口老龄化与养老制度研究 [M]. 杭州 : 浙江工商大学出版社 ,2009.

[4] 戴卫东 . 改革开放以来老年福利制度建设的经验与教训 [J]. 武汉科技大学学报 (社会科学版),2012,14(4):363−367.

[5] 戴卫东 . 中国长期护理保险制度构建研究 [M]. 北京 : 人民出版社 ,2012.

[6] 严鸿兴 . 居家养老现状、模式及前景探讨 [J]. 中华全科医学 ,2011,9(5): 768−770.

[7] 姜向群 , 丁志宏 , 秦艳艳 . 影响我国养老机构发展的多因素分析 [J]. 人口与经济 ,2011(4):58−63.

[8] 付欣 . 我国机构养老的现状、原因与对策分析 [J]. 理论前沿 ,2011,9:302−303.

[9] 马瑞华 , 高云 , 王志品等 . 二级医院转型对养老服务模式及其发展的影响 [J]. 中华现代护理杂志 ,2013,19(2):231−233.

[10] 张杰 , 田霖 . 浅谈我国居家养老服务存在的问题及解决办法 [J]. 综合管理 ,2009,3:174−175.

[11] 魏娅 . 论我国社区养老服务的产业化发展 [J]. 研究探索 ,2012,8:14−16.

[12] 陈开梅.广东养老护理员供需现状及对策刍议[J].经济师,2012,10:198-199.

[13] 罗福周,韩言虎.我国养老地产发展研究[J].商业研究,2012,10,426 :138-142.

[14] 杜少英.城市居家养老现状及对策[J].中国老年学杂志,2013,06(33):2980-2982.

[15] 彭红燕.IS09001质量管理体系在养老机构中的应用[J].中华现代护理杂志,2012,18(7):829-831.

[16] 王振坡,程浩岩.我国养老地产开发时序及策略探讨[J].现代城市研究,2013.10 :105-109.

[17] 侯非,秦玉婷,张隋.养老服务业标准体系构建策略与运行机制分析[J].中国标准化,2013,437,32-38.

[18] 邸维鹏,李和伟,傅文第."医养结合"养老模式的必要性、困境与对策分析[J].现代交际:学术版,2017(22):21-22.

[19] 佘瑞芳.我国医养结合养老模式的现状、问题及其对策研究[D].南昌:南昌大学,2014.

[20] 耿爱生.养老模式的变革取向:医养结合及其实现[J].贵州社会科学,2015(9):101-107.

[21] 常卿哲.国外养老服务业评估经验[J].质量与认证,2016(3):35-36.

[22] 余星,姚国章.国外养老服务人才队伍建设比较研究——以日本、德国、丹麦为例[J].经营与管理,2017(6):46-51.

[23] 方琳.基于人口老龄化条件下的健康养老产业人才培养分析[J].中国卫生产业,2017,14(32).

[24] 杜超,张梅奎,严云卷.院校合作探索医养结合养老人才培养新模式[J].中华医院管理杂志,2017,33(6).

[25] 刁开冉,郝志梅.医养结合视角下的养老服务路径探索[J].产业与

科技论坛,2017,16(20).

[26] 마스다 마사노부저, 문성현 등 역. 일본개호보험제도의 정책과정과 향후과제 [M]. 서울: 인간과 복지,2008.

[27] 장병원. 일본 노인장기요양정책 [M]. 경기도: 양서원,2009.

分报告

养生保健篇

第九章　医养结合之中医养生保健

《素问·上古天真论》:“上古之人，其知道者，法于阴阳，和于术数，食饮有节，起居有常，不妄作劳，故能形与神俱，而尽终其天年，度百岁乃去。”

第一节　中医养生与医养结合

一、中医养生的概念

养生就是根据生命发展的规律，采取能够保养身体、减少疾病、增进健康、延年益寿的手段，所进行的保健活动。“养生”（又称摄生、道生）一词最早见于《庄子》内篇。生，即生命、生存、生长；养，即保养、调养、培养、补养、护养。养生是通过养精神、调饮食、练形体、慎房事、适寒温等各种方法去实现的，是一种综合性的强身益寿活动。

中医养生是在中医理论的指导下，探索与研究中国传统的颐养身心、增强体质、预防疾病、延年益寿的理论和方法，并用这种理论和方法指导人们保健活动的实用科学。在中医理论指导下，养生学吸取各学派之精华，提出了一系列养生原则，如形神共养、调和阴阳、顺应自然、饮食调养、谨慎起居、和调脏腑、通畅经络、节欲保精、益气调息、动静适宜等，使养生活动有章可循、有法可依。自古以来，人们把养生的理论和方法叫做“养生之道”。能否健康长寿，不仅在于是否得养生之道，而更为重要的是能否把养生之道贯彻应用到日常生活中去。历代养生家由于各自的实践和体会不同，他们的养生之道在静神、动形、固精、调气、食养及药饵等方面各有侧重，各有所长。

中医养生理论，都是以“天人相应”“形神合一”的整体观念为出发点，应用辨证调摄等方法，和谐适度地调养，这充分体现了祖国医学辨证论治、整体观念的精髓。

1. 顺应自然

中医学非常重视天人相应、适应四时、顺乎自然的养生保健原则。认为人的四时起居必须顺应春生、夏长、秋收、冬藏的自然规律，人体的生理活动才能保持正常。以自然之道，养自然之身。

2. 养德怡神

中医学的养生观脱胎于道儒等诸子百家养性的思想，历来重视心理保健在养生中的作用。平素心情舒畅，精神愉快，有利于气血流通，阴阳和调，身体健康。中医养生的根本应从“守神”做起，做到心情愉快、乐观豁达，气血自然和调，大有益于健康。

3. 合理饮食

饮食调理、以资气血是养生的上策。人体的营养物质都来源于饮食五味，而饮食不节又易损伤脏腑。所以，一方面饮食以适量为宜，不可饥饱不均；另一方面也要合理地调节饮食品种，使人体能获取所需的各种营养成分，不可饮食偏嗜。因为五味与五脏各有其一定的亲和性，各有其气味所偏，长期的饮食偏嗜，就会导致体内阴阳失调或营养成分的失衡，容易发生疾病。所以调摄饮食是防病祛病、延年益寿的上策。

4. 动静相宜

平时经常进行体育锻炼，可以促使血脉流通，气机调畅，从而增强体质，预防疾病的发生。动，包括适当的运动、脑力和体力劳动、社交活动等等。在《黄帝内经》中有“和于术数”和“不妄作劳”两个原则。首先，应该适当地选择和运用锻炼身体的方法，诸如《黄帝内经》所列举的导引、吐纳等形式。导引的出现，为古人健身防病做出了积极的贡献。所谓作劳，即劳作，包括劳力、劳心、房劳等方面，“不妄作劳”是提醒人的劳作不要违背常规，应考虑季节、时间、年龄、体力及有无疾病影响等诸多因素，做到量力而行并注意调节，不可长时间从事某一种形式的劳作，以防止“久视伤血，久卧伤气，久坐伤肉，久立伤骨，久行伤筋”，从而影响健康，同时要做到劳逸结合，使活动有益于身心。

二、中医养生在医养结合中的范畴与作用

中医的养生之道与世界卫生组织提倡的积极养老理念有许多不谋而合之处。早在 2002 年，世界卫生组织发布《积极老龄化：政策框架》书，把养老定义为“一个为增强健康、参与和保障生活质量而创造机会的过程”。养老不应只是传统意义上的度过晚年，而应该是一个积极养生，在顺应自然的基础上提高生活质量的过程。通过中医养生指导健康养老，是我国独有的医疗与养老相结合的优势和特色，是在中医理论指导下利用药物和非药物手段调节老年人身体机能，使老年人保持健康或愈疾防病的一种方法。中医药健康养老服务是中国医学和文化的瑰宝，把中医养生融入医养结合养老模式中，也是健康中国建设中独具特色的宝贵财富。面对人口老龄化所带来的挑战，健康养老

势在必行。传统中医养生之道，将为中国乃至全人类的健康养老提供具有可持续性开发价值的养老服务方式。

（一）中医养生“治未病”，提高老年人健康水平

中医“治未病”是中华民族伟大的医学思想，起源于《黄帝内经》，经过历代医家的发展和完善，成为中医药体系不可或缺的组成部分，也是中国传统健康养生文化的核心理念之一，它秉承了中医学的整体观和辨证观，体现了以人为本的思想，强调培养正气，提高机体的抗邪能力，达到未病先防、既病防变、疾病痊愈后防止复发的目的。

“治未病”的理念，重在指导人们做到防患于未然，“消未起之祸，治未病之疾，医之于无事之前，不追于既逝之后”。这既是医学认识的理想境界，也是衡量健康水平的重要标志。防重于治是中医“治未病”理念的核心特点，养生是中医“治未病”的重要手段。“未病先防”给老年人群提供了防病理念和防病方法；“既病防变”指导老年人群在疾病的发生阶段如何有效地控制，要把疾病消灭在萌芽状态；“愈后防复”指导老年人群在疾病痊愈后如何调整机体，防止疾病的复发。我国已进入老龄化社会，有效地控制老龄人群疾病的发生、发展，不仅能满足老年人去健康需求，还能减轻医疗负担，缓解疾病带来的社会经济问题。

（二）个体化诊疗，有效控制疾病

我国 70%以上老年人患有心脑血管疾病等慢性疾病，76.5%以上老年人有多病共存的情况，老年人群的整体健康状况不容乐观，绝大多数老年人处于疾病或者亚健康状态。而老年人更需要毒副作用较小，能够持久、整体调理的养生防病方法。因此，在医养结合中，中医药大有可为。个体化的诊疗方案是中医药诊疗的优势和特色，即“辨证

论治”理念，中医运用望、闻、问、切四诊合参，司外揣内通过综合分析、判断人体的整体状态，根据个体的健康状况和生命信息把握疾病动态变化，确定相应针对个体的治疗原则和方法，能够更好地提高患者的依从性，从而控制病情、扭转病势、缩短病程。

（三）非药物疗法，提高生存质量

发挥中医药非药物疗法在老年养生保健和治疗老年疾病方面的优势，充分利用中医导引、食疗药膳、针灸、拔罐、情志疗法等非药物疗法，发挥非药物疗法简便、有效、价格低廉等优势，以满足老年人群预防疾病或带病延年方面的需求，提升老年人生活质量，实现老有所养、老有所医。

三、中医养生的现状与市场需求

据统计，到 2015 年底，全国 60 岁及以上老年人口约 2.2 亿人，占总人口的 16.1%，其中 65 岁及以上人口有 1.44 亿人，占总人口的 10.5%。如果以 2015 年底全国 65 岁以上老年人口为基数，即便按 0.5% ～ 1.0% 的增长速度，到 2030 年也可达到 2.8 亿，占总人口的 20% 左右。我国已名副其实地步入老龄化社会，而且半数以上老年人患有各种慢性疾病，医疗负担重，家庭和社会压力大。因此，构建科学的、新型的医疗和养老机构，真正实现医疗、康复、养老的结合，已成为当前医药卫生体制改革面临的重要问题。面对以上诸多无奈的现实，当下许多老年人已经在慢慢觉醒，逐步从消极养老过渡到了积极养生，依靠养生去养老是最为可行、可靠的方式。传统的中医养生之道经过千年的总结与验证，能为解决养老问题提供新的思路。而医养结合的优势在于整合医疗、康复和养老多方面的资源，以医疗为基础，构建医疗、康复、保健、生活照护的一体化体系，将有限的医疗资源发挥到极致，融入中医养生的医养结合养老模式，是解决当前我国医疗资源与老年慢病康复需求矛盾，促进社会“健康老龄化”的有效措施。

有调查显示，老年人健康知识较为匮乏，不了解自身患病情况，缺乏中医保健和用药安全知识。慢性疾病老年患者并不了解中医养生康复知识，对中医养生康复知识的认识普遍较低，而对健康教育需求率高，对中医养生各方面知识的需求率均大于 90%。且研究发现，大众对国家中医药管理局与国家卫生计生委组织制定和发布的中医养生保健素养中提到的十个中医养生保健的简易方法了解程度并不高。建议护理人员在宣传教育时，针对患者的不同需求进行中医养生康复相关知识的科普。家庭化、连续化应是对患者进行中医养生康复健康教育的主要方式。养老机构老年人对中医养生有一定的认识，需求率高，但养生知识和行为有待进一步提高，并指出养老机构老年人的中医养生认知水平与营养状况呈正相关。

中医药在长期为人民健康服务过程中积累了丰富的诊疗技术、护理服务、预防保健、健康教育、心理疏导等医疗实践经验，尤其是推拿、针灸、理疗、健身、药膳养生等保健内容独具特色和优势，是养老、助老、防老不可或缺的服务内容。中医药治疗方法具有简、便、效、廉的特点，在基层卫生服务中具有很好的群众基础和医疗优势，是老年人最愿意接受的医疗服务项目。政府及养老机构应积极推广和开展中医养生项目，在医养结合健康养老中充分发挥中医养生特色及优势。

四、中医养生的前景展望

人口老龄化的问题已是中国社会无法回避的问题，根据全国老龄办数据，2020 年全国老年人口将达 2.48 亿，老龄化水平为 17%。养老面对的诸多潜在问题接踵而来，其中日益凸显的问题包括以下方面：人口老龄化速度加快，人口比例失调，医疗成本高涨，医疗条件和设施等资源不均匀性，独生子女无法按传统的方式为父母“养老送终”，多数老年人未做好养老所需的物质和精神准备，老年人自主自理能力逐步丧失，不同性别的养老需求有差异，经济条件、地区环境和民族文化有差异性，以及养老服务产业缺乏整体性的思考与布局等。

世界卫生组织为积极养老界定了经济、行为、个人、社会、健康服务和物质环境 6 个方面的指标，并提倡各国政府在制定健康政策时结合以下 4 个方面做出相应考虑：①防止和降低残疾、慢性病和过早死亡造成的压力；②减少引起重大疾病的因素，增加保护终身健康的因素；③发展一系列消费得起、使用方便、年龄适宜的高质量健康社会服务，以满足老年人养老过程中的需求并保障其权利；④给护工提供必要的培训教育。根据各国养老的成功经验，世界卫生组织提出“积极养老”的主张，其中无不强调以下关键因素：终身健康观念、生活质量保障、让老年人继续发挥对家庭和社会的价值、疾病因素的防止与控制、物质环境的打造。

我国政府高度重视并积极应对人口老龄化问题。2013 年，国务院颁布了《关于加快发展养老服务业的若干意见》和《关于促进健康服务业发展的若干意见》，提出加快发展健康养老服务，推进医疗机构与养老机构合作，以实现养老和医疗资源的整合。2014 年初，国家卫计委把中医药与养老服务结合试点工作列为中医药发展的重点内容；同年，国家民政部、发展委确定了广州等 42 个全国首批养老服务业综合改革试点地区。医养融合是我国养老服务业综合改革试点重点内容之一。2015 年，国务院办公厅《关于印发全国医疗卫生服务体系规划纲要（2015—2020 年）的通知》中指出，要推进医疗机构与养老机构等加强合作，推动中医药与养老结合，充分发挥中医药“治未病”和养生保健的优势。2017 年，国家《中医药“一带一路”发展规划（2016—2020 年）》出台。其中提到，到 2020 年，与沿线国家合作建设 30 个中医药海外中心颁布 20 项中医药国际标准，注册 100 种中药产品。中医药医疗与养生保健价值被“一带一路”沿线民众广泛认可，中医养生逐渐成为国内外民众健康养老的最大需求。中医药养生保健具有“简单、便捷、安全、价廉、有效”的优势，对老年人常见多发病、慢性病的防治及老年人保健康复等效果显著。开展中医药特色的医养结合创新服务模式，对发展健康养老服务具有重要的实践意义。

第二节　中医养生的理论基础

一、老年人的特点

《内经》云：“年四十而阴气自半也。”人体经历了生命最旺盛时期之后，精气即开始逐渐衰减，年愈长而精益消，因此，精气不足成为老年人最基本的生理特点。随着年龄的增长，老年人的慢性疾病逐渐累积，并且容易急性进展甚至陷入恶性循环。

1. 生理特点

脏腑气血皆虚。《素问·病机气宜保命集》说，老年人“精耗血衰，血气凝泣”，“形体伤惫……百骸疏漏，风邪易乘”。《灵枢·天年》早有“六十岁，心气始衰，苦忧悲，血气懈惰，故好卧；七十岁，脾气虚，皮肤枯；八十岁，肺气衰，魄离，故言善误，……”的说法。人到老年，机体会出现生理功能和形态学方面的退行性变，其生理特点表现为脏腑气血精神等生理机能的自然衰退，机体调控阴阳协和的稳定性降低。

2. 心理特点

失落、孤独、忧郁、社会地位的改变，以及退休和体弱多病等状态，势必限制老年人的社会活动。狭小的生活圈子、孤陋寡闻带来心理上的变化，常产生孤独垂暮、忧郁多疑、烦躁易怒等心理状态，其适应环境及自我调控能力低下，若遇不良环境和刺激因素，易于患上多种疾病，较难恢复。

3. 体质特点

以虚为主，虚实夹杂。肾精亏虚、气血运行不畅是老年人的体质特点，中医学将老年人体质特点简要归纳为虚、痰、瘀。

（1）虚是老年人体质的共性，是体质变化规律的自然体现，表现在脏腑经络功能减退、气血津液不充、机体内环境稳定性降低等方面。随着年龄增加，虚象愈甚。《灵枢·天年篇》中有载：“五十岁，肝气始衰，肝叶始薄，胆汁始灭，目始不明；六十岁，心元始衰，苦忧悲，血气懈惰，故好卧；七十岁，脾气虚，皮肤枯；八十岁，肺气衰，魄离，故言善误；九十岁，肾气焦，四脏经脉空虚；百岁五脏皆虚，神气皆去，形骸独居而终矣。”可见，老年人经过漫长的生命历程，阳气和阴精都有很大的消耗，脏腑功能亦随着年龄的增长日趋减退，表现出一系列的正气亏虚、机体衰老之象，这是中医对老年人体质的最早认识。老年之虚是整体的虚衰，但在整体中又有轻重、主次的差别。

（2）痰是脏腑功能失调，体内水液代谢障碍所形成的病理产物。痰与湿同流异源，是机体水液代谢障碍所形成的。体质研究中常痰湿并称。老年人由于脏腑功能由盛转衰，脾的运化功能减退，水液代谢失调而易生痰湿。此外，过食肥甘厚腻或饮食方式的不合理，脾胃运化不及，更易聚湿生痰，形成痰湿体质。

（3）瘀是指血液循行不畅，阻滞于血脉、经络、脏腑之内，或血液因黏稠而运行迟滞的一种状态。老年人的脏腑功能减弱，影响气血的正常运行，加之老年人劳动与活动减少，极易使气血阻滞，产生瘀血。

二、老年人中医养生要点

老年人由于精气不足，脏腑机能衰退，导致气血津液代谢紊乱，阴阳平衡失调。因此，固本护精，扶助正气，兼祛外邪，达到阴平阳秘，实为老年人养生防病的要点。

1. 合理饮食，保持良好膳食习惯

合理的饮食，均衡的营养，是保证生长发育和健康长寿的必要条件。《素问·脏气法时论》中指出：“五谷为养，五果为助，五畜为益，五菜为充，气味合而服之，以补精益气。”“和五味”，即食不可偏，要合理配膳，全面营养。由于老年人大多脾胃虚弱，运化无力，机体的消化与吸收功能和年轻时相比都相对较差。因此，必须根据需要，兼而取之，饮食要有节制，既不可过饱，亦不可过饥，食量适中，方能收到养生的效果，有益于身体健康。

2. 注意心理平衡，保持良好心态

老年人调神摄生，首贵静养。《内经》说：“静则神藏，躁则神亡。”因此，养神之道贵在一个“静”字，使人的精神情志活动保持在淡泊宁静的状态，做到摒除杂念，内无所蓄，外无所逐。因为在这种状态下，“清静则肉腠闭拒，虽有大风苛毒，弗之能害”，有利于防病去疾，促进健康，有利于抗衰防老，益寿延年。好心态是健康、长寿、幸福的金钥匙。遇事莫大喜大悲，大惊大恐，而是冷静看待，理性分析和应对。老来伤感是老年养生之大忌，不可忽视。老年人要想保持精神愉悦，乐观开朗，应该做到“三忘”，即忘老、忘病、忘忧。有言“但得夕阳无限好，何须惆怅近黄昏”，可谓激励老年人之语。

3. 起居有常，适度运动

中医学认为，人体的生命活动随着年节律、季节律、月节律、昼夜节律等自然规律而发生相应的生理变化。只有顺从人体的生物钟调理起居，有规律地生活，养成良好的起居习惯，悉心调护，才能增进健康，延年益寿。老年人健身运动起点强度应以轻度活动即低能量运动为主。老年人应该选择步行、打太极拳、扭秧歌、跳老年迪斯科、打门球、做体操等中等强度的运动。运动时间选在下午或者晚上为宜，清晨剧烈运动可能诱发心绞痛、急性心肌梗死以及猝死等，尤其是严冬清晨更加不适宜老年人运动。

4. 顺应四时，适应自然环境变化

春夏养阳，秋冬养阴。“春日省酸增甘，以养脾气；夏日省苦增辛，以养肺气；秋冬间，暖里腹，易减咸增苦以坚肾气。”自然界的气候变化，必然影响人体，因此，顺应四时，外慎六淫，可防病于未然。不同季节、不同气候，应有不同的摄生方法，穿着要随气候变化而相应增减，即所谓“适寒温”。同时要讲究卫生，防止环境水源的污染，防范外伤、虫兽伤及病毒等外部因素。

5. 固护脾肾

中医认为：“肾为先天之本，脾胃为后天之本，气血生化之源。”年高之人，五脏六腑虚损，真气耗伤，阴阳失衡，气血亏虚，津液不足。老年人为多虚之体，且不论外因内因，极易伤及脾肾，脾肾功能不足，外邪就易侵袭人体。邪气留于体内，影响脏腑、经络、气血、津液功能，从而导致疾病的发生。因此，在养生治疗上一定要补脾强肾，只有脾胃健运、肾气充盛，才能化生精气，滋养人体，健康长寿。“治脾者宜从温养，治肾者宜从滋润。”在临床上，常用补气养血、健脾补肾之品，有人参、党参、黄芪、茯苓、白术、大枣、山萸肉、补骨脂、女贞子、核桃仁、枸杞子、山药等，日常可用大枣、枸杞、核桃仁做粥。脾虚可服附子理中丸，肾阳虚可服金匮肾气丸，肾阴虚可服六味地黄丸，以固护脾肾之气。

第三节　中医养生保健的具体内容

中医养生理论和方法是指导人们保健活动的实用科学。其内容包括基本理论、基本原则、养生方法。中医养生方法很多，着眼点各异，但殊途同归，以审因施养为根本原则。审因施养是指根据具体情况进行养生，主要包括因人养生、体质养生、部位养生、因时养生和区域养生等。人类本身存在着较大的个体差异，不同个体的心理和生理状态不同，对疾病的易感性也不相同，这就要求在养生的过程中，应当以辨证思想为指导，因人施养，才能有益于机体的身心健康，达到益寿延年的目的。

健康养老，不仅是要懂得养生之道，更重要的是要把养生之道贯彻应用到日常生活中去。中医养生保健吸取各学派之精华，提出了一系列养生原则，如形神共养、调和阴阳、顺应自然、和调脏腑、益气调息、饮食调养、谨慎起居、通畅经络、节欲保精、动静适宜等，使养生活动有章可循、有法可依。要求人们用持之以恒的精神，自觉地、正确地运用养生保健知识和方法，通过自养自疗，提高身体素质和抗衰防病的能力，达到延年益寿的目的。

一、四时养生

四时养生，就是按照时令节气的阴阳变化规律，运用相应的养生手段保证健康长寿的方法。正如《内经灵枢·本神篇》里所说：“故智者之养生也，必顺四时而适寒暑……如是，则僻邪不至，长生久视。”这种“天人相应，顺应自然”的养生方法，是中医养生的一大特色。四时阴阳的变化规律，直接影响万物的荣枯生死。人们如果能顺从天气的变化，就能保全“生气”，延年益寿，否则就会生病或夭折。四时阴阳之气，生长收藏，化育万物，为万物之根本。

（一）春夏养阳，秋冬养阴

春夏养阳，秋冬养阴，乃是顺应四时阴阳变化的养生之道的关键。所谓春夏养阳，即养生养长；秋冬养阴，即养收养藏。春夏两季，天气由寒转暖，由暖转暑，是人体阳气生长之时，故应以调养阳气为主；秋冬两季，气候逐渐变凉，是人体阳气收敛、阴精潜藏于内之时，故应以保养阴精为主。春夏养阳，秋冬养阴，是建立在阴阳互根规律基础之上的养生防病的积极措施。“今人有春夏不能养阳者，每因风凉生冷伤其阳，以致秋冬多患疟泄，此阴胜之为病也。有秋冬不能养阴者，每因纵欲过热伤此阴气，以致春夏多患火症，此阳胜之为病也。”所以，春夏养阳，秋冬养阴，寓防于养，是四时养生法中一项积极主动的原则。

（二）慎避虚邪

人体适应气候变化以保持正常生理活动的能力，毕竟有一定限度。尤其在天气剧变、出现反常气候时，更容易感邪发病。因此，人们在因时养护正气的同时，非常有必要对外邪审识避忌。只有这样，两者相辅相成，才会收到如期的成效。《素问 · 八正神明论》说："四时者，所以分春秋冬夏之气所在，以时调之也，八正之虚邪而避之勿犯也。"这里所谓的"八正"，又称"八纪"，就是指二十四节气中的立春、立夏、立秋、立冬、春分、秋分、夏至、冬至八个节气。它是季节气候变化的转折点，天有所变，人有所应。故节气前后，气候变化对人的新陈代谢也有一定影响。体弱多病的人往往在交节时刻感到不适，或者发病甚至死亡。因而，注意交节变化、慎避虚邪也是四时养生的一个重要原则。

二、运动养生

运动养生是指用活动身体的方式维护健康、增强体质、延长寿命、延缓衰老的养生方法。古人称运动养生法为动形，即运动形体（身体），该方法属传统养生学中的六大养生方法之一。

我国传统的运动养生是以中医的阴阳、脏腑、气血、经络等理论为基础，以养精、练气、调神为运动的基本特点，强调意念、呼吸和躯体运动相配合以活动筋骨，调节气息、静心宁神以畅达经络，疏通气血，和调脏腑，达到增强体质、益寿延年的目的，又称为传统健身术。中医将精、气、神称为"三宝"，与人体生命息息相关。运动养生则紧紧抓住了这三个环节，调意识以养神；以意领气，调呼吸以练气，以气行推动血运，周流全身；以气导形，通过形体、筋骨关节的运动，使周身经脉畅通，营养整个机体。如是则形神兼备，百脉流畅，内外相和，脏腑协调，机体达到“阴平阳秘”的状态，从而增进机体健康，以保持旺盛的生命力。人之气血，贵在升降出入有常，运行不息。故善养生者，必调和气血，使之周流不息，而运行气血的一个重要途径就是多运动。

（一）运动养生原则

1. 强调动静结合

动以练体，静以调神，动于外而静于内，这样达到人体的内外和谐，体现出动中有静、静中有动、动静结合的整体观念。

2. 提倡持之以恒

冰冻三尺非一日之寒。任何运动都不是一蹴而就的，需要我们坚持不懈，方可达养生目的。这不仅是身体上的锻炼，也是毅力的锻炼。

3. 主张运动适度，不宜过量

《千金要方》有云：“养生之道，常欲小劳，但莫大疲及强所不能堪有。”这就告诉我们，运动应适度为量，要劳逸结合，张弛有度。

（二）运动养生方法

我国传统的运动养生之所以能够健身、治病、延年，是因为它有系统的理论和行之有效的方法。早在先秦时代，人们就采用舞蹈、射箭、导引等运动方法来达到养生祛病的目的。隋唐时期，人们不仅继承了以往的运动养生方法，而且整理、创编了多种形式的运动养生法。到了明清，运动养生的方法亦被加工整理，集气功、导引、武术之精华，形成了各种流派、各种形式的健身术，其种类之多、方法之广，不胜枚举。其中流传最广、影响较大、广为群众所喜爱者，有五禽戏、太极拳、八段锦等。

1. 五禽戏

五禽戏是中国传统健身方法，据记载，由东汉医学家华佗在前人的基础上创制，故又称华佗五禽戏，又称“五禽操”“五禽气功”“百步汗戏”等。五禽戏，是通过模仿虎、鹿、熊、猿、鸟五种动物的动作，以达到治病养生、强壮身体的一种气功功法。因其良好的健身效果，卫生部、教育部和国家体育运动委员会曾发出通知，把五禽戏作为在医学类大学中推广的“保健体育课”的内容之一。

传统的五禽戏共有 54 个动作。由国家体育总局新编的简化版五禽戏，把每戏分为两个动作，分别为：虎举、虎扑；鹿抵、鹿奔；熊运、熊晃；猿提、猿摘；鸟伸、鸟飞。每种动作都是左右对称地各做一次，并配合气息调理。

（1）五禽戏的功法要点：①全身放松。练功时，不仅肌肉要放松，精神也要放松，要做到松中有紧、柔中有刚。只有放松使出来的劲才会刚柔相济，张弛有度，动作才能柔和连贯，不致僵硬。②意守丹田。练功时，全神贯注到丹田，要排除杂念，做到耳无闻、目无视、鼻无嗅、心不外驰，调整呼吸，专心体会，呼吸深大缓慢，动作轻巧灵便。③呼吸均匀。练功前，先做深呼吸，调匀呼吸。练功时，呼吸要自然平稳，以鼻呼吸，或口鼻并用，但不能张口喘粗气，要求悠悠吸气，轻轻呼气。④动作象形。练功时，动作、外形、神气都要像五禽。练虎戏时，要表现出威猛神态，目光有神，摇头摆尾；练鹿戏时，要效仿鹿的心静体松，姿势舒展，要做到把鹿的仰脖、缩颈、奔跑、回首等神态展现出来；练熊戏时，要效仿熊浑厚缓慢、步行沉稳的神态；练猿戏时，要效仿猿猴的敏捷好动，表现出纵山跳涧、攀树蹬枝、摘桃献果的神态；练鸟戏时，要效仿出鸟的轻快敏捷，表现出展翅凌云、轻翔舒展的神态。

（2）五禽戏的主要作用：①经常练五禽戏可以使食欲增进、思维敏捷、肢体灵动、步履矫健。肺气肿、哮喘、高血压、冠心病、神经衰弱、消化不良等患者，常练习五禽戏可起到预防和防止复发的作用。此外，五禽戏能改善中风患者的异常步态和行走姿式，防止肌肉萎缩，提高身体的平衡能力。②五禽戏中虎戏有助于增强体质和肌力；鹿戏有助于舒展筋骨；熊戏有助于提高平衡和耐力；猿戏有助于发展灵活性；鸟戏有助于增强呼吸功能。

2. 太极拳

太极拳从创立到现在已有三百多年，由最初的陈式太极拳衍化出几十种太极拳。太极拳拥有全世界最多的练习者，是中华民族的瑰宝，是世界非物质文化遗产，它吸收了中国传统儒家、道家哲学中的太极、阴阳辨证理念，以辨证的思维与武术、艺术、引导术等完美地结合在一起，充分体现了人与自然的和谐关系，人类对自然界的客观认知和科学实践。

（1）太极拳的功法要点：①静心用意，呼吸自然：练拳时要求思想安静集中，专心引导动作，意之所至，拳之所出，呼吸应平稳、深匀、自然，不可勉强憋气。②中正安舒，柔和缓慢：身体保持放松自然状，不偏不倚，动作如行云流水，不拖不涩，轻柔匀缓。③动作弧形，圆活完整：动作呈弧形式螺旋形，动作转换间圆活不滞，同时以腰为轴，上下相随，周身形成一个整体。④连贯协调，虚实分明：动作要连绵不绝，衔接和顺，分清虚实，保持重心稳定。⑤轻灵沉着，刚柔相济：动作要轻灵沉着，不浮不僵，看似柔实则刚，发劲完整，富有弹性，使用拙力为下乘。

（2）太极拳的主要作用：①对身体的作用：能增强全身体质，增强肌力、加强骨骼、韧带和关节的强度，提高身体的敏感性。②对精神的作用：精神集中，有利于大脑充分休息，消除疲劳，打完一遍，有身松体泰之感。③对内脏的作用：促进血液循环，促进新陈代谢，降低呼吸频率，增强肺活量，使身体各项机能处于最佳状态。④自身防卫作用：太极拳本身就是一门武功，集各家之长，擅长以柔克刚。

3. 八段锦

八段锦是近年来应用较多、效果较好的健身气功功法。八段锦中的“八”字，是一个约数，并非仅仅指八段，现已形成独立的八段锦体系。“锦”字，拆分为“金”和“帛”字，这两个字在古代所代表的物品都很珍贵，精美而华贵。现代八段锦功法不仅有文八段锦与武八段锦之分，还有坐式与立式之分。坐式练法恬静，运动量较小，适合晨起练习；立式运动量大，适合饭后一小时练习。

经过历代医家和气功大师的增减、淬炼，现在的八段锦全套动作衔接自然、巧夺天工，运动强度适合各个年龄段。不同于一般的以肢体锻炼为主的功法，八段锦是一门主要对心、肝、脾、肺、肾等内脏器官进行功能性锻炼的气功方法。此外，前人将其列为导引类气功功法，引气流于全身以达到祛除外邪、抵御外侮、强身健体之功效。八段锦属于有氧运动，能调动身体各项机能，促进新陈代谢，使身体充满活力。

（1）八段锦的功法要点：①柔和圆润、缓慢连贯：柔和，是指习练时肌肉力量适中，不忽强忽弱，要轻松自如，浑然天成；圆润，是指习练时各关节要灵活，不带棱角，如瀑布下的石头；缓慢，是指习练时不忽快忽慢，速度始终如一；连贯，是指习练时没有停滞，一气呵成，如行云流水。②松紧结合、动静相兼：松，是指习练时不仅要做到肢体上的放松舒展，更重要的是心灵上的放松；紧，是指习练时适当用力，但是要缓慢进行；动，是指习练时肢体上的运动；静，是指习练时动作沉稳，动中有静，静中有动，从外面看起来是处于静止状态，但肌肉内脏处于活动之中。③神与形和、气寓其中：神，是指习练时支配肢体动作的主脑。在中医上素有“神为形之主，形乃神之宅”

之说，同时，习练时外界环境要安静，身心沉浸于练习中，从而达到忘我状态；气寓其中，是指习练时运气于体内，周而复始、循环不断。

（2）八段锦的主要作用：①对心血管系统的作用：能延长呼吸、减慢心率、降低心脏耗氧量、减少心脏负荷，对高血压有一定疗效。②对呼吸系统的作用：可以延长呼吸、扩宽气道，使氧气与二氧化碳的交换更加完全；能增加肺活量，使呼吸道通畅，对肺部疾病有很好的预防作用。③对神经系统的作用：练习时精神集中能有效缓解忧虑，改善心情，改善脑部微循环，消除疲劳。

三、体质养生

体质养生是以中医体质学为理论基础，以人为研究出发点，以中医理论为主导，旨在研究不同体质构成特点、演变规律、影响因素、分类标准，根据个体体质的不同，采取相应的精神调摄、饮食调理、运动健身以及药物调养等不同手段，从而指导疾病的预防和治疗以及康复与养生。

（一）中医体质概念

中医对体质的论述始于西汉时期的《内经》。体质是一种客观存在的生命现象，是指人体生命过程中，在先天禀赋与后天获得的基础上所形成的形态结构、生理功能和心理状态方面综合的、相对稳定的固有特质，是人类在生长、发育过程中所形成的与自然、社会环境相适应的人体个性特征。这种特质决定着人体对某种致病因子的易感性及其病变类型的倾向性。体质的差异现象是先天因素与多种后天因素共同作用的结果。因此，人类体质间的共性是相对的，而差异性则是绝对的。体质现象是人类生命活动的一种重要表现形式，它与健康和疾病密切相关。

中医体质学应用范围广泛，通过研究不同体质类型与疾病的关系，强调体质的可调性，从改善体质入手，为改善患病个体的病理状态提供条件；实现个体化诊疗，在临床对疾病的诊治活动中，将疾病的防治措施和治疗手段建立在辨识体质的基础上，充分考虑人的体质特征，并针对其体质特征采取相应的治疗措施；贯彻中医学“治未病”的学术思想，结合体质进行预防，通过改善体质、调整功能状态，为从体质的角度预防疾病提供了理论和方法，充分体现了以人为本、因人制宜的思想。

（二）中医体质分类

体质分类是中医体质学研究的基础与核心，指从复杂的体质现象中提炼出有关规律，最终建成体质分类系统。目前中医界普遍按照“中医体质九分法”将人体体质分为平和质、气虚质、阳虚质、阴虚质、痰湿质、湿热质、血瘀质、气郁质、特禀质 9 种基本类型，不同体质类型在形体特征、生理特征、心理特征、病理反应状态、发病倾向等方面各有特点。

1. 平和质

（1）定义：强健壮实的体质状态，表现为体态适中、面色红润、精力充沛状态。

（2）成因：先天禀赋良好，后天调养得当。

（3）体质特征：①形体特征：体形匀称与健壮。②常见表现：面色、肤色润泽，头发稠密有光泽、目光有神、鼻色明润、嗅觉通别、唇色红润、不易疲劳、精力充沛、耐受寒热、睡眠良好、胃纳佳、二便正常、舌色淡红、舌薄白、脉和有神。③心理特征：性别随和开朗。④发病倾向：平素患病较少，属于黄帝内经养生精髓“阴平阳秘，精神乃治”。⑤对外界环境适应能力：平和质对自然环境和社会环境适应能力较强。

2. 气虚体质

（1）定义：由于元气不足，以气息低弱、机体、脏腑功能状态低下为主要特征的一种体质状态。

（2）成因：先天本弱，后天失养或病后气亏。如家族成员多较弱，孕育子女时父母体弱、早产、人工喂养不当、偏食、厌食，或因年老气衰等。

（3）体质特征：①形体特征：肌肉不健壮。②常见表现：主症平素语言低怯，气短懒言，肢体容易疲乏，精神不振，易出汗，舌淡红，舌体胖大、边有齿痕，脉象虚缓；兼症面色偏黄或㿠白，目光少神，口淡，唇色少华，毛发不华，头晕，健忘，大便正常，或有便秘但不结硬，或大便不成形，便后仍觉未尽，小便正常或偏多。③心理特征：性格内向，情绪不稳定，胆小不喜欢冒险。④发病倾向：平素体质虚弱，卫表不固，易患感冒；或病后易迁延不愈；易患内脏下垂、虚劳等病。⑤对外界环境适应能力：不耐受寒邪、风邪、暑邪等。

3. 阳虚质

（1）定义：由于阳气不足，以虚寒现象为主要特征的体质状态。

（2）成因：先天不足，或病后阳亏。如家族中均有虚寒表现，孕育时父母体弱，年长受孕，早产，平素偏嗜寒凉损伤阳气，久病阳亏，年老阳衰等。

（3）体质特征：①形体特征：多形体白胖，肌肉不壮。②常见表现：主症平素畏冷，手足不温，喜热饮食，精神不振，睡眠偏多，舌淡胖嫩，边有齿痕、舌润，脉象沉迟而弱；兼症面色柔白，目胞晦暗，口唇色淡，毛发易落，易出汗，小便清长，大便溏薄。③心理特征：性格多沉静、内向。④发病倾向：发病多为寒证，或易从寒化，易病痰饮。⑤对外界环境适应能力：平素不耐寒邪，耐夏不耐冬，易感湿邪。

4. 阴虚质

（1）定义：由于体内津液精血等物质亏少，以有关组织器官失养和内热为主要症状的体质状态。

（2）成因：先天不足，或久病失血，纵欲耗精，积劳伤阴。如家族成员体形多偏瘦，孕育时父母体弱，年长受孕，早产，曾患出血性疾病等。

（3）体质特征：①形体特征：①形体特征：体形瘦长。②常见表现：手足心热，平素易口燥咽干，鼻微干，口渴喜冷饮，大便干燥，舌红少津少苔；面色潮红、有烘热感，目干涩，视物花，唇红微干、皮肤偏干、易生皱纹，眩晕耳鸣。睡眠差，小便短涩，脉象细弦或数。③心理特征：性情急躁，外向好动，活泼。④发病倾向：平素易有阴亏燥热的病变，或病后易表现为阴亏症状。⑤对外界环境适应能力：平素不耐受热邪、燥邪，耐冬不耐夏。

5. 痰湿质

（1）定义：由于水液内停而痰湿凝聚，以黏滞重浊为主要特征的体质状态。

（2）成因：先天不足，或后天过食肥甘。

（3）体质特征：①形体特征：体形肥胖，腹部肥满松软。②常见表现：兼症面部皮肤油脂较多，多汗且黏，胸闷，痰多；主症面色暗黄而暗，眼泡微浮，容易困倦，口黏腻或甜，身重不爽，喜食肥甘甜腻，大便正常不干，小便不多或微混，平素舌体胖大，舌苔白腻，脉滑。③心理特征：性格偏温和，稳重多善于忍耐。④发病倾向：易患消渴、中风、胸痹等病症。⑤对外界环境适应能力：对梅雨季节和潮湿环境适应能力差。

6. **湿热质**

（1）定义：以湿热内蕴为主要特征的体质状态。

（2）成因：系后天禀赋，或久居湿地、膳食肥甘，或长期饮酒，或热内蕴。

（3）体质特征：①形体特征：形体偏胖或苍瘦。②常见表现：主症平素面垢油光，易口苦口干、身重困倦、易生痤疮粉刺，舌质偏红，苔黄腻；兼症形体偏胖或苍瘦，心烦懈怠，眼睛红赤，大便短赤，男易阴囊潮湿，女易带下增多，脉象多见滑数。③心理特征：性格多急躁易怒。④发病倾向：易患疮疖、黄疸等病症。⑤对外界环境适应能力：对湿环境或气温偏高尤其夏末秋初湿热交蒸气候较难适应。

7. **血瘀质**

（1）定义：体内有血液运行不畅的潜在倾向或瘀血内阻的病理基础，并表现出一系列外在征象的体质状态。

（2）成因：系先天禀赋，或后天损伤，忧郁气滞，久病入络。

（3）体质特征：①形体特征：瘦人居多。②常见表现：主症平素面色晦暗，皮肤偏暗或色素沉着，容易出现瘀斑，易患疼痛，口唇暗淡或紫，舌质暗有点状或片状瘀斑，舌下静脉动曲张，脉象细涩或结代；兼症眼眶黯黑，鼻部暗滞，发易脱落，肌肤干，或有出血倾向、吐血，女性多见痛经、闭经、崩漏，或经血中多凝血块，或经色紫黑有块。③心理特征：性情急躁，心情易烦，健忘。④发病倾向：易患出血、癥瘕、中风、胸痹等症。⑤对外界环境适应能力：耐受寒邪、风邪。

8. **气郁质**

（1）定义：长期情志不畅、气机郁滞而形成的以性格内向不稳定、忧郁脆弱、敏感多疑为主要表现的体质状态。

（2）成因：先天遗传，或因精神刺激暴受惊恐，所欲不遂忧郁思虑等。

（3）体质特征：①形体特征：形体瘦的人较多。②常见表现：主症性格内向不稳定、忧郁脆弱、敏感多疑，对精神刺激适应能力比较差，平时面貌忧郁，精神时常烦闷不乐；兼症胸胁部胀满或走窜疼痛，善太息，或嗳气呃逆，或喉间有异物感，或乳房胀痛，睡眠较差，食欲减退，容易受到惊吓，健忘、痰多，大便多干，小便正常，舌淡红、苔薄白、脉象弦细。③心理特征：性格内向不稳定，忧郁脆弱，敏感多疑。④发病倾向：抑郁症、脏燥、百合病、不寐、梅核气、惊恐等病症。⑤对外界环境适应能力：对精神刺激适应能力较差，不喜欢阴雨天气。

9. 特禀质

（1）定义：一种特异性体质，多指由于先天性和遗传因素造成的一种体质缺陷，包括先天性、遗传性的生理缺陷，先天性、遗传性疾病，过敏反应，原发性免疫缺陷等。其中对过敏体质概念的表述是：在禀赋遗传的基础上形成一种特异体质，在外界因子的作用下，生理机能和自我适应力低下，反应性增强，其敏感倾向表现为对不同过敏源的亲和性与反应性呈现个体体质的差异性和家族聚集的倾向性。

（2）成因：先天因素、遗传因素、环境因素、药物因素等。

（3）体质特征：①形体特征：无特殊，或有畸形，或有先天生理缺陷。②常见表现：遗传性疾病有垂直遗传特征，先天性、家族性特征；胎传性疾病为母体影响胎儿个体生长发育及相关疾病特征。③心理特征：因禀质特异情况而不同。④发病倾向：过敏体质者易药物过敏，易患花粉症；遗传疾病，如血友病、先天愚型以及五迟、五软、解颅等；胎传疾病，如胎寒、胎热、胎惊、胎肥、胎痫、胎弱等。⑤对外界环境适应能力：适应能力差，如过敏体质者对气候、异物不能适应，易引发宿疾。

正常人群，一般分这九种体质。就个人体质来说，不可能是单纯的阳虚体质、瘀血体质或痰湿体质等，更为常见的是各种体质兼夹，比如瘀血兼痰湿和气虚，阳虚兼湿热，阴虚兼湿热和瘀血等。一般来讲，小儿脏器清灵，体质比较简单，随着年龄的增长，受社会环境的影响，青少年以后兼夹体质逐渐增多，老年后基本没有单一体质，而是以复杂的兼夹体质为主。体质虽然以复杂以兼夹的居多，但是每个人的体质总是有一条主线统领一生，变化较少。

（三）九种体质养生

人们在实践中认识到，体质不是固定不变的，外界环境和发育条件影响都有可能使体质发生改变。因此，根据个体体质的不同，采取相应的生活起居、精神调摄、饮食调理、运动健身以及药物调养等不同手段，提高其对疾病的抵抗力，纠正其体质上的偏颇，从而达到延年益寿养生的目的。

1. 平和质

（1）环境起居：起居顺应四时阴阳，劳逸结合、生活规律。

（2）形体运动：适度运动即可。如散步、八段锦、健身舞、太极拳（剑）、五禽戏。

（3）情志调适：应清净立志、开朗乐观、心态平和、乐于合作、与人为善、培养兴趣爱好。

（4）音乐调摄：根据个人喜好选择音乐。

（5）穴位保健：选穴——足三里、涌泉、三阴交、关元、气海。方法——每穴揉按 2 分钟，每天 1 ～ 2 次。

（6）饮食调养：饮食有节、膳食平衡、四时调补、气味调和、不可偏寒偏热。

（7）药物调理：不需要。

2. 气虚质

（1）环境起居：夏当避暑，冬当避寒，避免过劳。

（2）形体运动：偏于柔缓的运动。如散步、太极拳(剑)、八段锦、五禽戏等。“六字诀”以练吹字功为主。

（3）情志调适：应清净养藏，袪除杂念，知足常乐，豁达乐观，不躁动，少思虑，不宜过思过悲。

（4）音乐调摄：欣赏具有田园、山野等自然风格且轻柔和缓的乐曲。如宫调式乐曲《春江花月夜》《月儿高》《高山》《流水》《月光奏鸣曲》。

（5）穴位保健：①按摩：选穴——足三里、气海、百会。方法——每穴揉按 2 分钟，每天 1 ～ 2 次。②艾灸：选穴——足三里、曲池、中脘、三阴交、绝骨、血海、心俞、肺俞、肝俞、脾俞、胃俞、肾俞、关元俞。方法——悬灸、温和灸；每次 10 ～ 15 分钟，以施灸部位出现红晕为度。

（6）饮食调养：宜食益气健脾、营养丰富、易消化的食物，如粳米、糯米、小米、大麦、山药、土豆、大枣、香菇、鸡肉、鹅肉、兔肉、鹌鹑、牛肉、青鱼、鲢鱼、鳜鱼、鳝鱼等；忌耗气食物如青萝卜、槟榔、空心菜、金橘等。

『**补气生脉茶**』

组成：黄芪 3 克、党参 3 克、五味子 2 克、麦冬 2 克。

制法：用沸水冲泡开，即可饮用。

（7）药物调理：可用甘温补气之品，如人参、黄芪、党参、太子参、白术、陈皮、山药、茯苓等。脾气虚，宜选四君子汤，或参苓白术散；肺气虚，宜选补肺汤；常感冒宜选玉屏风散；肾气虚，多服肾气丸。

3. 阳虚质

（1）环境起居：避免过劳，春夏培补阳气、秋冬避寒就温，多日光浴，注重足下、背部及丹田部位的保暖，避免大汗、醉酒，忌熬夜、节房事。

（2）形体运动：动作宜柔缓。如八段锦、太极拳（剑）、五禽戏之虎戏、散步。“六字诀”以练吹字功为主。

（3）情志调适：应沉静内敛、防止惊恐、知足常乐、豁达乐观，不宜大喜大悲。

（4）音乐调摄：多听欢快、喜庆的音乐。如徵调式乐曲《步步高》《解放军进行曲》《卡门序曲》等。

（5）穴位保健：①按摩：选穴——中脘、天枢、关元、足三里、膈俞、脾俞、胃俞、肾俞。方法——每穴揉按 2 分钟，每天 1 ～ 2 次。三伏贴穴位贴敷。②艾灸：选穴——百会、大椎、命门、腰阳关、足三里、关元、心俞、肺俞、肝俞、脾俞、胃俞、肾俞、关元俞。方法——隔姜灸、悬灸、温和灸；每次 10 ～ 15 分钟，以施灸部位出现红晕为度。

（6）饮食调养：宜食甘温、温阳之品，如牛羊肉、葱、蒜、花椒、鳝鱼、韭菜、辣椒、胡椒、栗子等；少食生冷寒凉食物，如黄瓜、藕、梨、西瓜等。“春夏养阳”，夏日三伏每伏食附子粥或羊肉附子汤一次。平时可用羊肉扒莴笋、韭菜炒胡桃仁、当归生姜羊肉汤、韭菜炒胡桃仁。

『生姜红糖茶』

组成：生姜 10 克，红糖 30 克。

制法：将生姜洗净，切丝，与红糖一同放入杯中，以开水冲泡，代茶饮用。

（7）药物调理：可选补阳祛寒、温养肝肾，如鹿茸、海狗肾、蛤蚧、冬虫夏草、巴戟天、仙茅、肉苁蓉、补骨脂、杜仲等，成方可选金匮肾气丸、右归丸。偏心阳虚者，桂枝甘草汤加肉桂常服，虚甚者可加人参；偏脾阳虚者，可选择理中丸或附子理中丸。膏方可用熟地、肉桂、茱萸肉、怀山药、白茯苓、补骨脂、菟丝子、淫羊藿、巴戟天、紫河车、当归、黄芪、炒白术、炒白芍、麦冬、防风、炒薏苡仁、陈皮、甘草、鹿角胶、阿胶。

4. 阴虚质

（1）环境起居：夏应避暑，秋冬养阴；居室安静，忌熬夜，节房事，避免大汗、醉酒，不剧烈运动，不在高温下工作。

（2）形体运动：宜动静结合、不宜大汗。如太极拳、太极拳(剑)、游泳、散步、叩齿生津咽津功。“六字诀”以练呵字功为主。

（3）情志调适：应沉着冷静、切忌急躁、不争强好胜、豁达宽容。

（4）音乐调摄：舒缓、悠扬音乐。如角调式乐曲《江南丝竹乐》《春风得意》《摇篮曲》《春之声圆舞曲》《蓝色多瑙河》；如羽调式乐曲《二泉映月》《平沙落雁》《小河淌水》。

（5）穴位保健：选穴——太溪、照海、涌泉、阴陵泉、三阴交；方法——每穴揉按 2 分钟，每天 1 ～ 2 次。

（6）饮食调养：宜食性甘润、甘凉滋润的食物，如梨、百合、银耳、木瓜、菠菜、无花果、冰糖、茼蒿等；忌葱、姜、蒜、花椒、荔枝、茴香等辛辣燥热之品；平时可用木耳莲子百合羹。

『**益气养阴茶**』

组成：党参 2 克、黄芪 2 克、麦冬 2 克、五味子 1 克。

制法：将四味药材用清水洗净，放入杯中；用 90℃左右的热水冲泡，加盖 10 分钟后饮；一般泡 4 ～ 5 杯后换药。

（7）药物调理：可用滋阴清热、滋养肝肾之品，如女贞子、山茱萸、五味子、旱莲草、麦门冬、天门冬、黄精、玉竹、枸杞子、桑葚、生地、山药、沙参等。常用方有六味地黄丸、大补阴丸等。如肺阴虚，宜服百合固金汤；心阴虚，宜服天王补心丸；脾阴虚，宜服慎柔养真汤；肾阴虚，宜服六味丸；肝阴虚，宜服一贯煎。

5. 痰湿质

（1）环境起居：远离潮湿；阴雨季避湿邪侵袭；多户外活动；多洗热水澡；穿棉衣；晒太阳。

（2）形体运动：长期坚持锻炼，环境温暖宜人、以动养神。如慢跑、健身舞、太极拳（剑）、八段锦。“六字诀”以练嘘、呵字功为主。

（3）情志调适：多参加社会活动，培养广泛兴趣爱好，不过度思虑，豁达乐观。

（4）音乐调摄：激昂高亢的音乐。如徵调式乐曲《山居吟》《文王操》《樵歌》《渔歌》《步步高》《解放军进行曲》《狂欢》《卡门序曲》。

（5）穴位保健：选穴——丰隆、足三里、中脘、阴陵泉、天枢、三阴交、点按；方法——每穴揉按 2 分钟，每天 1 ～ 2 次。穴位保健刮痧。

（6）饮食调养：宜食甘温、健脾利湿的食物。如冬瓜、红小豆、扁豆、白萝卜、南瓜、紫菜、洋葱、薏苡仁、圈心菜、茯苓、海参、鲍鱼、杏子、荔枝、柠檬、樱桃、杨梅、槟榔、佛手、栗子等；少食甜腻油腻，勿过饱，少饮酒，少吃油盐、贝类海产品；忌吃生冷性寒之品，忌吃饴糖、柚子、李子、柿子、肥肉。

『**桂花陈皮茶**』

组成：桂花 2 克，陈皮 3 克。

制法：80℃开水冲泡，代茶饮。

（7）药物调理：宜用健脾燥湿、通利化湿益气之品，如苍术、白术、砂仁、陈皮、泽泻、薏苡仁、荷叶、扁豆、猪苓、冬瓜皮、山药、茯苓、半夏、草果、党参等。若肺失宣降，当选二陈汤、三子养亲汤；若脾不健运，选六君子汤、香砂六君子汤或参苓白术散；若肾不温化，当选苓桂术甘汤。

6. 湿热质

（1）环境起居：避暑湿（热），干燥通风，多户外活动。

（2）形体运动：长期坚持运动，健身舞、韵律操、慢跑。“六字诀”以练呼字功为主。

（3）情志调适：开展放松心情的活动，放松身心，轻松愉悦，陶冶性情，锻炼耐性，忌急躁易怒。

（4）音乐调摄：可经常听一些悠闲、和缓的音乐。中国古典音乐中的古琴、萧独奏等均适合颐养心神。如宫调式乐曲《春江花月夜》《月儿高》《月光奏鸣曲》《高山》《流水》《摇篮曲》。

（5）穴位保健：选穴——丰隆、足三里、曲池、阴陵泉、合谷、三阴交；方法——每穴揉按 2 分钟，每天 1 ～ 2 次。大椎穴拔罐、督脉或膀胱经刮痧。

（6）饮食调养：宜食甘寒、甘平、清热利湿的食物。常吃红小豆、绿豆、薏苡仁、芹菜、黄瓜、冬瓜、藕、荠菜、西红柿、草莓、茵陈蒿；可适量吃苦瓜、苦苣、西瓜；少食甜黏油腻，少饮酒，少吃油盐；忌辛温、滋腻，勿过饱；可用石竹茶、苦丁茶、莲子芯泡茶饮、竹叶泡茶饮、玉米须泡茶饮。

『风荷清凉茶』

组成：荷叶 10 克、金银花 10 克、菊花 10 克等。

制法：沸水冲泡即可。

（7）药物调理：可用甘淡苦寒、清热利湿、健脾之品，如栀子、茵陈、黄芩、黄连、泽泻、虎杖、猪苓、冬瓜皮、茯苓、藿香等。脾胃湿热者，用泻黄散；肝胆湿热者，用龙胆泻肝丸；湿重者，选用六一散、三仁汤、平胃散；热重，选用连朴饮、茵陈蒿汤；湿热并重者，甘露消毒饮。

7. 血瘀质

（1）环境起居：居住宜温不宜凉；冬应防寒；多户外活动。

（2）形体运动：户外运动强度要适中，进行小负荷、多次数的活动。如舞蹈、步行健身法、太极拳（剑）、五禽戏、导引。

（3）情志调适：积极乐观，开朗豁达，宽以待人，陶冶性情。

（4）音乐调摄：选择激昂高亢、令人振奋的音乐。如徵调式乐曲《山居吟》《文王操》《樵歌》《渔歌》《步步高》《解放军进行曲》《狂欢》《卡门序曲》。

（5）穴位保健：选穴——阿是穴、足三里、血海、阳陵泉、曲泽、太冲、膈俞；方法——每穴揉按 2 分钟，每天 1 ～ 2 次。大椎穴拔罐、督脉或膀胱经刮痧。

（6）饮食调养：宜食辛温、活血化瘀的食物。常吃山楂、桃仁、油菜、黑大豆、红糖、丝瓜、莲藕、洋葱、蘑菇、香菇、猴头菇、木耳、海带、魔芋、金针菇、菠萝、橘仁、菱角等；少吃蛋黄、蟹子、猪肉、奶酪；适量饮用葡萄酒、黄酒；可用月季花泡茶饮、玫瑰花泡茶饮、玉米须泡茶饮。

『当归三七花茶』

组成：当归 3 克，三七花 3 克。

制法：加开水冲泡，代茶饮。

（7）药物调理：宜用活血化瘀、活血养血、行气活血、活血通络之品。如当归、红花、川芎、丹参、赤芍、鸡血藤、桃仁、三七、蒲黄、茺蔚子等，桃红四物汤、血府逐瘀汤、复元活血汤、复方丹参片等。膏方可用阿胶、熟地、当归、白芍。

8. 气郁质

（1）环境起居：环境宜宽敞明亮、装饰宜明快亮丽；多户外活动；

衣着宽松、舒展、放松。

（2）形体运动：宜动不宜静，动则养神，户外运动。如跑步、登山、太极拳（剑）、五禽戏、游泳、广场舞。

（3）情志调适：积极乐观，开朗豁达；多社交活动，多交流，培养兴趣爱好。常看喜剧、滑稽剧、励志电影、电视，听相声，勿看悲苦剧。

（4）音乐调摄：多听轻快、明朗、激越的音乐。如徵调式乐曲《山居吟》《文王操》《樵歌》《渔歌》《步步高》《解放军进行曲》《狂欢》《卡门序曲》；又如角调式乐曲《列子御风》《庄周梦蝶》《江南丝竹乐》《春风得意》《春之声圆舞曲》《蓝色多瑙河》。

（5）穴位保健：选穴——内关、气海、期门、支沟、太冲、肝俞；叩拍膻中；方法——每穴揉按2分钟，每天1～2次。

（6）饮食调养：宜食辛温、疏肝理气的食物。常吃茴香、佛手、萝卜、橙子、柑橘、刀豆、金橘等；少吃酸菜、乌梅、石榴、青梅、杨梅、酸枣、李子、柠檬等；宜饮花茶。

『**双花茶**』

组成：绿萼梅3克，月季花2克。

制法：将两味药材用开水冲泡，代茶饮。

（7）药物调理：疏肝理气、行气解郁、行气活血；常用香附、川楝子、川芎、青皮、郁金、香橼、柴胡、枳壳、陈皮等；常用方剂越鞠丸、逍遥丸、柴胡疏肝散、半夏厚朴汤。

9. 特禀质

（1）环境起居：过敏季节少户外活动，尽量避免接触冷空气和过敏物质；居室常通风，保持空气清新；季节变化增减衣被。

（2）形体运动：坚持运动以增强体质。可选择慢跑、瑜伽、散步、太极拳（剑）、八段锦、六字诀。

（3）情志调适：多关注有积极意义的事物，培养乐观、轻松愉悦情绪。

（4）音乐调摄：根据个人喜好选择音乐，各种风格的可以交替欣赏。

（5）穴位保健：①穴位按摩：选穴——迎香、内关、三阴交、气海、足三里、涌泉、大椎、肺俞、风门；方法——每穴揉按 2 分钟，每天 1 ～ 2 次。②艾灸：选穴——气海、百会、肺俞、风门、曲池、肾俞、合谷、关元；方法——悬灸、温和灸；每次 10 ～ 15 分钟，以施灸部位出现红晕为度。

（6）饮食调养：宜食清淡、益气固表之品。常吃糙米、蔬菜、蜂蜜、香菇、灰树花、茶树菇、姬松茸、牛肝菌等；少食荞麦（含致敏物质荞麦荧光素）、蚕豆、白扁豆、牛肉、鹅肉、鲤鱼、虾、蟹、茄子等腥膻发物及含致敏物质的食物；忌烟酒、过敏食物，忌辣椒、浓茶、咖啡等辛辣之品。

『玉屏风茶』

组成：黄芪 5 克，白术 5 克，防风 3 克。

制法：三味中药加沸水冲泡，代茶饮。

（7）药物调理：益气固表、健脾培元、健脾补肺。常用黄芪、白术、防风；中成药可选择玉屏风散或冬令膏方调理。

【专家共识】

医养结合中医养生保健的专家共识，以中医理论为主导，以养生“治未病”为理论基础，根据个体体质的不同，采取相应的精神调摄、饮食调理、运动健身以及药物调养等手段，进行医养结合养生保健。中医养生“治未病”的理念与全科医学的三级预防相呼应，前者体现了中医预防、保健等内容，后者则能有效地指导医疗、康复活动，是养老、助老、防老不可或缺的服务内容。因此，在医养结合的实践中，应深入研究和探讨中医养生“治未病”的理论和实践，努力探索构建具有中国特色的医养结合服务体系模式。在实践操作中可参考中华中医药学会颁布的中医治未病技术操作规范标准。

（杨　勇，陈海玲）

参考文献

[1] 杨贞贞．医养结合 [M]. 北京 : 北京大学出版社 ,2016.

[2] 郭海英．中医养生学 [M]. 北京 : 中国中医药出版社 ,2009.

[3] 杨勇 , 许虹．治未病概论 [M]. 北京 : 人民卫生出版社 ,2013.

[4] 吴国玖．加快发展老龄金融产业积极应对老龄化浪潮 [J]. 人口与计划生育 ,2016,24(9):24−26.

[5] 苏群 , 彭斌霞 , 陈杰．我国失能老年人长期照料现状及影响因素——基于城乡差异的视角 [J]. 人口与经济 ,2015,36(4):69−76.

[6] 石碧霞 , 方丽鸿 , 刘登蕉. 100 例老年人对社区保健需求的调查 [J]. 海峡药学 ,2010,22(10):254.

[7] 臧少敏. 我国老年人群体需求现状综述 [J]. 北京劳动保障职业学院学报 ,2012,(2):10−12.

[8] 彭哲菊. 社区慢性疾病患者中医养生康复健康教育需求的调查研究 [J]. 中国社区医师 ,2014,(15):150−151.

[9] 周丽平. 养老机构老年人营养现状与其中医养生认知状况调查研巧

[D]. 太原：山西医科大学,2014.

[10] 陈玉屏.中医养生为健康养老提供新思路.中国中医药报[J].2018,3:1−2.

[11] 杨庭树.我国医养结合现状与思考.中华保健医学杂志[J].2017,19(1):1−4.

第十章　医养结合之老年营养

“不知食宜者，不足以存生也。不明药忌者，不能以除病也。是故食能排邪而安脏腑，悦神爽志以资血气。若能用食平释情遣疾者，可谓良工。”中医学经典《千金要方》中所提的“食”即是机体的营养源泉，是老年人营养健康的主要内容。

第一节　老年人生理与营养状况

一般以 40 岁为分界线，40 岁以前为发育成熟期，从 40 ～ 50 岁开始，机体出现衰老，60 岁及以上称为老年。人进入老年期后，机体各系统器官的形态和功能渐渐出现衰老现象。表现为脏器萎缩和功能减退，老年期人体各脏器的重量比青壮年期低。

一、老年人的生理及代谢改变

（一）身体成分改变

体内脂肪组织随年龄增长而增加，脂肪以外的组织随年龄增长而减少。①细胞数量下降。肌肉营养不良而出现肌肉萎缩。②身体水分减少。主要为细胞内液减少，既影响体温调节，降低老年人对环境温度改变的适应能力，又可导致皮肤干燥。老年人对水的储备能力减退，因此老年人在应激情况下容易发生脱水，特别是在腹泻、发热、出汗时更明显。脱水后易发生水、电解质不平衡。当发生水和电解质缺少或过多时，恢复到正常状态所需的时间比年轻人长，这种恢复能力下降的程度与肾功能减退相关。③骨组织矿物质减少，尤其是钙减少，使得骨密度降低。因此，老年人易发生不同程度的骨质疏松症，甚至骨折。

（二）器官功能改变

老年人各系统器官萎缩，功能降低。①老年人牙齿脱落影响食物的咀嚼和消化。加之消化液、消化酶和胃酸分泌减少，更加影响食物的消化吸收，胃肠扩张和蠕动能力减弱，易发生便秘。②心血管功能降低，心率减慢，心排血量减少，血管逐渐硬化，高血压患病率随年龄增加而增加。③随年龄增加脑、肾和肝脏功能及代谢能力呈不同程度下降。脑细胞、肾细胞数量较青年大为减少，肾单位再生能力下降，肾小球滤过率降低，糖耐量下降。④腺体分泌功能减弱，酶的数量减少、活力下降。

（三）免疫功能的改变

老年人免疫功能逐渐降低，对外界的刺激、伤害及各种疾病更为敏感，整个机体的协调作用和对环境变化适应能力也随之减退。

（四）代谢功能降低

随着年龄的增加，老年人的代谢功能减退：①基础代谢降低，老年人体内的去脂组织减少，脂肪组织相对增加。与中年人相比，老年人的基础代谢降低 15% ～ 20%。②合成代谢降低，分解代谢增高，合成与分解代谢失去平衡，引起细胞功能下降。蛋白质的合成与分解速率明显低于年轻人，血中氨基酸模式改变，必需氨基酸含量下降，具有特殊功能的蛋白质含量下降，聚合胶原上升。

二、老年人营养状况及影响因素

（一）老年人营养状况

1. 低蛋白

临床发现，老年人血清总蛋白含量和白蛋白含量降低，球蛋白与白蛋白比例上升。氮平衡实验结果显示，足以保证年轻人正氮平衡的蛋白质供给量却导致老年人负氮平衡。随着年龄的增加，人体内核酸总量降低，老年人体内的脱氧核糖核酸与脱氧核酸蛋白复合物中的蛋白质分子结合得更稳固，从而抑制基因的遗传特性表现。

2. 高脂肪

老年人对脂类的代谢能力发生改变，导致脂肪在组织和血液中的蓄积，血清中的低密度脂蛋白水平增高，胆固醇浓度增高，女性尤为显著。老年人血清胆固醇中胆固醇酸的增加较游离胆固醇明显，脂蛋白中与动脉硬化有关的 β-脂蛋白也增高，甘油三酯增高较明显与胆固醇沉积于血管壁的量关系密切。

3. 葡萄糖代谢能力下降

正常状态下空腹血糖水平可能是在正常范围，但是糖耐量随着年龄的增长却逐渐下降，其转化为脂肪储存起来的能力也相应减弱，葡萄糖耐量试验往往出现高糖曲线。这主要是由于胰岛素分泌不足，对胰岛素的敏感性降低，肝糖原分解能力提高，也可能与衰老引起细胞膜、细胞内酶系统的改变有关。

（二）影响因素

身体形态和生理机能的改变可直接影响营养素的需要及食物的选择。影响老年人营养状况的因素有生理因素和环境因素。

1. 生理因素

多数老年人有牙齿脱落或对义齿不适应的情况，影响其对食物的咀嚼。同时，由于消化吸收功能减弱，摄入的营养素不能被很好地消化吸收。此外，由于肝、肾功能的减退，维生素 D 不能在体内有效地转化成具有活性的形式，影响钙和磷、吸收和代谢。

2. 环境因素

部分老年人由于经济状况拮据，或行动不便，外出采购困难，影响了对食物的选择。丧偶老年人、空巢老年人由于生活孤寂，缺乏兴趣，影响了正常的食欲。因退休而离开工作岗位和工作环境，老年人一时尚不能适应，导致食欲下降。

三、老年人的营养需求

（一）能 量

作为老年人群体、中国营养学会按 65 ～ 79 岁、80 岁以上给出两种推荐用量。65 ～ 79 岁及 80 岁以上又分为轻体力与中等体力两大类，但两者的相差幅度不大。从 65 ～ 79 岁轻体力活动男性的推荐摄入量为每日 2050 千卡，女性的推荐摄入量为每日 1700 千卡；80 岁以上轻体力活动男性的推荐摄入量为每日 1900 千卡，女性的推荐摄入量为每日 1500 千卡。

老年人对能量的需求在一定程度上取决于活动程度和范围，以及老年人机体组织活动的代谢程度。进入老年期后，老年人活动量逐渐减少，能量消耗降低，能量需求量降低。但需注意的是：在没有特意增加身体活动，控制饮食的情况下，6 个月内体重下降 10%，3 个月内降低 7.5% 或 1 个月内降低 5% 以上，常提示某些疾病的发生。

（二）蛋白质

蛋白质对维护老年人的生理具有非常重要的作用。老年人蛋白质代谢以分解代谢为主，合成代谢减缓，体内蛋白质消耗增加。老年人肠胃生理功能下降，影响膳食中蛋白质的吸收。体内必需氨基酸缺乏，血清中抗氧化功能的氨基酸浓度降低，导致体内合成清除自由基的酶与相关的代谢酶受影响。而且蛋白质营养不良引起的代谢和功能改变影响食物中抗氧化物质的摄入和利用。2016 年《中国居民膳食营养素参考摄入量》建议，65 岁以上男性老年人蛋白质的推荐摄入量均为每日 65 克；65 岁以上的女性蛋白质推荐摄入量均为每日 55 克。老年人的蛋白质摄取主要来自肉、蛋、奶类、豆类。大豆类及其制品相对容易获得，也比较容易消化，是老龄人最佳的选择之一。

（三）脂 类

2016 年《中国居民膳食营养素参考摄入量》建议老年人脂肪摄入占总能量的 20% ～ 30%。在全日食物中所有脂肪，包括动物脂肪和烹调油。老年人应少吃或不吃肥肉。烹饪油应选菜籽油、玉米油、大豆油及花生油等植物油，因为植物油都含有多不饱和脂肪酸。

（四）碳水化合物

碳水化合物是膳食能量的主要来源，建议占总能量的 50% ～ 65%，老年人的脂肪摄入量减少，碳水化合物摄入量应适当增加。应选择富含碳水化合物的淀粉类为主食，大部分可从谷类、薯类中获取。

（五）矿物质

由于胃肠道功能，肝、肾功能以及老年人活化维生素 D 的功能下降，加上户外活动减少，使皮下 7- 脱氢胆固醇转变为维生素 D 的来源减少。老年人对钙的吸收利用能力下降，钙的吸收率一般在 20% 左右。钙摄入不足使老年人出现钙的负平衡，加之骨钙的流失增加，以致骨质疏松症较为常见，尤其是女性老年人。我国建议 65 岁以上老年人钙的推荐摄入量为每日 1000 毫克。补钙应以食物摄取为主，牛奶及奶制品是最好的钙来源，其次为大豆及其制品、深绿色叶菜、海带、虾皮等。老年人对铁的吸收利用能力下降，造血功能减退，血红蛋白含量减少，易出现缺铁性贫血。贫血原因除铁的摄入量不足，吸收利用差外，还可能与蛋白质合成减少、维生素 B_1、维生素 B_2 及叶酸缺乏有关。铁的推荐摄入量为每天 12 毫克，应选择血红素铁含量高的食品（如动物肝脏、瘦肉、牛肉、动物血制品等）。同时，还应食用富含维生素 C 的蔬菜、水果，以促进铁的吸收。

（六）维生素

1. 维生素 A

老年人进食量少，且因牙齿不好摄入蔬菜的量有限，易出现维生素 A 缺乏。我国老年人维生素 A 的推荐摄入量：男性为每天 800 微克维生素 A 当量，女性为每天 700 微克维生素 A 当量。老年人应多摄入富含维生素 A 的食物。

2. 维生素 D

老年人户外活动减少，由皮下生成的维生素 D 量减少，而且肝肾转化为活性 1,25 $(OH)_2$ 维生素 D 的能力下降，易出现维生素 D 缺乏，影响钙、磷吸收及骨的矿化，出现骨质疏松症。老年人维生素 D 的推荐摄入量为每日 15 微克。

3. 维生素 E

老年人每日膳食维生素 E 的推荐摄入量为 14 毫克。当多不饱和脂肪酸摄入量增加时，应相应地增加维生素 E 的摄入量，一般每摄入 1 克多不饱和脂肪酸应摄入 E0.6 毫克维生素。维生素 E 的摄入量每日不应超过 700 毫克。

4. 维生素 B_1

老年人对维生素 B_1 的利用率降低，因此每日摄入量应达到 1.3 毫克。富含维生素 B_1 的食物有肉类、豆类及各种粗粮。

5. 维生素 B_2

维生素 B_2 的推荐摄入量为每日 1.4 毫克。

6. 维生素 C

维生素 C 可促进胶原蛋白合成，保持毛细血管的弹性，降低血管脆性，防止血管硬化，并可降低胆固醇，提高免疫力和抗氧化能力。因此，老年人应摄入充足，其推荐每日摄入量为 100 毫克。维生素 B_{12}、叶酸、维生素 B_6 的不足可引起高同型半胱氨酸血症，高同型半胱氨酸血症是动脉粥样硬化的独立危险因素。因此，这三种 B 族维生素的及时补充，将有助于预防动脉硬化。

（七）水

老年人对水分的要求不低于中青年，有时还比其他年龄组成员要求更高，因为老年人对失水与脱水的反应会迟钝于其他年龄组成员。另外，水的代谢有助于其他物质的代谢。老年人每日每千克体重应摄入 30 毫升的水，如大量排汗、腹泻、发热等还需按情况增加摄入量。老年人不应在感到口渴时才饮水，而应该有规律地主动饮水。

四、老年人的膳食特点

（一）少量多餐进食，预防营养缺乏。

老年人由于牙齿脱落、消化液分泌减少和胃肠蠕动减弱，容易出现食欲下降和早饱现象，从而造成食物摄入量不足和营养素缺乏，因此老年人膳食更应注意合理设计、精准营养。对于高龄老年人和身体虚弱以及体重出现明显下降的老年人，特别要注意加餐餐次，除三餐外可加餐 2 ～ 3 次，以保证充足的食物摄入。食量小的老年人，应注意在餐前和餐时少喝汤水，少吃汤泡饭。对于有吞咽障碍和年龄在 80 岁以上老年人，可选择软食，进食时要细嚼慢咽、预防呛咳和误吸；对于有贫血，钙、维生素 D、维生素 A 等营养素缺乏的老年人，建议在营养师或医生的指导下，选择适合自己的营养品。

（二）主动足量饮水，积极户外活动。

老年人身体对缺水的耐受性下降，要主动饮水，每天的饮水量达到 1500 ～ 1700 毫升，首选温热的白开水。户外活动能够更好地接受紫外光照射，有利于体内维生素 D 的合成以及延缓骨质疏松的发展。一般认为，老年人每天户外锻炼 1 ～ 2 次，每次 1 小时左右，以轻微出汗为宜，或每天步行至少 6000 步。注意每次运动要量力而行，强度不宜过大，运动持续时间不宜过长，可以分多次运动。

（三）延缓肌肉衰减，维持适宜体重。

骨骼肌肉是身体的重要组成部分，延缓肌肉衰减对维持老年人活动能力和健康状况极为重要。延缓肌肉衰减的有效方法是吃动结合，一方面要增加富含优质蛋白质的瘦肉、海鱼、豆类等食物的摄入，另一面要进行有氧运动和适当的抗阻运动。老年人体重应稳定在正常水平，不应过度苛求增重或减重，体重过高或过低都会影响健康。从降低营养不良和死亡风险的角度考虑，70 岁以上老年人的体重指数应不低于 20 为好。血脂等指标正常的情况下，体重指数上线值可略放宽到 26。

（四）摄入充足食物，鼓励陪伴进餐。

老年人每天应至少摄入 12 种食物。采用多种方法增加食欲和进食量，吃好三餐。早餐宜有 1 ～ 2 种以上主食、1 个鸡蛋、1 杯奶，另有蔬菜或水果。中餐、晚餐宜有 2 种以上主食，1 ～ 2 个荤菜、1 ～ 2 种蔬菜、1 个豆制品。饭菜应色香味美、温度适宜。老年人应积极主动参与家庭和社会活动，主动与家人或朋友一起进餐，积极享受快乐生活。适当参与食物的准备与烹饪，通过变换烹饪方法和食物的花色品种、烹制自己喜爱的食物，提升进食的乐趣，享受家庭喜悦和亲情。对于孤寡、独居老年人，建议多结交朋友，或者去集体用餐地点，如社区老年食堂或助餐点、托老所用餐，以增进交流，促进食欲，从而摄入更多丰富的食物。对于生活自理有困难的老年人，家人应多陪伴，采用辅助用餐、送餐上门等方法，保障食物摄入，及时评估营养状况，并及时发现和预防疾病的发生和发展。

第二节　常见老年疾病与营养诊治

老年人脏器萎缩导致器官功能的降低，如各种腺体的分泌功能降低，消化、吸收和代谢功能下降，免疫功能下降，对疾病的抵抗力下降等。因此，老年人的营养应当结合其生理改变的特点作相应的调整，以适合年龄增长的需要，从而达到预防疾病、推迟早衰的目的。

一、肌少症的营养诊治

肌少症可导致一系列不良后果而影响临床结局，主要包括骨骼肌肌力减退、骨骼肌质量下降，以及由此导致的疲劳、跌倒、骨折、代谢紊乱、基础代谢率下降、营养摄入障碍、自主活动能力下降、营养摄入障碍、自主活动能力下降、呼吸困难、感染等。肌少症是跌倒的独立危险因素，也是生命后期失能的重要预测指标。

1. 蛋白质

食物蛋白质能促进肌肉蛋白质的合成，维持机体氮平衡，纠正老年人能量摄入不足和蛋白质营养不良的问题，减低老年人患病、衰弱、跌倒、残疾，甚至死亡的发生风险。老年人蛋白质的推荐摄入量应维持在每千克体重每天 1.0 ～ 1.2 克，并均衡地分配到一日三餐中，应选择摄入易于消化吸收，富含亮氨酸等支链氨基酸的优质蛋白质，且应占 50%。

2. 脂肪酸

以脂肪提供的能量占膳食总能量的比例作为参考，一般脂肪摄入量占膳食总能量的 20% ～ 30%，具体为 25 ～ 30g，而组成脂肪的脂肪酸更值得关注。饱和脂肪酸有升高血脂的作用，摄入量控制在总脂肪量摄入量的 6% ～ 8%。值得注意的是，不饱和脂肪酸中的系列多不饱和脂肪酸二十二碳五烯酸 EPA 和二十二碳六烯酸 DNA 具有预防老年性慢性疾病的突出作用。增加这两种脂肪酸的摄入大有益处。EPA + DHA 的摄入量宜控制在每天 0.28 ～ 2 克。EPA/DHA 的主要食物来源是深海鱼类。

3. 维生素 D

老年人发生维生素 D 缺乏的风险较高，有必要检测所有肌少症老年人体内维生素 D 的浓度，当老年人血清维生素 D 浓度低下时，应及时补充维生素 D。

4. 抗氧化营养素

鼓励增加富含抗氧化营养素维生素 A、维生素 C、维生素 E 和硒的食物（如动物内脏、坚果类、深色的蔬菜和水果以及海产品等）摄入，以减少与氧化应激有关的肌肉损伤。可适当补充含多种抗氧化营养素的膳食补充剂。

5. 口服营养补充

老年人在日常饮食摄入不足或某些营养素不能满足代谢所需的情况下，口服营养补充改善有助于老年人疾病相关性营养不良。建议在每日膳食和锻炼的基础上，于餐间或锻炼后每天 2 次，摄入 15 ～ 20 克蛋白质（含 7.5 ～ 10 克必需氨基酸或 2.5 ～ 3.0 克亮氨酸）补充剂，有助于克服年龄相关的肌肉蛋白质合成抗性。以饮食总摄入量不足为主要特征的老年人可在两餐间增加全营养的肠内营养制剂（简称全营养素）每次 200 毫升（通常含有能量 200 千卡），全天 400 ～ 600 毫升，能增加老年人能量及营养素摄入，能有效改善老年人营养状况。口服营养补充有助于预防老年人营养不良，预防脆弱老年人的肌肉衰减，并有助于改善肌肉衰减综合征患者的肌肉量、强度和身体组成。

二、吞咽障碍的营养诊治

吞咽障碍指多种原因所致的口咽部及食管结构与功能异常，同时也包括认知及精神心理因素所致行为异常引起的摄食吞咽障碍。临床表现为进食或喝水时呛咳，声音暗哑变嘶、窒息感；咀嚼困难或疼痛；反复发作性肺炎；不明原因的发热、体重下降等，严重影响患者的正常饮食和生活质量。早期诊断、预防、治疗是降低死亡率，改善康复结局的重要环节。

1. 吞咽障碍的饮食

（1）液体食物增稠：水、果汁、牛奶、汤等液体加入适量的增稠剂（100 毫升加 1 ～ 3 克），充分搅拌后，制成类似蜂蜜状或乳酪状的流体。

（2）糊状食物：用粉碎机将食物粉碎搅拌后加适量水。

（3）介护食物：将各种食材粉碎制糊加入凝固剂，提升糊状膳食的外观与口味。

2. 吞咽困难的饮食护理要点

（1）进餐环境安静，减少患者分心。

（2）食物放在口腔中最敏感的位置，如颊部或舌后部。

（3）进食一口量在 5 毫升左右比较合适。

（4）前一口吞咽完成后再进食下一口，防止两次食物重叠入口。

（5）出现呛咳应停止进食，鼓励咳嗽。

（6）进餐后保持舒适坐位或半卧位休息 30 ～ 40 分钟。

（7）进餐后清洁口腔。

三、骨质疏松症的营养诊治

骨质疏松症主要是随着年龄增长而出现，以单位体积内骨组织量减少、骨微观结构退化为特征，导致骨脆性增加，骨折风险升高的一种全身代谢性骨病。病因复杂，内分泌、营养、遗传、废用等因素导致骨吸收大于骨形成，从而造成骨质疏松。常见于绝经后和年龄＞ 65 岁的老年人。主要表现为骨痛，身长缩短、驼背、胸廓畸形，影响呼吸功能，髋部、脊柱、腕骨和肋骨等部位易发生骨折，长期卧床、精神抑郁，死亡率增加。

1. 调整生活方式

避免吸烟、酗酒，慎用影响骨代谢药物，增加光照和户外锻炼，如太极、交谊舞、快走、慢跑、游泳、骑自行车等，每周运动 2 ～ 3 次，每次坚持 20 ～ 30 分钟为宜，不建议登山、爬楼梯、足球、篮球等剧烈运动。

2. 营养补充

适量补充蛋白质。骨基质是由胶原蛋白构成，不足可致骨强度降低；蛋白质吸收后释放的酸性氨基酸能刺激破骨细胞吸收骨质，降低骨密度；但是摄入过多的蛋白质会促进尿液中钙的排泄。每千克体重每天推荐量为健康成人 1 克，个别老年人可达 1.2 ～ 1.5 克。补钙是治疗和预防骨质疏松的基础方法之一。

（1）钙的推荐量：50 岁以上的老年人每天应摄入 1000 ～ 1500

毫克。通过食物补钙经济安全又科学。牛奶是食物中最理想的钙来源，因牛奶含钙量高，每 100 毫升牛奶中约含 100 毫克钙，且吸收率高。每天喝两杯牛奶可有效预防骨质疏松症，乳糖不耐受者建议摄入酸奶。其次，是豆制品，豆制品不仅含钙量高，价格便宜，且能补充优质蛋白、卵磷脂、亚油酸、维生素、铁、大豆异黄酮等，可以防治骨质疏松症。一些水产品，如虾、海带、紫菜、海鱼等；坚果类，如榛子、松子、山核桃、花生仁等；深绿色蔬菜，如茴香、萝卜叶、荠菜、油菜、雪里蕻、香菜等含钙量也很高。

（2）适量而平衡的无机盐：合适的钙磷比为 1∶1 ～ 1.5∶1。磷的主要作用是促进骨基质合成和骨矿物质沉积，每天摄入 1 ～ 1.5 克磷有利于钙的吸收，减慢骨钙丢失。低磷会刺激肾脏合成 1,25-（OH）2-D3，骨吸收增加；而高磷会导致钙排泄增加，骨质疏松症发生风险增加。同时，应注意镁、锌、铜、锰等微量元素的摄入。应多食蔬菜、水果，如各类家常蔬菜和可食野菜，尤其是绿叶、红黄色蔬菜，各类菌藻类、干鲜果品和可食野果。

（3）丰富的维生素 D：维生素 D 可促进肠道内钙、磷的吸收，通过成骨细胞中受体基因的调控，提高碱性磷酸酶的活性，刺激生长因子、细胞激动素的合成，促进骨形成和骨矿化。维生素 D 的来源：一是日光照射，胳膊和腿全裸露在阳光下，每次 5 ～ 10 分钟，每周 2 ～ 3 次；手、胳膊和脸部暴露在阳光下，每次 10 分钟，每周 2 ～ 3 次。二是膳食补充，海水鱼、动物肝脏、蛋黄及鱼肝油制剂。维生素 D 推荐量为每天 400 ～ 800 个国际单位。

第三节　老年食品与保健品的成分功效与作用原理

一、中草药

（一）芦　荟

（1）抗炎作用：芦荟外用有明显抗炎作用。其作用本质是调整机体的免疫功能。芦荟中含有的多糖成分可增强机体对疾病的免疫力，提高机体本身对抗病菌的能力，改善治疗效果。

（2）抗胃溃疡和促进愈合作用：芦荟提取物中存在抑制和治愈溃疡的物质。这些有效成分具有使细胞再生，保持细胞组织及机体正常化的作用。

（3）降血压、血脂作用：芦荟成分在循环系统中的作用是从根本上治疗血压异常、中风、多部位的疼痛等症状。芦荟具有强化心脏，软化变硬血管的作用。

（4）降低血糖、促进内分泌功能：研究证明，从芦荟中分离出的芦荟 A 活性物质和芦荟 B 活性物质。芦荟能增强胃肠消化功能及胆、肝、胰腺等脏腑功能。

（5）镇痛、镇静作用：在牙痛、手指肿痛部贴芦荟生叶，能消除疼痛，且镇静效果迅速，无副作用。多种神经性的疾病，如神经性胃炎或神经性心脏病患者，可服食芦荟，以解热镇痛，或与常规治疗药物结合，改善治疗效果。

（6）利尿解毒：心脏病、肾炎或某一局部出现血液循环障碍或因其他原因出现浮肿时，用芦荟能消除浮肿。通过芦荟的利尿作用可以帮助慢性肝炎、腹水患者解毒，消除腹水。

（7）促进胃肠道消化功能：芦荟素可增加小肠液的分泌，增强脂肪酶的活性，刺激失调的大肠自律神经，促进大肠蠕动。

（8）抗肿瘤和提高机体免疫功能：芦荟的抗肿瘤发生作用依赖于其对肿瘤特异免疫力的增强。

（9）改变酸性体质：健康人的体液呈弱碱性，过度劳累、精神紧张或食物等原因使体液趋向酸性时，病毒就容易侵袭人体而患病。常用芦荟能使体液保持正常酸碱度，保持机体健康。

（10）解毒作用：芦荟不仅能分解体内有害物质，还能中和外部侵入的毒素。

（11）中和抗组胺药物的副作用：在现代社会，过敏性疾病如哮喘、荨麻疹、鼻炎等患者增多。患者一般服用抗组胺药治疗，芦荟能中和抗组胺药物引起的副作用。

（12）防臭作用：芦荟是有效的细菌抑制剂。

（13）对皮肤作用：芦荟能预防脸上的细纹、粉刺，腹部或腿上的妊娠纹。涂抹芦荟汁，可以软化皮肤，修复瘢痕，治疗皮炎，且对皮肤有保湿、滑、增白作用。

（二）沙 棘

1. 概 述

沙棘又名醋柳、酸刺、黑刺，为胡颓子科酸刺属的灌木或小乔木，一般生长在干燥、寒冷的贫瘠山区。沙棘含有丰富的生物活性成分，具有降血压、降血脂、抗氧化、加速人体内的新陈代谢、强心等药理作用，是珍贵的药食两用植物资源。

沙棘也被称作天然维生素的宝库，富含维生素C、维生素E、β胡萝卜素和黄酮等物质。在药品、保健品、食品等领域具有广阔的发展前景。

2. 沙棘的作用

（1）对血细胞的作用：沙棘含丰富的维生素、叶酸、氨基酸及微量元素，可补充红细胞生长所需营养。其中黄酮可推迟红细胞的氧化老化。

（2）对心血管系统疾病的作用：沙棘具有增强心肌收缩力、降低心肌耗氧量、提高心肌供血等作用。因此，对冠心病、心绞痛、心肌梗死、心律失常、心力衰竭等病症有较好的防治作用。沙棘籽中提取的沙棘黄酮可以降低高血压，软化血管，恢复血管弹性，清除血管壁的沉积物如胆固醇，可有效预防动脉粥样硬化。

（3）对消化系统的作用：沙棘具有明显的保肝作用。沙棘果汁或沙棘油可预防脂肪肝及由酒精引起的细胞质、微粒体和肝脏蛋白质减少。有机酸具有缓解抗生素和其他药物毒性的作用。磷脂类化合物可促进细胞代谢。沙棘汁还可促使唾液、胃肠腺体分泌增加，胃蛋白酶含量升高，刺激胃肠运动，利于食物消化吸收。

（4）抗氧化作用：沙棘中富含维生素C、维生素E、β胡萝卜素和黄酮等物质，具有清除人体内自由基和阻断过氧化的作用，对高脂血清损伤的血管平滑肌细胞有保护作用。

（5）对免疫系统的影响：沙棘浓缩果汁能提供淋巴细胞转化率，增强免疫力。

（三）人 参

人参，自古以来便有“百草之王”“群药之首”等美誉。《神农本草经》记载：“汇天地之灵气，聚万物之精华，人参主补五脏，安精神，定魂魄，止惊悸，去邪气，明目开心益智，久服轻身延年。”

人参具有大补元气，增强体质的作用。人参稀有皂苷能帮助改善心悸、乏力、精力不济、食欲不振、失眠等亚健康状态。缓解脑力和体力疲劳，预防心脑血管疾病。

（四）雪 莲

天山雪莲是一种高寒植物，有雪山花王之称。雪莲中的多糖丰富，含有大量的生物活性成分，必需氨基酸各类齐全且含量较高，具有消除自由基、抗疲劳、抗辐射及调经活血等作用。

（五）刺 梨

刺梨富含多种营养物质，具有较高的药用价值。刺梨含有丰富的维生素 C、超氧化物歧化酶、刺梨黄酮、刺梨多糖及多种人体必需氨基酸。传统医学主要以根和果实入药，用于消食、止泻、解暑，以及高血压、血管破裂出血、维生素 C 缺乏症等疾病的治疗。此外，刺梨还具有调节机体免疫功能、延缓衰老、抗动脉粥样硬化、抗肿瘤等作用。

（六）桑 葚

桑葚有 6 种防病保健功能，即防癌抗诱变、增强人体免疫力、保肾护肝、驻颜抗衰老、促进造血细胞增长、降低血糖。桑葚富含人体必需氨基酸、维生素、矿物质、微量元素、黄酮类化合物等多种功能成分。其中抗坏血酸和花青素具有强抗氧化作用，有助于糖尿病和胰腺疾病的治疗；白藜芦醇能刺激人体内某些基因抑制癌细胞生长，并能阻止血栓形成。

（七）沙棘籽油

沙棘籽油含亚油酸、亚麻酸等多不饱和脂肪酸，以及维生素 E、植物甾醇等。沙棘中黄酮类生物活性物质有明显的心血管药理活性，可改善心脏收缩和舒张功能、扩张冠状动脉、增加心肌血流量，并可降低心肌耗氧量。在降低血脂、胆固醇、甘油三酯及低密度脂蛋白以及血液黏度，抑制血小板聚集、阻止血栓形成方面有很好的疗效，从而可降低心脑血管疾病的发生率。

（八）银杏叶提取物

银杏叶提取物能降低血液黏度和红细胞聚集，通过软化血管、清除血液中的脂肪，降低血清胆固醇。

（九）黄 精

黄精又名老虎姜。具有补气养阴，健脾润肺，益肾强精的功效。

（十）灵 芝

灵芝又称神芝、瑞草，性味甘平。具有强心，抗疲劳，延缓衰老，增强免疫功能等作用。

（十一）枸 杞

枸杞具有滋阴养肝，滋肾润肺的功效。

（十二）巴戟天

巴戟天性甘、辛、微温。具有补肾阳，益精血，强筋骨，抗疲劳，抗炎，降血压功效。

（十三）制何首乌

制何首乌性味苦、甘、涩、微温。具有补益精血，解毒润肠的作用。制何首乌更具有调节血脂，促进细胞再生，发育的作用。

（十四）三 七

三七性味甘、微苦、温，入肝、胃经，能增加冠状动脉血流量，降低心肌耗氧量。

二、营养素

（一）蛋白质

1. 肽

肽是在分子结构上介于氨基酸和蛋白质之间的一类化合物，由 2 个或 2 个以上氨基酸分子相互连接而成，是蛋白质的结构与功能片段。一般认为，肽链上氨基酸数目在 10 个以内的为寡肽，可被完整地吸收进入机体，被组织利用。

（1）大豆低聚肽

大豆低聚肽主要由 2 ～ 10 个氨基酸组成的短链多肽和少量游离氨基酸组成，包含 8 种必需氨基酸。

大豆低聚肽的生理功能：①降低血压。抑制血管紧张素转换酶的活性，可防止血管末梢收缩。②降低血脂。能阻碍肠道内胆固醇的再吸收，并使之排出体外，降低血脂。对于胆固醇值正常的人没有降低胆固醇的作用；胆固醇值正常的人在食用高胆固醇含量的蛋、肉、动物内脏等食品时也有防止血清胆固醇值升高的作用；使总胆固醇中低密度脂蛋白、极低密度脂蛋白值降低，但不会使高密度脂蛋白值降低。③调节血糖。大豆肽或与其他碳水化合物混合使用时不受胰岛素分泌影响，能抑制血糖急剧上升。④小分子多肽比蛋白质容易被吸收，故消化吸收率极高。氨基酸组成与大豆蛋白质相同，属于优质蛋白质，可作为肠吸收营养物和流态食物，适合于手术后特别是消化道手术的康复期和高温、过度劳累等引起的肠胃功能失调期，以及婴幼儿和老年人消化功能较弱期。也适用于运动员的能量补给食品。⑤能促进肠内双歧杆菌和乳酸菌的增殖，对肠胃有调节功能。⑥清除体内自由基，延缓衰老。

（2）胶原蛋白低聚肽

胶原蛋白是一种细胞外蛋白质，是人体内含量最丰富的蛋白质，占全身总蛋白质的 30% 以上，富含人体需要的甘氨酸、脯氨酸、羟脯氨酸等氨基酸。胶原蛋白是细胞外基质中最重要的组成部分。一个成年人的身体内约有 3 千克胶原蛋白，主要存在于人体皮肤、肌腱、内脏等部位，其功能是维持皮肤和组织器官的形态和结构，修复损伤组织。我们虽然可以从牛筋、猪蹄等食物中获取胶原蛋白，但消化吸收率极低，很难满足身体的需要。

胶原蛋白低聚肽（简称胶原肽）以深海鱼皮为原料，采用现代化定向酶切技术加工制成，将胶原蛋白分解为低聚肽，更有利于消化吸收。

胶原肽的作用：①保湿亮肤、除皱紧肤、预防或清除老年斑。胶原肽分子量小，对皮肤的渗透性强，可透过角质层与皮肤上皮细胞结合，参与和改善皮肤细胞的代谢，改善皮肤细胞生存环境和促进皮肤组织的新陈代谢。②延缓头发、指甲衰老。③延缓骨骼、关节衰老。骨骼生成时，必须首先合成充足的胶原蛋白纤维来组成骨骼的框架。④延缓心血管系统衰老。胶原肽抑制血管紧张素转化酶的活性，减少体内血管紧张素的生成，抑制血管收缩，有效降低血压。⑤促进青少年生长发育。人的骨骼中，成骨细胞能促进钙质沉积在骨骼中，促进骨骼生长，破骨细胞能使骨钙溶解，导致骨质疏松。甲状腺 C 细胞分泌的降钙素抑制破骨细胞的活性，而胶原肽能增强降钙素抑制破骨细胞的活性，促进青少年生长发育。对中老年人则能防治骨质疏松。⑥提升免疫力。胶原蛋白与免疫蛋白结合共同对抗外来物，可增强人体免疫系统。⑦促进钙的吸收。补充胶原肽，使胶原肽在骨骼上吸收显著增加，即可增强结构网架的规则性和牢固性，使机体所吸收的钙盐有序地沉积于网状系统中，增加骨的强度，从而可预防慢性退行性变的骨科病。⑧胶原肽促进伤口愈合。当人体遭受外力而受伤流血时，伤口附近的血管会快速收缩，血小板与渗出血管壁的胶原蛋白接触，生成长血纤维，堵住伤口。

（3）玉米低聚肽

玉米低聚肽是以玉米蛋白为原料，经酶工程技术水解制得的小分子肽类的混合物，含有较高比例的疏水性氨基酸、支链氨基酸、中性氨基酸，具有保护肝脏、促进乙醇代谢、降血压、抗氧化等多种生理活性。有研究表明，分子质量在 200 ～ 1000 内的玉米低聚肽可提高肝组织中谷胱甘肽的水平，降低丙二醛和甘油三酯的含量，减轻酒精对肝脏的损伤。其中小分子肽类能起到修复肝细胞、促进肝细胞再生的作用。

玉米肽的醒酒作用源于其可显著提高血清中丙氨酸、亮氨酸的浓度，有助于产生稳定的辅酶 NAD ＋，故可降低血液中乙醇的浓度。

玉米低聚肽分子量小，直接吸收作用快，可促进酒精代谢，预防化学性肝损伤，缓解疲劳。

2. 乳清蛋白

乳清蛋白的生理功能：①营养功能。乳清蛋白具有丰富而平衡的各种必需氨基酸。②增强免疫力。所含免疫球蛋白、乳铁蛋白能增强机体免疫力。③抗菌、抗病毒。所含乳铁蛋白和糖巨肽具有广谱杀菌、抑菌、抗炎症、抗病毒、减少腹泻等作用。④ α－乳白蛋白能与钙、锌等离子结合，促进这些元素的吸收；β－乳球蛋白能与维生素 A 结合，促进维生素 A 的吸收和利用。⑤乳巨肽具有抑制食欲、抑制胃酸分泌、抗血栓、增强免疫能力的作用。⑥牛血清蛋白有抗癌等活性。⑦乳铁蛋白能与铁结合，发挥改善和预防贫血的作用。另有较好的抗氧化作用，并可阻止结合有胆固醇的脂类在细胞内沉积，从而防止动脉硬化。⑧所含的生长因子可促进细胞生长、修复伤口。⑨所含的丰富支链氨基酸，促进肌肉和肌肉组织的形成。在运动时，整体肌体的蛋白质合成降低，骨骼肌可从血液吸收支链氨基酸并将其分解以获得能量。

3. 大豆蛋白

大豆蛋白指大豆中的蛋白质。

大豆蛋白的生理功能：①调节血脂、降低胆固醇和甘油三酯。大豆蛋白能与肠内胆固醇类相结合，妨碍固醇类的再吸收，并促进肠内胆固醇排出体外。②改善骨质疏松。研究表明，与优质动物蛋白相比，大豆蛋白造成的尿钙损失较少。此外，大豆中的大豆异黄酮可抑制骨骼再吸收，促进骨骼健康。③抑制高血压。血管紧张肽原酶对稳定血液循环和血压起着重要作用。在大豆蛋白中的 11S 球蛋白和 7S 球蛋白中含有 3 个可抑制血管紧张肽原酶活性的短肽片段。因此，大豆蛋白具有一定的抗高血压功能。④属完全蛋白质。所含的必需氨基酸可满足 2 岁以上人体对各种必需氨基酸的要求。

（二）矿物质

1. 矿物质

（1）常量元素在体内的生理功能：①构成人体组织的重要成分，

如骨骼和牙齿等硬组织，大部分是由钙、磷和镁组成，而软组织含钾较多。②在细胞外液中与蛋白质一起调节细胞膜的通透性、控制水分、维持正常的渗透压和酸碱平衡，维持神经肌肉兴奋性。③构成酶的成分或激活酶的活性，参加物质代谢。

（2）人体必需微量元素的生理功能：①酶和维生素必需的活性因子。②构成某些激素或参与激素的作用。如甲状腺素含碘，胰岛素含锌。③参与核酸代谢，核酸是遗传信息的携带者，需要铬、锰、钴、铜等维持核酸的正常功能。④协助常量元素和宏量营养素发挥作用。

2. 碳酸钙

碳酸钙的生理功能：①补钙。②增加骨密度。③改善骨质疏松。

3. 乳酸锌

乳酸锌的生理功能：①促进生长发育。②保护胃黏膜。③改善视疲劳。④增强免疫力。⑤改善记忆。⑥改善贫血。

（三）维生素

1. 维生素 A

维生素 A 的生理功能：①维持正常视觉，维持黏膜、上皮细胞的正常状态与分化，维持骨骼正常发育。②增强免疫功能。对体液免疫和细胞介导的免疫应答起重要辅助作用，能提高机体抗感染和抗肿瘤能力。

2. 维生素 E

维生素 E 生理功能：①抗氧化。维生素 E 是体内主要的脂溶性抗氧化物。可使生物膜避免发生脂质过氧化反应，使生物膜保持正常的信息传递、通透性、酶活力，阻止生物大分子发生氧自由基损伤，避免癌病的发生。②抗动脉粥样硬化。维生素 E 可以阻止氧化低密度脂蛋白的形成。③调节免疫功能。维生素 E 能增强淋巴细胞对有丝分裂原的刺激反应性和抗原、抗体反应，促进吞噬。④延缓衰老。补充维生素 E 可清除脑组织等细胞中的脂褐质，并改善皮肤弹性、防止性腺萎缩和记忆力减退，降低白内障和视网膜黄斑病的发生。⑤对神经系统和骨骼肌的保护作用。⑥促进胚胎发育和生殖能力。

3. 维生素 B_1

维生素 B_1 的生理功能：①参与体内三大营养素的分解代谢，又是他们在体内合成代谢的联结点。②参与神经冲动反应，使钠离子能自由通过细胞膜。③维持心肌正常功能，不足可使心脏输出负担增加和能量代谢不全。④维持正常食欲、胃肠蠕动和消化液分泌。

4. 维生素 B_2

（1）维生素 B_2 的生理功能：①保证体内氧化还原反应和能量生成。②抗氧化。

（2）缺乏时的主要表现：①口腔生殖系统综合征。②生长障碍。③缺铁性贫血。④湿性皮炎。⑤减少红细胞的形成，影响神经系统功能。⑥视力降低，产生白内障、失明、流泪、角膜充血等。

5. 维生素 C

维生素 C 的生理功能：①抗氧化。是体内重要的水溶性抗氧化剂。有抑制血浆中脂质过氧化自由基生成的作用，阻断脂质过氧化，保护 DNA、蛋白质和膜结构免遭氧化损伤。②促进生长发育。有促进健康细胞生长、伤口愈合和抗感染作用，能促进胶原蛋白、肉碱、某些神经递质和肽激素的合成。③增强免疫力。对胸腺、脾脏、淋巴结等组织器官生成淋巴细胞有显著影响，还可以通过提高人体内其他抗氧化剂的水平而增强机体的免疫功能。④促进铁吸收。阻止食物中的三价铁离子沉淀，保持二价状态。⑤预防户外活动者感冒。

（四）膳食纤维

1. 车前子壳

车前子壳吸水后具有高度黏性，能减缓胃排空速度，减少肠道酶与食物的接触，使营养物质进入肠黏膜细胞的数量减少，降低血糖指数，从而降低糖尿病的发病率。

车前子壳的生理功能：①通便。具有膳食纤维的吸附整肠作用，阻止有害物扩散。②调节血糖。由于种皮在胃中膨润，延长了在胃内的滞留时间，缓和进食后血糖的急速上升。③降血脂。

2. 低聚果糖

低聚果糖，又称益生元、水溶性膳食纤维，作为双歧杆菌的营养源，它的最大特色是既能促进双歧杆菌的生长和代谢，又能抑制结肠中的致病菌。

低聚果糖的功效有：①增殖双歧杆菌。提供双歧杆菌生长和代谢所需的营养，调节肠道菌群，促进肠道健康。②增强消化系统功能。能润肠通便，改善粪便性状，预防和减轻便秘。③降低结肠的酸度。低聚果糖发酵时会产生大量的醋酸和乳酸，降低了结肠的酸度，抑制拟杆菌、梭状芽孢杆菌和大肠杆菌的生长。④分泌杀菌素类物质。低聚果糖发酵时会分泌杀菌素类物质，抑制痢疾菌、伤寒杆菌和霍乱弧菌等致病菌的生长。⑤提高金属离子在肠道的吸收率。膳食中补充低聚果糖能增加金属离子如钙、镁、铁在肠道内的吸收代谢。⑥增强免疫功能。低聚果糖能提高巨噬细胞活性，增强免疫功能。⑦低聚果糖的热量很低，可作为减肥食品。

3. 抗性糊精

抗性糊精属低分子水溶性膳食纤维。由于其含有抗人体消化酶作用的难消化成分（如淀粉酶、葡萄糖淀粉酶等），在消化道中不会被消化吸收，可直接进入大肠，可作为膳食纤维发挥各种生理作用。抗性糊精热量低（每克 0.5 ～ 1.4 千卡）、耐热、耐酸、耐压、耐冷冻，低褐变、耐储存，这些性质作为膳食纤维添加到食品中后不会改变产品的最终品质。

抗性糊精的生理功能：①降低血糖。实验表明，食用抗性糊精后可明显抑制血糖上升和胰岛素的分泌增加。这是因为抗性糊精可延缓和抑制小肠对糖类的消化吸收，改善末梢组织对胰岛素的感受性，降低对胰岛素的需求。水溶性的抗性糊精随着凝胶的形成，阻止了糖类的扩散，抑制淀粉酶对淀粉的作用，延长酶作用于淀粉的时间，使葡萄糖释放缓慢，推迟了糖类在肠内的吸收，从而起到降低血糖的作用。②调节血脂。连续摄入抗性糊精这种低分子量水溶性膳食纤维，可降低血清胆固醇和中性脂肪浓度及体内脂肪量。抗性糊精还可吸附胆汁酸、脂肪等而使其吸收率下降，可起到降血脂，改善各种类型高脂血症患者的脂类代谢的作用。③整理肠道。抗性糊精在小肠内不被吸收，可直接进入大肠，促进肠道有益菌群的生长、繁殖，提高人体机能，同时抑制肠道有害微生物的生长繁殖。抗性糊精在大肠内发酵产生短链脂肪酸，产酸量较同等膳食纤维多，这些短链脂肪酸能阻止癌细胞的生长与繁殖。抗性糊精的吸水膨胀能增加粪便体积，促进肠道蠕动，对预防便秘、痔疮、结肠癌等疾病有良好的效果。④控制体重。抗性糊精具有膳食纤维特有的增容、持水、持油的作用，在胃肠内吸水后，能够使胃肠扩张，产生饱腹感，减少进食量。另外，抗性糊精热量低，特别有利于减肥人士控制体重。

4. 菊 粉

菊粉又称菊糖、土木香粉，是一种生物多糖，以能量的形式存在于多种植物和蔬菜中。

菊粉的生理功能：①热量低，可预防肥胖。菊粉是可溶性膳食纤维，在口腔、胃和小肠内不能被消化吸收，只能被肠道某些有益菌（双歧杆菌等）完全发酵降解，每克产生热量值＜1.5 千卡。在胃中，菊粉吸水膨胀形成高黏度胶体，使人不易产生饥饿感并能延长胃的排空时间；在小肠内，菊粉还可抑制蛋白质、脂肪等物质的吸收，达到减肥目的。②调节血糖，不引起血糖波动。菊粉在通过口腔、胃及小肠过程中基本上不分解、不吸收，因而不会影响血液中血糖水平和胰岛素含量；产生丙酸盐能抑制糖异生，降低血浆游离脂肪酸水平，增强胰岛素抗性。③降血脂，预防心脑血管疾病。菊粉能降低血清总胆固醇和低密度脂蛋白胆固醇，提高高密度脂蛋白与低密度脂蛋白比率，改善血脂状况。④改善肠道功能，预防便秘、腹泻和结肠癌。菊粉中含有的长链聚合物不被消化，可保持肠道内水分不被过分吸收，增加排便次数和质量，加速致癌物的排泄，有利于预防结肠癌，以及改善肠道功能，预防便秘和腹泻等。⑤抑制有害发酵产物。摄入菊粉后能显著促进双歧杆菌的生长，抑制腐败菌生长，减少有毒产物的生成，并且对有毒发酵产物具有吸附螯合作用，清除腐败产物和细菌毒素，从而减轻肝脏负担促进营养合成。⑥促进矿物质的吸收和维生素的合成。菊粉产生的短链脂肪酸使肠道内部的 pH 降低 1 ～ 2 个单位，增加了金属离子溶解度，同时刺激结肠黏膜生长，增大吸收面积，并促进了被动扩散使更多金属离子进入肠细胞。此外，菊粉的代谢产物可促进 B 族维生素和叶酸的合成，提高机体的新陈代谢、提高免疫力和抗病能力。⑦预防癌症。菊粉具有潜在的预防癌症作用，其作用源于发酵后产生短链脂肪酸，特别是丁酸和高浓度钙、镁离子对细胞增殖的抑制作用。此外，菊粉能在肠道中富集钙、镁离子，致使这些阳离子浓度升高，控制癌细胞增殖率。

5. 低聚木糖

低聚木糖是以富含木聚糖的植物（如玉米芯、蔗渣、棉籽糖、麦麸、桦木等）为原料，通过木聚糖酶水解，分离精制而得的一类非消化性低聚糖。理化性质稳定，耐酸、耐热，并有很强的增殖肠道益生菌的功能。

低聚木糖的生理功能：①调节肠道菌群。低聚木糖的保健作用主要基于其对胃肠道病原菌及益生菌的不同影响。低聚木糖有高选择性增殖效果，为双歧杆菌、乳酸菌等益生菌提供碳源，但对大肠杆菌、肠球菌、梭状芽孢杆菌等病原菌则有明显的抑制作用。②润肠通便、治疗腹泻。研究表明，低聚木糖有防治便秘的功能。摄入低聚木糖后能增加大便中水分，从而改变大便的形态。以低聚木糖为碳源的双歧杆菌等益生菌可利用低聚木糖产生有机酸，使肠道呈酸性，并刺激肠蠕动。低聚木糖还有治疗腹泻的作用。一方面，由于低聚木糖不被肠道中消化酶降解，且对病原菌有较强的吸附力。被益生菌利用后可携带附着病原菌排出体外。另一方面，低聚木糖可增殖益生菌，缓解菌群失衡引起的腹泻，并避免肠道失调引起的结肠炎及胃炎等。③提高免疫力、抗肿瘤。低聚木糖等益生元可以通过增殖双歧杆菌来增强机体的免疫功能。对于缺乏母乳喂养的婴幼儿，双歧杆菌增殖后可显著改善免疫功能，预防和治疗由于免疫功能低下导致的疾病。大量实验结果表明，双歧杆菌在肠道内大量繁殖能起到抗癌作用。双歧杆菌可增强巨细胞、淋巴细胞的吞噬活性，直接杀伤肿瘤细胞；其本身与表面分子活性结构可直接或间接地清除致肿瘤物质；将人体内会产生大量致肿瘤物质及可活化致肿瘤物质的有害细菌快速排出体外；诱导肿瘤细胞自然凋亡。此外，研究还表明低聚木糖能降低肠道次胆酸的浓度，避免基因突变和结肠癌变。④降低血压、血清胆固醇及血糖。低聚木糖在肠道中对胆汁酸的吸收具有阻滞作用，其在肠道中水解活性比其他膳食纤维低，因此能阻滞消化道中碳水化合物的水解作用，有效地控制血糖水平。⑤防龋齿、清口臭。低聚木糖不易被口腔内的变异链球菌等发酵，与蔗糖并用时，可阻止蔗糖被变异链球菌作用而生成水不溶性的高分子葡聚糖，从而发挥抗龋齿作用。同时增殖口腔及肠道的益生菌，抑制有害菌，减少难闻气体的产生。⑥促进钙的吸收。

6. 牛磺酸

牛磺酸抗氧化，对乙醇性肝损伤有保护作用，可提高运动能力，抵抗运动性疲劳。

牛磺酸的生理功能：①对用脑过度、运动及工作过劳者能消除疲劳。②维持人体大脑正常的生理功能，促进婴幼儿大脑的发育。③维持正常的视机能。视网膜色素细胞发挥正常生理功能需要较高浓度的牛磺酸。④抗氧化，延缓衰老作用。⑤促进人体对脂类物质的消化吸收，并参与胆汁酸盐代谢。牛磺酸是胆汁中胆固醇的重要促溶剂，胆固醇排出体外的主要方式是在肝脏内转变成牛磺胆酸或牛磺鹅去氧胆酸等结合胆酸排出。⑥提高免疫力。能改善 T 细胞和淋巴细胞增殖等作用。⑦降血糖。保护胰岛细胞，防治糖尿病肾病、糖尿病性神经病变和糖尿病眼部病变等高血糖所致的病变。

7. 叶黄素

叶黄素广泛分布于自然界，在食物中主要存在于深绿色叶菜类，其中以羽衣甘蓝和菠菜含量最高。只有人类和其他高等动物体内才能合成叶黄素。在人体组织中，叶黄素主要分布于脂类组织，并通过血液脂蛋白转运。叶黄素存在于人体眼部所有组织中，包括虹膜组织、晶状体、视网膜、视神经和眼部脂肪，其中以视网膜黄斑区浓度最高。许多流行病学调查结果显示，叶黄素的摄入量与视网膜黄斑色素密度存在正相关，每日补充一定量的叶黄素能使视力有所改善。叶黄素保护视力的机理主要有光屏障作用和抗氧化作用两点。叶黄素可吸收大量对视网膜潜在伤害最大的蓝光。另外，叶黄素是一种较强的抗氧化剂，具有清除自由基和游离基的作用，可抑制多种原因导致的视网膜、晶状体、黄斑等组织的氧化损伤。

8. 氨基葡萄糖

氨基葡萄糖可以增强免疫力，是健康关节软骨的天然组织成分。可以帮助修复和维护软骨，并能刺激软骨细胞的生长。

三、食 物

（一）玉 米

玉米的营养价值：①可利用能量高。玉米的代谢能为 14.06 兆焦耳 / 千克，高者可达 15.06 兆焦耳 / 千克，是谷实类饲料中最高的。另外，玉米的粗脂肪含量高，为 3.5% ～ 4.5%。据研究测定，100 克玉米含热量 106 千卡、纤维素 2.9 克、蛋白质 4.0 克、脂肪 1.2 克、碳水化合物 22.8 克，另含矿物质元素和维生素等。玉米中含有较多的粗纤维，比精米、精面高 4 ～ 10 倍。玉米中还含有大量镁，镁可加强肠壁蠕动，促进机体废物的排泄。玉米的上述成分与功能，对于减肥非常有利。玉米成熟时的花穗和玉米须，有利尿作用，也对减肥有利。玉米可煮汤代茶饮，也可粉碎后制作成玉米粉、玉米糕饼等。膨化后的玉米花体积很大，食后可消除肥胖人的饥饿感，但食后含热量很低，也是减肥的代用品之一。②亚油酸含量较高。玉米的亚油酸含量达到 2%，是谷实类饲料中含量最高者。③胚部磷含量高。约 80% 矿物质存在于胚部，其中约有 63% 的磷以植酸磷的形式存在。④维生素含量高。脂溶性维生素中维生素 E 与胡萝卜素较多，每千克约含 20 毫克。水溶性维生素中含硫胺素较多，烟酸以结合型存在。⑥叶黄素含量高。每千克黄玉米中所含叶黄素平均为 22 毫克，是构成玉米、蔬菜、水果、花卉等植物色素的主要成分，对光氧化、光破坏具有保护作用。

（二）山茶油

山茶油是从野生木本油科植物“油茶果”提取而成，是世界四大著名木本植物油之一。

山茶油的生理功能：①所含单不饱和脂肪酸为诸多植物油之冠，长期食用，有利于降低血脂、低密度脂蛋白胆固醇，预防高血压、动脉粥样硬化等心脑血管疾病。②易被人体皮肤、毛发等吸收，可直接用作护肤、护发。③山茶油中不饱和脂肪酸含量高达93%，长期食用能使人的皮肤光滑、润泽。山茶油是紫外线的天然过滤器，可用作防晒油，减少皮肤癌的发生。④根据美国国家医药中心实验证实，茶油中含有橄榄油所没有的特定生理活性物质茶多酚和山茶甙（即茶皂素），对降低胆固醇和抗癌有明显的功效。⑤茶油中含有一种生理活性成分角鲨烯。角鲨烯具有香气，有很好的富氧能力，因而可抗缺氧、抗疲劳，并且具有提高人体免疫力和增强胃肠道功能的作用。

（三）燕　麦

燕麦的生理功能：①降血脂。美国食品药品管理局于1997年1月，审查并通过“燕麦及其制品能降低胆固醇和血糖，减少心血管疾病”的产品标示。②降血糖。美国糖尿病协会推荐每天食用50克燕麦（含可溶性纤维25克）有降血糖效果。③抗氧化。所含众多的阿魏酸、咖啡酸等酚类物质均有一定的抗氧化作用，是良好的供氢体，可清除氧自由基等以终止过氧化反应链。④其他。燕麦蒽酰胺类物质可防止血细胞黏附于动脉管壁，保持动脉畅通，阻止血管炎症、动脉硬化。

（四）糙 米

糙米的营养分析：①糙米对肥胖和胃肠功能障碍患者有很好的疗效，能有效地调节体内新陈代谢、内分泌等。②治疗贫血。③治疗便秘，净化血液，有强化体质的作用。④胚芽中富含的维生素 E 能促进血液循环，有效维护全身机能。⑤使细胞功能维持正常，保持内分泌平衡。

（五）黄 豆

黄豆的营养价值最丰富，有“豆中之王”之称，被人们叫做“植物肉”“绿色的乳牛”。干黄豆中约含 40% 的高品质蛋白质，为其他粮食之冠。

黄豆的营养与保健：①大豆含植物性蛋白质，有“植物肉”的美称。吃黄豆补蛋白，可避免吃肉补蛋白胆固醇升高的问题。②多吃黄豆有助预防阿尔茨海默病。黄豆富含大豆卵磷脂，是大脑的重要组成成分之一。其中的甾醇，可增加神经机能和活力。③大豆卵磷脂还能促进脂溶性维生素的吸收，强健人体各组织器官。④大豆中的蛋白质，可增强大脑皮层的兴奋和抑制功能，提高学习和工作效率，有助于缓解低落情绪。⑤黄豆富含大豆异黄酮，这种植物雌激素能改善皮肤衰老，还能缓解更年期综合征。此外，黄豆中的亚油酸可以有效阻止皮肤细胞中黑色素的合成。⑥大豆含有的蛋白酶抑制素可抑制多种癌症，对乳腺癌的抑制效果最为明显。⑦黄豆中的大豆皂苷能清除体内自由基，具有抗氧化作用。⑧大豆中的植物固醇在肠道内可与胆固醇竞争，减少胆固醇吸收。⑨黄豆中铁和锌的含量较其他食物高很多，可以扩张微血管、软化红细胞、保证耳部的血液供应，可以有效防止听力减退，对预防老年人耳聋有一定作用。⑩高血压患者常吃黄豆，可补充钾元素，促使体内过多的钠盐排出，有辅助降压的效果。

（六）草 莓

草莓营养价值高，含丰富维生素 C，帮助消化的作用，还可以巩固齿龈，清新口气，润泽喉部。

1. 草莓的营养分析

①草莓中所含的胡萝卜素是合成维生素 A 的重要物质，具有明目养肝作用。②草莓对胃肠道和贫血均有一定的滋补调理作用。③草莓可以预防坏血病，防治动脉硬化、冠心病。④草莓是鞣酸含量丰富的植物，在体内可吸附和阻止致癌化学物质的吸收。⑤草莓中含有天冬氨酸，可以自然平和的清除体内的重金属离子。

2. 草莓的食疗作用

草莓味甘、酸，性凉，无毒，具有润肺生津、健脾消暑、解热利尿、止渴的功效。主治风热咳嗽，口舌糜烂，咽喉肿毒，便秘，高血压等症。

（七）南 瓜

南瓜的生理功能：①抑制血糖值的急速上升。②调节血脂。③调节肠胃功能。作为水溶性膳食纤维，具有改善便秘等作用。④降低血压功能。⑤可作为低黏度、低热量食品及低脂肪食品的脂肪代用品。

（八）薏苡仁

薏苡仁的生理功能：①增强免疫力。浸出物能抑制嗜中性白细胞膜、淋巴细胞膜中甲基转换酶、磷脂酶、前列腺素 E_2 和活性氧的产生，对细胞膜有抗炎稳定作用。②降血糖。③抑制肿瘤。④改善睡眠。⑤中医认为，薏苡仁有健脾利湿、清热排脓功能。可用于脾虚泄泻、水肿脚气、关节疼痛，预防胃癌、子宫颈癌、绒毛膜上皮癌、多发性疣等。

（九）黑 米

黑米的生理功能：①黑米中的花色苷（黄酮类物质）具有清除自由基、抗氧化等功效，并且功能强弱与颜色深度呈正相关。②改善营养性贫血。

（十）莲 子

中医认为，莲子有补脾止泻、益肾涩精、养心安神的功效。可用于脾虚久泻、心悸失眠，单味常服能补脾益胃，或与酸枣仁、柏子仁等配伍，用以养心安神。

（十一）红 枣

红枣可以改善血液循环，给皮肤细胞输送更多养分清除细胞毒素。

（十二）樱 桃

樱桃的维生素 C 含量较高，可美白肌肤，增强免疫。

（十三）大 蒜

大蒜可以降血脂、阻止血脂堆积和缓解动脉粥样硬化。

（十四）芦 笋

芦笋的主要有效成分芦笋皂苷，通过调节人体中枢 5- 羟色胺内稳态，可调理睡眠，提高深睡眠质量；调节血小板凝聚；减少骨质疏松发生。

四、营养品

（一）螺旋藻

螺旋藻的营养成分非常丰富且均衡，含有约 70% 的蛋白质。

螺旋藻的生理功能：①增强细胞免疫调节能力，延缓细胞衰老，促进胸腺、脾脏等免疫器官的生长和血清蛋白的合成。②所含 r– 亚麻酸能刺激前列腺素合成，调节机体多种生理功能。③促进新陈代谢，加速创口愈合，防止皮肤角质化。④抗辐射，防护辐射损伤。⑤抗衰老、抗凝血、抗细菌和病毒感染。⑥抗疲劳、耐缺氧。⑦对贫血、肝炎、糖尿病、胃及十二指肠溃疡、视力减退等有一定功能。⑧对营养不良人群有全面增补作用。⑨抗肿瘤。⑩所含直链吡咯藻蓝色素可与铁形成可溶性化合物，提高铁的利用率。⑪含钾量（约 1.79%）为一般蔬菜的 10 倍，可预防高血压对肾小球的损伤，防止高血压病的进一步恶化。⑫调节血脂。能降低血清胆固醇、血清甘油三酯。⑬抗氧化。所含藻蓝素具有比其他某些物质更强的抗氧化能力。

（二）蜂王浆

蜂王浆是工蜂将花蜜和花粉消化吸收后分泌的一种物质，含有上百种具有生物活性的营养物质。特有的 10– 羟基 –2– 癸烯酸（熟称王浆酸）能有效预防癌细胞产生。

蜂王浆的生理功能：①免疫调节作用。能促进淋巴细胞抗体的产生，对淋巴细胞增殖促进因子有促进效果，能明显增加胸腺质量。②抗衰老作用。通过加强对机体新陈代谢功能和对疾病的防御能力，延缓衰老，促进组织再生，克服代谢障碍，增强对低压、缺氧、高温、感染、中毒、脏器损伤的抵御能力。③促进大脑活化，克服有脑部间脑下视和性中枢部分的老化障碍。④克服由自主神经失调导致的头晕、恶心、食欲不振和便秘等症状。⑤所含唾液腺素有促进人体肌肉、骨骼、牙齿、器官等组织发育、新陈代谢等作用。⑥在预防肿瘤、动脉硬化，降血压，健脑和改善肝炎症状，缓解糖尿病、胃溃疡症状，增加红细胞和血小板数量，使早产儿正常发育等方面均有一定作用。⑦抗辐射作用。

（三）花 粉

花粉是国际上公认的营养成分和功效最完全的物质，被誉为“浓缩的微型天然药剂”。

花粉的生理功能：①调节机体的多种功能，平衡体内营养，增强新陈代谢，防止毛细血管通透性障碍。②促进内分泌腺的发育，有提高和调节内分泌腺分泌功能的作用。其中所含谷氨酸、脯氨酸等多种氨基酸与黄酮类物质可改善前列腺组织的血液循环，减轻水肿，抗氧化，缓解前列腺肥大引起的尿道梗阻。

（四）发芽糙米胚芽

发芽糙米胚芽指糙米经过发芽至有适当芽长的芽体，主要由幼芽和带皮层的胚乳两部分构成。

发芽糙米胚芽的生理功能：①改善口感，必需成分呈游离态，易被人体消化吸收。② γ－氨基丁酸系人脑中所含有的一种重要的蛋白质。能增强记忆，改善大脑血流量，增加大脑氧的供给量，协助舒缓神经紧张；活化肾功能、改善肝功能、促进酒精代谢；降血压；消除口臭；促进脂肪的代谢；另外，对改善阿尔茨海默病也有较显著的效果。

五、益生菌

（一）鼠李糖乳杆菌 HN001

鼠李糖乳杆菌属于乳杆菌属的一种，是人体肠道的天然寄居者。该菌株来源于乳品。试验研究证实，鼠李糖乳杆菌 HN001 是非致病菌，来源于新西兰的一种酸奶产品，该种酸奶具有长期的食用历史，于 2011 年被列入《可用于婴幼儿食品的菌种名单》中。

鼠李糖乳杆菌 HN001 具有较好的耐受胃液和胆汁的性质，在人体上皮细胞系上表现出了较好的黏附性，具有调节机体免疫力、改善过敏、调节肠道菌群、增强骨密度等作用。

（二）嗜酸乳杆菌

嗜酸乳杆菌是乳杆菌的一种，是人体胃和小肠内的主要益生菌之一，能较好的耐受胃液和胆汁，具有良好的定殖能力，可较好的改善胃肠健康和舒适度，调节机体免疫力，抑制病原体。

（三）乳双歧杆菌

乳双歧杆菌属于双歧杆菌的一种，是人体大肠的主要寄居者。体外实验证明，乳双歧杆菌可以在酸性环境下生存，对高浓度的胆汁也具有很强的抵抗力，在人体上皮细胞系上表现出了很强的黏附性，可以顺利通过肠胃，并在肠道中定殖，影响肠道菌群的组成，具有调节肠道菌群、增强免疫力、降低血糖等功效。

【专家共识】

由于老年人生理和肠道微生态的改变，使得部分老年人处于营养不良状态。营养不良是个广义的概念，成年人营养不良是指“因能量、蛋白质和（或）其他营养素缺乏或过剩（或失衡）导致对人体的形态（体型、体格大小和人体组成）、机体功能和临床结局产生可以观察到的不良影响的一种状态”。医养结合应重视对老年人的营养支持，在实践应用中可参考借鉴中华医学会肠外肠内营养学分会组织专家编撰的成人口服营养补充营养支持专家共识。

（陈　瑜，全　胜）

参考文献

[1]Sommer F.,Anderson J.M.,Bharti R.,et al.The resilience of the intestinal microbiota influences health and disease[J].Nat Rev Microbiol 2017,15:630-638.

[2]Sonnenburg J.L.,Backhed F.Diet-microbiota interactions as moderators of human metabolism[J].Nature 2016,535:56-64.

[3]Marchesi J.R.,Adams D.H.,Fava F.,et al.The gut microbiota and host health: a new clinical frontier. [J]Gut 2016,65:330-339.

[4]Blandino G.,Inturri R.,Lazzara F.,et al.Impact of gut microbiota on diabetes mellitus[J].Diabetes Metab 2016,42:303-315.

[5]Baumler A.J.,Sperandio V.Interactions between the microbiota and pathogenic bacteria in the gut[J].Nature 2016,535:85-93.

[6]Alifirova V.M.,Zhukova N.G.,Zhukova I.A.,et al.A role of the gastrointestinal tract microbiota in the pathogenesis of Parkinson's disease[J].Zh Nevrol Psikhiatr Im S S Korsakova 2016,116:174−179.

[7]Schulz C.,Koch N.,Schutte K.,et al.pylori and its modulation of gastrointestinal microbiota[J].J Dig Dis 2015,16:109−117.

[8]Tilg H.,Moschen A.R.Microbiota and diabetes: an evolving relationship[J].Gut 2014,63:1513−1521.

[9]Butel M.J.Probiotics,gut microbiota and health[J].Med Mal Infect 2014,44:1−8.

[10]Biagi E.,Candela M.,Franceschi C.,et al.The aging gut microbiota: new perspectives[J].Ageing Res Rev 2011,10:428−429.

[11]Tiihonen K.,Ouwehand A.C.,Rautonen N.Human intestinal microbiota and healthy ageing[J].Ageing Res Rev 2010,9:107−116.

[12]Vaiserman A.M.,Koliada A.K.,Marotta F.Gut microbiota: A player in aging and a target for anti−aging intervention[J].Ageing Res Rev 2017,35:36−45.

[13]Perez Martinez G.,Bauerl C.,Collado M.C.Understanding gut microbiota in elderly's health will enable intervention through probiotics[J].Benef Microbes 2014,5:235−246.

[14]Stavropoulou E.,Bezirtzoglou E.Human microbiota in aging and infection: A review[J].Crit Rev Food Sci Nutr 2017:1−9.

[15]Valle Gottlieb M.G.,Closs V.E.,Junges V.M.,et al.Impact of human aging and modern lifestyle on gut microbiota[J].Crit Rev Food Sci Nutr 2017:1−8.

[16]Bischoff S.C.Microbiota and aging.[J]Curr Opin Clin Nutr Metab Care 2016,19:26−30.

[17]Cheng J.,Palva A.M.,de Vos W.M.,et al.Contribution of the intestinal microbiota to human health: from birth to 100 years of age[J].Curr Top Microbiol Immunol 2013,358:323−346.

[18]Rehman T.Role of the gut microbiota in age−related chronic inflammation[J].Endocr Metab Immune Disord Drug Targets 2012,12:361−367.

[19]Ribera Casado J.M.Intestinal microbiota and ageing: A new intervention route? [J].Rev Esp Geriatr Gerontol 2016,51:290−295.

[20]O'Toole P.W.,Jeffery I.B.Gut microbiota and aging[J].Science 2015,350:1214−1215.

[21]Schenck L.P.,Surette M.G.,Bowdish D.M.Composition and immunological significance of the upper respiratory tract microbiota[J]. FEBS Lett 2016,590:3705−3720.

[22]Jiang C.,Li G.,Huang P.,et al.The Gut Microbiota and Alzheimer's Disease[J].J Alzheimers Dis 2017,58:1−15.

[23]Power S.E.,O'Toole P.W.,Stanton C.,et al.Intestinal microbiota,diet and health[J].Br J Nutr 2014,111:387−402.

第十一章　肠道菌群与老年健康养生

经典的健康观念认为，人是由细胞构成的，细胞受到各种毒素破坏发生功能障碍，加之营养不良无法及时修复，人体就表现出各种病症。随着科学发展，我们发现人是一个由人体细胞和人体微生态组成的超级有机体系。人体微生态系统包括口腔、皮肤、泌尿、胃肠道，以肠道微生态系统最为主要和复杂。其中，肠道菌群是肠道微生态的核心。最新研究已证实，肠道菌群失衡与各种慢性病、退行性疾病和肿瘤的发生发展密切相关。

新的人体观认为，人的细胞数量只占人体的10%左右，其余由超过1014种微生物组成。这些微生物能够编码200万个以上的基因，约是人体自身基因的100倍。

新的疾病观认为，人体的健康由自身遗传因素和包括肠道菌群在内的环境因素共同决定。超级有机体系的两部分相互交流、合作，共同维护人体健康。“你的基因组决定你可能得什么病，而肠道菌群失衡决定了疾病的发生和发展。所谓肠道菌群失调就是肠道内菌与菌的失调，或是菌与机体的失调，或是菌和机体的统一体与外环境失调，使肠道从正常情况转为病态。”人的基因自出生便固定，而肠道菌群所具的可调节性使其有可能成为防治疾病的靶点。

新的营养观认为，营养摄入不仅要满足人体细胞需求，还要满足微生物细胞所需的营养。人体生命活动必需的营养素多来自我们摄入的食物，肠道菌群亦是如此。均衡、科学的饮食达到同时满足人体细胞与肠道菌群的“营养双满足”，最终维护人体健康。

第一节　新的人体观

一、肠道菌群

肠道菌群，是指生活在肠道内的大量微生物的集体。将“肠道菌群”简单拆分为肠道＋菌＋群，更有助于我们理解概念：

（一）肠　道

肠道尤其大肠部分（本书中所出现的“大肠”主要指结肠部分）的环境非常适合微生物生长。消化道各区段的生理不同导致菌群分布存在极大差异。胃内为极强的酸性环境，所以其菌群极少；小肠内酸性减弱，但有大量消化液和抗菌、杀菌物质，并且快速蠕动，使得微生物仍不易存活；而大肠（尤其是盲肠和升结肠）内营养丰富，偏酸的环境特点加速微生物发酵、细菌生长迅速。同时，快速繁殖的部分细菌会通过排泄方式排出体外，使得肠道菌群数量在动态平衡过程中维持相对稳定。

人的消化道长 7 ～ 10 米，承担人体 90% 的营养运输。同时，肠道也担负着重要的免疫功能，不仅人体内 70% 免疫细胞分布在肠道，而且血液中30%以上的小分子物质由肠道内的微生物产生。

（二）菌 群

肠道菌群是人体内居住着的地球上密度最高、最复杂的微生物群落之一。虽然从生物学角度来看，其中还有一些原生生物和寄生虫等，但因为其中细菌的数量最大，种类约400～500种，代谢也最活跃，是构成肠道微生物的主体，所以便统称为“肠道菌群”。

（三）群 落

群落指在自然界生存在一起并与一定的生存条件相适应的动植物的总体，强调了环境与生物个体之间、个体与个体之间复杂的相互作用，最终形成平衡。肠道菌群也是如此。健康人菌群的整体结构是保持相对稳定的，但当肠道的环境发生改变，如饮食、酸性条件、外来新细菌的侵入，都会影响原有菌群平衡。肠道菌群失去平衡，则会发生各种肠内外疾病。因此，保持肠道微生态平衡对人类健康非常重要。

二、人是超级有机体系

科学的进步让我们清晰地认识自己的身体结构。细胞形成组织、器官，八大系统协同完成所有的生命活动。诺贝尔奖获得者乔舒亚·莱德伯格（Joshua Lederberg）提出了超级有机体系（superorganism）的概念，认为人体是由人的真核细胞与体内共生的微生物共同组成的“超级有机体系”。所以人体不再仅仅是“自己”，即在超级有机体系的概念中，人体还包括后天获得的微生物的基因。

从这个意义上讲，人体的生命活动包括人体本身的生命活动、微生物的生命活动、两者的共同生命活动以及两者之间的物质交换。这个复杂的生命体系正预示着我们可能获得一种维护人类健康的新思路。

乔舒亚·莱德伯格认为，人体和与之共生的微生物应该被看作一个整体，双方彼此协作，相互影响，维持一种平衡状态，从而维持这个超级有机体系的各项功能正常运转以及整体的健康。

第二节　新的疾病观

一、人体微生态的基本组成

人体体表和体腔存在大量的微生物群，它们定植于胃肠道、皮肤、口腔、泌尿生殖道和呼吸道等部位，与其生存的微环境构成人体微生态系统，其中以肠道微生态系统最为主要和复杂。正常微生物群是指在一定的生理时期定植于宿主特定解剖部位的微生物群，包括细菌、古生菌、病毒、真菌、衣原体、支原体等。其中，细菌的数量大、种类多，因而备受关注。正常菌群在宿主长期的进化过程中逐渐形成。正常菌群以原籍菌为主，还包括共生菌、外籍菌和环境菌群。正常菌群是既具体又相对的概念，具体是指由原籍菌为主的益生菌组成优势种群，以及由外籍菌和环境菌组成辅助性种群；相对是指正常菌群也会发生变迁，这种变迁既可能由演替产生，也可能由转化产生。在生理状态下，其组成相对稳定，表现出特定的生理功能，对宿主而言是有益的、必需的；在病理状态下，菌群组成发生改变，可对宿主产生有害作用。目前，大部分研究和应用以人体细菌群为主。

人体菌群可分为原籍菌、共生菌和外籍菌。原籍菌，一般于一定时期在成年人或动物体内的特定部位定植，并在成年人或动物的微生态系统中保持一定种群水平，与定植区域的黏膜上皮细胞有着极为密切的关系。在生理状态下，主要是具有一定免疫、营养和生物拮抗作用的专性厌氧菌，在宿主的特定解剖部位占位密度较高且低免疫原性的厌氧菌。凡与原籍菌有共生关系的生理性细菌均为共生菌。共生菌往往与外籍菌有共生拮抗关系。共生菌已适应宿主，在生理状态下无传染性，入芽孢菌属。外籍菌是指一定时期内在宿主的特定解剖部位占位密度低的，并具有相对较强免疫原性的需氧或厌氧菌。

1. 胃肠道生态系统

胃肠道生态系统是人体最大的微生态系统，含有人体最大的贮菌库和内毒素池。胃肠道生态系统菌种达 1000 余种，重量约 1000 克，接近一个肝脏的重量。据研究，胃内含菌量小于 10^3 个菌群每毫升，主要为需氧革兰阳性链球菌、葡萄球菌、乳杆菌和一些酵母菌；近端小肠含菌量为 10^3 ～ 10^4 个菌群每毫升，主要为链球菌、葡萄球菌和乳杆菌，还可分离出韦荣球菌、放线菌、肠杆菌，较少见厌氧菌；远端小肠革兰阴性菌数量超过革兰阳性菌，肠杆菌明显增多，类杆菌、双歧杆菌、梭杆菌、梭菌可达一定水平，含菌量在 10^6 ～ 10^8 个菌群每毫升；大肠细菌的含量则明显增多，每克肠内容物达 10^{11} ～ 10^{12} 个菌群，以类杆菌、双歧杆菌、消化链球菌、真杆菌为主，梭菌、乳杆菌、肠杆菌细菌、肠球菌含量较低（每克肠内容物菌群小于 10^8 个）；粪便的含菌量及分类情况则与大肠接近；肠道内毒素含量极高，在小鼠每克肠内容物的内毒素量以微克 – 毫克 计算，90% 以上的肠道内毒素由兼性厌氧的革兰阴性杆菌（主要为肠杆菌科细菌）产生。

2. 皮肤的正常微生物菌群

皮肤的正常微生物菌群可分为常住菌群与暂住菌群两大类。皮肤正常菌群的种类较之外界环境中不计其数的微生物来说，只是很小一部分，但从数目来看，每平方厘米也有 6 万～ 8 万个菌株。一般认为，皮肤上的微生物菌群主要存在于表皮最外层（即最外层疏松的角质层与表皮皮脂膜之间）以及毛囊开口处，大多数细菌以微小菌落的形式存在。皮肤的正常微生物菌群不仅不同个体之间有差异，就是同一个体在不同生境下也有差异，通常来说主要包括以下微生物种群。

凝固酶阴性葡萄球菌，如表皮葡萄球菌、人葡萄球菌、溶血葡萄球菌、头葡萄球菌、沃氏葡萄球菌、解糖葡萄球菌、腐生葡萄球菌、科氏葡萄球菌、木糖葡萄球菌等，尤以前两者最为多见。

细球菌属在皮肤常住菌群中比葡萄球菌要少见，但通常至少可分离到 8 个菌种，即藤黄细球菌、变易细球菌以及玫瑰色细球菌等。其中，以藤黄细球菌最为常见，与变易细球菌构成优势菌。

棒状杆菌属是皮肤的另外一种常住菌群，为革兰阳性多形性棒杆状。最常见的是类白喉杆菌，在皮肤常住菌群中占很大比例，分需氧性与厌氧性两大类。其次为短杆菌。

需氧性类白喉杆菌存在于潮湿的间擦部位，如腋窝、腹股沟、臀间沟、趾间以及鼻、咽、眼结膜、外耳道等处，在出汗多的人群中更为常见。厌氧性类白喉杆菌为毛囊、皮脂腺的常住菌群，此类菌的分类很不一致，一般可根据其菌落形态，被噬菌体分解的易感性，分为三种类型。其中，痤疮棒状杆菌最为多见。

3. 口腔生态区

口腔生态区包括多个生态小区，以及多个生境和生态位点。这些生态小区和生境、生态位点有着相同的或相异的特性，从而构成了口腔生态区的复杂性。唇、舌、颊、腭、牙齿、牙龈、牙槽骨被视为口腔生态区内的小生态区，这些小生态区实际上又包括不同的生境和生态位点。

（1）唇：因所在位置最易受到外界及机体皮肤和唾液的影响，所以其定植菌群主要为口腔链球菌群细菌和表皮葡萄球菌，此外，也可能检出丙酸杆菌、奈瑟菌。

（2）颊：草绿色链球菌群菌种是颊黏膜的优势定植菌，其包括缓症链球菌、口腔链球菌、血链球菌和唾液链球菌。在颊黏膜也可能检出假丝酵母菌菌种。由于唾液覆盖和冲刷，所以颊黏膜常常能检出滞留于此的唾液菌群，如奈瑟菌属、嗜血菌属等。

（3）腭：硬腭的优势菌群也是链球菌菌种。由于唾液和舌尖与硬腭有生理性接触，所以在硬腭上可检出来自唾液和舌尖的菌群，如奈瑟菌、嗜血菌、乳杆菌、小韦荣菌。软腭因与呼吸道相近，所以除唾液菌群在此停留定植外，呼吸道的细菌也常常有定植，如嗜血菌、棒杆菌、奈瑟菌、草绿色链球菌等。在悬雍垂、腭—舌的皱襞、腭咽的皱襞处，则常常检出 β–溶血的链球菌。在软腭可能检出的厌氧菌主要有小韦荣菌和放线菌。

（5）舌：舌的优势微生物包括唾液链球菌、缓症链球菌和奈瑟菌。此外，也常常检出嗜血菌菌种、黏滑罗斯菌及少量白假丝酵母菌。舌背最常见的厌氧菌是小韦荣菌，其次是乳杆菌和放线菌。

（6）龈沟：定植的微生物可高达 10^{10} ～ 10^{11} 个菌群每克湿菌斑样本。厌氧菌约占 70%，如口普雷沃菌、梭杆菌、产黑色素厌氧杆菌等；微需氧的二氧化碳噬纤维菌也常常在龈沟被检出。

（7）牙齿：所有萌出牙都有细菌附着定植，其定植方式与牙菌斑有关。牙齿的主要定植生境包括面窝沟和点隙、牙釉质表面、邻面间隙、龈缘相接处。在这些生境中，细菌在牙菌斑中相互黏附、集聚并增殖。链球菌是牙齿的优势微生物。在邻面间隙及牙与龈缘相接处则会发现检出率较高的革兰阳性杆菌、丝状菌和革兰阴性厌氧杆菌。唾液细菌的检出量为 10^{7} ～ 10^{10} 个菌群每毫升唾液。正常口腔唾液的优势微生物包括唾液链球菌、缓症链球菌、奈瑟菌、嗜血菌、小韦荣菌、乳杆菌、放线菌及二氧化噬纤维菌等。白假丝酵母菌是唾液中常见的真菌。

4. 阴道解剖学特点

根据阴道解剖学特点，将阴道分为阴道下段、阴道中段和阴道穹隆部三部分，并认为后穹隆位置深，与子宫直肠窝紧密相邻。现已确定，阴道菌群主要栖居在阴道四周的侧壁黏膜、皱褶中，其次在穹隆，部分在宫颈。穹隆和宫颈处有碱性黏液和抑菌物质，不利于细菌的生长。一般认为，阴道菌群中主要常住菌有乳杆菌、表皮葡萄球菌、大肠杆菌、棒状杆菌、B 族链球菌、粪链球菌、支原体、假丝酵母菌、消化球菌和类杆菌等。主要的过路菌有金黄色葡萄球菌、肠杆菌、丙酸杆菌、消化链球菌及韦荣球菌等。偶见菌种有肺炎球菌、克雷伯菌、变形杆菌、绿脓杆菌、微球菌、奈瑟球菌、沙雷菌、柠檬酸杆菌、嗜血杆菌及光滑隐球菌等。光滑隐球菌虽然分离率低，但从健康妇女阴道排出物中分离较稳定，有人认为应将其列为常住菌。健康妇女阴道排出物中，活菌数为 10^2 ～ 10^9 个菌群每毫升，厌氧菌与需氧菌的比例为 5 ： 1。宫颈外口连接阴道的顶端，宫颈口的自然闭合和宫颈黏液栓作用，使正常微生物分布于宫颈外口。从整体水平来看，宫颈生境中生态系与阴道生境中生态系类似，只是成员和数量少。宫颈的常住菌是产黑包素类杆菌、厌氧消化球菌。从宫颈外口有时可分离到棒状杆菌、链球菌、假丝酵母菌等，但分离率都较低。

5. 健康人上呼吸道菌定植

健康人上呼吸道有许多需氧、微需氧和厌氧菌定植，包括 21 属 200 种以上，以厌氧菌浓度最高。

在口咽部有草绿色链球菌、葡萄球菌、化脓性链球菌、卡他莫拉菌、奈瑟菌、乳酸杆菌、非脆弱拟杆菌及白色念珠菌，偶尔可见到革兰阴性杆菌和原虫。

在鼻咽部的定植菌中，常见的有草绿色链球菌、奈瑟菌属、肺炎链球菌、金黄色葡萄球菌、产酸克雷伯菌、表皮葡萄球菌、流感嗜血杆菌、副流感嗜血杆菌、卡他莫拉菌、拟杆菌属、类杆菌、乳杆菌、梭杆菌、韦荣球菌、消化链球菌，及其他厌氧链球菌和厌氧革兰阴性菌，其中以草绿色链球菌最多见。

二、人体微生态基本功能

正常微生物群具有重要的生理功能，直接参与机体的免疫系统发育、物质代谢与能量代谢、机体的神经体液调节等过程。

促进免疫系统的发育和功能维持是人体微生态的重要功能之一。正常微生物群广泛地分布于人体的口腔、上呼吸道、胃肠道、泌尿道及阴道。它们与这些部位的黏膜免疫系统有密切的联系，更积极参与局部的黏膜免疫，发挥了不容忽视的作用。人体微生态是机体物质代谢、能量代谢的重要组成部分。食物中的多糖类化合物不能被宿主直接消化，它们的消化与肠内菌群有重要的关系。经肠内细菌分泌的酶类作用，大分子物质变成小分子的葡萄糖后，才能被吸收。很多肠内细菌不仅对单糖和二糖，而且对寡糖、多糖、糖苷、糖醇等糖类也具有酵解能力。这些二糖以上的高分子糖类和糖苷，可由肠内细菌产生的 α-糖苷酶、β-糖苷酶、半乳糖苷酶和葡萄糖醛酸酶进行分解。肠道细菌可分解含氮化合物，合成大量的可被宿主再利用的含氮产物。人体微生物对肠道的脂质与固醇类代谢起着重要作用。肠道微生物可直接作用于食物脂质和内源脂类，或间接改变胆固醇和其主要衍生物——胆盐的代谢，消化道菌群也可以参加脂类代谢。肠道微生物能合成维生素 K 和维生素 B 复合体已是肯定的事实。肠道内脆弱拟杆菌和大肠埃希菌能合成维生素 K。乳杆菌和双歧杆菌等能够合成多种维生素如烟酸、叶酸、烟酸、维生素 B_1、维生素 B_2、维生素 B_6、维生素 B_{12} 等。微生物群产生许多酶，其中有许多种类的酶是宿主自身并不能产生的。

正常微生物群的生物拮抗与互助共生是微生物群落的重要自稳机制之一，也为宿主提供了益处，即生物拮抗可以防止外袭菌入侵。专性厌氧菌有强烈的生物拮抗作用。专性厌氧菌生物拮抗作用机制有以下几个方面：①生物屏障作用；②化学屏障作用；③争夺营养。争夺营养是微生物与微生物互相控制的一个重要措施。除厌氧菌的生物拮抗功能之外，微生物种间抗生素与细菌素的作用，正常微生物群与宿主的免疫配合作用，也在生物拮抗中发挥重要的作用。

三、老龄化微生态变化与老年疾病

随着年龄的增长，人体的菌群也发生了显著的变化。例如，肠道内双歧杆菌、肠杆菌、肠球菌逐渐减少，而类杆菌、消化球菌、韦荣氏球菌、腐败菌增加。随着年龄的变化，肠道菌群种类可能与寿命长短有关。青春双歧杆菌、短乳酸杆菌、干酪乳酸杆菌、植物乳酸杆菌、扭曲真杆菌、多毛类杆菌和内脏类杆菌等仅在部分长寿老年人粪便中分离到；链状乳酸杆菌、嗜酸乳酸杆菌、直肠真杆菌、叉形类杆菌、两路普氏菌和中间普氏菌等仅在部分普通老年人粪便中分离到。老年人由于牙齿松动、脱落或疾病，喜欢进食精细软烂的低渣食物，较少进食富含纤维素的食物，这种不合理的饮食习惯易使中老年人肠道内微生态失衡，腐败菌增加，从而出现肠道菌群紊乱，诱发一些中老年肠道疾病。我国老年人易患的疾病依次为肿瘤、高血压、冠心病、慢性支气管炎、肺炎、胆囊病、前列腺肥大、股骨骨折及糖尿病等。这些疾病中的很大一部分与肠道微生态变化有密切的关系。

（一）胃 癌

胃癌是全球癌症患者死亡的第二大原因，在我国各种恶性肿瘤中居首位，好发年龄在 50 岁以上，是典型的老年病之一。幽门螺旋杆菌的发现推翻了对胃的传统认知，它并非是一个无菌器官。胃癌的发生是一个多因素、多阶段进行性发展的过程。胃癌的发生受多种因素的影响，如老年、男性、消化道肿瘤家族史阳性、吸烟、不良饮食习惯、幽门螺旋杆菌感染等，其中，幽门螺旋杆菌感染者发生胃癌的风险增加 75% 以上。近年来的研究发现，人类的胃部存在上百种细菌组成的微生物群落，多属于厚壁菌门（包括乳酸杆菌、链球菌、梭状芽孢杆菌、韦荣菌属）、拟杆菌门、变形菌门、放线菌门（如双歧杆菌）、梭杆菌等，发挥维持胃稳态的作用。幽门螺旋杆菌感染增加了变形杆菌、螺旋菌和酸杆菌，同时减少了放线菌、拟杆菌和厚壁菌，明显改变胃内细菌丰度。胃微生物多样性的减少与胃癌的发生相关，胃微生物丰度与胃蛋白酶原Ⅱ呈线性相关，胃微生物丰度降低，胃蛋白酶原Ⅰ／Ⅱ也降低，是慢性胃炎和胃癌易感性的标志之一。胃部菌群可通过制造活性氧或者调节炎症反应等影响幽门螺旋杆菌相关的胃部疾病。

（二）肝 癌

肠道微生态紊乱促进肝癌进展是国际上肝癌发病机制的重大突破性进展。肝癌是全球最常见的恶性肿瘤之一，其发病率居所有肿瘤的第七位，病死率居第三位。在疾病状态下，肠道微生态失衡可加重肝损伤，促进肝脏的慢性炎症，进而促进肝脏肿瘤的形成。而肠道的无菌状态则有效抑制了肝癌的发展，明显减小了肝癌体积，这表明肠道微生态可作为晚期肝脏疾病向肝癌进展的治疗靶标。通过致癌化合物诱导的肝癌模型研究发现，肠道微生态在肝癌发生过程中具有重要的作用，通过益生菌对肠道微生态进行适度调节，可作为一种新型的阻止肝癌进展的治疗方法。靶向肠道微生态治疗可能阻止肝癌的进展。研究发现，肠道共生菌通过调节肿瘤微环境来控制肿瘤对治疗的反应。对于肿瘤，最佳疗效必须有一个完整的调节肿瘤微环境的肠道共生微生物，如肠道微生态调节环磷酰胺抗肿瘤的免疫作用，肠道共生菌有助于治疗癌症。因此，对于肿瘤疾病存在肠道微生态失衡等问题，粪便微生态移植可成为一种潜在的治疗方法。

（三）结直肠癌

结直肠癌是我国老年人常见恶性肿瘤，随着国人生活水平提高和饮食结构变化，结直肠癌发病率逐年升高。与健康者相比，结直肠癌患者粪便中厌氧菌和兼性厌氧菌比例下降，梭菌属、拟杆菌属等菌属数量在结直肠癌患者中增加，而益生菌菌种数量在结直肠癌患者中下降。具体表现在具核梭杆菌、牛链球菌、败血梭状芽孢杆菌、脆弱拟杆菌、粪肠球菌、大肠杆菌表达增加；与之相反的是，产丁酸相关的普氏粪杆菌和罗斯氏菌等菌群比例出现了不同程度的下降。另外，相比于结肠憩室患者，双歧杆菌在结直肠癌患者黏膜组织中的分布下降，目前尚未发现单一细菌导致结直肠癌的发生，但梭形杆菌属细菌在结直肠肿瘤中的作用备受关注。肠道菌群失调促进结直肠癌形成的机制包括肠道细菌及其代谢产物对肠道黏膜上皮细胞的细胞毒性作用，加剧肠道黏膜炎症反应，影响肠道黏膜上皮的损伤修复并导致恶变等。对肠道微生态和消化系肿瘤相互关系的研究，为消化系肿瘤防治带来了新的契机，但这方面资料多来自细胞和动物实验，对人体研究结果尚存在争论。

（四）心脑血管疾病

心脑血管疾病是严重威胁人类，特别是50岁以上中老年人健康的一类常见病，具有患病率高、致残率高和死亡率高的特点。50%以上的脑血管意外幸存者预后差，生活不能完全自理。全球每年死于心脑血管疾病的人数达1500万，居各种死因首位。在心脑血管疾病发生过程中，主要的病理基础是动脉粥样硬化，重要的始动和影响因素是高脂饮食及其伴随的内毒素血症和血管内免疫，而肠道菌群在此过程中的作用必不可少。血中氧化三甲胺水平较高，与随后的3年死亡率和非致死性心脏病发作或脑卒中的风险有较高的相关性。研究发现，肠道微生物通过产生氧化三甲胺直接促进血小板的超敏性，增加发生血栓的风险，提示肠道菌群调控可为预防和治疗心脑血管系统疾病提供新的可能；人群分析表明，根据血浆中氧化三甲胺的水平足以预测3年内发生血栓的风险（包括心力衰竭和脑卒中）。

（五）代谢性疾病

人体微生态，尤其肠道微生态，与肥胖、糖尿病等代谢性疾病有着密切的关系。长期高脂肪和高糖类饮食可改变肠道微生物组成，使肠道通透性增加，屏障功能减弱，内毒素水平升高，诱发慢性低水平炎症，最终导致肥胖和胰岛素抵抗。宏基因组学技术发现，2型糖尿病患者肠道微生态中度失调、产丁酸盐细菌减少和各种机会性致病菌增多，并指出了23个菌种可能成为区分2型糖尿病与健康人的生物标志物。

（六）绝经后妇女

与月经正常的妇女相比，绝经后妇女阴道乳杆菌分离率降低，而类杆菌、大肠杆菌、假丝酵母菌分离率增高，阴道 pH 增高，易患各种阴道炎。老年性阴道炎微生态失调主要表现在阴道内乳杆菌分离率降低，而其他细菌分离率相对增高。

（七）老年人皮肤

老年人皮肤变薄、过分干燥、脱屑，也易受细菌感染。正常微生物群参与了皮肤疾病的防治，同时也参与了皮肤的保健，起到抗衰老作用。随着年龄的增长，皮肤正常微生物种群的质量和数量发生改变，影响了宿主相应功能，导致皮肤各种生理功能减退。皮肤益生菌可通过补充正常优势种群，增强皮肤的各种功能；通过激活机体细胞内超氧化物歧化酶、过氧化氢酶及谷胱甘肽过氧化酶等抗氧化物产生，减少自由基损害，起到延年益寿、抗衰老的作用。皮肤益生素可用于防治痤疮、黄褐斑、皮肤皲裂、肛门湿疹，还具有预防创面感染、促进伤口愈合的作用。

（八）老年人院内感染

大量的调查表明，在暴露人群中，院内感染的发生与年龄有关，老年人是高危人群；大部分的院内感染没有显示出性别差异，但某些部位如泌尿系感染，女性的发生率高于男性；患者的基础疾病不同，发生院内感染的概率和感染部位也不同；患者暴露于危险因素（如各种介入性诊疗、放疗、化疗、长期应用免疫抑制剂及抗生素等）的程度与院内感染的发生率呈正相关。老年人由于生理功能减退和器官组织萎缩等，特别是微生态的变化，所以易发生感染性疾病，尤其是严重细菌性感染。在抗菌药物的疗程中，不良反应的发生率也高于中、青年人，故应按老年人的特点拟订给药方案。老年人的血浆白蛋白水平随年龄的增加而日益降低，肾功能也随年龄的增加而日益减退，以致采用同量抗菌药物后，血药浓度较青壮年高，药物半衰期也相对延长。

（九）老年人抗生素相关性肠炎

老年人尤其是重症患者抗生素相关性肠炎的发生率较高，约为22.5%。抗生素的抗菌谱越广，对肠道菌群的影响越大。抗生素药代动力学特点、给药途径、给药剂量和持续时间长短也是重要的决定因素。其发病机制为在应用抗生素后，原寄生于肠道的少数菌（如金黄色葡萄球菌、难辨梭菌、变形杆菌属、白色念珠菌等）因肠道内细菌共生环境失去平衡而得以大量繁殖，并产生毒素或侵入肠黏膜而引起肠炎。老年人肠道菌群老化，有些正常菌群如双歧杆菌、乳酸杆菌均有不同程度的减少，使肠道菌群的稳定性下降，使老年患者更易发生抗生素相关性肠道菌群失调诱发的腹泻。

第三节　新的营养观

一、调控菌群

当肠道菌群严重威胁人类的生命健康时，我们往往会想要“彻底消灭”这个风险因素，例如使用大剂量广谱抗生素，杀灭绝大部分菌群成员。其实，我们应仔细探寻其中的科学性与可行性。

借助实验室的特殊设备和措施，我们可以培育出绝对无菌的小鼠。它们的免疫系统没有经过微生物驯化，停滞于发育不成熟的初级状态，一旦进入普通有菌环境，将会产生剧烈免疫反应，导致死亡。

科学家通过实验发现，给无菌小鼠的肠胃里添加常见细菌，就可以使小鼠的免疫系统迅速恢复正常。

另外，我们在饲养和解剖无菌小鼠时发现，无菌 ICR 小鼠普遍腹部膨隆。解剖时发现，它们的盲肠膨大，里面充满了内容物，肠壁薄且脆。无菌小鼠在实验过程中甚至会发生自残行为，如抓挠、撕咬自己的腹部，导致毛发、皮肤受损，严重时甚至会把肠子扯出来。

在完全无菌的情况下，小鼠尚且如此，勿论人了。虽然失调的菌群存在影响健康的风险，但绝对消灭也不甚可取，而应当通过恰当的手段调节肠道菌群，使之达到一种健康生态平衡。

自出生起，人体内的肠道菌群就开始建立，并慢慢发育成熟。对于成年人来说，个体肠道菌群的结构在一定时期内保持相对稳定，但易受饮食结构、年龄、生活方式、药物（特别是抗生素）使用情况等因素的影响（见图 11.1）。其中，饮食结构对宿主的肠道菌群结构有决定性的作用。

饮食对肠道菌群的影响大于宿主的遗传背景。在动物和人群实验中都有证据表明，在饮食结构发生巨大调整之后，肠道菌群结构最快可在 1 天内显著改变。其速度与饮食干预强度有关。

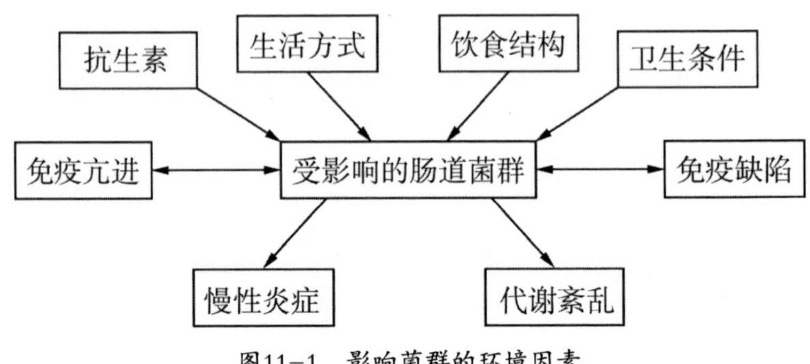

图11-1　影响菌群的环境因素

（一）基 因

2014 年，由美国康奈尔大学和英国伦敦国王学院的学者合作开展的研究发现了一种在体重较轻的人群中普遍存在，受宿主基因影响极大的细菌。在后续研究中，研究人员把这种细菌植入小鼠，结果小鼠体重降低。由此可见，减肥也可以通过菌群“传染”。

伦敦国王学院的蒂姆·史派克特教授说，我们的发现说明，生活在肠道内的特定菌群可以帮助预防肥胖，而我们的基因决定这类菌群的丰富程度。人体微生物组可能是通过饮食和治疗来打败肥胖的令人兴奋的新靶点。

（二）分娩方式

科克郡大学在同一产科医院内招募了 192 名产妇，研究经不同分娩方式（顺产 / 剖腹产、足月 / 早产）分娩的婴儿的肠道菌群，他们收集了婴儿从出生到 24 周的粪便。研究发现，足月顺产婴儿在 24 周内的菌群在门水平和属水平都相对稳定；而一周后足月的剖腹产婴儿，粪便中厚壁菌门多而放线菌减少；第一周早产婴儿比足月婴儿有显著丰富的变形菌门。

（三）年 龄

老年人肠道菌群多样性下降，可引起慢性炎症的肠道致病菌增加。年轻人的肠道 = 优势细菌是硬壁菌门，而老年人是拟杆菌门；老年人肠道中厌氧菌（如双歧杆菌）减少，而肠杆菌（如大肠杆菌）增加，且具有抗炎症特性的普氏栖粪杆菌比年轻人显著减少；在对啮齿类动物和非人灵长类动物的研究中发现，随着年龄的增长，肠屏障功能逐渐减弱，导致肠道细菌及其产物通过肠屏障增加了发生炎症的概率。这种与年龄相关的肠道菌群的变化，导致了全身性的慢性低水平炎症，被称为炎性衰老。

（四）粪菌移植

粪菌移植指将健康人的粪便菌群移植到肠道菌群失调人的肠道中，重建他们的肠道菌群。

美国亚利桑那州立大学的科学家们曾尝试通过移植粪便微生物来改善自闭症患者的肠道菌群。结果显示，自闭症相关的胃肠道症状改善了 80%；自闭症相关的行为，如社交技能和睡眠习惯，分别改善了 20% 和 25%。

2012 年，南京医科大学第二附属医院开始采用粪菌移植技术治疗严重的肠炎患者。2015 年，中华粪菌库紧急救援计划启动，在全国范围内提供异地救援。2017 年，福建一名 41 岁的腹泻患者由于严重的肠道感染出现感染性休克，经抗生素治疗无效后考虑菌群失调。患者在成功接受粪菌移植后，病情迅速得到控制，脱离生命危险。

（五）益生菌

个体间益生菌谱差异很大，补充自己缺乏的益生菌“种子”最便捷的途径就是口服。经过长期的研究，人们找到了最优秀的益生菌，并将它们放入食物中，比如市面上的很多酸奶产品，其中包含的活性益生菌能够经受胃酸、胆汁酸和消化酶的考验，顺利通过上消化道到达大肠。

二、营养肠道菌群

经小肠消化吸收后的食物残渣会在大肠内停留 12 小时，为肠道菌群提供营养。肠道中的黏液（黏液聚糖）既是肠屏障的重要组成部分，也是菌群的营养来源。当外黏液层被破坏后，这些脱落细胞、黏液以及消化过程中分泌的各种消化液都是肠道菌群的营养来源。

碳水化合物被利用后，除提供微生物生长所需的能量外，还产生乙酸、丙酸、丁酸等多种短链脂肪酸，以及氢气、二氧化碳和甲烷等气体。短链脂肪酸可为肠道上皮细胞提供更新和修复的能量，具有抗炎功能，能降低肠道环境的 pH，抑制有害菌生长。氢气是一种还原性气体，能够消除体内自由基，发挥抗氧化作用。此外，肠道细菌还能利用大肠的内容物合成人体所必需的，如硫胺素、核黄素、叶酸、维生素 B_{12} 和维生素 K 等。

蛋白质在肠道内被微生物发酵后，除了为肠道内微生物提供氮源和氨基酸外，还会产生多种有毒甚至致癌的副产物，如硫化氢、酚类、吲哚、胺类、氨等。

因此，我们应利用肠道菌群，促进碳水化合物发酵，避免蛋白质发酵。

肠道菌群包含的微生物的种类非常多，想要分清利弊菌种非常复杂。按照对人体健康的影响，可将肠道菌群成员大致分成三类，即有益菌、有害菌和中性菌。有益菌产生有益物质，有益于健康；有害菌产生有害物质，可引起慢性炎症；中性菌偏向优势方。

（一）有益菌

双歧杆菌属是人体肠道中普遍存在的有益菌，也是目前已知益生菌种类最为丰富的一类肠道细菌，可发酵碳水化合物产生乳酸和乙酸，使肠道环境呈酸性，抑制腐败菌的生长，从而抑制毒性代谢物累积，具有抗衰老的功能。双歧杆菌属中的二肽酶、三肽酶和羧肽酶具有血管活性功能，能降血压、降血脂。此外，双歧杆菌属的代谢活动可刺激肠蠕动，避免发生便秘。

栖粪杆菌属是人体肠道中的绝对优势菌属之一。栖粪杆菌属能够发酵膳食纤维，使肠道保持酸性环境，抑制肠道有害菌的生长。丁酸等短链脂肪酸有助于减轻肠道炎症、改善肠屏障功能。

布劳特氏菌属是一种短链脂肪酸产生菌。近年来的研究证据表明，布劳特氏菌属是一类具有抗炎作用的细菌，其丰度升高有益于宿主健康。

罗斯氏菌属是肠道中主要的丁酸盐产生菌类型，可降解碳水化合物，产生大量丁酸和氢气。其中，丁酸能够使肠道保持酸性环境，抑制肠道有害菌的生长，有助于减轻肠道炎症、改善肠屏障功能。氢气是人体内最优秀的抗氧化剂，可以有效减少氧化应激和炎症反应，对抗氧化损伤，治疗多种疾病。近年来，一些研究证据表明，罗斯氏菌属与宿主健康密切相关，在结肠癌、肠炎和糖尿病患者肠道中都出现了该菌属丰度显著降低的现象。

普氏菌属是肠道内常见的一类细菌。研究表明，肠道中细菌组成与饮食习惯有关，在长期食用碳水化合物特别是膳食纤维的人群中，普氏菌属占优势地位，表明普氏菌能够发酵利用膳食纤维，产生短链脂肪酸，有益于人体健康。

（二）有害菌和条件致病菌

埃希氏菌－志贺氏菌属是人类细菌性痢疾最为常见的病原菌，能穿入回肠末端和结肠黏膜的上皮细胞内，在黏膜固有层繁殖形成感染灶。其释放的内毒素作用于肠壁，使其通透性增高，形成炎症、溃疡，引起发热、神志障碍、脓血黏液便，甚至发生中毒性休克等；作用于肠壁自主神经系统，导致肠功能紊乱、肠蠕动失调和痉挛。

沙门氏菌属是常见的食源性致病菌，是一类可引起食物中毒，导致胃肠炎、伤寒和副伤寒的细菌。

嗜胆菌属能够发酵蛋白质。发酵产生的硫化氢可能对肠道上皮细胞产生毒害作用，引发细胞凋亡和慢性炎症，是慢性胃肠道疾病的潜在致病因素。

脱硫弧菌属是结肠内硫酸盐还原菌中的优势菌群，可以还原硫酸盐产生硫化氢。内源性的硫化氢可能对肠道上皮细胞产生毒害作用，阻碍结肠细胞的丁酸盐氧化途径，引发细胞凋亡和慢性炎症，是慢性胃肠道疾病的潜在致病因素。

拟杆菌属是人体肠道内菌群数量最大的微生物之一。研究表明，拟杆菌属是一类潜在的条件致病菌。在健康状态下，拟杆菌属细菌是肠道菌群的重要组成部分，与其他细菌一起参与人体的营养以及维持肠道的正常生理。而过量的拟杆菌也能引起各种感染。

（三）肠 型

2017 年 11 月，在 *Nature* 子刊 *Nature Communications* 上刊登了上海瑞金医院宁光院士团队和华大生命科学研究院共同完成的一项研究成果，用阿卡波糖治疗糖尿病患者 3 个月，发现其对 B 肠型肠道菌群人群的效果明显更好，体重降低、血脂降低以及胰岛素抵抗改善的情况更为明显。

令人欣喜的是，在中国 B 肠型肠道菌群的人群比例更高。这一新发现，一方面有助于为糖尿病患者“量体裁衣”，提供个体化治疗；另一方面，为发展改造个体肠道共生菌群的临床新技术，从而提高降糖药物的疗效提供了可能。

2017 年，国际上 29 位肠道菌群研究领域的权威专家共同发表对肠型研究的意见，其采用来自三个大陆的宏基因组大数据，即美国的人类微生物组计划、欧洲的肠道宏基因组计划和中国 2 型糖尿病研究数据来评估肠道微生物群落组成模式的稳定性。

对肠型分类发挥主要贡献的三种肠道微生物——普氏菌、拟杆菌和瘤胃球菌，是肠道菌群的核心物种，它们的相对丰度差异非常大。拟杆菌肠型 1 是最好的指示类群；肠型 2 是由普氏菌驱动的，丰度通常与拟杆菌的丰度呈反比；肠型 3 是通过厚壁菌占比高低来区分的，其中最主要的类群为瘤胃球菌。

肠型分析代表了一种获取人类肠道中首选的微生物组成的方法。①在诊断上有助于判别个体的疾病状态；②可作为人体特定状态的风险或易感指标；③可作为预后恢复的生物标记物；④不同肠型可影响异质性物质代谢，从而产生不同的药物代谢动力学及药物代谢动态差异。

当然，仅仅依靠肠型分类可能掩盖潜在的重要的微生物变化。因此，肠型分析不能取代直接的临床关联分析和专业的统计分析在微生物物种和功能差异研究中的应用。但是，肠型仍与多种临床情况有关，如从直接的疾病关联到前瞻性分型研究，甚至是个性化的饮食干预或其他肠道菌群调节治疗。

三、肠道菌群的功能

（一）短链脂肪酸

食物中，“逃过”宿主上消化道降解的碳水化合物和蛋白质，进入大肠后会被微生物发酵。肠道菌群发酵的最主要产物是短链脂肪酸。短链脂肪酸可以塑造肠道环境，影响结肠的生理功能，为肠上皮细胞提供能量。

乙酸、丙酸和丁酸既可以作为合成代谢的底物，也可以在很多细胞功能中发挥信号分子的作用。

丁酸是结肠上皮细胞的主要能源物质，提供 70% 的能量。乙酸和丙酸则主要被吸收进入血液循环系统，在肝脏中代谢。丙酸可以抑制人体脂肪酸的产生，也可以降低低水平炎症。肠道菌群产生的乙酸有很多的生理功能，如作为胆固醇的合成底物，通过下丘脑抑制食欲。丙酸可以作为蛋白质、糖类、脂类的合成前体。

（二）免疫调节

免疫系统与微生物（尤其与肠道菌群）的相互作用从人类出生的那一刻起就开始了，这种相互作用极其复杂，但随着研究的不断深入，肠道菌群对宿主所起到的免疫功能越来越多受重视。

肠道黏膜是宿主免疫系统与外界环境相互交流的“中介”，聚集了大量的免疫细胞。人们发现无菌动物的肠道黏膜免疫系统的发育是不完全的。相反，肠道黏膜在接触到细菌后，上皮内的淋巴细胞迅速增殖，血清中免疫球蛋白的浓度也大量增加。此外，人体肠道中已经定居的微生物能够抵抗外来微生物的侵入，这对于宿主抵抗外来病原菌的侵袭具有很重要的保护作用。为了在肠道生态系统内占据一个比较优势的生态位，很多肠道细菌可以产生细菌素（一种抑菌物质），以抑制竞争者生长。

肠道固有菌群有抑制外源病原菌生长的保护作用，而这本身就是宿主免疫系统的一道重要防线。假如这道防线被破坏，一些机会致病菌过度生长，会使宿主出现不适。

（三）营养吸收和能量代谢

肠道菌群有大约 300 万个独特基因，而人类基因大约只有 2.3 万个。换而言之，在这个超级有机体系中，99% 的基因是细菌的，属于人类的只有 1%。

因为肠道菌群有丰富的基因，所以使它们进行复杂的代谢成为可能。实际上，肠道菌群通过复杂的生物化学反应——发酵，就能产生能量。代谢的终产物是短链脂肪酸，能够被宿主吸收和利用，也能为细菌自身的生长提供营养物质。肠道菌群还可以在缺氧的条件下代谢肽和蛋白质，同时产生一些有害物质。另外，肠道细菌还参与各类维生素的合成及各种离子（如钙、镁、铁）的吸收。盲肠内碳水化合物的吸收可以提高对离子的吸收。丁酸盐几乎可以全部被结肠的上皮细胞吸收，并且是结肠上皮细胞的主要能量来源。

在一定意义上，我们的祖先把一些重要的生理功能“外包”给了细菌。我们为它们提供食物和住所，它们在免疫调节、营养吸收和能量代谢方面给予我们大力支持。

（四）修复肠屏障

肠道菌群中的一些友好的细菌处于肠屏障的最外层，对于加固屏障功不可没。只要我们能够调节好菌群的结构，肠道屏障系统就能够全面升级。

合理的饮食富集有益菌的生长，这本身就加固了生物屏障的防御功能；肠道菌群发酵膳食纤维所产生的短链脂肪酸反过来又为有益菌提供营养和能量，促进其进一步的生长。

因此，通过以肠道菌群为靶点的膳食营养调节，能够很好地加固肠道的屏障系统。

四、疾病防治的靶点

肠道菌群具有可调节性，所以它们可以成为疾病防治的靶点。例如，通过以肠道菌群为靶点的干预，可将对人体健康有害的失调菌群调节到促进健康的平衡状态，从而恢复健康。世界肠胃病学组织将每年的 5 月 29 日定为世界肠道健康日。在以肠道菌群为靶点的健康管理中，最重要的一个环节就是通过均衡饮食来调节肠道菌群。

通过大量的动物实验发现，肠道菌群可以通过发酵利用膳食纤维。

新的疾病观认为，肥胖患者的身体细胞处于炎症状态，经过营养干预，体检发现炎症指标基本上有所缓解。

国际顶级权威期刊 *Science* 发表的最新研究认为，被膳食纤维富集的肠道细菌可缓解 2 型糖尿病。该研究发现，利用富含膳食纤维的食物对 2 型糖尿病患者进行营养干预，可以使其肠道内特定的有益菌群含量升高，从而改善 2 型糖尿病患者的临床症状。

这项重要的研究提示我们，通过调节肠道菌群，所以把功能强大的肠道菌群从健康的“破坏者”改变成“建设者”和“维护者”。由不良饮食结构和生活习惯引起的慢性代谢性疾病，如 2 型糖尿病，真的有希望通过科学合理的膳食营养而被“吃回去”。

【专家共识】

健康是第一财富，80% 的人守不住。人类历史上有个千古难题一直无解，就是求医者的困惑。也叫求医三问。一问医生用在病人身上的医药手段都是医生自己创造出来的吗？二问医生都在自己身上把这些医药手段试用明白了吗？三问医生怎么去保证这些医药手段的疗效和安全呢？这些问题事实上是无解的。任何高明负责的医生也无法完全解开这个困惑，无法对您的健康完全负责，医药的风险是每个求医者必须接受的求医代价。健康需要自我管理，健康管理的水平是自我教育出来的，所以健康管理要教育先行。健康管理师更重要的角色是在知行合一的基础上，把自己管理成好榜样的同时，带动身边的人们一起探索健康自我管理的道路。一个中心、两种要素、三道防线应该是具有普遍指导性的健康管理思想。但由于个体间存在差异，所以只有不断探索、学习，才能为自己积累起健康智慧与具体经验，才能理解自己是自身健康的负责人。因此，健康管理师更重要的是成为导师、教练和榜样。也许同学，自服务加上如此简单的健康管理模型才能让更多人走出求医者的困惑。

人类社会的进步、医学模式的进化，也是一样的。改变社会、推动人类进步的伟大真理，一开始往往掌握在少数人手里。少数极富思想而信念坚定的人们的坚持，重复和带动，最后赢得了多数人的支持。

"最好的医生是自己"重新正确认识身体，做好清调补，创造人体细胞自愈的最佳环境，老年健康管理，可以从"清调补"开始。

健康中国，从我做起。

（胡瑞连，黄文波）

参考文献

[1]Lederberg J. Infectious history[J]. Science, 2000, 288(5464): 287−293.

[2]Polonsky K.S. The past 200 years in diabetes[J]. N Engl J Med, 2012, 367(14): 1332−1340.

[3]Cian J. Hill,Denise B. Lynch,Kiera Murphy,et al. Evolution of gut microbiota composition from birth to 24 weeks in the INFANTMET

Cohort[J]. Microbiome, 2017, 5(1): 4.

[4]C Garc í aPeña,T ÁlvarezCisneros,R QuirozBaez,et al. Microbiota and Aging.A Review and Commentary[J]. Arch Med Res, 2017, 48(8): 681–689.

[5]Fransen Floris,van Beek Adriaan A, Borghuis Theo, et al. Aged gut microbiota contributes to systemical inflammaging after transfer to germ–free mice[J].Front Immunol, 2017, 8: 1385.

[6]Schroeder Bjoern O, Birchenough George MH, Stahlman Marcus, et al. Bifidobacteria or fiber protects against diet–induced microbiota–mediated colonic mucus deterioration[J]. Cell Host Microbe, 2018, 23(1): 27–40.

[7]Paul I. Costea, Falk Hildebrand, Manimozhiyan Arumugam, et al. Enterotypes in the landscape of gut microbial community composition[J]. Nat Microbiol,2018,3(1): 8–16.

[8]Selvasankar Murugesan,Khemlal Nirmalkar,Carlos Hoyo–Vadillo, et al.Gut microbiome production of short–chain fatty acids and obesity in children[J].Eur J Clin Microbiol Infect Dis, 2018, 37(4): 621–625.

[9]P.G.L.Falk,Lora V Hooper, Tore Midtvedt, et al. Creating and maintaining the gastrointestinal ecosystem: what we know and need to know from gnotobiology[J]. Microbiol Mol Biol Rev, 1998,62(4): 1157–70.

[10]Butler John E, Santiago–Mateo Kristina, Wertz Nancy,et al. Antibody repertoire development in fetal and neonatal piglets. XXIV. Hypothesis: The ileal Peyer patches (IPP) are the major source of primary, undiversified IgA antibodies in newborn piglets[J]. Dev Comp Immunol,2016,65: 340–351.

[11]Waaij V D.The ecology of the human intestine and its consequences for overgrowth by pathogens such as Clostridium difficile[J]. Annu Rev Microbiol,1989,43: 69−87.

[12]Dylan Dodd, Matthew H. Spitzer, William Van Treuren, et al. A gut bacterial pathway metabolizes aromatic amino acids into nine circulating metabolites[J]. Nature,2017,551(7682): 648−652.

[13]Frankel Wendy L., Zhang Wel,Singh Anudeep, et al. Mediation of the trophic effects of short−chain fatty acids on the rat jejunum and colon[J].Gastroenterology,1994,106(2): 375−380.

[14]G. T. Macfarlane,J. H. Cummings,C. Allison.Cummings, and C.Allison, Protein degradation by human intestinal bacteria[J].J Gen Microbiol, 1986,132(6): 1647−1656.

[15]Liping Zhao,Feng Zhang,Xiaoying Ding,et al. Gut bacteria selectively promoted by dietary fibers alleviate type 2 diabetes[J]. Science, 2018, 359(6380): 1151−1156.

分报告

支撑产业篇

第十二章　智慧医养现状与前景

"互联网＋"和人工智能是新时期医养结合的颠覆性推动力量，运用先进的信息化、智能化技术可以极大提高医养服务的质量和可及性。

第一节　信息化与智慧养老

信息化是养老服务从传统模式向智能化迈进的基础保障。养老信息化以老年人生活中的各种数字养老服务终端和数据采集设备为基础，借助互联网、移动通信、物联网等建立系统服务与互动平台，通过整合公共服务资源和社会服务资源来满足老年客户在安全看护、健康管理、生活照料、休闲娱乐、亲情关爱等方面的养老需求，从而为广大老年人群体提供便捷、新型的养老解决方案。下面从智能居家养老体系、社区养老服务平台、养老机构信息系统、民政养老服务系统、新养老模式下的信息化支撑五个方面阐述。

一、智能居家养老体系

智能居家养老体系依托物联网、移动通信、云计算、大数据和人工智能等新一代信息技术，结合现代养老服务业技术和智能控制技术，既能满足老年人对“家”的需要，又能配合智能居家系统让子女随时了解父母的健康状况，充分满足子女对老年人心理关怀与照护的需求。只能居家养老体系示意如图 12–1 所示。

智能居家养老体系可提供各类便捷生活服务，包括家政预约、物品代购、订餐、中介代理、文化旅游等，以及线上线下结合的电子商务。此类服务平台将居家老年人、社区服务网点和基层社会管理组织连接起来，老年人可以通过电视、网站、智能手机应用或拨打服务中心电话，发送家政预约、居家购物、订餐、中介代理、诊疗预约等服务请求。服务平台将组织社区商店、家政服务中心、社区卫生服务中心等社会资源，为居家养老的老年人提供便捷的上门服务，给失能或半失能以及行动不便的空巢老年人的生活带来极大的便利。

在居家养老中，可运用的一些智能设备涵盖智能可穿戴设备、智能床垫、护理机器人等。智能可穿戴设备，如智能手环，可以实时监测老年人的血压、脉搏、体温、心电等生理特征并进行记录比对。设备可自动检测老年人跌倒状态，或者在监测到危急信号时，自动向远程监护中心或者子女等联系人发送预警信号。老年人在遇到突发紧急状况时，也可以通过按下一键紧急呼救按钮手动发送紧急呼救信号。通过 GPS 或者手机移动基站信息实现对可穿戴设备的定位，以便在老年人发出紧急呼救时能够迅速定位并及时赶到，实施救护。智能床垫通过睡眠监测系统实时监测老年人的心率、呼吸、体动和离床的数据，并自动生成诊断报告，依托强大的云端数据存储系统，家人可随时随地了解老年人的情况。护理机器人研究方向可分为令其为老年人提供关灯、翻身、按摩等生活服务和生理特征监测服务两类。

运用远程技术可以更好地帮助子女等联系人了解老年人的居家生活状况。网络摄像头能帮助子女更好地监测老年人的实时画面，保证老年人的安全。远程开门为回家的老年人远程开门，也能将老年人忘记关闭的门窗远程关闭。灯光、空调远程控制监督并管理老年人的灯光和空调。空气质量控制启用空气净化器等改善室内空气质量，为家中老年人提供健康的环境。针对老年人需要看护的需求，可以连通护工、老年人、家人三方，专注于为老年人提供到家看护服务或老年病护理服务。

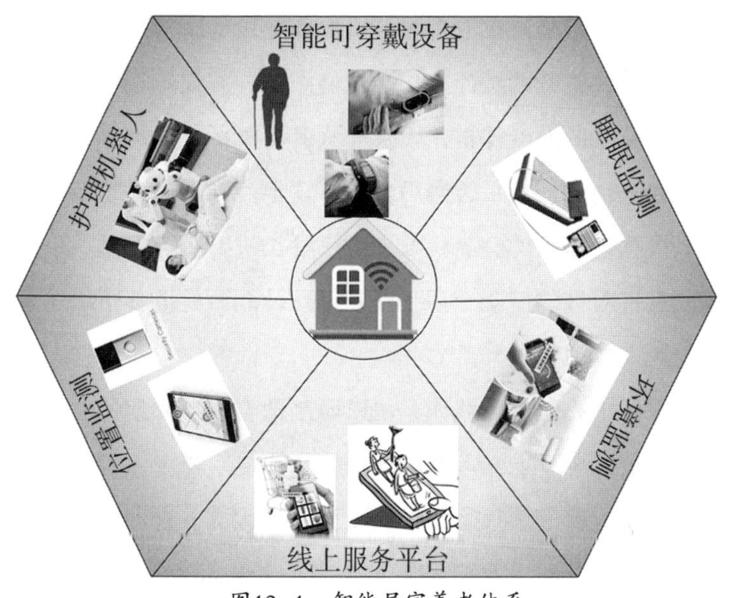

图12-1 智能居家养老体系

二、社区养老服务平台

社区养老服务就是通过政府扶持、社会参与、市场运作，以家庭养老为核心，以社区服务为依托，以专业化服务为依靠，向居家老年人提供生活照料、医疗保健、精神慰藉、文化娱乐等主要服务。

老年人慢性病诊治周期长，若使优质医疗资源下沉到社区，一方面可以提高在就近社区完成连续性慢性病护理的老年人的比例，分担大型医疗机构的压力；另一方面，也能够使公共卫生服务机构与大型医疗机构和社区之间实现病患信息流动，有助于各医疗服务部门的标准化管理，保障服务效率与质量。

社区养老服务中心协同老年人自身、第三方服务机构（物流配送商、第三方支付商、药店电商）和三甲大型综合医院，以居民电子健康档案为基础，建设老年人健康管理平台。这种平台的主要功能涵盖社区慢性病检测就诊、医药处方配送和影像检查配送等。该平台帮助健康服务机构、基层医疗卫生服务机构和上级健康管理专家为居家养老的老年人提供连续的医疗与预防保健服务，并设置相应站点，采集老年慢性病患者的血液样本，以及监测其心电图、血糖等，并将这些数据和报告上传至信息平台由后台进行评估。专家通过老年人健康管理系统，根据老年人的健康状况和患病种类进行分类管理，针对不同人群采取有针对性的健康干预手段和干预计划，并监督下级医师、基层卫生服务人员落实执行。

社区服务中心等服务载体，可以研制适合老年人使用的社区服务 APP 或服务展示屏。老年人在小区门口或智能手机上，通过点击相关服务按钮，就能够实现挂号预约、家庭医生服务、送药上门、送餐上门、家政服务等个性化医疗和生活服务。如青岛市市南区有 5500 多名老年人享受送奶探视服务，有 2 万多名老年人享受送报探视服务，有 400 多名老年人享受送家政服务。充分借助科技力量，整合分散的服务资源，满足老年人多样化、多层次、个性化的需求，大大提高社会对老年人的整体服务水平。

同时，还可以提供社区养老服务信息发布交流平台。在该平台上，可以发布慢性病知识科普、健康贴士，并提供饮食、健身等建议，向老年人进行健康宣传。医疗服务人员可以在平台中交流服务的经验和心得，互相学习以便今后更好地服务；老年人则可以在平台上交友，也可以向服务人员表达自己的愿望和需求，使得今后的服务能更好地满足老年人的需要。

部分城市社区针对空巢老年人生活、身体健康等问题，给他们配备了各种各样的“智慧手环”。这些“智慧手环”具有实时定位、紧急呼叫、自动报警、健康管理等功能，子女和居委会工作人员通过“绑定联络人”的方式，对手环客户端进行轨迹查询、职能预警等，实时掌握老年人的状况，为独居空巢老年人、高龄老年人提供最及时的应急保障服务。还有一些社区针对独居老年人开设了“智慧门禁”系统，通过远程监控、连接门锁系统，预警陌生人入室行骗，保障了老年人的安全。

三、养老机构信息系统

与社区养老相比，机构养老能够为老年人尤其是生活自理能力受限的老年人提供更为专业的服务。机构养老是家庭养老和社区养老的有力补充，已经成为养老服务体系中的重要组成部分。

养老机构信息系统建设的重点是将养老、日常办公、医疗服务结合，主要包括养老费用结算系统、医疗护理管理系统、药品管理系统、膳食管理系统、物资管理系统、基础信息维护系统等数个子系统。

老年人日常位置管理借助智能腕表、定位卡、GPS 等移动设备，以微地图的形式显示位置，涉及的内容主要有出入管理、精准定位、轨迹查询等，从而保障老年人的安全，对老年人进行位置关爱。微地图可以养老机构实际的平面图为基础，经过矢量化并建立坐标系，与 GPS 坐标系进行对接，从而实现一套自己的 GPS 地图引擎。关于出入管理，管理人员可事先设定相关区域，老年人一旦无故突然离开设定好的区域，管理人员就能第一时间收到通知短信。在老年人公寓大门口安装远距离感应终端，在老年人出入大门的时候，电子智能卡会触发短信发送到相应的管理人员手机上。关于精准定位，电子智能卡适用卫星 GPS、基站双重定位，管理人员可以通过手机客户端、电脑登录实时了解老年人的位置。关于轨迹查询，服务管理平台可以自动存储老年人经过的位置，在需要的时候可以在系统中回放老年人的轨迹路线。

护理是关系老年人身心健康的重要环节，护理信息化建设是养老机构信息化建设的重要部分。护理系统基本职能涵盖基本信息管理、护理项目管理、护理质量评价、特殊事件管理等模块。基本信息管理模块主要包括老年人信息、护工信息、医护人员信息管理，医护人员排班，床位查询，老年人护理计划管理。护理项目管理模块主要实现为老年人提供日常护理、临床护理、特殊服务、精神护理的记录的管理功能。护理质量评价模块主要包括对护工负责的房间进行卫生评定，对护工对老年人的日常护理质量进行评估等功能。特殊事件管理模块主要实现记录老年人请假情况，提供请假审核和销假功能，记录事故处理过程及与老年人家属沟通情况，老年人护理风险提醒。

浙江省首个医养结合养老中心落户嘉兴。此医养中心配备专业医护人员，为老年常见病、综合征患者提供基本诊疗、专科护理服务，通过健康检测设备为老年人建立健康档案，其同时兼具社区老年人活动中心的功能，包括对外预订老年餐桌、老年人日托服务以及医疗保健等。其还与嘉兴、上海等地的医院建立了远程诊疗合作，提供在线专家健康咨询和会诊服务，实现与专家面对面视频交流。如遇老年人突发病及大病，该中心可协助转诊住院，建立特需医疗绿色通道，向外辐射更多的潜在需求，实现居养结合的新型社区养老模式。

四、民政养老服务系统

近期，我国着力推动的一项重大改革是借助互联网技术，推动养老服务业转型升级。2016 年 12 月，国务院办公厅印发的《国务院办公厅关于全面放开养老服务市场提升养老服务质量的若干意见》就已经提出推进“互联网+”养老服务创新。2017 年 2 月，工信部、民政部、国家卫生计生委联合印发的《智慧健康养老产业发展行动计划（2017—2020 年）》提出，运用互联网、物联网、大数据等信息技术手段，推进智慧健康养老应用系统集成，对接各级医疗机构及养老服务资源，建立老年健康动态监测机制，整合信息资源，为老年人提供智慧健康养老服务。

民政养老服务信息管理解决方案主要帮助民政部门对养老行业实现信息化的管理。政府部门通过民政养老信息管理平台采取养老基础数据采集、养老机构监督、考核管理、统计分析、社会化养老服务、评估认证等信息化手段，实现对养老服务的信息化管理。2017 年 3 月，民政部正式启用全国养老机构业务管理系统，并要求各地民政部门于 5 月 10 日前完成养老机构第一轮信息采集录入工作，并审核上报。

全国养老机构业务管理系统包含了机构基本信息、机构内部管理信息、机构服务质量信息、机构安全管理信息、入住对象信息、机构从业人员信息、机构房屋信息、机构设施设备信息等八大类，共计 140 余项内容。全面应用该系统，对摸清全国养老机构底数和服务质量情况，加快形成全国统一的养老服务质量标准和评价体系，推进养老机构服务质量提升具有基础性作用。

浙江省民政厅推出了数字民政工程，其中就包括智慧养老的信息化建设。通过多种方式，利用信息化技术推动智慧养老的发展，例如通过浙江民政网、浙江养老服务网建立全省养老机构的基本信息数据库，可以方便地查询全省养老机构的基本情况；利用信息技术打造“智慧养老”服务平台，通过“一键通”为社区居家养老的老年人提供及时的家政服务、生活照料和康复护理等一系列服务，并且在全省的多个县市进行推广，比如在杭州的西湖区、江干区都取得了很好的效果，得到了老年人的一致好评；建立面向社会公众的网站，及时发布养老相关信息。

通过人脸识别技术和网上认证，让异地领取养老金的老年人免去了奔波之苦。如福建省福州市从 2017 年 2 月开始全面启动人脸识别认证工作，退休人员无论身在何处，只要通过手机或在相关网站“刷个脸”，就可以完成资格认证。

五、新养老模式下的信息化支撑

（一）旅居式养老服务的信息化与智能化

旅居养老是一种旅游＋养老模式，是“候鸟式养老”和“度假式养老”的融合体。它将旅游、养生等业态融合，不仅满足了当前老年人对休闲旅游度假的需求，而且能使老年人在此过程中颐养身心。旅居养老期间，老年人不住宾馆酒店，全程入住当地养老机构。这些养老机构一般有较完善的医疗设施保障，老年人如有头痛脑热，几分钟内就能有专业人员到场处理，解决了老年人旅途中的后顾之忧。

旅居养老管理系统可以帮助管理人员方便有效地管理老年人、制订旅居计划、管理合作伙伴；通过信息化手段解决旅居养老过程中碰到的结算、服务、统计、路线、医疗等难题；包括完善老年人档案、健康信息、病历、联系人信息、健康评估信息等。老年人信息可以跟着老年人传输到外地的养老机构，做到信息全面、不丢失，可以随时了解老年人的情况。对各个旅居地点的医疗资源进行整合，若老年人在旅居过程中突发疾病，可以有效快速地提供医疗帮助，缩短救助时间，防止意外发生。

（二）一站式健康小屋智能养老关怀服务

健康小屋作为网络医院在院外的重要组成部分，主要位于社区、社康中心及大型团检企业内。其由大型医院选点建设，由合作企业提供标准化建设、配套服务，与医院健康管理平台互联互通。

健康小屋是网络医院的服务终端，将社区居民纳入管理范围，承接检后、出院、诊后的人群在院外的健康指标监测和慢性病管理，将医生的医嘱落实到位；通过健康监测、健康教育，对慢性病人群进行筛查，提供就医指导、就医预约，做到早预防、早发现、早治疗。

在社区卫生服务机构里设健康小屋，居民在家门口就可以免费测量血压、血糖，甚至评测精神压力等健康指标。这些数据通过互联网传到综合性医院的信息平台后，可永久储存，居民也可获得综合性医院医生提供的在线健康评测和健康指导等。

（三）面向养老的地产服务医养结合体系

养老地产是从建筑设计、园林规划到装饰装修都以适宜老年人居住为目的的复合式地产生态，以老年人为消费对象。养老地产本质上属于房地产的一种特殊业态，我国的养老地产尚处于探索阶段。与其他传统的房地产项目不同的是，养老地产要实现的功能除了提供基本的配套设施外，还得提供老年人尤其是身患疾病的老年人的医治、护理、康复、紧急救护、生活照料、文娱活动甚至于临终关怀等服务。

国内可以借鉴美国具有典型代表性的养老社区 CCRC 模式，根据养老地产服务对象的健康状况和个性化的护理需求，提供不同的医疗、护理、养老服务。为身体健康、生活可以完全自理的老年人提供基本生活服务的社区，以养为主；为生活可半自理的老年人，由受过专业训练的员工提供日常生活起居服务，养、护结合；为生活无法自理的老年人，提供全天候医疗、护理服务；为高收入的老年人，由独立居住物业、协助居住物业和护理居住物业共同组成的综合社区提供全方位或定制化的保健和医疗服务，以医为主。

养老地产以老年人医护中心为核心，其他功能区向外围依次辐射展开。设置医疗护理中心，并围绕该核心开发建设集医疗、护理、养老、休闲等不同功能为一体的养老地产。以护士站或护理站为服务区，按照一定的服务半径再向外，按不同的服务功能辐射建筑空间结构。

第二节　智慧医养互联互通

一、信息标准化

推进医学术语标准体系和编码体系等信息标准化建设，加速国际医学信息相关标准的本地化研发，可为老年人医疗数据信息共享和健康云平台的建立奠定基础，同时可以推进跨区域老年人医疗数据互联共享、整合分析挖掘及标准化管理等服务。上述目标的完成主要涉及养老信息标准化规范、信息交换标准、术语标准、主索引标准和系统互操作规范等工作。

（一）养老信息标准规范

目前，国内缺少系统的、标准化的养老服务。大多数养老服务仅仅停留在满足老年人对生活照料、饮食的基本需求，缺少医疗、康复、精神慰藉等全方位的养老服务。随着人民生活水平的提高，老年人对居家养老的要求也从吃饱穿暖向追求更高层次服务发展，要求越来越高。这就要求居家养老服务能够根据不同层次的老年人需求，提供系统的、标准化的家庭养老服务模式。因此，推进中国养老服务业就需要加强标准化建设顶层设计和信息化建设。

标准化是提升养老服务业质量和管理水平的重要技术手段，也是促进养老服务业科学发展的关键环节，是完善养老服务市场准入和规范市场秩序的技术支撑，是维护老年人和服务提供者合法权益的有效工具。因此，需要加强养老服务标准化研究，健全养老服务标准体系，通过家庭生活标准、居家服务机构指南、老年居家服务标准指南、残疾人居家服务标准指南、健康技术备忘录等规范性文件进行约束，使养老服务标准落实到行业管理和经营服务的各个环节，提高全行业实施标准的自觉性，规范养老服务市场秩序。

信息化作为养老服务业的重要组成部分，不仅会影响人们的生活，而且能推动养老服务业的加速转型和快速发展。其主要表现为养老服务管理信息化、机构管理信息化、居家养老服务信息化、医养融合服务信息化、专业人员培训信息化。

2012 年，民政部设立专项资金，扶植国家养老服务信息系统科研项目，积极推动中国养老服务业的信息化建设，主要包括养老服务机构的基本信息数据库、管理软件、指标检测系统以及远程培训平台的建设。2015 年 11 月，国家卫生计生委等九部门发布《关于推进医疗卫生与养老服务相结合的指导意见》的通知，为医养结合做出了总体布局，阐述了集医疗、健康咨询、健康检查、疾病诊疗和护理、大病康复以及临终关怀为一体的养老服务模式。

（二）医疗信息交换国际标准

HL7（Health Level Seven）标准是用于临床信息、财务信息、管理信息和电子信息交换的标准协议。它适合于解决不同厂商开发的医院信息系统、临床实验室系统及药学信息系统之间的互连问题。HL7 标准汇集了不同厂商用来设计应用软件之间接口的标准格式，允许各个医疗机构在异构系统之间进行跨医疗机构的医疗信息数据共享协同。

HL7 标准保证了老年人健康档案信息传输的完整性和安全性。医疗系统间信息交换的特殊性，决定了系统对信息交换数据完整性的严苛要求。为提高应用系统的安全性，需要进行一系列的加固措施，集成平台利用数字证书和多种对称、非对称加解密技术，实现对敏感信息的加密，同时在信息传送至被授权的接收端时对这些信息进行高效解密。

openEHR 是一种开放式电子健康档案规范，用于将健康数据从物理形式转换为电子形式，并确保所有形式的电子数据之间的通用互操作性。它针对电子健康档案的互操作和扩展性要求，建立了两层模型——参考模型和原型模型，将医疗领域知识从具体的临床信息中分离出来，从而保证了信息模型的高可扩展性，以及信息在共享、传输过程中的安全性。通过应用 openEHR 方法，可以在语义层面上用健康信息进行计算，从而实现决策支持和研究查询。

（三）医学术语标准

当前医疗信息化发展并不均衡，各医疗信息系统标准不一、互不兼容，资源利用率低，出现大量“信息孤岛”。由此，医学术语标准的战略地位日益突显。医学术语标准化主要运用标准化的原理和方法，通过制定医学术语标准，使在一定范围内的医学用语得到统一，对有效推动医学信息在更大范围和更深层次上的传播、共享和使用具有重要意义。

国际上，欧美等地区的国家将信息化发展战略作为国家总体发展战略的重要组成部分，国外医学术语标准化工作的开展经历了由政府主导型向学术团体主导型过渡的历程，相关政府组织、机构和大量行业协会等民间组织积极从事医学术语相关标准的研究、制订、测试、批准、发布和推广活动。其中，美国国家医学图书馆（National Library of Medicine，NLM）作为全球最大的生物医学图书馆，在开发和推进医学术语标准研究、使用方面做出了巨大贡献。

目前，国际医学界的权威信息标准主要有一体化医学语言系统（Unified Medical Language System，UMLS）、观测指标标识符逻辑命名与编码系统（Logical Observation Identifiers Names and Codes，LOINC）、临床药学标准术语（RxNorm）、医学术语系统命名－临床术语（Systomatized Nomenclature of Medicine /Clinical Terms，SNOMED/CT）、国际疾病分类（International Classification of Diseases，ICD）等。NLM 一直积极参与这些术语集的制定、维护、宣传和使用；同时基于现有标准开展增值宣传，如 UMLS 术语服务，包括超级叙词表、语义网络的浏览，SNOMED / CT、RxNorm 术语集及其子集的浏览、更新、下载。近几年 NLM 致力的重点包括降低术语集标准制定的重复性，尝试进行信息和术语集的对齐，建立临床术语集和管理代码集间的有效映射，同时期望通过建设可互操作的健康信息技术基础设施，提高医疗卫生的质量和有效性。

与欧美等地区的国家的术语标准化建设相比，国内标准化研究起步较晚，发展相对缓慢。目前，国内许多标准化组织和医学研究所、医学院校等积极参与到医学术语标准的建设中，大量引进和应用国际标准，并针对自身情况，开展标准的翻译、本地化研究和制定，我国在医学术语标准化建设方面也有了长足的进步。

医学术语标准化建设为老年人电子健康数据标准化建设奠定了基础，推动了慢性疾病以及临床药物的标准化管理。

（四）用户主索引标准

近年来，我国医院信息化发展迅速，信息化程度越来越高，众多医疗业务系统已经在各大医院得到了广泛的应用，但是临床信息分散储存在电子病历、收费、医嘱、药品、检验、医学影像、手术等信息系统中，造成临床医生在诊断时，如需查看患者的历次诊疗信息、既往病史、检查 / 检验结果，要跳转多个系统，对临床医生的诊断操作造成了很大不便。因此，建立以患者作为主索引标准的业务系统被提上日程。

用户主索引（master patient index，MPI）应用特定的算法实现医疗机构内患者标识信息的创建、维护，可以协助医疗人员对患者有效地进行检索。老年人作为整个业务系统的核心，都可通过一个唯一的用户号和集中管理的用户主数据记录被识别。这个唯一的用户主数据记录集中了所有与该识别号相关的信息，为医院的个性化管理提供了数据基础。用户主索引标准整合了老年人在医院诊疗期间所有的诊疗信息，为各系统信息提供共享平台，为医生临床诊断提供综合的决策信息支持，同时也为医院科研分析提供病历筛选和数据分析的模型支持。

（五）医养系统互操作规范

系统互操作是指两个不同的计算机系统协同工作并交换数据的过

程，包含语法互操作和语义互操作两个层面。语法互操作是指数据的发送方和接收方在数据格式、数据接口及通信协议等基本通信要素的约定上达成一致，如 XML 或 SQL 标准；而语义互操作是更高层次的互操作，要求双方系统对所交换的数据有共同的、准确的理解，针对知识异构、数据异构和知识 - 数据异构等问题，应用语义技术在临床决策知识库和临床信息系统之间建立中间件，使得数据交换以一种基于逻辑的松耦合模式进行，从而完成语义互操作，如图 12-2 所示。

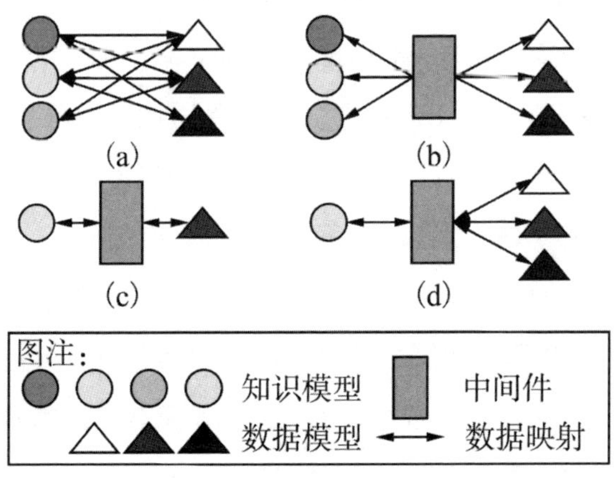

图12-2 临床决策知识库与临床信息系统数据映射

在临床实践中，异构医学信息系统数据交换往往要由多个角色通过有序的多个事务配合完成。仅有信息内容的标准化、信息交换格式的标准化还不够，另需角色、事物和流程的标准，这一整套标准集合被称为互操作性规范。

医疗机构集成（Integrating the Healthcare Enterprise，IHE）是由北美放射学会（Radiological Society of North America，RSNA）、美国医疗卫生信息与管理系统协会（Healthcare Information and Management Systems Society，HIMSS）联合发起的一个研究项目，旨在改善医疗计算机系统共享信息的方式，倡导异构系统间医疗信息交互与共享标

准化的规范，为解决互操作性问题提供了有效方案。IHE 推动使用已建立的标准（如 DICOM 和 HL7），对异构信息系统进行集成和标准化，为系统间的工作流集成提供技术框架和规范。IHE 技术框架针对医疗机构间的文档共享制定了跨企业文档共享（Cross-Enterprise Document Sharing，XDS）规范，对共享文档的分类、格式、注册、存储、管理、调阅进行了规定，从而实现 IHE 流程。

美国在医疗信息标准方面有两个重要的委员会，即卫生信息技术标准委员会（Health care Information Technology Standards，HITSP）和卫生信息技术认证委员会（Certification Commission for Healthcare Information Technology，CCHIT）。HITSP 负责公布业务用例，为解决医疗数据间的共享互操作开发相应的互操作技术规范，协调不同标准之间的差异；CCHIT 是 HIMSS 下的一个组织，负责互操作标准化认证。2007 年 10 月，我国卫生部电子病历委员会发布了《临床检验结果共享系统互操作性规范》，这是国内发布的第一个医疗信息系统互操作性规范，规范定义了不同医疗机构或信息系统之间临床检验结果共享的集成方式，对中国医疗行业多系统数据集成和共享具有规范和指导意义。

实现电子病历与健康档案信息共享与互操作，就可以为老年人提供跨医疗机构的远程诊断和决策支持，及时将其在社区医院或者家里的治疗效果反馈给医生，方便医生及时调整治疗方案，提高老年人的就诊质量和就诊效率。

二、信息集成平台

信息集成平台积极推进云计算、物联网、大数据和人工智能等相结合的技术手段建设，使医养结合有技术助力，打造以数据共享为特征的区域卫生信息集成平台，同时提供与公共卫生行业相关的信息资源管理机制。通过完善接入接口和中间件定义规范，提高系统互操作性，形成支持异构信息融合、建模以及协同的架构，实现不同信息系统之间的互联互通、共享交换，对多源信息的冗余、互补对数据进行融合及应用研究，助力“智慧养老”。

（一）国家、省、市三级卫生信息平台

在国家、省、市三级卫生信息平台架构中，越到下层，业务能力越强，越到上层，管理及协调功能越强，如图 12–3 所示。

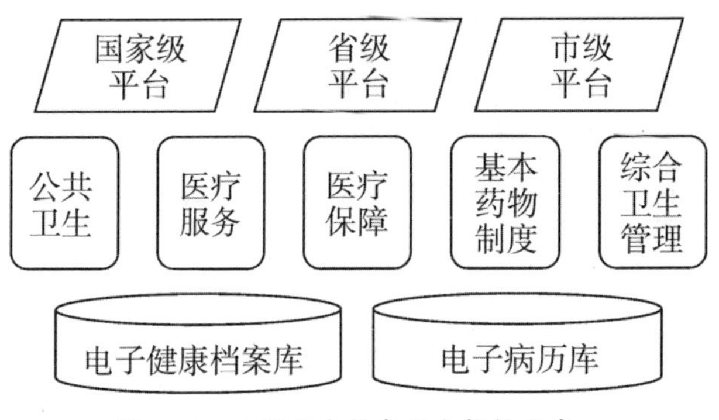

图12–3　三级卫生信息平台架构示意

国家级卫生信息平台，服务于国家卫生管理、健康评价、绩效考核、行业监管和政策制定等，访问省级平台，实现跨省区域信息共享，并支持跨省的行业协同。其主要进行整体卫生信息网络规划和设计，统筹全国统一的管理、控制和通信的网络协议和标准，实现不同地理位置的多个独立分布的区域卫生信息平台的互联互通。

省级卫生信息平台，服务于管理决策和社会需求，访问市级平台，实现区域内信息共享，并支持跨市的业务协同。其对上是构成全国卫生信息资源平台体系的关键节点，是国家级卫生信息平台完成数据统计分析和展示任务的数据来源；对下是调度省内各级平台协同工作的核心数据交换平台，横向与其他省级平台对接，以及集中进行全

程健康档案服务，包括统一维护和管理全省健康档案索引库。

市级卫生信息平台，服务于医疗机构、基层医疗卫生服务机构以及居民和患者需求，是电子健康档案的主要服务平台。其具备省级平台的协调和管理功能，是所辖区域范围内数据交换、数据整合和统计分析的平台，同时提供辖区内健康档案建档、管理、绩效考核服务，实现与当地医疗卫生机构的信息共享，为居民提供双向转诊、一卡通等服务。

（二）区域医疗卫生信息集成平台框架

卫生信息集成平台将分布在医疗机构、社区、公共卫生机构内的区域内居民的健康信息进行交换整合，从而实现市民在各医疗机构间（医院与医院之间，医院与社区中心之间，社区中心与社区中心之间）诊疗资料的全面共享和交换，提高医疗卫生业务的服务质量和效率。

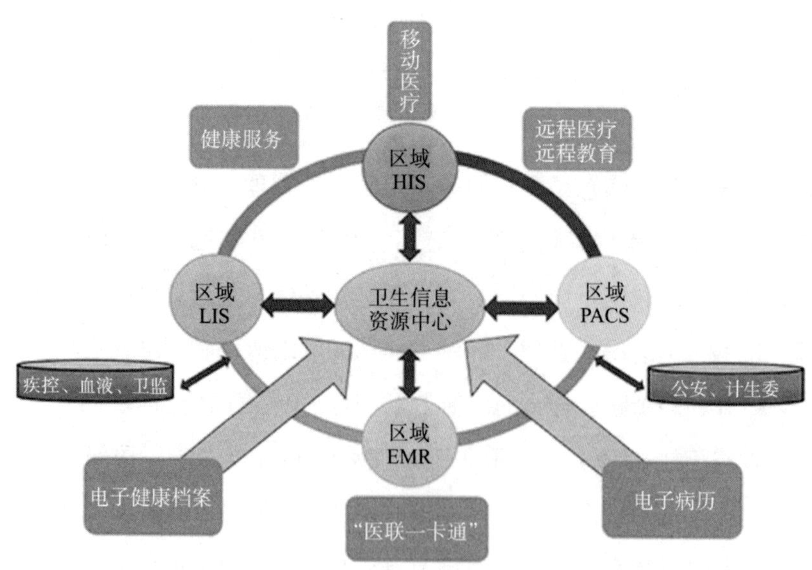

图12-4　区域卫生信息平台与相关系统的关联图

图 12–4 展示了区域卫生信息集成平台实施框架图。居民个人电子健康档案和电子病历是区域卫生资源信息中心的两大支柱，前者收集了来自社区的健康管理信息，后者整合了来自医院的诊疗信息。以居民个人电子健康档案为基础数据，构建健康档案与诊疗信息的数据交换平台，部署 4 个区域信息系统，即区域医院信息系统（regional Health Information System，rHIS）、区域检验信息系统（regional Laboratory Information System，rLIS）、区域医学影像归档和传输系统（regional Picture Archiving and Communication System，rPACS）、区域电子病历（regional Electronic Medical Record，rEMR），整合疾病控制、血液、卫生监督等公共卫生信息，与公安、医保、计生委等部门的信息系统实现互联互通。区域卫生信息集成平台对外提供城乡社区和医院的双向转诊、“医疗一卡通”、远程诊疗和个人健康信息管理门户等综合性服务，对内提供宏观决策和疾病监测、预警等应用系统。同时，这些 EHR 相关系统和服务都要遵守统一的标准和规范，并强调隐私保护、数据安全和系统安全。

（三）境外医养数据融合

从临床数据交换的范围来说，基于发展阶段等因素的限制，目前大部分临床数据交换实践发生在单一区域内，还比较少见在国家层面上形成医疗数据交换网络的。然而，随着国际交流的日益频繁，大型跨国活动不断增多，国际人口流动速度加快、活动范围增大。在大量的人员流动过程中，患病就诊不可避免，尤其是老年人的就诊需求更为强烈，如何保障其在境内外能够获得同等的就诊体验，对现有的卫生信息平台的建设提出了新考验。同时随着国际远程医疗建设的不断推进，医疗信息交换的需求已经不局限于单一区域，而向跨地域乃至全球范围快速发展，不同国家间的医疗信息交换已经成为重要需求和发展趋势。

国际临床数据交换作为当前最高层次的医疗健康信息交换网络，不同于国内或区域内的临床数据交换，其在技术上除了需要克服通信、标准、互操作性等问题之外，还需要适应不同的医疗健康工作流程，转换医疗记录格式，建立跨国的超级目录服务，以及对不同国家的语言进行翻译以适应目标用户的阅读需求。除此之外，国际临床数据交换还需要考虑专有医学术语差异、健康数据安全性、隐私保护差异、医疗保险支付差异、法律因素等问题。

三、隐私保护及安全性

随着互联网技术的飞速发展，我们的个人数据正在不经意间被动地被企业、个人搜集并使用，个人数据的网络化和透明化已经成为不可阻挡的大趋势。在大数据技术的应用过程中产生的数据交互、展示等均可能对客体隐私造成侵害，所以在大数据技术不断发展的同时，需要关注其所带来的隐私保护和安全性问题。

（一）隐私保护意义

医疗信息具有不同于一般个人信息的特殊性，内含大量敏感性信息。由于医疗服务的特殊性，信息主体对其医疗信息的控制权较弱，在医疗信息的收集、使用方面并无多大选择权。随着医疗的信息化转型，医疗领域大力推行电子病历。而电子病历必须以获得患者隐私为基础，患者也通常会毫无保留地公布个人情况，因此医疗信息的隐私保护及安全性就显得尤为重要。

医疗领域中存储着大量的数据，对其进行信息整合、共享和深度分析，对促进医学研究、政府决策均具有重要意义。但是在利用好医疗信息的同时，要防止隐私的泄露。目前，医疗卫生机构的信息化建设大多采取外包给第三方企业的形式，以达到降低建设成本、提高信息化建设质量和效率的目的。但是以外包的方式进行信息系统的开发和维护，所有信息都暴露给软件开发人员，可能增加隐私数据泄露的风险。

保护个人医疗信息隐私是维护个人人格尊严和自由的体现，是维持个人正常生活的需要，有利于医疗信息经济价值的良好实现，有利于维持良好的医患关系，也有利于维护公共利益，促进医学繁荣进步。

（二）数据安全性

数据安全隐患存在于医疗机构信息化流程的各个环节中，无论是结构化或者是非结构化数据的安全防护，都存在一定程度的问题，如技术漏洞、物理故障、恶意攻击等。

数据交互存在隐患，医疗数据互联互通使得每个终端都可能成为数据泄露的出口；移动终端将健康服务从计算机延伸到可移动终端，也带入了移动终端的隐患，进而威胁数据安全；云技术提升了资源利用率，医疗云平台可能发生大规模的计算资源系统故障，除此之外云计算安全隐患还包括难以对用户隐私、数据主权、数据迁移与传输、灾备等方面进行有效保护。

（三）医疗信息泄露原因

医疗信息泄露的原因有如下几种：管理者意识淡薄，数据保护意识不够；保管机构管理体系不健全，导致数据的丢失、被盗和黑客/信息技术事故；技术存在漏洞或遭到恶意攻击，医疗信息被篡改；利益相关方被商业利益诱惑，泄露或者公开贩卖个人信息。

医疗数据的保管和维护不再限于医院和医生，还包括相关的医疗保健机构，但是这些机构的管理机制仍处于完善阶段，导致医疗信息泄露事件时有发生。2010 年，纽约医疗与医院集团下属北部布朗克斯医疗网络由于货车司机的疏忽，两个计算机系统的备份磁盘被盗，将近 20 年的患者、员工和供货商的所有重要信息丢失。2011 年，美国三军健康管理处和健康网将备份磁盘和服务器丢失，导致美国三军健康管理处被集体诉讼并被要求赔款 49 亿美元，是美国有史以来最大的数据泄露事件。我国香港地区先后有 9 家医院患者资料失窃，数万人受影响。

（四）法律法规

关于医疗信息的权利归属，尤其是病历的权利归属，一直存在许多争议。有人认为，病历为医疗机构所有，如加拿大安大略省《公立医院法案》规定，由医院制作的、记录患者个人信息的病历是医院的财产，应由管理员进行保管。《美国联邦法规》中更是明确规定，医院必须保管每个住院、门诊患者的病历，只有在遵循联邦或州的法律、法庭命令或传票的情况下，医院才能公开病历原件。还有人认为，病历为相关政府机构所有，如在英国国民卫生服务体系中接受服务的患者，其个人病历是英国社会事务大臣的财产。但是，越来越多的学术观点为，病历档案应为患者和医疗机构所共有，由于患者缴纳了病历的工本费及相应医疗费用，就获得了物质部分的所有权，并且享有治疗过程（如手术记录、医嘱、处方等）的共有权。

对于病历的所有权，我国目前没有相应法律规定。而对于病历的保管权，我国规定了医疗机构应当建立病历管理制度，设置专门部门或者配备专（兼）职人员，具体负责本机构病历和病案的保存与管理工作。

在医疗信息隐私保护及安全性方面，很多国家在信息化建设中建立了配套的法律法规体系，以规范和引导参与信息交换和共享的各利益相关者的行为，明确各方的权利与义务，维护良好的交换与共享秩序。如美国于1996年制定的《医疗保险可携性与责任法案》（Health Insurance Portability and Accountability Act，HIPAA），针对医疗信息化中的交易规则、医疗服务机构的识别、从业人员的识别、医疗信息安全、医疗隐私、患者识别等问题，制定了详细的法律规定，以保护医疗数据安全和患者隐私权；加拿大《个人信息保护及电子文档法案》（Personal information Protection and Electronic Documents Act，PIPEDA）规定禁止跨省或跨国商业机构使用个人健康信息；此外，澳大利亚的《隐私权法案》《健康档案（隐私与访问）法案》及日本的《关于保护私人信息法纲要方案》等也在医疗信息隐私保护方面做出了相关规定。

相比较而言，我国对医疗数据隐私保护的法律法规制定相对滞后。2000年，我国开始推广使用电子病历；至2010年，《卫生系统电子认证服务管理方法（试行）》《电子病历基本规范（试行）》等关于隐私保护的重要法规才相继出台。而今，健康数据采集源的增加、基因测序技术不断商业化以及互联网医疗建设的推进，对现有的法律法规又提出了新的要求。

完善的法律法规体系的建立是衡量一个国家或地区卫生信息化发展水平的重要标志，也是推进卫生信息化建设的根本保障。因此，区域卫生信息化环境下的信息安全与隐私保护必须依靠法律手段，同时，要明确信息安全与隐私保护基本原则，建立良好的组织协调机制。

（五）隐私保护的技术手段

在技术方面，隐私保护的研究领域主要关注基于访问控制的技术、基于数据加密的技术和基于匿名化的技术。

基于访问控制的技术通过限制用户对各类信息资源的权限，来防止越权使用资源，使各类数据在合法范围内使用。

基于数据加密的技术是在数据分析、处理过程中隐藏敏感数据的方法，在分布式应用环境中有着广泛的应用。

基于匿名化的技术通过对数据的隐藏和泛化等操作来保护隐私。匿名化的经典技术包括在发布的数据中加入随机化的干扰数据，在保证统计性质的同时对原始数据进行隐藏。

构建信息安全和隐私保护框架，为个人健康医疗信息存储、访问到传输等各个环节提供切实安全的保护。可参照美国的 HIPAA 提出适应我国国情的安全隐私条例，以面向个人健康医疗信息的安全隐私度量模型为基础，提出匿名隐私保护方案和随具体情况变化的访问控制策略，构建国家级统一权威、互联互通的个人健康医疗基础信息平台。对于各区域健康医疗平台和数据系统，应首先构建安全的医疗信息系统，通过数据安全分析系统保证物理安全、数据安全、网络安全、系统安全和应用安全，形成可利用、可信赖的信息安全与隐私保护框架。

第三节　医养结合智慧生态

在医疗与养老的结合过程中，必然需要借用其他领域的社会资源，本章主要介绍与智慧医养结合及信息化密切相关的几个主要领域的产业生态，包括物联网生态、医养支付生态以及服务行业信息化生态。

一、物联网生态

物联网技术是指通过信息传感设备，按照约定的协议，把任何物品与互联网连接起来进行信息交换和通讯，以实现智能化识别、定位、跟踪、监控和管理的一种网络技术，可广泛应用于医疗卫生、环境、交通、电力、安防等各行各业。在医疗与养老结合领域，包含智能家居、可穿戴设备、人员定位等技术在内的物联网技术也发挥着重要的作用。

随着技术创新和产品的不断成熟与发展，医疗物联网的潜力正在不断被挖掘，已渗透到医生、健康管理者、居民、患者以及医疗健康设备、器材、药品、环境等服务因素的人与人、物与物的全方位连接和信息交流中，能够帮助医院实现对人的智能化医疗和对物的智能化管理工作，支持医院内部医疗信息、设备信息、药品信息、人员信息、管理信息的数字化采集、处理、存储、传输、共享等，实现物资管理可视化、医疗信息数字化、医疗过程数字化、医疗流程科学化、服务沟通人性化，能够满足医疗健康信息、医疗设备与用品、公共卫生安全的智能化管理与监控等方面的需求，从而解决医疗平台支撑薄弱、医疗服务水平整体较低、医疗安全生产隐患等问题。

2009 年 8 月，温家宝总理提出“感知中国”的概念，拉开了我国物联网技术研发的序幕。2010 年 3 月，“加快物联网的研发应用”被明确写入我国 2010 年政府工作报告，将物联网技术的研发应用推向了高潮。

我国医疗卫生体系正处于从临床信息化走向区域医疗卫生信息化的发展阶段。物联网技术的出现，满足了人民群众关注自身健康的需要，推动了医疗卫生信息化产业的发展。

随着物联网技术的普及，智能家居产品也进入了高速发展的时代。RFID、无线传感器网络、网络摄像机等技术的运用将在未来改变传统的居家养老方式。智能家居，如智能医药箱、远程看护系统、智能食品采购系统等的应用，也将在未来逐步成熟。老年人可以通过自己的活动完成一定程度上的生活自理，子女也可以通过远程监控观察老年人的生活状况。老年人智能家居系统在家用护理医疗检测、老年人危险预防等方面将发挥不可替代的作用。

可穿戴传感器可以嵌入服装、眼镜、鞋子和手表中，可植入的无线可辨识设备可以用于保存健康记录，有助于在紧急情况下挽救老年人的生命，尤其适用于有糖尿病、癌症、冠心病、脑卒中、慢性阻塞性肺疾病的老年人。对于有智力障碍的老年人，可以通过 RFID 手环配合门禁系统记录老年人行踪。此外，RFID 手环可与远程医疗服务系统、无线通讯系统等结合使用，使老年人在任何时间、任何地点都能够与医院取得有效沟通，大大提高紧急医疗服务效率，节省等待时间。

此外，近年来，基于云技术、自动识别技术等的人员定位管理系统已应用到各个领域。在养老院中，这样的系统能够在老年人的活动范围内运用一种安全、可靠的人员定位系统来识别、跟踪和定位老年人，发挥保护与管理作用。管理人员可以将信息系统中每个人的信息与现实中每个人的动态联系起来。如出现有生活障碍的老年人离开安全区域的情况时，系统可以根据设定程序及时报警并通知相关人员处理。该系统可使管理人员实时掌握养老院各个活动区域内老年人的详细信息及数目，以跟进分析老年人的需求，并有针对性地改进并完善设施。与智能家居系统类似，子女也可以通过远程监控，随时随地地观察老年人的生活状况。

随着技术发展，室外导航技术日益成熟，而室内导航技术仍在起始阶段。由于 GPS 信号的衰减，室内导航的实现存在一定难度。技术上，基于 Wi-Fi 信号测距方法、专用设备的室内导航方法等都能够实现室内导航，但在实现上或多或少存在难度。2017 年，微软亚洲研究院云计算及移动计算组推出了“寻路”项目，提供低成本、即插即用的室内导航服务。该项目记录前人在室内的行进路线，从而有能力为拥有相同起点和终点的新用户提供导航服务。根据这种思路，在养老机构中，可以由管理人员提前记录到各个目的地的行进路线，为使用该系统的老年人提供室内导航服务。

远程医疗监护主要利用物联网技术，构建以患者为中心，基于危急重症患者的远程会诊和持续监护服务体系。远程医疗监护技术的设计初衷是减少患者进医院和诊所的次数。随着远程医疗技术的进步，高精尖传感器已经能够在患者的体域网范围内实现有效通信，远程医疗监护的重点也逐步从改善生活方式转变为及时提供救命信息、交流医疗方案。在医疗与养老上，远程医疗监护显然是一个极佳的解决方案。

物联网技术在医疗卫生领域的应用前景和范围非常广阔，在医疗和养老方面能够发挥重要的作用，同时也将进一步推动物联网产业的发展。但是应用成本较高、技术标准不统一、隐私权保护难度大、服务企业竞争力较弱等问题，仍严重制约着该产业的发展。这些问题的顺利解决才能进一步推动物联网产业的大发展，才能迎来惠及全社会的“智慧医疗”与“智慧养老”。展望未来，无线传感技术的系统性、综合性运用将有力推动医疗健康服务模式，必将改变医院与患者之间、养老机构与老年人之间的传统关系及交互模式，全面实现老年人在任何时间、任何地点能够获得医疗诊断服务与其他有关服务的目标。

二、医养支付生态

在医养产业与信息产业不断融合的过程中，支付是其中重要的一环。当前我国居民医疗保险参保人数已超过 12 亿，居民就诊时医保支付占比超过 75%。由此可见，医保支付已成为居民看病最主要的支付手段。

2016 年，腾讯、阿里巴巴、平安（保险）集团先后与深圳、成都等人力资源和社会保障局合作，共同探索第三方支付工具同医保的实时结算。在医保用户将医保卡与微信、支付宝等移动支付工具绑定后，移动支付平台便可实现同医保的实时结算，用户直接支付个人所承担的医疗费用即可。

（一）支付宝

伴随着中国电商的发展，支付宝作为交易中介诞生并迅速发展，并在十几年后成为全球最大的移动支付厂商。2014 年 5 月 28 日，支付宝推出了“未来医院”计划，对医疗机构开放自己平台上的支付及金融解决方案，展现云计算能力、安全风控能力等，进入“互联网＋医疗”领域。

2016 年 5 月 31 日，由支付宝与深圳市人力资源和社会保障局共同合作的医保移动支付项目，正式在深圳 6 家公立医院率先试点运行。双方基于合作推出的“医疗保险”网络支付标准，在国内首度确立了可规模性接入医院且具备可复制性的方案，奠定了“互联网＋社保业务”的深圳模式，通过支付宝的实名、风控、支付等核心能力，构建了医保互联网支付的安全通道。

截至目前，除了深圳、镇江外，嘉兴、杭州、成都的医院也都已经开始试点支付宝医保移动支付。

2017 年 5 月初，支付宝宣布面向个人用户推出医疗健康服务平台。除了支付宝已有的挂号就诊等服务外，用户通过该平台可获取超过 1500 家公立医院、15 家医疗健康创业公司所提供的包括健康咨询、健康资讯、母婴服务、健康金融等在内的 15 项健康管理服务，这其中支付宝自身优越的支付服务起到了重要的作用。

（二）微 信

与阿里巴巴类似，腾讯在 2014 年也发布了“智慧医院”规划，规划第一步是打通院内各种流程，做到线上预约、挂号、付费、取报告等，以节省患者的等待时间，提高就医效率；第二步则是打通医保、商保，以服务更大范围内的患者。经过几年发展，目前全国已有近 2 万家认证医院通过各种类型的公众号为上亿位患者提供服务。微信医保支付则有效打通了医保卡与移动支付之间的桥梁，实现了“群众跑路”向“信息跑路”的真正转变。

2016 年 4 月，腾讯与深圳市人力资源和社会保障局正式签署“城市服务”战略合作协议。其中，协议规定深圳市的医保用户通过微信绑定医保卡，就可以在指定医院就诊时一键完成医保及自费金额的在线支付。

继深圳、成都、广西后，微信医保支付在全国加速落地，目前已有包括厦门、汕头在内的数十个大小城市已经可以使用微信完成医保在线支付。

2017 年 4 月 20 日，由腾讯公司主办的 2017 中国“互联网＋”数字经济峰会——医疗分论坛上，腾讯移动互联网事业群副总裁陈广域提到，微信支付的用户已经达到微信总用户数的 80%，大量原先不会使用移动支付的人群已经成为移动支付的熟练用户。

3.8 万个以上的医疗机构拥有自己的微信公众号，超过 1.1 亿的用户在搜索和使用这些公众号。80% 的服务号开通了腾讯的在线服务。其中，60% 的医疗公众号提供在线就诊以及挂号服务。

现阶段，有超过 2000 家医院已经开通了微信支付。其中一些医院的移动支付的占比已经高达 60%。部分医院的 50% 以上的支付流水已经通过第三方支付来完成。

2017 年 11 月 7 日，以微信支付为核心的微信智慧医疗服务再次创新，由微信支付与“互联网＋”团队联手推出医疗保险无纸化手机端快捷理赔，患者无须提供纸质材料，只需通过微信即可在线上快速完成医疗保险理赔。这也是微信首次打通商业保险，实现了继就医全流程打通及医保打通后智慧医疗的再一次升级，是腾讯“互联网＋”能力连接医疗行业的又一力作。未来，腾讯将进一步将智慧医疗与老年人的生活更加紧密地结合在一起。

（三）银 联

2015 年 2 月，中国银联进军医疗支付，宣布与复旦大学附属中山医院推出“现代医院”解决方案，开通了一款医疗支付应用，通过线上 APP 与线下自助终端，实现与医保实时结算，简化就医流程。简而言之，患者首先下载医院 APP，绑定社保卡和银行卡，看病时支付步骤可以在医生开药时同步进行，省去后续排队缴费时间，且医疗费用结算自动分账，患者只需支付自费部分。

此后，银联开始在全国推广“现代医院”解决方案试点。据介绍，截至 2016 年 1 月，该方案已在包括上海、广东、浙江、河北、安徽等地的近 30 家医院（主要是大医院）上线运行，率先在广东地区实现了医保个账手机支付。同时，银联也在跟小医院做转诊、分级诊疗等方面探索，希望极大地简化就医流程。

（四）商业保险

我国的养老保险体系主要包括三大支柱，即国家基本养老保险、企业年金和商业养老保险。目前来看，“三大支柱”养老保险体系呈现倒三角形：第一支柱基本养老保险占据绝对优势；第二支柱企业年金多年来发展严重不平衡，难以对基本养老保险起到补充作用；第三支柱商业养老保险尚有巨大的空白有待填补。为了应对人口老龄化的趋势以及日益增加的养老需求，相关部门出台多项政策，逐渐重视和扶持商业养老保险的发展，推出个税递延型养老保险、住房反向抵押养老保险、老年人意外伤害险及长期护理险等新型养老保险品种，力求推动商业养老保险发展，完善我国养老保险体系。

商业养老保险在发展过程中，与医疗数据信息化结合后展现了其特殊的潜力。商业养老保险发展十余年来，各大保险企业都积累了大量的数据，社会信息化的工作也全面展开。商业养老保险正是大数据的用武之地，将保险数据与健康数据相结合，可督促老年人养成积极健康的生活方式。

此外，2017 年 12 月 4 日的世界互联网大会上，微医推出了全国首个互联网健康险平台，在线销售具有微医特色的健康保险产品，让子女能够更加便捷地为老年人挑选、购买保险产品。

三、服务行业信息化生态

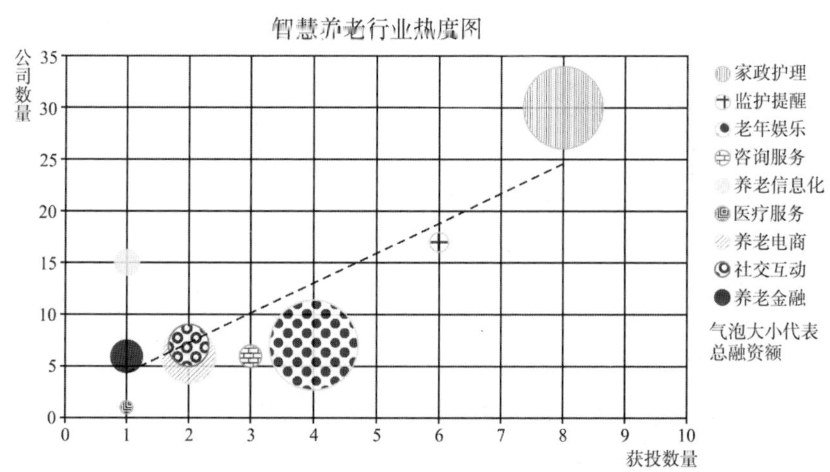

图12-5　智慧养老行业热度图（数据截至2016年11月）

图 12–5 为截至 2016 年 11 月，针对 111 家智慧养老行业相关的初创企业绘制得到的智慧养老行业热度图，趋势线上（虚线）方代表竞争激烈的行业，趋势线下方代表竞争程度较弱的行业，气泡大小代表细分领域的总融资额度。通过热度图可以看出，养老信息化、养老家政护理行业竞争较为激烈，老年娱乐、养老医疗服务、养老咨询服务领域竞争相对较小。养老家政护理、老年娱乐、养老电商最受资本关注。

医养结合智能化还涉及服务行业的信息化，比如随着互联网的不断发展，医疗专车、家政服务的预约越来越多地需要远程完成等。

在医疗服务方面，近年来，"黄鱼救护车"（山寨救护车）在社会新闻上时有出现，正规救护车无法满足患者对救护车的大量需求导致这类山寨救护车的出现。目前来看，解决该问题的方法有两种：一是提高现有正规医院的救护车出车效率；二是在实行严格准入制度的前提下，开放部分市场，由具有一定资质的社会车辆提供相应的服务，填补市场空白。专车服务软件发展日益成熟，借鉴一般专车的运营系统，将医疗专车作为主要业务的专车服务市场前景广阔。

在生活料理服务方面，家政服务指的是将部分家庭事务社会化、职业化、市场化。该行业出现已久，服务类别中也包括对老年人的护理。信息化发展迅速，目前已有多家公司提供家政管理系统，为家政服务公司提供信息化管理方案，用户可通过网页、微信、APP 等多终端快速下单预约服务。家政服务公司管理人员可在后台对服务人员资料、订单、客户、财务等进行多元化管理。服务人员则可以通过网页、微信、APP 等多终端进行个人订单管理，并随时与管理人员、用户进行沟通。此外，此类家政管理系统与其他信息化管理系统相同，支持数据的随时批量导入导出，服务人员流程跟踪、财务合同管理能够实现一体化，提高业务运作效率，对客户分类营销，能够针对不同群体制定服务方案。在医疗养老领域，该类家政服务管理公司能够与子女或老年人本身进行充分沟通，为老年人制定针对性的服务方案。

此外，在精神支持服务方面，养老机构中还有健康教练等服务，除为老年人制定个性化的健康生活方案外，还以心理健康讲座等形式提供各类精神支持服务，帮助老年人更好地应对心理问题等。

第四节　智慧医养技术展望

基于移动互联网、物联网、云计算等技术发展而来的智能养老设备与系统以及信息化的经济生态，对医疗信息化和养老信息化起到了重要的推进作用。在未来，新兴科技（如人工智能、虚拟现实等技术）的发展和应用将进一步提高医养结合智能化水平，改善老年人的养老质量。

一、机器人与人工智能

机器人（robot）是自动执行工作的机器装置。它的任务是协助或取代人类的工作，例如生产业、建筑业等一些工种。机器人大致可分为两类：第一类是接受人的指挥或预先安排程序编排的机器人，是完全受人类的控制的机械器件；第二类是基于人工智能（artificial intelligence，AI）技术可以进行自学习，像人类一样思考的智能型机器人。人工智能赋予机器人一个像人类大脑的核心智能部件，而机器人是人工智能的一种表现形式。机器人和人工智能技术等先进技术正改变医疗手段甚至医疗模式，并将推动医学发展，重塑医疗产业，这在养老领域同样适用。

（一）养老器械

在老年人护理过程中，有许多工作是护理人员完成难度较大或无法周到顾及的。常年卧床的老年人很容易生褥疮，而经常给老年人翻身是比较费力的。于是，日本一家护理床公司在病床上安装了传感器，不仅预防了褥疮的产生，还能对掉到床下造成骨折、死亡的事故提供警报。传感器能够将卧床老年人的呼吸、心跳等情况记录下来，并及时传到护士站及家属手机中。另外，老年人的锻炼、康复需要有各种器材。日本电机公司开发出了能够让老年人锻炼手、腿等部位的机器人，通过不断在机器上活动，运动功能减弱或者丧失的老年人能重新恢复运动功能。

（二）智能养老机器人

智能养老机器人是一种地面移动型或桌面型的服务机器人（见图12-6）。其一般带有摄像头和触摸屏，有麦克风，本体安装有多种环境传感器，并且可以连接第三方的健康监测设备，适合在室内环境使用，能够识别语音和理解语义，和老年人直接进行交流。在医院诊所和社区，其可为老年人群体提供健康咨询、健康监测与医疗辅助等服务，在家庭内可以陪伴老年人，进行健康监测及与医疗平台连接，并具有智能家居控制、娱乐互动等功能。

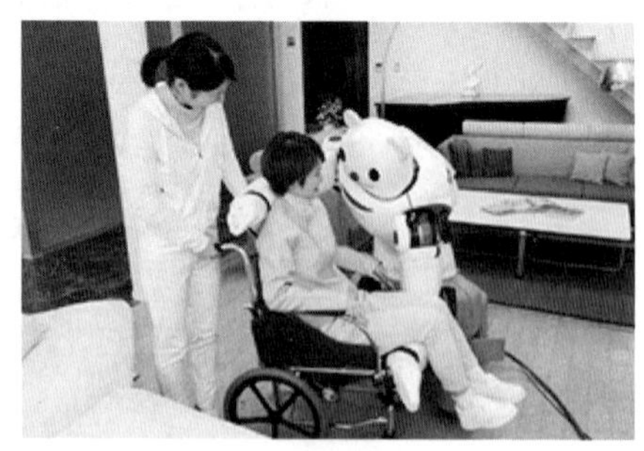

图12-6　智能养老机器人

（三）数据挖掘助力疾病的早期发现

阿尔茨海默病是一种起病隐匿的进行性发展的神经系统退行性疾病。据美国阿尔茨海默病协会估计，在 2015 年约有 530 万美国人被诊断患有阿尔茨海默病，其中 510 万人为 65 岁或以上的个体。阿尔茨海默病被认为是一种典型的老年疾病。另外，只有 45% 的阿尔茨海默病患者可从医生处得到诊断。正是由于阿尔茨海默病在传统的医疗方案中难以被诊断和治疗，多年来各国研究人员都致力于研究如何应用新技术来早期发现和改善阿尔茨海默病病情。

2017 年，韩国高科技科学院（Korea Advanced Institute of Science and Technology）和天安市公共卫生中心的科学家们通过深度学习（deep learning）结合 PET 扫描图像技术，能以 84% 以上的准确度识别未来 3 年可能患阿尔茨海默病的潜在患者，这一方法优于基于特征的人为量化常规方法，显示出了深度学习技术使用脑图像预测疾病及预后的可行性。

另外，意大利巴里大学（University of Bari）的研究人员用 MRI 扫描了 67 名志愿者的大脑，其中包括一些阿尔茨海默病患者、一些轻度认知障碍患者以及一些普通健康人。利用人工智能分类算法，他们能准确地鉴定出患有阿尔茨海默病的患者，准确率达 86%。此外，他们也能将健康人与轻度认知障碍患者进行区分。轻度认知障碍一般被认为是阿尔茨海默病的前兆。也就是说，利用他们开发的算法，我们能在阿尔茨海默病出现前的几年就发现有认知障碍的大脑，预知阿尔茨海默病的发生。

（四）智能辅助矫正

对于另外一种老年人发病率较高的疾病——帕金森病来说，人工智能的应用同样能提高患者生活质量。

比如某公司推出了一种可以让手抖人群好好吃饭的勺子（见图12-7）。其利用传感器捕捉手部运动症状，通过两套独立的伺服控制系统主动校正勺面，解决手部震颤患者的进食问题。该过程中除了采用一些基本的控制算法外，还应用自适应算法和机器学习（本地及云端）等技术，使得勺子能根据不同患者的手部抖动情况进行智能调整，抵消抖动的程度，能够起到垂直方向抵消 85% 抖动、水平方向抵消 60% 抖动的效果。另外，其配合软件，统计患者用药信息，并且捕捉手部运动轨迹，解析出手部运动症状参数，给医生提供整合数据以用于评价药物治疗效果。

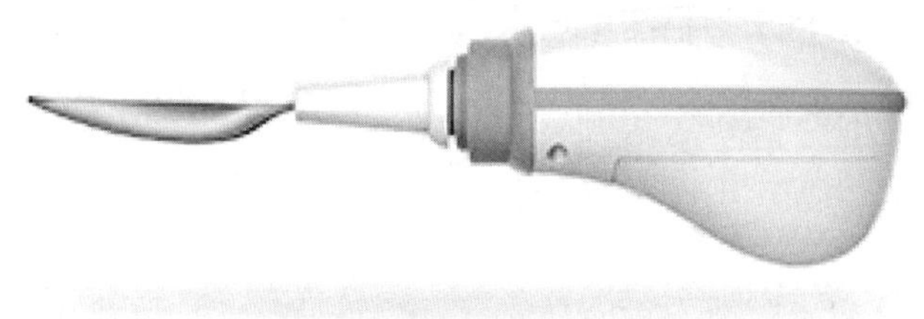

图12-7　防抖勺

也有公司研究出能制造震动的手表（见图 12-8），分散帕金森病患者大脑对手的注意力，从而显著减少大脑发送的错误信号，使患者可以控制右手，完成正常的书写任务。用户还可以通过专用 APP 来控制表的震动频率，从而找到最适用于患者的模式。该公司研究团队还表示，将与神经系统科学研究团队合作，开始一个新项目—艾玛计划（Project Emma），探索如何运用传感器和人工智能来探查和监测与失调相关的复杂症状，包括身体僵硬、步态缓慢、跌倒和震颤等，开发用于检测和缓解帕金森症状的新技术，量化帕金森症状的模型，研究缓解这些症状的策略。他们设想，这些新技术将同时运行在设备端和云端，让未来的产品服务更多的帕金森病患者。

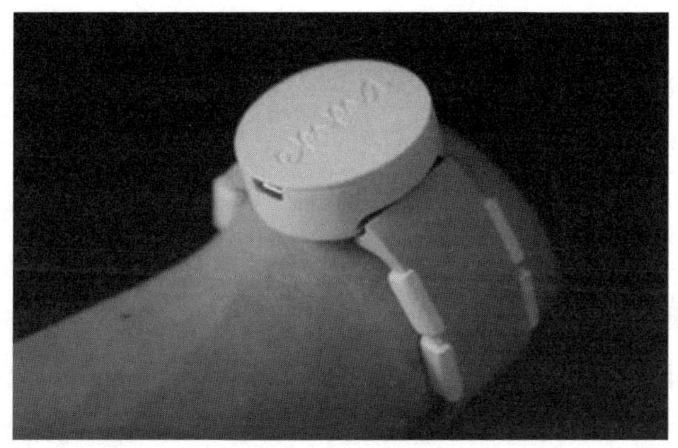

图12-8　制造震动的手表

（五）领域展望

未来，人们可能处于一个信息无处不在、计算无处不在的环境中。大量信息蕴含大量知识，同时也可能赋予人工智能非常强大的认知能力，令其提供决策支持甚至替代人类决策。目前，深度学习等机器学习与人工智能技术在部分领域已日渐成熟，并已经可以挑战人类极限；在医疗领域，人工智能可以提供诊断治疗建议、影像识别、药物挖掘、营养指导等服务。临床决策将越来越多地采用患者、医生和认知助手或人工智能三方共同参与的共享决策模型。除了传统的临床决策支持外，人工智能将在医养结合中发挥重大作用，如在患者风险管理、个性化护理、患者自我管理、医疗流程优化等方面发挥巨大作用。

尽管现在的养老服务机器人只具备一定的“思考”能力，到达不了智慧的程度，主要的功能也仅限于陪伴逗乐、健康检测、健康顾问、紧急报警等几项，但随着人工智能技术的发展，养老服务机器人还将承担现场医疗、健康护理、生活助理等功能。并且伴随材料科学和制造业的技术改进，机器人将更符合真人的外观，真正实现代替人工护理老年人。除此之外，可以应用脑机接口实现失能老年人对机器的直接控制，将人的智能转接到机器上，完成智能的机器人行为辅助等养老服务。

二、个性化与精准医疗

精准医疗是将个人基因、环境与生活习惯差异考虑在内的一种疾病预防与处置的新兴方法，是对疾病和特定患者进行个性化精准医疗的新型医学概念与医疗模式。随着基因测序技术的突飞猛进，越来越多的医疗机构开始提供基因检测服务或者有针对性的基因筛查服务。基因分析结果可以作为临床决策支持的依据。在电子病历等临床信息系统中已经大量积累的临床信息可以作为精准医学研究必备的表型数据来源。按照以患者为中心的原则，将临床信息与基因等组学数据整合起来，将大大促进精准医学和个性化诊疗的发展。但就目前的发展形势来看，精准医疗在未转化为临床治疗的成果之前，还停留在科学研究的阶段。

（一）精准诊断与预防

目前，临床对疾病的分析一般通过影像学、生化指标、生理功能、风险因素的改变进行。这些方法是疾病临床分型的关键，但这种方案存在一定的局限性。将基因组学和临床表现状况相结合，通过蛋白质组学和代谢标志物组学结合疾病危险因素，从而实现疾病的精准分型，将为疾病的诊断和治疗提供精准的保障，对有高患病风险的对象能够实现预测与及早预防。

美国加州大学的研究团队开发出一套运算系统，利用全基因组关联分析（genome-wide association study，GWAS）比对现有病例资料库，进行阿尔茨海默病遗传风险评估，运算出包含 30 种以上阿尔茨海默病相关基因的多基因风险指数（polygenic hazard score，PHS），比单个

ApoE4基因预测准确许多。无论是否带有阿尔茨海默致病关键基因，该运算系统皆能预测某个人患阿尔茨海默病的可能性，甚至进一步预估发生年龄以及是否会发生智能急剧衰弱等。

（二）精准医疗

通过基因变异分析，可以指导药物治疗方案。由于基因变异，某些药对有些患者不能发挥作用。比如对冠心病患者进行抗凝治疗，如果事先不知道有相应的基因突变，用药后发现不管用，那反倒会引起血栓的形成。这也是药物基因组学的范畴，即根据基因型来推断药物的疗效和毒副作用。基因变异分析已在心血管疾病治疗中开始应用。

此外，根据基因检测结果，将同一种病患者的不同患病原因区分出来，然后针对病因进行治疗。比如心肌病，已知有43个基因突变能引起肥厚型心肌病。而心肌病还有可能由其他疾病引起，这些由其他疾病导致的心肌病的临床表现与肥厚型心肌病的临床表现差不多。但是，对于这些患者，如果能找到病因，就可以有针对性地用药。即精准医疗可以根据个体的病因，进行有针对性的治疗。这样，就更具有靶向性，目标越明确，疗效就越好，副作用也就越小。

（三）领域展望

对于不同的癌症，多项研究表明可能存在与相应癌症相关的包括特征基因在内的特异生物标志物，其在癌症的预测、诊断和预后方面能够起到一定的作用。在未来，精准医疗研究的关键是验证与癌症相关的生物标志物，并将这些生物标志物作为靶点进行针对性修正。然而，就现阶段的研究工作结果而言，靶向精准医疗依然存在较多的技术难点与理论缺口。另外，利用正常基因替换靶向细胞中的缺陷基因或致病基因等异常基因的基因治疗方案也可能产生优异的治疗效果。

任何疾病都是基因与环境互相作用的结果。罕见病大多由单基因突变导致，比较容易检测。但一些复杂疾病（如冠心病、高血压等）的影响因素比较多，除基因组学技术外，还要结合蛋白质、代谢等多组学数据，并获取患者的表型信息，寻求发现治疗靶点，才有可能实现精准诊断。多组学的大数据整合是实现精准医疗的重要途径。

尽管通过基因等组学数据的分析可以寻找新型的疾病标志物，但该方法还是处于寻找相似性群体的疾病分类分组阶段。要真正实现每一个个体的特异性治疗方案，还需要整合更为隐私的个人生活习惯、生活环境等数据，在这些数据的获取与整合方案方面还需要更为细致的讨论。

三、虚拟现实与增强现实技术

虚拟现实（virtual reality，VR）技术是利用计算机创造一个虚拟空间后，用户通过虚拟现实眼镜屏蔽视觉等感知上的外部真实环境，完全沉浸在一个虚拟的合成环境中。增强现实（augmented reality，AR）技术能够把虚拟信息融合到现实环境中，实时计算摄影机影像的位置及角度并加上相应图像、视频、3D 模型等信息，将现实世界丰富起来，构建一个更加全面、美好的世界。作为虚拟仿真技术，VR 和 AR 在休闲娱乐领域得到了广泛的应用，在大型商场中有不少 VR/AR 的视频游戏或 3D 游戏厂商在做推广。此外，其在医疗手术模拟、军事演习、建筑设计等领域也起到了革新的影响。同样地，在智能养老概念中，VR 和 AR 也可以提供一定的服务并有很大的潜力。

（一）提高养老质量

对于那些无法旅行或参与家庭活动的老年人来说，真实世界是很小并且沉闷的。但是通过 VR 技术，他们可以在某种程度上逃离这种孤立感。以 VR 技术为支点，多家互联网技术公司为老年人提供虚拟化影像服务，让老年人的精神世界不再局限于小小的养老院或病床上（见图 12–9）。

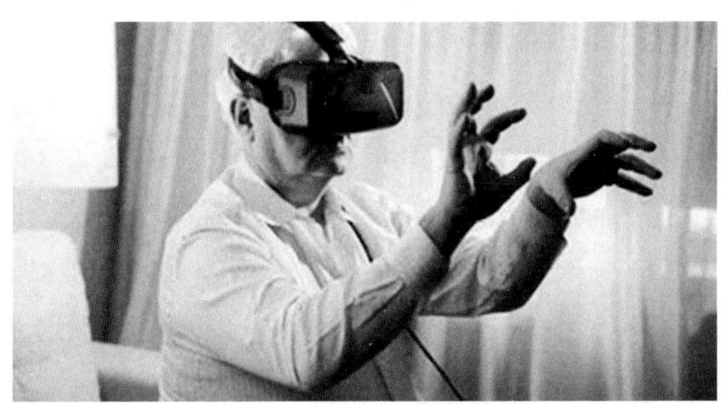

图12–9 老年人使用VR技术

现在的 VR/AR 技术能提供的养老服务技术支持通常包括以下几个层次。

休闲：包括将老年人记忆中的美景或未知世界的场景等进行虚拟化后，给予老年人最真实的体验。让在养老设施中的老年人享受虚拟世界中的阳光、沙滩与海浪，放松自我。

社交连接：老年人的孤单感大部分源自于缺少子女亲人的陪伴，尽管通过电话和视频交流能够拉近人与人的距离，但 AR 技术能将亲友立体化地展示在老年人面前，面对面的交流更加真实可触碰。

促进运动：VR 技术不仅帮助老年人进行大脑锻炼，而且也帮助老年人进行身体锻炼。丹麦的一项研究项目希望为老年人提供数字锻炼的体验。在健身单车前放置一块大型电视屏幕，老年人在进行踏板运动时，可以根据不同的运动输出观看各种虚拟景观。参与该项目的老年人的健康水平都有所提升。

减轻病痛感：一些研究证明，将患者沉浸在 VR 中可以刺激病患的大脑，通过去除其他的分散注意力的事物，可以重新激活一些神经回路，或者 VR 可以作为分散对混乱和痛苦的注意力的工具，这对肢体常发生疼痛的老年人是一种福音。

（二）辅助疾病治疗

澳大利亚墨尔本的两家老年护理机构 Mercy Health Lifestyle Chinic 和 Karren Gooding 最先引进了 VR 技术，应用于脑卒中幸存者以及多发性硬化症（multiple sclerosis，MS）患者的护理中。另外，VR 技术可对一些老年痴呆症患者起镇静作用，让老年痴呆患者摆脱孤独，变得愿意与人沟通，同时还能唤醒了一些患者遗忘的记忆，用于治疗老年痴呆症。

对于老年人高发的心脑血管疾病，VR 技术可以对心脑血管进行建模，帮助医生更好地了解患者的患病情况，以制定治疗方案。在进行手术前，可以进行手术的模拟仿真演练，确定手术中的关键节点所采用的手术参数。

另外，在癌症精准医疗研究过程中，也可以应用 VR 技术促进研究的发展。美国纽约市威尔康奈尔医学中心的研究人员在 Oculus 头盔中开发了一个新的程序，让用户看到微观蛋白质的 3D 模型并与其进行交互，以更好地理解癌症基因突变的状况。在设计新的癌症治疗方案时，对癌细胞的 3D 模型构建能够提供对化疗药物的形状、大小和性质选择的决策支持，这可对肺癌、结直肠癌等老年人高发癌症的精准治疗研究有所助益。

（三）领域展望

在未来，带有 VR 和 AR 技术的眼镜或隐形眼镜会再一次变革我们的通讯设备、办公设备、娱乐设备等，也会对老年人的正常养老或疾病救治过程起到重要的作用。我们不再需要电脑、手机等实体，只需在双眼中投射屏幕的影像，即可创造出悬空的屏幕以及3D立体的操作界面，几千千米外的亲朋好友可以立即面对面对话；一挥手的瞬间，我们就可以完全沉浸在另一个虚拟世界，喝一杯茶、望一片海，甚至是体验另外的千万种人生。

当然，生物医学数据可视化领域的重要发展趋势和突破难点将是如何在技术上改善人机交互，通过软硬件改善和手势创新，实现虚拟现实与医学领域的结合。与人工智能一样，该方向要面临的挑战是如何利用可视化技术，为更广大的医疗健康领域用户提供帮助与服务。除了视觉之外，其他感官（如触觉、听觉等）之上的VR与AR技术也有待开发。

【专家共识】

“互联网+”和人工智能是医疗养老服务从传统模式向智能化迈进的颠覆性推动力量。养老信息化以老年人生活中的各种数字养老服务终端和数据采集设备为基础，利用互联网、移动通信网、物联网等手段建立系统服务与互动平台，通过整合公共服务资源和社会服务资源来满足老年客户在安全看护、健康管理、生活照料、休闲娱乐、亲情关爱等方面的养老需求，从而为广大老年人群体提供便捷新型的养老解决方案，全面提升中国老龄化社会下的养老医疗服务能力和全面健康水平。

（李劲松，周天舒）

参考文献

[1] 沈剑峰，居斌，江涛，等．省级区域卫生信息资源中心平台的体系架构与功能模式研究 [J]. 中国数字医学，2010, (1): 36-39.

[2] 王浩．医养结合养老模式的产业化发展研究 [D]. 南京：南京大学，2017.

[3] 周天舒．国际临床数据交换关键技术研究及系统实现 [D]. 杭州：浙江大学，2013.

[4] 张仕廉，刘珺．我国养老地产医疗配套服务发展探讨 [J]. 预防医学情报杂志，2011, (10): 831-835.

[5]Amoroso N,Diacono D,Fanizzi A,et al.Deep learning reveals Alzheimer's disease onset in MCI subjects: results from an international challenge.[J]. Journal of Neuroscience Methods,2017.

[6]Ong C S, Krishnan A, Chen Y H, et al.Role of Virtual Reality in Congenital Heart Disease[J].Congenital Heart Disease, 2018.

[7]Tan C H, Hyman B T, Tan J, et al.Polygenic hazard scores in preclinical Alzheimer disease.[J]. Annals of Neurology, 2017, 82(3):484-488.

第十三章　医养设备概述与发展前景

医养设备如今就如智能手机一样普遍，成为老年人生活中非常重要的一部分。智能医养老设备的广泛应用，便于医护人员对老年患者进行管理，极大地降低劳动强度和医疗成本，便捷老年人生活，节省了医院资源，改善了医疗保健服务质量。

第一节　医养设备概述

一、医养设备的作用

医养设备在医养结合的临床检查和治疗中占有重要的地位，是保证医养结合的必要条件。先进的医养设备的使用，可以辅助临床医务人员更好地服务于老年人，帮助老年人康复，有效提高医疗养老的整体水平。

在医养结合的发展中，智能化养老产品已经成为老年人生活中非常重要的一部分。老年人身体各项功能不断衰退，意外事故以及心血管疾病高发，随时威胁着老年人的健康。越来越多的资料显示，智能化医养设备对老年人的日常基本信息管理、安全监护、健康监护、外出看护以及便捷的关怀服务，显得尤为重要。智能化养老设备的广泛应用，便于医护人员对老年患者进行管理，极大地降低了劳动强度，改善老年人生活不便的情况，在很大程度上降低了医疗成本，节省了医院资源，改善了医疗保健服务质量。

2017 年 2 月工业和信息部、医改部、国家卫生计委联合印发《指挥养老产业发展行动计划（2017—2020）》，2017 年 3 月，国务院印发《“十二五”国家老龄事业发展和养老体系建设规划》。随着以上政策的开放，大批围绕老年人需求的智能化设备和服务将会出现，一批智慧健康医养服务品牌的打造刻不容缓，同时医养大数据也会逐渐在各类健康养老机构和服务商中形成。机构养老、社区养老、居家养老能够提升老年人的生活品质，是当今最受广大群众欢迎的养老模式。

在不久的将来，医养结合行业将融入更多智能化高科技的设备，使医疗养老服务走向真正意义的智能化、普及化，推动医养结合事业的繁荣发展。

二、医养设备的分类及介绍

目前，我国正面临人口老龄化的严峻挑战，如何妥善安置老年人的生活成为当前社会建设的一个重要环节，也因此催化了医疗养老的新模式。目前，我国的养老模式主要由社会机构养老、社区居家养老、家庭养老三种模式构成。

（一）医养管理监护设备

随着，我国人口老龄化的加快，慢性非传染性疾病（简称慢性病）的患病率逐年上升。慢性病及其并发症已成为我国老年人群最主要的死亡原因，并消耗了大量的医疗资源，给国家和个人带来沉重负担的同时，也产生了一系列的社会问题。因此，慢性病社区综合防治工作，作为一项关系到广大普通民众身体健康、社会安定的民心工程，已经引起各级政府和相关部门的重视和关注。常见的慢性病主要有心脑血管病（高血压、冠心病、脑卒中等）、糖尿病、恶性肿瘤、慢性阻塞性肺疾病（慢性气管炎、肺气肿等）、精神异常和精神病等。而这些疾病，有病程长、病因复杂、健康损害和社会危害严重等特点。

疾病管理是国际通行的一种医疗干预和沟通辅助系统，通过改善医生与患者之间的关系，建立详细的医疗保健计划，以循证医学方法为基础，对疾病相关服务（含诊疗）提出各种针对性的建议、策略，来改善病情或延缓病情加重，并在临床结果和经济水平评价的基础上力争达到不断改善目标人群健康的目的。对慢性病患者，通过早期发现、随访管理和规范化治疗，控制和稳定其病情，预防并延缓并发症的发生，提高其生命质量。并对高危重点人群进行干预和筛选。对普通人群实施以健康促进为主要策略的干预活动，从而降低人群中慢性病发生的危险因素，控制慢性病发病率和死亡率。最终达到慢性病社区综合防治的总体目标。

慢性病一体化管理是一个多系统、多途径、多方法、全过程参与的可行性社区卫生服务运行方案。其操作性强，政策性符合率高，是社区卫生服务中心全面为人民办实事的卫生服务理念的体现。慢性病一体化管理分为健康自助体检（健康小屋）、常见性普遍性的慢性病干预筛查及非药物物理治疗等几个阶段，为社区卫生服务中心服务站点提供系统的分诊制度和预防及转诊理念；配合公共卫生随访、家庭医生的签约对慢性病人群形成环状管理；响应国家号召，实现“早预防、早发现”，对社区管理区域内的所有健康、亚健康和慢性病人群进行系统的筛查和专业评估并形成综合分析报告。然后做法合理的预防干预性治疗或转诊给上一级医疗单位进一步的明确诊断和治疗。这是社区医养结合的管理及实施十分关键的一步。

目前，有代表性的医养管理监护设备介绍如下：

1. 动态心电监护系统

动态心电监护系统由动态心电监护仪和远程心电检测平台组成，采用目前最先进的 Wi-Fi/3G（WCDMA）/4G 数字通讯方式，把采集到的患者心电数据实时传输到远程心电平台，可全天候对远程实时心电数据进行异地监测，并出具 24 小时动态心电图报告。

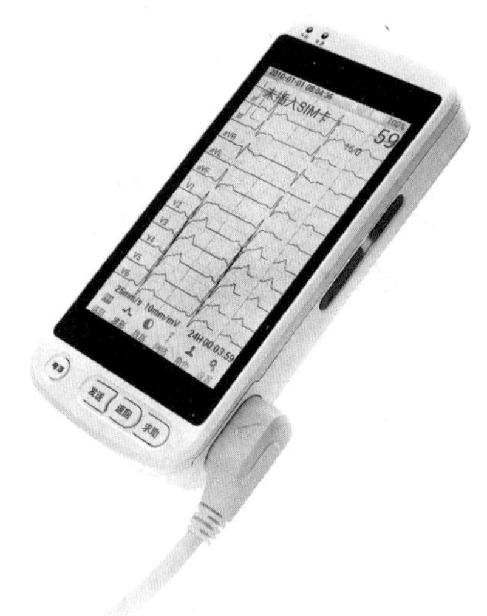

图13-1　动态心电监护系统示意图

动态心电监护系统的功能特点包括：①实时连续异地监测；②支持一键主动求助；③多种数据发送模式；④心率异常实时报警。

动态心电监护系统的技术特点：①采用先进的数字通讯技术；②导联实时同步采集。

动态心电监护系统可应用于：①心脏病高危人群的院前早期筛查，心脏病患者的院内实时监测及离院康复定期监测；②心律失常患者的诊断与预警；③心肌缺血患者的诊断与预警；④急诊、转诊患者的实时监测；⑤远程会诊与医学研究。

分级诊疗远程心电智能监测服务系统，助力大型医院与基层医疗机构协同发展；院前协同胸痛急救信息服务系统，无缝衔接120急救体系与各胸痛中心开展救治；院内心电智能监测服务系统，24小时实时监测即时上传心电数据，实现院内资源共享；院外离院患者康复监测指导信息服务系统，专业指导离院患者康复。

2. 超声骨密度仪

超声骨密度仪利用先进安全的超声技术，采用国际创新的人体工程学设计，可提供可靠的骨质信息，可安全、准确地诊断骨质疏松症，客观地评估人群的骨折风险。

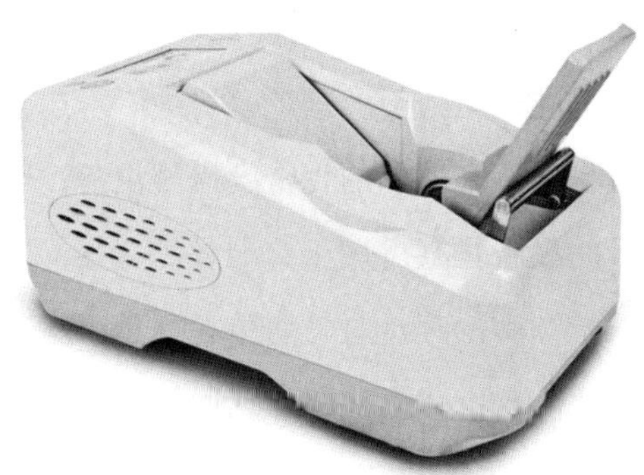

图13-2　超声骨密度仪

超声骨密度仪的功能包括：①多个脚踏板可调，减少测定部位误差；②采用亚洲人数据库，得到更为准确的测试结果；③球囊采用特制硅树脂，超声衰减小，使用周期长；④界面简洁，操作简单方便；⑤外置电脑控制；⑥温度补偿系统，自动补偿温度所造成的测量偏差。

超声骨密度仪的技术特点：①采用超声检测，无放射，可多次获周期性检测，安全可靠；采用高灵敏度超声波传感器，自动调整探头测量间距与足部直接接触，减少传感器移动所造成的诊断误差。②内置了跟骨厚度数据库，提供不同厚度的检测对比与分析，大大提高了诊断结果的准确性。③油介质传导，最大限度地减少外部环境温度引起的误差，大幅度提高测量准确性。④国际标准诊断参数及多参数综合报告显示，提高了诊断精度；多次测量还可形成趋势报告，便于医生分析和诊断。

超声骨密度仪适用于体检中心、功能检查科、内分泌科、妇产科、矫形科、儿科、骨科、康复科和老年医学科等科室，以及医学基础研究、军事、运动和航空天医学等领域中。并适用于以下情况：①成年人骨质疏松诊断及骨折风险评估；②健康、亚健康人群的体检、普查；③病理人群的骨质疏松临床诊断和髋骨骨折预测；④骨质疏松治疗药物的疗效检测和评估；⑤跟踪评估某些药物对骨质的影响，及对中长期骨质进行监测。

超声骨密度仪是近年来提倡的骨密度检测设备，也是诊断骨质疏松的一种安全可行的设备。其可用于检测骨矿含量，协助诊断钙营养缺乏等，指导营养干预和治疗。对骨痛患者用超声检查骨密度，可以帮助判断是否有骨质疏松、骨量减少，从而为疾病的诊断和治疗提供一定的参考。在中老年骨质疏松症的诊断中，利用骨密度测量来判断是否有骨质疏松症。

3. 无线睡眠呼吸监护仪

利用基于超宽带（Ultra Wideband，UWB）无线生物雷达检测技术，通过非接触、抗干扰、无辐射的方式，精准检测睡眠呼吸暂停和低通气等呼吸障碍，判断夜间离床、清醒、浅睡眠、深睡眠、快速眼球运动等状态。

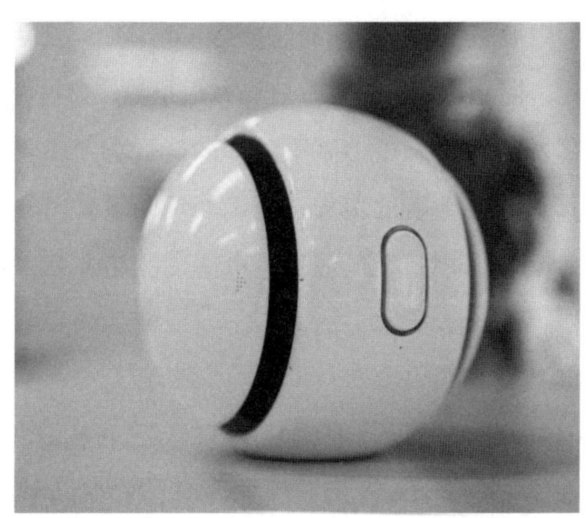

图13–3 无线睡眠呼吸监护仪示意图

无线睡眠呼吸监护仪功能特点如下。①院内院外睡眠呼吸暂停低通气综合征（sleep apnea–hypopnea syndrome，SAHS）筛查，精确统计睡眠呼吸暂停的持续时间、次数、呼吸体动信号、夜间离床、清醒、浅睡眠、深睡眠、快速眼球运动状态。②无干扰检测，多人环境不受干扰，睡眠呼吸暂停指数（apnea–hypopnea index，AHI）筛查灵敏度95% 以上。③智能生成专业报告，简单易用，通过与设备连接，工作站软件可快速完成管理工作及报告打印。④报告备份与管理，轻松备份各种相关数据报告，方便病情的追踪治疗。⑤功能丰富，具备用户账号登录、多数据管理、睡眠报告查看、检索备份报告等功能。⑥人性化的用户界面，管理员模式查看方便；方便直观显示睡眠呼吸暂停低通气指数，及睡眠呼吸暂停事件时间、次数、持续时间、氧减指数等指标，一目了然。

无线睡眠呼吸监护仪应用于：①睡眠呼吸暂停综合征人群的康复管理；②失眠人群的睡眠质量管理；③独居老年人或各类慢性病人群的夜间监护管理。

睡眠呼吸暂停综合征是一种睡眠时呼吸停止的脑眼障碍，典型症状包括打鼾，白天易困倦，夜间易憋醒与窒息，个别严重者可因窒息而死亡。因此，提高对此病的日常监测和尽早治疗显得尤为重要。对睡眠呼吸的监护是预防和诊治睡眠呼吸障碍的首要步骤。对呼吸频率、呼吸节律等常规项目的检查，能确切反映患者通气状况并指导机械通气治疗和临床用药，可显著提高患者生活质量，预防各种并发症的发生。

4. 公共卫生随访包

公共卫生随访（图 13–4）是指基层社区医疗机构对社区管理区域内的所有健康、亚健康和慢性病人群，以通讯或其他的方式进行定期的检查和疾病的筛查，并指导患者康复的一种方法。通过随访，可以提高医院医前及医后服务水平，同时方便医生对患者进行跟踪观察，掌握第一手资料以便进行统计分析，同时也有利于医学科研工作的开展和医务工作者业务水平的提高，从而更好地为患者服务。

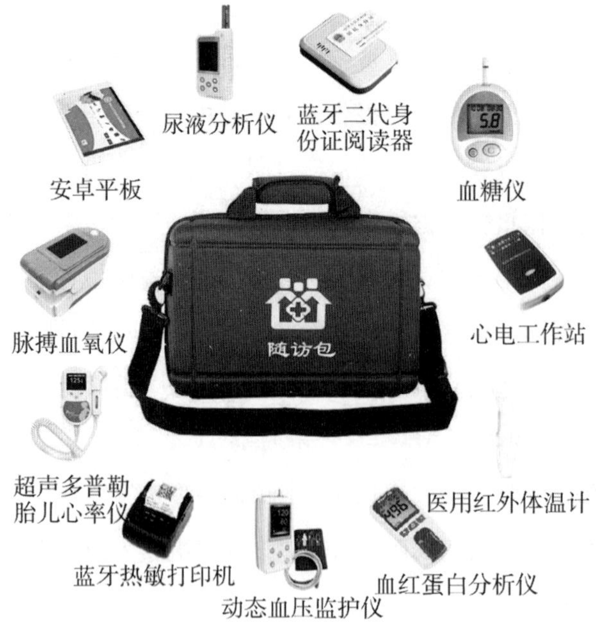

图13–4　公共卫生随访包示意图

公共卫生随访包是指通过平板计算机系统将轻便的健康体检仪器整合在一起，方便家庭医生提供上门健康管理服务，并通过蓝牙和4G/WIFI 网络实时向后台交互健康信息的工作系统。

公共卫生随访包功能特点：①居民健康信息的档案建立与完善；②健康体检；③慢性病随访管理，居民健康评估与干预；④用药指导，家庭病床远程监护。

公共卫生随访包的技术特点：①设备轻便易带；②符合客观性、重复性、准确性的要求；③支持 4G/WIFI，支持在线和离线工作模式；④有强大的软件功能。

公共卫生随访包应用于：①社区卫生服务机构——慢性病管理；②体检连锁机构——高端客户体检服务；③疗养院——健康管理；④高端家庭健康管理服务。

家庭医生随访包是居民电子健康档案（electronic health records，EHR）建设与动态更新的新途径，能够拓展居民体检服务范围，体现以人为本的服务新理念，为高血压、糖尿病等慢性病监测、控制和预防提供全新解决方案，提升了社区医疗服务的品牌价值，使得全新“家庭病房”管理进入到 E 时代。

（二）可穿戴医养设备

可穿戴技术（wearable technology）是以人（个体）为中心的健康系统工程的一个重要组成部分。按俞梦孙等提出的健康工程技术模式（SIR 模式如图 13-5），人（个体）整体状态变量的检测和监测是健康系统工程的基础环节。而可穿戴技术和睡眠状态监测分析系统则是人生命运动基本变量（参数）的连续动态观测核心技术和装备。前者则于清觉态下进行观测；后者则司职于睡眠态。对两者的共同要求是：将因观测而造成的心理、生理负荷降至最低水平——准自然状态。

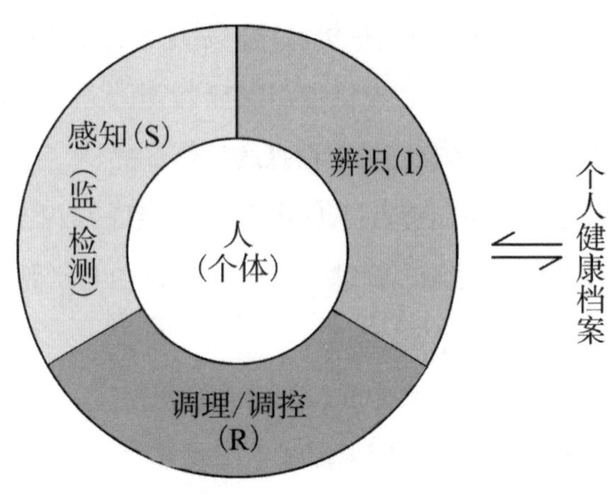

图13-5　SIR模式示意图

1. 上肢智能等速训练器

上肢智能等速训练器作为新一代上肢智能康复机器人，其基于力反馈等核心技术，可以精确模拟出实际生活中的各种力学场景，有效地将上肢的评估、训练与分析结合于一体，为上肢功能障碍者提供多样有效的目标导向性训练，内设有被动运动，助力运动、主动运动、抗阻运动四大训练模式，可全面涵盖脑卒中患者各恢复期的上肢康复需求，同时自定义化的训练轨迹设置使功能康复动作更具有针对性，通过进阶的主动参与训练，刺激大脑功能重组，重塑上肢功能。将训练赋予游戏，有效地促进了患者康复的主动参与性，同时量化的评估与训练系统也使得患者的上肢功能康复治疗更加规范化、专业化、定量化。

上肢智能等速训练器功能特点：①提供多种训练模式，可根据患者实际主动力给予对应助力，充分发挥其主动参与性，快速提升训练效果。②每次训练后，系统自动生成图文并茂的运动报告。在设备的多个方位上内置各类高精度传感器，使整个训练过程有量可循。每次训练后系统自动生成图文并茂的报表，通过高精度传感器，精确地量化每一动作都进行。③沉浸式交互体验，生动的游戏场景，增强训练过程的趣味性；④软件设计秉承大道至简的理念，设计简洁大方，易于上手，符合人机工程。丰富的游戏形式与场景，配合于出色的软件UI界面，可增强训练过程的趣味性与沉浸感。⑤软件界面多元化的游戏场景，视听触多维度的交互反馈，激发使用者全情投入训练，让训练过程不再枯燥无味。⑥独特的示教功能可根据每个使用者不同的情况定制有针对性的运动方式，并可将其保存于系统或云端，供训练时导入使用与共享。⑦通过手移动机器手臂可进行示教，整体过程易于上手，无须掌握专业的机器人编程语言。通过手控制机器手臂，可指定一系列特定的动作轨迹并保存于机器中，达到示范学习与个性化训练的目的。⑧系统可无缝连接各种配件，实现功能扩展。

以往临床上对脑卒中患者的康复大多采取康复治疗师一对一手法治疗，人力成本高且耗时费力，治疗效率低，缺乏客观地评估。而上肢康复机器人的出现将大大提升脑卒中等疾病的康复治疗效率，分担康复治疗师大量的重复性体力工作，多样的训练形式更能有效地促进患者主动参与康复的治疗过程。

上肢智能等速训练器技术特点：①双电机独立驱动，高精度传感器反馈；②多种尺寸规格可选，特别推出儿童版；③痉挛保护，急停按钮，多重安全保护装置。

上肢智能等速训练器应用于以下几个方面。①神经系统疾病：因中枢或外周神经损伤造成上肢运动功能障碍患者，如脑外伤、脑卒中（偏瘫）、格林–巴利综合征、脑脊髓炎、缺血缺氧性脑病、多发性硬化、脊髓损伤（截瘫）等；②骨骼肌肉系统疾病：因骨关节、肌肉、韧带损伤或退变引起的上肢运动功能障碍患者，如上肢或肩关节骨折、肩袖损伤、肩周炎等；③心肺系统疾病：如肩部辅助呼吸肌群弱化，老年人心肺功能低下等。

随着国内机器人技术与康复医学的紧密结合，康复机器人已经成为一种新的康复治疗技术，将机器人辅助治疗技术引入神经康复训练中。其因训练强度可靠、客观、无疲劳性等特点，将大幅提升康复的有效性和专业性。国外已经开展了大量关于机器人辅助治疗对脑卒中上肢功能康复有效性的研究。目前，上肢力反馈运动控制训练系统在复旦大学附属华山医院、上海交通大学医学院附属瑞金医院、浙江大学医学院附属邵逸夫医院、余杭区第五人民医院等医院中使用，其个性化的康复计划和富有趣味性的游戏增加了患者的康复意愿，提升了整体康复的效果。康复机器人的研究起步于20世纪80年代，在康复需求不断扩大的今天，为解决实际临床康复中遇到的难题，机器人技术和康复医学不断深入发展，机器人训练结合虚拟现实、功能性电刺激等新治疗技术的研究已经逐渐在各大医院开展，在康复医学快速发展的大浪潮中，追求更安全、更有效、更专业、更个性化的康复方式，为由脑卒中、脑外伤等神经损伤及其他疾病造成的众多上肢功能障碍者开辟一条新的康复道路！

2. 危机模拟训练系统（防老年人跌倒风险）

在现代康复理论中，对患者平衡感觉和精细关节活动度的量化评估占据了重要地位。全身运动反馈实验室为概念，从平衡感觉评估与恢复，四肢及手功能评估与恢复入手，系统性解决各类活动能力受限患者的神经康复、骨康复、老年退行性病变等问题。

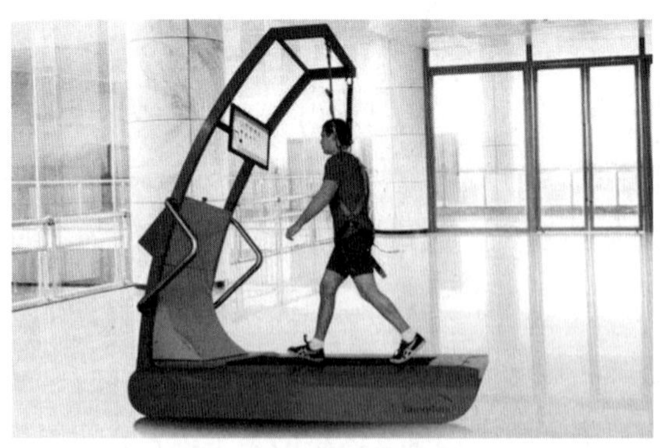

图13-6　危机模拟训练系统

危机模式训练系统自动精细测量全身主要关键运动范围和最大活动频率，准确判断机体错误运行位置及形成原因，给予患者“精确、缓慢、分离”的神经康复运动环境，精确判断最有可能摔倒的方向并创造类似场景，提高患者应激反应训练，纠正患者错误运动，提高生活能力，降低摔倒风险（图 13–6）。

危机模拟训练系统功能特点：①简易快速设置，编程手动 / 自动姿势摄动；②有广泛的康复方案，内置压力中心；③定制的康复游戏；④对患者病情的客观评估和记录。

危机模拟训练系统技术特点：①以精密传感器客观判断各关节主动 / 被动活动范围，身体动态条件下重心偏转轨迹（最可能摔倒的方向和姿势），然后根据患者实际情况进行有针对性的治疗训练，以达到最佳的临床治疗效果；②全身运动反馈，用高精度传感器量化全身各个关节运动，并通过计算机图形引导进行刺激和纠正，以达到迅速恢复患者平衡及运动能力的训练目的（主动康复）。

危机模拟训练系统可应用于：①前庭康复；② Vertigo 与前庭系统疾病所致头晕；③神经康复，脑卒中；④颅脑损伤，脊髓损伤；⑤多发性硬化症；⑥脑性瘫痪，帕金森病；⑦外周神经损伤；⑧骨科康复，如关节外科 / 骨折、截肢、假肢。

危机模拟训练系统能够加速老年人康复，改善预后，降低老年人再次入院的风险，改进康复效果。中国老龄化进程迅速，而医疗保险和康复体系又尚未完善，所以预防就是老年疾病预防与控制的重中之重。

通过运动反馈实验室，早期发现不稳定因素，再通过训练调整纠正，将隐患在发生前就排除掉，让每个老年人都成为“不倒翁”。另外，随着年龄的增加，平衡能力退化，骨骼钙质也大量流失。因此，老年人一旦摔倒，后果不堪设想。全身运动反馈实验室为所有可能出现的危险做好准备，让轻松美好的生活更加持久。

（三）医养机器人

医养机器人是指以人类健康需求为服务方向，发掘机器人的技术特点，辅助人们更好地完成疾病诊疗和健康护理任务的特殊机器人，是生物医学工程的又一个新前沿。从工程来说，医养机器人符合一般工业机器人的特征，由机构、驱动、感知和智能控制四部分组成。就功能而言，医养机器人大致可分为手术机器人、康复机器人、助老助残机器人、护理机器人、急救机器人等。其中，手术机器人发展最快，已开始进入发展成熟期，大大推动了微创外科的进步。康复机器人、护理机器人、助老助残机器人等可用于提高各类患者的生活质量，也更符合 21 世纪医学变革的大方向和社会老龄化的需求，前景广阔。应急救援机器人主要用于灾难、战争危险场所，对安全性、可靠性和操作性等要求更高，与军队卫勤保障有密切关系。我国医养机器人技术研究起步较晚，大部分基础性应用研究较分散，产业化技术研究与康复医学结合的产品开发较少，市场化程度很低，缺乏统筹规划和系统监督。整体而言，与欧美等发达国家差距显著。

随着健康工程的发展及老年服务需求的日益增加，近年来医养机器人的应用范围迅速扩大，应用前景广泛。

外骨骼机器人是最常见的医养机器人之一，又被称为动力外骨骼系统，是将机电一体化、生物力学、人体传感网络、步态分析等多领域科技融合而成的产物。其主要针对下半身瘫痪的患者，帮助他们实现坐、站、行走、上下楼梯等基本功能，也称“可穿戴机器人”（图 13–7）。

外骨骼机器人高逾 1 米，重约 20 千克，从上到下由 10 多个关节、19 个传感器、11 个分布式 CPU 模块等组成，最核心的技术在于力反馈，通过装置在各个关节和足底的力传感器，可以识别传感信号、了解使用者的走路意图从而动态调整步态轨迹。例如在患者训练初期肌力不足的情况下，可以选择内在标准的步态参数曲线，由设备设定的步态轨迹带动患者向前行走；随着训练强度的深入，以及患者神经、肌力的逐步恢复，设备能够通过不同关节传感器“感知”患者在步行中主动使用的力量大小，从而给予相应的外在力量支持，这将大大改变以往纯被动的康复训练模式，更好地帮助患者康复。

基于力反馈核心技术的机器人，是真正有“触觉”的下肢机器人，可根据外部力学环境动态调整步态轨迹，并针对使用者的用力情况提供对应的助力，从而让偏瘫 / 截瘫患者通过训练重获行走的能力，最终回归正常的生活。

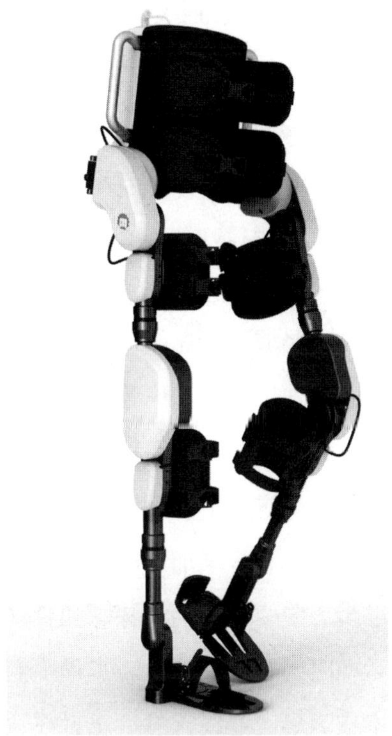

图13–7　外骨骼机器人

外骨骼机器人的功能特点：①辅助脊髓损伤导致下半身截瘫患者进行坐、站、行走等运动；帮助脑卒中患者恢复原有的行走能力。

②拥有长度宽度调节、力矩安全保护、模块化电池管理以及多种运动模式切换等功能。不同体型、不同身高的患者在穿戴并使用机器时，都可以将机器调节到最舒适的人机匹配状态，简便且安全。

外骨骼机器的技术特点如下。①力反馈技术：将多维力传感器应用于下肢康复机器人上，让机器人具有感知患者下肢力量的能力。其通过检测患者下肢各个关节力矩和足底压力的大小，并根据患者主动力的大小而动态调整辅助量。此外，力反馈技术还可以根据外部力学环境动态调整步态运动轨迹，是一种基于人机协作架构下的自适应控制模式，从而避免了被动运动中机械化和重复性运动。首次打破了目前下肢康复机器人只有被动运动和主动运动两种模式的局面，真正意义上让机器理解患者的意图，全面覆盖从软瘫期到康复期的各个阶段的患者。②自适应控制技术：根据外部的力学环境动态调整步态轨迹；同时，引入前馈机制，在外部施加动态力矩的情况下能够在更短的步行周期内使实际步态轨迹回归到设定步态轨迹；采用嵌入式微处理器、微控制单元和高精度编码器，运用全闭环控制提高了动态响应性能和定位精度。③控制器局域网络总线分布式架构的高速通信：通过控制器局域网络总线和高速以太网，串联多个运动控制器、传感器单元、电机和电源管理系统，从而保证多设备间的同步通信。④力学仿真和步态建模：对人在步行过程中的摆动相分别和支撑相进行动态力学模拟。通过动作捕获技术和多维加速度仪、陀螺仪进行三维步态分析和建模，优化基准步态曲线。识别髋膝踝和骨盆角度曲线、内外翻数据、步行时肢体运动时间和空间参数。工程师们事先采集多条步态轨迹并存入到设备中作为参考曲线，然后患者在适应、学习使用机器过程中，配合高精度传感器选取一条最适合自身的基准步态曲线，再根据使用者走路习惯、步幅大小、步频快慢等，在步态曲线的各个点处进行调整。与此同时，结合实际情况，工程师们还缩短了行走时的摆动相时间并延长支撑相时间，从而减少患者使用拐杖支撑的时间，降低使用频率，使用起来更舒适。患者走动的重心、步态偏差比较大，一旦超出设定范围，机器就会检测到，并采取设备自动关停、报警等安全方面处理，设备停止之后人不会直接摔倒，而是处于固定暂停状态。⑤基于 VR 技术的互动康复训练：通过 VR 技术构建具有空间临场感的康复训练平台。该平台通过 VR 技术让患者在进行现实步行训练时同步看到虚拟人物的步行动作，从而把想象运动与运动功能恢复训练结合在一起。虚拟现实系统的实时性与沉浸感能给受试者提供较好的训练反馈信息，提高患者的康复效果。⑥基于云计算和互联网技术的患者数据库：通过本地采集、储存和处理患者数据，再通过无线上传至云端服务器。利用计算机网络构建远程康复训练系统，通过无线网络传输图像和训练数据，使专家能在控制中心远程监控多个患者的康复进度，并及时向当地治疗师提供康复方案的指导。

外骨骼机器人技术可应用于以下几个方面。①穿戴式动力系统采用双下肢髋、膝、踝关节独立驱动，六自由度，具备坐站转换和步行训练功能，对步态轨迹、步长、步幅、步速均可动态调节。②三维场景互动训练向患者实时显示在运动过程中虚拟人物的行走场景、主动参与度及关节活动能力，有步态曲线等界面评估系统。③通过力传感器、表面肌电、陀螺仪、加速度仪、动作捕获摄像机，评估患者综合运动状态。评估内容包括关节力矩、足底压力、下肢肌肉活动、步态轨迹及主动参与度。④动力系统采用多个进口高性能电机，并且为了使结构达到高强度、低重量的要求，通体采用航空铝合金和碳纤维板的搭配。制造则采用 CNC 工艺，保证每个部件都由整块的铝板加工而成，从而避免了一些结构上的弱点。

根据功能重塑理论以及神经可塑性理论（人的中枢神经系统具有高度可塑性），通过重复的、特定任务的训练，让患者进行足够的重复性活动，从而使重组中的大脑皮质通过深刻的体验来学习和储存正确的运动模式，人体下肢步行功能障碍可以得到一定程度的恢复。康复机器人能够带动肢体运动，对控制肢体运动的神经系统进行刺激并重建，从而恢复肢体功能运动，是一种新的临床干预手段。

（四）医养辅具

1. 电动载人爬楼机

电动载人爬楼机，重量轻，体型小巧，操作简单、轻松，对楼梯无任何磨损，几乎适用于所有的楼梯，比如木质、石质、地毯式、金属材质等楼梯，包括旋转楼梯。应用电动载人爬楼机，老年人可以轻松安全地上下楼，并在室外“行走”自如。

电动载人爬楼机的功能特点：①阶沿刹车功能，保证安全；②有单步和连续的爬楼模式，转换方便，每分钟 8 ～ 23 级台阶无级调速。

电动载人爬楼机的技术特点：①宽轮设计，室外行动更方便；②模块化设计，轻巧，易拆装，占用空间小，方便存放于汽车后备厢等空间；③核心爬楼机构专利技术，“工”形爬楼脚稳固且安全。

电动载人爬楼机主要用于专业的运输，救护车等，可安全快速地运输患者上下楼，也能在平地上作为轮椅使用；遇到台阶或楼梯，都能快速、安全地运输患者，减轻搬运和护理的强度，实现了老年人的出行意愿。不用施工安装，不占用楼道空间。

随着我国人均预期寿命的大大延长，人口老龄化问题迫在眉睫。但在国内，较多老楼没有安装电梯，而电动载人爬楼机恰好可以解决这一问题，为残疾人、老年人的无障碍通行及日常护理工作带来了极大的便利。

2. 便携式电动轮椅

便携式电动轮椅的动势传感系统，能够帮助轮椅乘坐者独立地

"行走"，冲破行动不便的阻碍，享受更宽广、更精彩的世界。轮椅电动驱动系统可与各式轮椅方便组合，形成操控灵活、安全耐用的电动轮椅。

便携式电动轮椅功能特点：①衔接系统独特、创新，可快速方便地装卸轮椅；②设有上下坡标准程序和智能刹车功能，能够安全上下坡；③电动轮子装配方便，还有锁定功能。

便携式电动轮椅的技术特点：①采用高性能发动机和先进的电池技术；②工作理念是结合手推力和助力设备，减少轮椅乘坐者推动轮椅消耗的力量；③轮子与高性能的电动机巧妙结合，为轮椅乘坐者推动轮椅提供助力；④电动轮子去除了一般轮子的轮轴，减小行驶时的噪音；⑤占用空间小，易于运输；⑥重量轻，结构紧凑，实用性强。

便携式电动轮椅可用于意识清晰、认知能力正常但行动不便的老年人。

在如今的老龄化社会，电动轮椅已成为行动不便的老年人不可或缺的代步工具。行动不便的老年人，只要意识清醒，都可以在电动轮椅的帮助下可自由出行。

3. 功能性翻身治疗护理床

功能性翻身治疗护理床不仅涵盖传统电动床的起坐、屈腿功能，还具有翻身功能。

功能性翻身治疗护理床的功能特点患者：①平躺翻身功能。功能性翻身治疗护理床具有翘边保护，可以做到患者在翻身过程中不会发生移位、侧滑。②半卧翻身功能。许多患者是不能平躺的，必须保持半卧的姿态，所以半卧姿势的护理难度更加大。对于重症昏迷患者，该种护理床在给患者翻身时具有翘边保护，可以防止患者侧滑、移位或坠床，安全性更高。③定时翻身功能。例如神经内科和神经外科很多患者需要 2 小时翻身一次，所以可以设置为左侧卧半小时，然后平躺 1 小时，然后右侧卧半小时，循环往复。阶段时间可调节。④整体升降功能。提供转运床对接功能、首尾升降功能。⑤称重功能。

功能性翻身治疗护理床应用于：①有半卧位、左右翻身（0° ～ 45°）需求患者，如上腹部手术、起坐无力、胃肠给养、带呼吸机等重症患者。②多种翻身功能，适用科室包括 ICU、神经外科、神经内科、呼吸科、心血管科、老年病科、骨科、外科等。

功能性翻身治疗护理床可以实现多角度，多方位半卧翻身，可卧床定时翻身，提高患者生活质量，减少患者并发症的发生，降低家属的护理难度和经济负担；且定时翻身整体费用低，提高护理质量明显，既降低护士的护理难度，又减轻护士的工作强度和工作量。

第二节　医养设备发展环境

一、关于医养设备的技术产业转化

在 1995 年美国国立卫生研究院主办的面向 21 世纪的生物医学工程的研讨会上，J.E. Benecken 对 20 世纪后半叶生物医学工程（医疗器械）产业技术的发展做了简要的总结。1960—1970 年，生产效率与一般制造业并无不同；1970—1980 年，以产业可靠性为核心的全面质量控制（阿波罗登月后航天工程技术转入 BME 的结果）；1980—1990 年，柔性化生产—模块化生产—市场需求多样性（以计算机技术进展为依托）；1990 年起，技术创新能力（Innovation Power）。并预言，21 世纪生物医学工程（医疗器械）产业技术竞争的核心依然是技术创新能力。

而技术产业转化一直都是世界性难题。医疗器械市场更有特殊性，真正的需求者是患者，但决定患者选择的却是医疗服务的提供者。然而在“提供医疗服务往往可以获得丰厚利润”的当代，医疗器械产品市场必然是一个畸形的市场。如 J.E. Beneken 所指出的，在医疗器械领域里，技术转移过程中，企业往往要求新技术、新材料、新装置提供者不仅要完成技术准备（工艺定型等），还要求有良好的市场准备。这对于技术提供者来说，往往是难以企及的。在这方面，美国优于欧洲国家。正因为如此，再加上医疗器械产品高技术、多品种、小批量、更新换代快的固有特征，很多具有原创性的新技术、新方法、新装置的知识产权掌握在中小企业手里；大公司，尤其跨国公司倾向于通过资本运作，兼并这些中小企业而进入新的专业市场，并使之达到一个新的高度。这种案例并不少见。由于观念、政策环境、企业实力等多种因素的制约，所以我国生物医学工程技术转移更为困难。多年来，以国家行为建立的“孵化器”、技术转移平台等大多成效不大，甚至名存实亡，在我国还有待在发展实践中探索。

二、医养设备发展现状

（一）医养设备的应用

老年人对医疗服务的需求日益扩大，远程医疗在破解区域医疗资源不均衡方面表现出很大的优势，为问题的解决提供了条件与技术保障，在医养结合的应用中也有长远的意义。在新时代背景下，康复医疗面临着崭新的发展机遇。随着我国人口老龄化进展和退行性疾病发病率增高，社会对康复医疗的需求急剧增加。目前，我国康复医疗需求主要来自三方面人群：老年人、残疾人和慢性病患者。但在这部分人群中，很多人因为身处偏远地区而没有机会享受到优质的康复医疗服务。如何解决这部分人的康复需求?

“云康复医联体”在这方面可以发挥很大的作用。所谓的云康复医联体就是以一家三级医院的康复医学科为技术支持单位，即云康复控制中心，应用物联网技术，连接医联体内部各地的多个二级医院、社区医院和社区站点，旨在通过信息化手段，让医联体内部实现快捷的双向转诊，在高效利用云技术、合理分配资源的同时密切关联上下级医院，满足绝大多数患者的康复诉求。

目前，我国康复医疗产业处于发展初期，呈现出资金投入较少、供给不足、康复机构规模较小及配套设备落后的现状，未来养老、医疗体系将面临巨大挑战，康复医疗服务市场提升空间巨大。云康复背景下康复医疗器械的使用需求更加旺盛。对于老年人、残障人士以及有康复需求的人群来说，在整体治疗、日常出行和家居生活中都离不开康复医疗器械。当前，康复领域亟需能够充分发挥专家资源、提高医疗效率、方便患者使用的各型康复设备。

现代康复医疗对设备本身提出了更高的要求，需要设备在完成本身具有的评估、治疗功能之外，还能够实现患者数据全程跟踪、患者管理、数据分析、康复科室管理及远程会诊等。

（二）医养配套产业的产业发展

借着《“健康中国 2030”规划纲要》的春风，医疗和健康行业活力四射，其中一个重要方向是各种健康管理整体方案的涌现。有专家建议大力发展老龄产业，应当将积极应对人口老龄化作为基本国策纳入“十三五”规划。特别是打造医疗资源与养老资源相结合的新模式，综合利用统筹医疗、医保与养老资源，可以实现部分医疗机构闲置资源的再利用，使医院同时具备了养老院功能，降低社会化养老的成本，使老年人能够得到更专业、更人性化的服务。

据悉，我国老年医疗养老服务需求巨大，但总满足率仅为15.9%，有84.1%的老年人没有得到相应的医疗养老服务。未来，房地产开发商、保险公司、政府及外资养老产业投资商都会成为我国养老项目的主体力量。

值得注意的是，国内已有不少企业开始着手布局进军医养结合养老模式。某公司就借鉴了美国“凯撒模式”，推出“医养融合”战略，在养老社区内配套建设康复医院，提供了“预防保健－疾病治疗－慢性病康复－长期护理”闭环整合型医养服务。

与此同时，多家上市公司正加大投资力度布局养老院、康复医疗器械等业务；并在加速扩张，一边建立康复医院，一边同多家医院洽谈合作，共建康复科室，并打造多元化养老康复，包括重症监护室的康复项目及养生康复等，大力发展康复医疗，实现康复医疗连锁化。据悉，国内养老康复器械产业未来5年内的需求将在300亿～500亿元，发展空间巨大。

（三）医养设备的影响

医养结合是目前养老行业的大趋势。其最大的亮点在于集养老、护理、医疗为一体，不仅提高了老年人生活的便利性，还大大加强了对老年人的安全防护，保障老年人的养老生活。

当下充分应用医养设备的医养结合型养老机构优势有三个。第一，能远程实时地监控老年人的身体状况，对老年人健康数据进行分析与指导，做到防患于未然。第二，能在第一时间处理老年人的突发状况，尽早治疗，避免由于时间延误造成的病情恶化。在老年人发病时，远程报警系统开启，医生与护士能在第一时间实施救治，大大降低了病情恶化的风险。第三，能建立老年人长期的健康数据库并上传云端，更加科学地管理老年人的健康数据，为老年人今后的健康状况分析及医疗提供数据支持。

第三节　医养设备发展前景

一、医养设备的前沿热点技术

（一）视觉、力觉与触觉传感技术

目前，机器人辅助手术系统分为基于影像进行规划并采用计算机进行控制的主动式机器人，以及采用主从操作的主从机器人系统。微创手术机器人的力反馈包括从动机器人的力觉感知、主动机器人的力觉反馈两部分。其中，患者端的力觉、视觉构成了机器人传感和力觉反馈的基础。微创手术机器人力觉感知技术研究主要有三种方案。①通过在手术器械上附着应变片直接测量其受力，如加拿大西安大略大学的手术从动机器人、日本东京大学的手术从动机器人。由于手术器械结构的限制，所以通常并不能按照最佳的应力敏感区来设计结构，对微小受力的测量不够准确。②通过测量驱动元件的物理量间接测力。由于机器人末端执行器依靠电机驱动关节来施行手术动作，所以当遇到载荷时，电机驱动电流将改变。因此，可以通过驱动电流计算受力。美国德雷塞尔大学通过测量驱动关节的电机电流，计算从动机器人所受到的力；Tadano 等通过测量汽缸内部的气体压强，来测量从动机器人的受力。仅靠电流或者气压测力，精确度不高。③将力 / 力矩传感集成到手术机器人末端执行器中。德国宇航中心

研制了将传感器置于机器末端的从动机器人执行器，改善测力效果。Takeshi 等利用光栅原理测量腹腔镜手术操作杆的受力。Xu 等利用镍钛合金研制了柔性手术机器人从手，通过空间解算间接得出从手末端执行器受力。Peirs、Clijnen 等研究了带有光纤传感器的微创手术导管，开发的微型传感器可以检测出导管前端与血管壁发生碰撞时的受力。天津大学等单位联合研制的妙手手术机器人系统，主操作手采用 PHANTOM 力反馈器，从手采用四自由度的关节型机器人，末端安装六维力传感器。北京航空航天大学针对脊柱外科的力觉反馈进行研究，针对硬组织实现了力觉感知。但目前要准确测量手术工具末端的作用力还有较大的困难。力传感器的体积、安装位置及工作环境等都受到限制。如将传感器安装在工具末端。传感器要进入人体内，其材料、体积、电气特性等方面都受到严格限制。而若安装在工具的其他部分，测力精度则受很大的影响。为此，研究人员试图通过建立被操作对象的力学模型、建立力矩观测器或建立虚拟的微创手术环境等方法，间接提取作用力的信息。如 Tavakolid 等针对人体器官软组织力学特性，通过软组织的力 - 变形数学模型和参数学习方法，实现了对作用力的“测量”。Tanaka 等将手术工具与环境的作用力看作是控制系统的扰动，利用从手执行机构中力矩指令和反馈的机器人关节角速度等信息，建立“扰动力”观测器，实现对作用力的估计。Aziminejad 等对主 - 从式双向控制系统的稳定性做了深入的讨论。

（二）远程操作系统

远程医疗是运用计算机网络、远程通信和多媒体等技术，跨越空间限制，远距离实现医疗、保健、教学、医学信息等服务的一种新型医疗模式。它包括远程诊断、远程护理、远程教育、远程医学信息服务等医学活动，旨在实现区域医疗资源的优化配置，降低医疗开支，为患者提供优质、便捷的医疗服务。

20 世纪 50 年代，美国最早创建了远程放射学、远程病理学等。自 80 年代后期，欧美国家通过数字卫星数据、图片、语音和视频的传输，在远程医疗咨询、远程会诊、远程医疗教育等方面取得了较大进展。一项数据表明，仅 1993 年，美国和加拿大约有 2250 例患者通过远程医学系统就诊。在这期间，中国远程医疗技术也取得了一定的进展。1988 年，解放军总院通过卫星与德国一家医院进行的神经外科远程病例讨论拉开了我国远程医疗发展的序幕。随着我国宽带网络的迅速普及，我国各大医院现在都已进入远程医疗应用阶段，建立了远程医疗技术服务平台，可以通过数据信息交流，第一时间开展医疗诊治活动。

远程医疗在医养结合中的应用，即在医院和养老机构之间运用远程通信技术，对入住老年人实施远距离诊疗、监护和健康档案管理等服务。远程医疗不但能在医疗机构间发挥其优化资源配置、快捷、便利的优势，而且能在养老机构的护理中发挥重要作用。医学专家可以不离开医院或医疗中心就能为老年人提供医疗服务，养老机构的医务工作者也可以得到业务上的指导，让老年人足不出户便能享受优质便捷的医疗服务。

（三）智能配准技术

2018 年 2 月，工业和信息化部、民政部、国家卫生计生委三部委印发了《智慧养老产业发展行动计划（2017—2020 年）》，其核心是要利用物联网、云计算、大数据、智能硬件等新一代信息技术产品，把各方的健康养老资源进行有效对接和优化配置；3 月，国务院印发《“十三五”国家老龄事业发展和养老体系建设规划》，也指出要健全居家为基础、社区为依托、机构为补充、医养相结合的养老服务体系。

从现状分析，医养结合产业的成长和发展已经成了当务之急，而且不光是要补足医养资源，还要通过现代科技让养老更智慧、更健康、更有针对性。在两会中关于此领域，也探讨了一些观点，同时讨论了推动医养结合的一些好方案，及其对养老医疗产业将会产生哪些影响。

居家养老、社区养老仍是当今最受广大群众欢迎的养老模式。但预计到 2050 年，我国临终无子女的老年人将达 7900 万人左右，其中独居和空巢老年人将占 54% 以上。居家老年人的生活和医疗护理成了问题。

《智慧养老产业发展行动计划（2017—2020 年）》指出的智能化养老就为居家养老提供了一种新型的便利形式。在适用于老年人群体的智能设备和应用系统的辅助下，监护、健康监测、医疗、康复、家居陪护的功能都能够被集合到一起，让在家庭和社区中养老的老年人从日常起居、医疗保健以及情感上都能够得到满足。

在政治协商会议上全国政协委员翟美卿提交了一份《关于推进智能居家养老服务发展的建议》，提出“互联网＋”下发展的智能化养老是未来居家养老模式的一个新趋势。但由于养老社会服务体系尚不完善，很多智能化居家养老还停留在“概念”层面，配套弱、无标准、服务不落地的问题突出。而且相关设施设备缺乏准入标准，尤其是有移动健康功能的智能终端设备，无法满足老年人需求。

（四）虚拟现实技术

虚拟现实（VR）技术是一种基于计算机信息技术的沉浸式交互系统。它采用以计算机技术为核心的现代高科技来生成逼真的融视、听、触觉于一体的特定范围的虚拟环境，用户借助必要的设备以自然的方式与虚拟环境中的对象进行交互作用、相互影响，从而产生亲临现场等同真实环境的感受和体验。

VR 系统可以使用户在计算机生成的三维环境中进行实时漫游、交互。它包括交互（interaction）、三维图形（3D-graphics）、沉浸（immersion）三个部分。在虚拟环境中，用户能够在计算机生成的虚拟世界移动并且交互，好像就在这个世界中一样。用户还可根据自身的感觉，使用人的自然技能对虚拟世界中的物体进行考察和操作，参与其中的事件；同时提供视、听、触觉等直观而又自然的实时感知，并使参与者“沉浸”于模拟情境中。VR 技术已广泛应用于医学教学、疾病诊断、手术模拟、康复医疗、远程医疗等方面，被称为虚拟医学（virtual medicine）或仿真医学。

VR 技术作为一门新兴的科学技术，它是与许多相关学科领域交叉、集成的产物。这个领域的技术潜力是巨大的，应用前景也是很广阔的。在医学领域，它将更多地在临床实践方面得到发展。但仍存在许多尚未解决的理论问题和尚未克服的技术难关。如：显示设备还不能很好地接收高质量、高逼真的医学图像；在复杂环境中，图像的实时性和生成的速度也需要进一步提高等。如果能在实践教学中将 VR 技术与当前正在各高校试行的项目式教学（Project-Based Learning，PBL）教学方法相结合，可能更有利于培养出真正具有实践动手能力和创新能力的医学生。

总之，VR 技术在远程医疗、手术计划、教育培训和诊疗等方面都已经得到实践应用。可以预料，VR 技术在医学领域更广泛、更深入的应用将会给传统医疗带来革命性的变化。有人说，80 年代是个人计算机的年代；90 年代是多媒体计算机的年代；我们有理由相信 21 世纪是 VR 技术的时代。我们相信该技术在医养上的应用在将来必定会取得更大的发展。

（五）安全性研究

随着老龄化程度的加深，基于我国国情发展的机构养老成为越来越多人的选择。同时，医养结合新模式的提出为我国机构养老提供了更多的可能性。对该模式下机构医养护理产品安全性、易用性、人性化等方面的设计研究具有一定的实际意义和价值。

在医养设备产品的应用过程中，有使用者和受用者之分，因此，医养环境、医养产品的安全性会直接影响高龄者，甚至护理者的健康和安全。以轮椅为例，使用者对其安全性的关注主要在于其能承受一定的质量与冲击，有较高的防滑性能，有良好的刹车控制性能，及能使用户进行正确的操作。此处的“用户”便涉及了高龄者与护理者两类使用者。除产品本身外，机构的护理者对其正确的使用更能让高龄者获得安全感。当前，医养设备的安全性在不断改进，主要是在材料、结构和功能上的创新。

二、医养设备发展前景分析

近年来，医养结合已经成为医疗行业内备受关注的前沿热点研究领域。它不仅在为康复领域提供了新的思路及解决问题的新方法，而且可以缓解当前老龄化的迫切社会问题。随着现代科学技术的发展，医养设备必将展示其更加宽广的发展空间与应用前景。医养设备未来的发展也有赖于科学技术的进步及临床应用的深入挖掘。

（一）科学技术的进步

医养设备的飞速发展首先得益于现代科学技术的进步。作为一个高度交叉的学科领域，计算机科学、材料科学、电子技术、信息技术及影像技术等众多领域的飞速发展给医养设备的发展提供了强有力的技术支持，也直接带动了医养领域的发展。随着科学技术日新月异的发展，必将有更多的新技术和新方法会应用到医养设备的研究领域，并带动医养进入更高的发展层次。

（二）临床应用的深入挖掘

医养领域飞速发展的动力还来自于各方面的强劲需求，特别是来自医学领域的应用需求。在当今社会中，老龄化导致各类疾病的患者人数增加，给社会造成了沉重的负担。但是，针对这些疾病的诊断、治疗与康复的手段还十分缺乏。医养结合的介入，为此类疾病的早期诊断、有效治疗及康复提供了全新的思路与方法。

老龄经济是与老年人群体生活保障相关的各种服务、用品等的生产、流通和交换活动的集合体。医养产业是以老年人为对象，为满足老年人健康、医疗和养老相融合的需求而提供老龄服务和用品的经济活动的集合。医养产业并不是简单的叠加医疗和养老，而是对传统养老模式的创新、超越和提升，是大健康理念指导下的一种新兴服务体系和新兴业态。医养产业可以涵盖的对象广泛，包括健康的自养老年人、亚健康的康养老年人以及患病的护养老年人和医养老年人。医养产业是健康、医疗和养老的有机融合，涉及老龄服务和老龄产品两大范畴，几乎涵盖了老年人衣食住行用、生活照料、医疗服务和精神文化休闲娱乐等多个行业和领域，如医养地产、医养用品、医养居游、医疗康复及护理、老年长期照护服务、老年体育健身、老年文化等。医养产业的实质，是把老年人健康养老服务需求的关口前移，把需求的重点放在“治未病”的健康管理上，达到少生病、生小病、晚生病的目标，市场弹性大，前景广阔。

老年是正常生命历程的最后阶段，各项生理功能都在不断老化，老年人成为慢性病的高发人群，有失能和发生各种疾病的风险，故而整个老年人群体的刚性消费需求都是围绕“健康长寿”这一核心进行的。健康养老是老年人晚年生活质量的重要依托，老年人群体的整体健康水平对经济增长和社会发展也至关重要。在不久的将来，医养产业会构成整个老龄产业的主体，也将是老龄经济的主体，具有广阔的市场空间。

【专家共识】

在十九大报告中，明确提出要“构建养老、孝老、敬老政策体系和社会环境”，而养老、孝老、敬老政策体系和社会环境的构建，必将进一步激发老年人子女、政府、慈善机构为老年人增加养老方面的投入。

老龄经济是与老年人群体生活保障相关的各种服务、用品等的生产、流通和交换活动的集合体。医养产业是以老年人为对象，为满足老年人健康、医疗和养老相融合的需求而提供老龄服务和用品的经济活动的集合。医养产业可以涵盖的对象广泛，包括健康的自养老年人、亚健康的康养老年人以及患病的护养老年人和医养老年人。医养产业是健康、医疗和养老的有机融合，涉及老龄服务和老龄产品两大范畴，几乎涵盖了老年人衣食住行用、生活照料、医疗服务、精神文化休闲娱乐等多个行业和领域，如医养地产、医养用品、医养居游、医疗康复及护理、老年长期照护服务、老年体育健身、老年文化等。医养产业的实质，是把老年人健康养老服务需求的关口前移，把需求的重点放在“治未病”的健康管理上，达到少生病、生小病、晚生病的目标。医养产业并不是简单的叠加医疗和养老，而是对传统养老模式的创新、超越和提升，是大健康理念指导下的一种新兴服务体系和新兴业态，市场弹性大，前景广阔。

（陆云良，江凯敏，虞欣华）

参考文献

[1] 中国生物医学工程学会 .2014–2015 生物医学工程学科发展报告 [M]. 北京：中国科学技术出版社 ,2016.

[2] 中华人民共和国中央人民政府 .《"健康中国 2030"规则纲要》[R/OL].[2016–10–25].www.gov.cn/zhengce/2016–10/25/content_5124174.htm.

[3] 陈东义 . 可穿戴式计算机的发展与趋势（Ⅰ)[J]. 重庆大学学报（自然科学版）,2000(3):119–124.

[4] 栾相科. 国产可穿戴设备点线面联动布局 [J]. 中国战略新兴产业 ,2014(18):42–43.

附录一：国务院关于加快发展养老服务业的若干意见

国发〔2013〕35 号

各省、自治区、直辖市人民政府，国务院各部委、各直属机构：

近年来，我国养老服务业快速发展，以居家为基础、社区为依托、机构为支撑的养老服务体系初步建立，老年消费市场初步形成，老龄事业发展取得显著成就。但总体上看，养老服务和产品供给不足、市场发育不健全、城乡区域发展不平衡等问题还十分突出。当前，我国已经进入人口老龄化快速发展阶段，2012 年底我国 60 岁及以上老年人口已达 1.94 亿人，2020 年将达到 2.43 亿人，2025 年将突破 3 亿人。积极应对人口老龄化，加快发展养老服务业，不断满足老年人持续增长的养老服务需求，是全面建成小康社会的一项紧迫任务，有利于保障老年人权益，共享改革发展成果，有利于拉动消费、扩大就业，有利于保障和改善民生，促进社会和谐，推进经济社会持续健康发展。为加快发展养老服务业，现提出以下意见：

一、总体要求

（一）指导思想

以邓小平理论、“三个代表”重要思想、科学发展观为指导，从国情出发，把不断满足老年人日益增长的养老服务需求作为出发点和落脚点，充分发挥政府作用，通过简政放权，创新体制机制，激发社会活力，充分发挥社会力量的主体作用，健全养老服务体系，满足多样化养老服务需求，努力使养老服务业成为积极应对人口老龄化、保障和改善民生的重要举措，成为扩大内需、增加就业、促进服务业发展、推动经济转型升级的重要力量。

（二）基本原则

深化体制改革。加快转变政府职能，减少行政干预，加大政策支持和引导力度，激发各类服务主体活力，创新服务供给方式，加强监督管理，提高服务质量和效率。

坚持保障基本。以政府为主导，发挥社会力量作用，着力保障特殊困难老年人的养老服务需求，确保人人享有基本养老服务。加大对基层和农村养老服务的投入，充分发挥社区基层组织和服务机构在居家养老服务中的重要作用。支持家庭、个人承担应尽责任。

注重统筹发展。统筹发展居家养老、机构养老和其他多种形式的养老，实行普遍性服务和个性化服务相结合。统筹城市和农村养老资源，促进基本养老服务均衡发展。统筹利用各种资源，促进养老服务与医疗、家政、保险、教育、健身、旅游等相关领域的互动发展。

完善市场机制。充分发挥市场在资源配置中的基础性作用，逐步使社会力量成为发展养老服务业的主体，营造平等参与、公平竞争的市场环境，大力发展养老服务业，提供方便可及、价格合理的各类养老服务和产品，满足养老服务多样化、多层次需求。

（三）发展目标

到 2020 年，全面建成以居家为基础、社区为依托、机构为支撑的，功能完善、规模适度、覆盖城乡的养老服务体系。养老服务产品更加丰富，市场机制不断完善，养老服务业持续健康发展。

服务体系更加健全。生活照料、医疗护理、精神慰藉、紧急救援等养老服务覆盖所有居家老年人。符合标准的日间照料中心、老年人活动中心等服务设施覆盖所有城市社区，90% 以上的乡镇和 60% 以上的农村社区建立包括养老服务在内的社区综合服务设施和站点。全国社会养老床位数达到每千名老年人 35 ～ 40 张，服务能力大幅增强。

产业规模显著扩大。以老年生活照料、老年产品用品、老年健康服务、老年体育健身、老年文化娱乐、老年金融服务、老年旅游等为主的养老服务业全面发展，养老服务业增加值在服务业中的比重显著提升，全国机构养老、居家社区生活照料和护理等服务提供 1000 万个以上就业岗位。涌现一批带动力强的龙头企业和大批富有创新活力的中小企业，形成一批养老服务产业集群，培育一批知名品牌。

发展环境更加优化。养老服务业政策法规体系建立健全，行业标准科学规范，监管机制更加完善，服务质量明显提高。全社会积极应对人口老龄化意识显著增强，支持和参与养老服务的氛围更加浓厚，养老志愿服务广泛开展，敬老、养老、助老的优良传统得到进一步弘扬。

二、主要任务

（一）统筹规划发展城市养老服务设施

加强社区服务设施建设。各地在制定城市总体规划、控制性详细规划时，必须按照人均用地不少于 0.1 平方米的标准，分区分级规划设置养老服务设施。凡新建城区和新建居住（小）区，要按标准要求配套建设养老服务设施，并与住宅同步规划、同步建设、同步验收、同步交付使用；凡老城区和已建成居住（小）区无养老服务设施或现有设施没有达到规划和建设指标要求的，要限期通过购置、置换、租赁等方式开辟养老服务设施，不得挪作他用。

综合发挥多种设施作用。各地要发挥社区公共服务设施的养老服务功能，加强社区养老服务设施与社区服务中心（服务站）及社区卫生、文化、体育等设施的功能衔接，提高使用率，发挥综合效益。要支持和引导各类社会主体参与社区综合服务设施建设、运营和管理，提供养老服务。各类具有为老年人服务功能的设施都要向老年人开放。

实施社区无障碍环境改造。各地区要按照无障碍设施工程建设相关标准和规范，推动和扶持老年人家庭无障碍设施的改造，加快推进坡道、电梯等与老年人日常生活密切相关的公共设施改造。

（二）大力发展居家养老服务网络

发展居家养老便捷服务。地方政府要支持建立以企业和机构为主体、社区为纽带、满足老年人各种服务需求的居家养老服务网络。要通过制定扶持政策措施，积极培育居家养老服务企业和机构，上门为居家老年人提供助餐、助浴、助洁、助急、助医等定制服务；大力发展家政服务，为居家老年人提供规范化、个性化服务。要支持社区建立健全居家养老服务网点，引入社会组织和家政、物业等企业，兴办或运营老年供餐、社区日间照料、老年活动中心等形式多样的养老服务项目。

发展老年人文体娱乐服务。地方政府要支持社区利用社区公共服务设施和社会场所组织开展适合老年人的群众性文化体育娱乐活动，并发挥群众组织和个人积极性。鼓励专业养老机构利用自身资源优势，培训和指导社区养老服务组织和人员。

发展居家网络信息服务。地方政府要支持企业和机构运用互联网、物联网等技术手段创新居家养老服务模式，发展老年电子商务，建设居家服务网络平台，提供紧急呼叫、家政预约、健康咨询、物品代购、服务缴费等适合老年人的服务项目。

（三）大力加强养老机构建设

支持社会力量举办养老机构。各地要根据城乡规划布局要求，统筹考虑建设各类养老机构。在资本金、场地、人员等方面，进一步降低社会力量举办养老机构的门槛，简化手续、规范程序、公开信息，行政许可和登记机关要核定其经营和活动范围，为社会力量举办养老机构提供便捷服务。鼓励境外资本投资养老服务业。鼓励个人举办家庭化、小型化的养老机构，社会力量举办规模化、连锁化的养老机构。鼓励民间资本对企业厂房、商业设施及其他可利用的社会资源进行整合和改造，用于养老服务。

办好公办保障性养老机构。各地公办养老机构要充分发挥托底作用，重点为“三无”（无劳动能力，无生活来源，无赡养人和扶养人，或者其赡养人和扶养人确无赡养和扶养能力）老年人、低收入老年人、经济困难的失能半失能老年人提供无偿或低收费的供养、护理服务。政府举办的养老机构要实用、适用，避免铺张豪华。

开展公办养老机构改制试点。有条件的地方可以积极稳妥地把专门面向社会提供经营性服务的公办养老机构转制成为企业，完善法人治理结构。政府投资兴办的养老床位应逐步通过公建民营等方式管理运营，积极鼓励民间资本通过委托管理等方式，运营公有产权的养老服务设施。要开展服务项目和设施安全标准化建设，不断提高服务水平。

（四）切实加强农村养老服务

健全服务网络。要完善农村养老服务托底的措施，将所有农村“三无”老年人全部纳入五保供养范围，适时提高五保供养标准，健全农村五保供养机构功能，使农村五保老年人老有所养。在满足农村五保对象集中供养需求的前提下，支持乡镇五保供养机构改善设施条件并向社会开放，提高运营效益，增强护理功能，使之成为区域性养老服务中心。依托行政村、较大自然村，充分利用农家大院等，建设日间照料中心、托老所、老年活动站等互助性养老服务设施。农村党建活动室、卫生室、农家书屋、学校等要支持农村养老服务工作，组织与老年人相关的活动。充分发挥村民自治功能和老年协会作用，督促家庭成员承担赡养责任，组织开展邻里互助、志愿服务，解决周围老年人实际生活困难。

拓宽资金渠道。各地要进一步落实《中华人民共和国老年人权益保障法》有关农村可以将未承包的集体所有的部分土地、山林、水面、滩涂等作为养老基地，收益供老年人养老的要求。鼓励城市资金、资产和资源投向农村养老服务。各级政府用于养老服务的财政性资金应重点向农村倾斜。

建立协作机制。城市公办养老机构要与农村五保供养机构等建立长期稳定的对口支援和合作机制，采取人员培训、技术指导、设备支援等方式，帮助其提高服务能力。建立跨地区养老服务协作机制，鼓励发达地区支援欠发达地区。

（五）繁荣养老服务消费市场

拓展养老服务内容。各地要积极发展养老服务业，引导养老服务企业和机构优先满足老年人基本服务需求，鼓励和引导相关行业积极拓展适合老年人特点的文化娱乐、体育健身、休闲旅游、健康服务、精神慰藉、法律服务等，加强残障老年人专业化服务。

开发老年产品用品。相关部门要围绕适合老年人的衣、食、住、行、医、文化娱乐等需要，支持企业积极开发安全有效的康复辅具、食品药品、服装服饰等老年人用品用具和服务产品，引导商场、超市、批发市场设立老年人用品专区专柜；开发老年住宅、老年公寓等老年生活设施，提高老年人生活质量。引导和规范商业银行、保险公司、证券公司等金融机构开发适合老年人的理财、信贷、保险等产品。

培育养老产业集群。各地和相关行业部门要加强规划引导，在制定相关产业发展规划中，要鼓励发展养老服务中小企业，扶持发展龙头企业，实施品牌战略，提高创新能力，形成一批产业链长、覆盖领域广、经济社会效益显著的产业集群。健全市场规范和行业标准，确保养老服务和产品质量，营造安全、便利、诚信的消费环境。

（六）积极推进医疗卫生与养老服务相结合

推动医养融合发展。各地要促进医疗卫生资源进入养老机构、社区和居民家庭。卫生管理部门要支持有条件的养老机构设置医疗机构。医疗机构要积极支持和发展养老服务，有条件的二级以上综合医院应当开设老年病科，增加老年病床数量，做好老年慢性病防治和康复护理。要探索医疗机构与养老机构合作新模式，医疗机构、社区卫生服务机构应当为老年人建立健康档案，建立社区医院与老年人家庭医疗契约服务关系，开展上门诊视、健康查体、保健咨询等服务，加快推进面向养老机构的远程医疗服务试点。医疗机构应当为老年人就医提供优先优惠服务。

健全医疗保险机制。对于养老机构内设的医疗机构，符合城镇职工（居民）基本医疗保险和新型农村合作医疗定点条件的，可申请纳入定点范围，入住的参保老年人按规定享受相应待遇。完善医保报销制度，切实解决老年人异地就医结算问题。鼓励老年人投保健康保险、长期护理保险、意外伤害保险等人身保险产品，鼓励和引导商业保险公司开展相关业务。

三、政策措施

（一）完善投融资政策

要通过完善扶持政策，吸引更多民间资本，培育和扶持养老服务机构和企业发展。各级政府要加大投入，安排财政性资金支持养老服务体系建设。金融机构要加快金融产品和服务方式创新，拓宽信贷抵押担保物范围，积极支持养老服务业的信贷需求。积极利用财政贴息、小额贷款等方式，加大对养老服务业的有效信贷投入。加强养老服务机构信用体系建设，增强对信贷资金和民间资本的吸引力。逐步放宽限制，鼓励和支持保险资金投资养老服务领域。开展老年人住房反向抵押养老保险试点。鼓励养老机构投保责任保险，保险公司承保责任保险。地方政府发行债券应统筹考虑养老服务需求，积极支持养老服务设施建设及无障碍改造。

（二）完善土地供应政策

各地要将各类养老服务设施建设用地纳入城镇土地利用总体规划和年度用地计划，合理安排用地需求，可将闲置的公益性用地调整为养老服务用地。民间资本举办的非营利性养老机构与政府举办的养老机构享有相同的土地使用政策，可以依法使用国有划拨土地或者农民集体所有的土地。对营利性养老机构建设用地，按照国家对经营性用地依法办理有偿用地手续的规定，优先保障供应，并制定支持发展养老服务业的土地政策。严禁养老设施建设用地改变用途、容积率等土地使用条件搞房地产开发。

（三）完善税费优惠政策

落实好国家现行支持养老服务业的税收优惠政策，对养老机构提供的养护服务免征营业税，对非营利性养老机构自用房产、土地免征房产税、城镇土地使用税，对符合条件的非营利性养老机构按规定免征企业所得税。对企事业单位、社会团体和个人向非营利性养老机构的捐赠，符合相关规定的，准予在计算其应纳税所得额时按税法规定比例扣除。各地对非营利性养老机构建设要免征有关行政事业性收费，对营利性养老机构建设要减半征收有关行政事业性收费，对养老机构提供养老服务也要适当减免行政事业性收费，养老机构用电、用水、用气、用热按居民生活类价格执行。境内外资本举办养老机构享有同等的税收等优惠政策。制定和完善支持民间资本投资养老服务业的税收优惠政策。

（四）完善补贴支持政策

各地要加快建立养老服务评估机制，建立健全经济困难的高龄、失能等老年人补贴制度。可根据养老服务的实际需要，推进民办公助，选择通过补助投资、贷款贴息、运营补贴、购买服务等方式，支持社会力量举办养老服务机构，开展养老服务。民政部本级彩票公益金和地方各级政府用于社会福利事业的彩票公益金，要将50%以上的资金用于支持发展养老服务业，并随老年人人口的增加逐步提高投入比例。国家根据经济社会发展水平和职工平均工资增长、物价上涨等情况，进一步完善落实基本养老、基本医疗、最低生活保障等政策，适时提高养老保障水平。要制定政府向社会力量购买养老服务的政策措施。

（五）完善人才培养和就业政策

教育、人力资源社会保障、民政部门要支持高等院校和中等职业学校增设养老服务相关专业和课程，扩大人才培养规模，加快培养老年医学、康复、护理、营养、心理和社会工作等方面的专门人才，制定优惠政策，鼓励大专院校对口专业毕业生从事养老服务工作。充分发挥开放大学作用，开展继续教育和远程学历教育。依托院校和养老机构建立养老服务实训基地。加强老年护理人员专业培训，对符合条件的参加养老护理职业培训和职业技能鉴定的从业人员按规定给予相关补贴，在养老机构和社区开发公益性岗位，吸纳农村转移劳动力、城镇就业困难人员等从事养老服务。养老机构应当积极改善养老护理员工作条件，加强劳动保护和职业防护，依法缴纳养老保险费等社会保险费，提高职工工资福利待遇。养老机构应当科学设置专业技术岗位，重点培养和引进医生、护士、康复医师、康复治疗师、社会工作者等具有执业或职业资格的专业技术人员。对在养老机构就业的专业技术人员，执行与医疗机构、福利机构相同的执业资格、注册考核政策。

（六）鼓励公益慈善组织支持养老服务

引导公益慈善组织重点参与养老机构建设、养老产品开发、养老服务提供，使公益慈善组织成为发展养老服务业的重要力量。积极培育发展为老服务公益慈善组织。积极扶持发展各类为老服务志愿组织，开展志愿服务活动。倡导机关干部和企事业单位职工、大中小学学生参加养老服务志愿活动。支持老年群众组织开展自我管理、自我服务和服务社会活动。探索建立健康老年人参与志愿互助服务的工作机制，建立为老志愿服务登记制度。弘扬敬老、养老、助老的优良传统，支持社会服务窗口行业开展“敬老文明号”创建活动。

四、组织领导

（一）健全工作机制

各地要将发展养老服务业纳入国民经济和社会发展规划，纳入政府重要议事日程，进一步强化工作协调机制，定期分析养老服务业发展情况和存在问题，研究推进养老服务业加快发展的各项政策措施，认真落实养老服务业发展的相关任务要求。民政部门要切实履行监督管理、行业规范、业务指导职责，推动公办养老机构改革发展。发展改革部门要将养老服务业发展纳入经济社会发展规划、专项规划和区域规划，支持养老服务设施建设。财政部门要在现有资金渠道内对养老服务业发展给予财力保障。老龄工作机构要发挥综合协调作用，加强督促指导工作。教育、公安消防、卫生计生、国土、住房城乡建设、人力资源社会保障、商务、税务、金融、质检、工商、食品药品监管等部门要各司其职，及时解决工作中遇到的问题，形成齐抓共管、整体推进的工作格局。

（二）开展综合改革试点

国家选择有特点和代表性的区域进行养老服务业综合改革试点，在财政、金融、用地、税费、人才、技术及服务模式等方面进行探索创新，先行先试，完善体制机制和政策措施，为全国养老服务业发展提供经验。

（三）强化行业监管

民政部门要健全养老服务的准入、退出、监管制度，指导养老机构完善管理规范、改善服务质量，及时查处侵害老年人人身财产权益的违法行为和安全生产责任事故。价格主管部门要探索建立科学合理的养老服务定价机制，依法确定适用政府定价和政府指导价的范围。有关部门要建立完善养老服务业统计制度。其他各有关部门要依照职责分工对养老服务业实施监督管理。要积极培育和发展养老服务行业协会，发挥行业自律作用。

（四）加强督促检查

各地要加强工作绩效考核，确保责任到位、任务落实。省级人民政府要根据本意见要求，结合实际抓紧制定实施意见。国务院相关部门要根据本部门职责，制定具体政策措施。民政部、发展改革委、财政部等部门要抓紧研究提出促进民间资本参与养老服务业的具体措施和意见。发展改革委、民政部和老龄工作机构要加强对本意见执行情况的监督检查，及时向国务院报告。国务院将适时组织专项督查。

附录二：国务院关于促进健康服务业发展的若干意见

国发〔2013〕40号

各省、自治区、直辖市人民政府，国务院各部委、各直属机构：

新一轮医药卫生体制改革实施以来，取得重大阶段性成效，全民医保基本实现，基本医疗卫生制度初步建立，人民群众得到明显实惠，也为加快发展健康服务业创造了良好条件。为实现人人享有基本医疗卫生服务的目标，满足人民群众不断增长的健康服务需求，要继续贯彻落实《中共中央　国务院关于深化医药卫生体制改革的意见》（中发〔2009〕6号），坚定不移地深化医药卫生体制改革，坚持把基本医疗卫生制度作为公共产品向全民提供的核心理念，按照保基本、强基层、建机制的基本原则，加快健全全民医保体系，巩固完善基本药物制度和基层运行新机制，积极推进公立医院改革，统筹推进基本公共卫生服务均等化等相关领域改革。同时，要广泛动员社会力量，多措并举发展健康服务业。

健康服务业以维护和促进人民群众身心健康为目标，主要包括医疗服务、健康管理与促进、健康保险以及相关服务，涉及药品、医疗器械、保健用品、保健食品、健身产品等支撑产业，覆盖面广，产业链长。加快发展健康服务业，是深化医改、改善民生、提升全民健康素质的必然要求，是进一步扩大内需、促进就业、转变经济发展方式的重要举措，对稳增长、调结构、促改革、惠民生，全面建成小康社会具有重要意义。为促进健康服务业发展，现提出以下意见：

一、总体要求

（一）指导思想

以邓小平理论、“三个代表”重要思想、科学发展观为指导，在切实保障人民群众基本医疗卫生服务需求的基础上，转变政府职能，加强政策引导，充分调动社会力量的积极性和创造性，大力引入社会资本，着力扩大供给、创新服务模式、提高消费能力，不断满足人民群众多层次、多样化的健康服务需求，为经济社会转型发展注入新的动力，为促进人的全面发展创造必要条件。

（二）基本原则

坚持以人为本、统筹推进。把提升全民健康素质和水平作为健康服务业发展的根本出发点、落脚点，切实维护人民群众健康权益。区分基本和非基本健康服务，实现两者协调发展。统筹城乡、区域健康服务资源配置，促进均衡发展。

坚持政府引导、市场驱动。强化政府在制度建设、规划和政策制定及监管等方面的职责。发挥市场在资源配置中的基础性作用，激发社会活力，不断增加健康服务供给，提高服务质量和效率。

坚持深化改革、创新发展。强化科技支撑，拓展服务范围，鼓励发展新型业态，提升健康服务规范化、专业化水平，建立符合国情、可持续发展的健康服务业体制机制。

（三）发展目标

到 2020 年，基本建立覆盖全生命周期、内涵丰富、结构合理的健康服务业体系，打造一批知名品牌和良性循环的健康服务产业集群，并形成一定的国际竞争力，基本满足广大人民群众的健康服务需求。健康服务业总规模达到 8 万亿元以上，成为推动经济社会持续发展的重要力量。

医疗服务能力大幅提升。医疗卫生服务体系更加完善，形成以非营利性医疗机构为主体、营利性医疗机构为补充，公立医疗机构为主导、非公立医疗机构共同发展的多元办医格局。康复、护理等服务业快速增长。各类医疗卫生机构服务质量进一步提升。

健康管理与促进服务水平明显提高。中医医疗保健、健康养老以及健康体检、咨询管理、体质测定、体育健身、医疗保健旅游等多样化健康服务得到较大发展。

健康保险服务进一步完善。商业健康保险产品更加丰富，参保人数大幅增加，商业健康保险支出占卫生总费用的比重大幅提高，形成较为完善的健康保险机制。

健康服务相关支撑产业规模显著扩大。药品、医疗器械、康复辅助器具、保健用品、健身产品等研发制造技术水平有较大提升，具有自主知识产权产品的市场占有率大幅提升，相关流通行业有序发展。

健康服务业发展环境不断优化。健康服务业政策和法规体系建立健全，行业规范、标准更加科学完善，行业管理和监督更加有效，人民群众健康意识和素养明显提高，形成全社会参与、支持健康服务业发展的良好环境。

二、主要任务

（一）大力发展医疗服务

加快形成多元办医格局。切实落实政府办医责任，合理制定区域卫生规划和医疗机构设置规划，明确公立医疗机构的数量、规模和布局，坚持公立医疗机构面向城乡居民提供基本医疗服务的主导地位。同时，鼓励企业、慈善机构、基金会、商业保险机构等以出资新建、参与改制、托管、公办民营等多种形式投资医疗服务业。大力支持社会资本举办非营利性医疗机构、提供基本医疗卫生服务。进一步放宽中外合资、合作办医条件，逐步扩大具备条件的境外资本设立独资医疗机构试点。各地要清理取消不合理的规定，加快落实对非公立医疗机构和公立医疗机构在市场准入、社会保险定点、重点专科建设、职称评定、学术地位、等级评审、技术准入等方面同等对待的政策。对出资举办非营利性医疗机构的非公经济主体的上下游产业链项目，优先按相关产业政策给予扶持。鼓励地方加大改革创新力度，在社会办医方面先行先试，国家选择有条件的地区和重点项目作为推进社会办医联系点。

优化医疗服务资源配置。公立医院资源丰富的城市要加快推进国有企业所办医疗机构改制试点；国家确定部分地区进行公立医院改制试点。引导非公立医疗机构向高水平、规模化方向发展，鼓励发展专业性医院管理集团。二级以上医疗机构检验对所有医疗机构开放，推动医疗机构间检查结果互认。各级政府要继续采取完善体制机制、购买社会服务、加强设施建设、强化人才和信息化建设等措施，促进优质资源向贫困地区和农村延伸。各地要鼓励以城市二级医院转型、新建等多种方式，合理布局、积极发展康复医院、老年病医院、护理院、临终关怀医院等医疗机构。

推动发展专业、规范的护理服务。推进临床护理服务价格调整，更好地体现服务成本和护理人员技术劳动价值。强化临床护理岗位责任管理，完善质量评价机制，加强培训考核，提高护理质量，建立稳定护理人员队伍的长效机制。科学开展护理职称评定，评价标准侧重临床护理服务数量、质量、患者满意度及医德医风等。加大政策支持力度，鼓励发展康复护理、老年护理、家庭护理等适应不同人群需要的护理服务，提高规范化服务水平。

（二）加快发展健康养老服务

推进医疗机构与养老机构等加强合作老年医院、老年关怀医院衔接，同时还有社区养老，在养老服务中充分融入健康理念，加强医疗卫生服务支撑。建立健全医疗机构与养老机构之间的业务协作机制，鼓励开通养老机构与医疗机构的预约就诊绿色通道，协同做好老年人慢性病管理和康复护理。增强医疗机构为老年人提供便捷、优先优惠医疗服务的能力。推动二级以上医院与老年病医院、老年护理院、康复疗养机构等之间的转诊与合作。各地要统筹医疗服务与养老服务资源，合理布局养老机构与老年病医院、老年护理院、康复疗养机构等，形成规模适宜、功能互补、安全便捷的健康养老服务网络。

发展社区健康养老服务。提高社区为老年人提供日常护理、慢性病管理、康复、健康教育和咨询、中医保健等服务的能力，鼓励医疗机构将护理服务延伸至居民家庭。鼓励发展日间照料、全托、半托等多种形式的老年人照料服务，逐步丰富和完善服务内容，做好上门巡诊等健康延伸服务。

（三）积极发展健康保险

丰富商业健康保险产品。在完善基本医疗保障制度、稳步提高基本医疗保障水平的基础上，鼓励商业保险公司提供多样化、多层次、规范化的产品和服务。鼓励发展与基本医疗保险相衔接的商业健康保险，推进商业保险公司承办城乡居民大病保险，扩大人群覆盖面。积极开发长期护理商业险以及与健康管理、养老等服务相关的商业健康保险产品。推行医疗责任保险、医疗意外保险等多种形式医疗执业保险。

发展多样化健康保险服务。建立商业保险公司与医疗、体检、护理等机构合作的机制，加强对医疗行为的监督和对医疗费用的控制，促进医疗服务行为规范化，为参保人提供健康风险评估、健康风险干预等服务，并在此基础上探索健康管理组织等新型组织形式。鼓励以政府购买服务的方式委托具有资质的商业保险机构开展各类医疗保险经办服务。

（四）全面发展中医药医疗保健服务

提升中医健康服务能力。充分发挥中医医疗预防保健特色优势，提升基层中医药服务能力，力争使所有社区卫生服务机构、乡镇卫生院和 70% 的村卫生室具备中医药服务能力。推动医疗机构开展中医医疗预防保健服务，鼓励零售药店提供中医坐堂诊疗服务。开发中医诊疗、中医药养生保健仪器设备。

推广科学规范的中医保健知识及产品。加强药食同用中药材的种植及产品研发与应用，开发适合当地环境和生活习惯的保健养生产品。宣传普及中医药养生保健知识，推广科学有效的中医药养生、保健服务，鼓励有资质的中医师在养生保健机构提供保健咨询和调理等服务。鼓励和扶持优秀的中医药机构到境外开办中医院、连锁诊所等，培育国际知名的中医药品牌和服务机构。

（五）支持发展多样化健康服务

发展健康体检、咨询等健康服务。引导体检机构提高服务水平，开展连锁经营。加快发展心理健康服务，培育专业化、规范化的心理咨询、辅导机构。规范发展母婴照料服务。推进全科医生服务模式和激励机制改革试点，探索面向居民家庭的签约服务。大力开展健康咨询和疾病预防，促进以治疗为主转向以预防为主。

发展全民体育健身。进一步开展全民健身运动，宣传、普及科学健身知识，提高人民群众体育健身意识，引导体育健身消费。加强基层多功能群众健身设施建设，到2020年,80%以上的市(地)、县(市、区)建有"全民健身活动中心"，70%以上的街道(乡镇)、社区(行政村)建有便捷、实用的体育健身设施。采取措施推动体育场馆、学校体育设施等向社会开放。支持和引导社会力量参与体育场馆的建设和运营管理。鼓励发展多种形式的体育健身俱乐部和体育健身组织，以及运动健身培训、健身指导咨询等服务。大力支持青少年、儿童体育健身，鼓励发展适合其成长特点的体育健身服务。

发展健康文化和旅游。支持健康知识传播机构发展，培育健康文化产业。鼓励有条件的地区面向国际国内市场，整合当地优势医疗资源、中医药等特色养生保健资源、绿色生态旅游资源，发展养生、体育和医疗健康旅游。

(六)培育健康服务业相关支撑产业

支持自主知识产权药品、医疗器械和其他相关健康产品的研发制造和应用。继续通过相关科技、建设专项资金和产业基金，支持创新药物、医疗器械、新型生物医药材料研发和产业化，支持到期专利药品仿制，支持老年人、残疾人专用保健用品、康复辅助器具研发生产。支持数字化医疗产品和适用于个人及家庭的健康检测、监测与健康物联网等产品的研发。加大政策支持力度，提高具有自主知识产权的医学设备、材料、保健用品的国内市场占有率和国际竞争力。

大力发展第三方服务媒体等。引导发展专业的医学检验中心和影像中心。支持发展第三方的医疗服务评价、健康管理服务评价，以及健康市场调查和咨询服务。公平对待社会力量提供食品药品检测服务。鼓励药学研究、临床试验等生物医药研发服务外包。完善科技中介体系，大力发展专业化、市场化的医药科技成果转化服务。

支持发展健康服务产业集群。鼓励各地结合本地实际和特色优势，合理定位、科学规划，在土地规划、市政配套、机构准入、人才引进、执业环境等方面给予政策扶持和倾斜，打造健康服务产业集群，探索体制创新。要通过加大科技支撑、深化行政审批制度改革、产业政策引导等综合措施，培育一批医疗、药品、医疗器械、中医药等重点产业，打造一批具有国际影响力的知名品牌。

（七）健全人力资源保障机制

老龄委在谈有关养老人才培养问题。

加大人才培养和职业培训力度。支持高等院校和中等职业学校开设健康服务业相关学科专业，引导有关高校合理确定相关专业人才培养规模。鼓励社会资本举办职业院校，规范并加快培养护士、养老护理员、药剂师、营养师、育婴师、按摩师、康复治疗师、健康管理师、健身教练、社会体育指导员等从业人员。对参加相关职业培训和职业技能鉴定的人员，符合条件的按规定给予补贴。建立健全健康服务业从业人员继续教育制度。各地要把发展健康服务业与落实各项就业创业扶持政策紧密结合起来，充分发挥健康服务业吸纳就业的作用。

促进人才流动。加快推进规范的医师多点执业。鼓励地方探索建立区域性医疗卫生人才充分有序流动的机制。不断深化公立医院人事制度改革，推动医务人员保障社会化管理，逐步变身份管理为岗位管理。探索公立医疗机构与非公立医疗机构在技术和人才等方面的合作机制，对非公立医疗机构的人才培养、培训和进修等给予支持。在养老机构服务的具有执业资格的医护人员，在职称评定、专业技术培训和继续医学教育等方面，享有与医疗机构医护人员同等待遇。深入实施医药卫生领域人才项目，吸引高层次医疗卫生人才回国服务。

（八）夯实健康服务业发展基础

推进健康服务信息化。制定相关信息数据标准，加强医院、医疗保障等信息管理系统建设，充分利用现有信息和网络设施，尽快实现医疗保障、医疗服务、健康管理等信息的共享。积极发展网上预约挂号、在线咨询、交流互动等健康服务。以面向基层、偏远和欠发达地区的远程影像诊断、远程会诊、远程监护指导、远程手术指导、远程教育等为主要内容，发展远程医疗。探索发展公开透明、规范运作、平等竞争的药品和医疗器械电子商务平台。支持研制、推广适应广大乡镇和农村地区需求的低成本数字化健康设备与信息系统。逐步扩大数字化医疗设备配备，探索发展便携式健康数据采集设备，与物联网、移动互联网融合，不断提升自动化、智能化健康信息服务水平。

加强诚信体系建设。引导企业、相关从业人员增强诚信意识，自觉开展诚信服务，加强行业自律和社会监督，加快建设诚信服务制度。充分发挥行业协会、学会在业内协调、行业发展、监测研究，以及标准制订、从业人员执业行为规范、行业信誉维护等方面的作用。建立健全不良执业记录制度、失信惩戒以及强制退出机制，将健康服务机构及其从业人员诚信经营和执业情况纳入统一信用信息平台。加强统计监测工作，加快完善健康服务业统计调查方法和指标体系，健全相关信息发布制度。

三、政策措施

（一）放宽市场准入

建立公开、透明、平等、规范的健康服务业准入制度，凡是法律法规没有明令禁入的领域，都要向社会资本开放，并不断扩大开放领域；凡是对本地资本开放的领域，都要向外地资本开放。民办非营利性机构享受与同行业公办机构同等待遇。对连锁经营的服务企业实行企业总部统一办理工商注册登记手续。各地要进一步规范、公开医疗机构设立的基本标准、审批程序，严控审批时限，下放审批权限，及时发布机构设置和规划布局调整等信息，鼓励有条件的地方采取招标等方式确定举办或运行主体。简化对康复医院、老年病医院、儿童医院、护理院等紧缺型医疗机构的立项、开办、执业资格、医保定点等审批手续。研究取消不合理的前置审批事项。放宽对营利性医院的数量、规模、布局以及大型医用设备配置的限制。

（二）加强规划布局和用地保障

各级政府要在土地利用总体规划和城乡规划中统筹考虑健康服务业发展需要，扩大健康服务业用地供给，优先保障非营利性机构用地。新建居住区和社区要按相关规定在公共服务设施中保障医疗卫生、文化体育、社区服务等健康服务业相关设施的配套。支持利用以划拨方式取得的存量房产和原有土地兴办健康服务业，土地用途和使用权人可暂不变更。连续经营 1 年以上、符合划拨用地目录的健康服务项目可按划拨土地办理用地手续；不符合划拨用地目录的，可采取协议出让方式办理用地手续。

（三）优化投融资引导政策

鼓励金融机构按照风险可控、商业可持续原则加大对健康服务业的支持力度，创新适合健康服务业特点的金融产品和服务方式，扩大业务规模。积极支持符合条件的健康服务企业上市融资和发行债券。鼓励各类创业投资机构和融资担保机构对健康服务领域创新型新业态、小微企业开展业务。政府引导、推动设立由金融和产业资本共同筹资的健康产业投资基金。创新健康服务业利用外资方式，有效利用境外直接投资、国际组织和外国政府优惠贷款、国际商业贷款。大力引进境外专业人才、管理技术和经营模式，提高健康服务业国际合作的知识和技术水平。

（四）完善财税价格政策

建立健全政府购买社会服务机制，由政府负责保障的健康服务类公共产品可通过购买服务的方式提供，逐步增加政府采购的类别和数量。创新财政资金使用方式，引导和鼓励融资性担保机构等支持健康服务业发展。将健康服务业纳入服务业发展引导资金支持范围并加大支持力度。符合条件、提供基本医疗卫生服务的非公立医疗机构，其专科建设、设备购置、人才队伍建设纳入财政专项资金支持范围。完善政府投资补助政策，通过公办民营、民办公助等方式，支持社会资本举办非营利性健康服务机构。经认定为高新技术企业的医药企业，依法享受高新技术企业税收优惠政策。企业、个人通过公益性社会团体或者县级以上人民政府及其部门向非营利性医疗机构的捐赠，按照税法及相关税收政策的规定在税前扣除。发挥价格在促进健康服务业发展中的作用。非公立医疗机构用水、用电、用气、用热实行与公立医疗机构同价政策。各地对非营利性医疗机构建设免予征收有关行政事业性收费，对营利性医疗机构建设减半征收有关行政事业性收费。清理和取消对健康服务机构不合法、不合理的行政事业性收费项目。纠正各地自行出台的歧视性价格政策。探索建立医药价格形成新机制。非公立医疗机构医疗服务价格实行市场调节价。

（五）引导和保障健康消费可持续增长

政府进一步加大对健康服务领域的投入，并向低收入群体倾斜。完善引导参保人员利用基层医疗服务、康复医疗服务的措施。着力建立健全工伤预防、补偿、康复相结合的工伤保险制度体系。鼓励地方结合实际探索对经济困难的高龄、独居、失能老年人补贴等直接补助群众健康消费的具体形式。企业根据国家有关政策规定为其员工支付的补充医疗保险费，按税收政策规定在企业所得税税前扣除。借鉴国外经验并结合我国国情，健全完善健康保险有关税收政策。

（六）完善健康服务法规标准和监管

推动制定、修订促进健康服务业发展的相关法律、行政法规。以规范服务行为、提高服务质量和提升服务水平为核心，健全服务标准体系，强化标准的实施，提高健康服务业标准化水平。在新兴的健康服务领域，鼓励龙头企业、地方和行业协会参与制订服务标准。在暂不能实行标准化的健康服务行业，广泛推行服务承诺、服务公约、服务规范等制度。完善监督机制，创新监管方式，推行属地化管理，依法规范健康服务机构从业行为，强化服务质量监管和市场日常监管，严肃查处违法经营行为。

（七）营造良好社会氛围

充分利用广播电视、平面媒体及互联网等新兴媒体深入宣传健康知识，鼓励开办专门的健康频道或节目栏目，倡导健康的生活方式，在全社会形成重视和促进健康的社会风气。通过广泛宣传和典型报道，不断提升健康服务业从业人员的社会地位。规范药品、保健食品、医疗机构等方面广告和相关信息发布行为，严厉打击虚假宣传和不实报道，积极营造良好的健康消费氛围。

各地区、各部门要高度重视，把发展健康服务业放在重要位置，加强沟通协调，密切协作配合，形成工作合力。各有关部门要根据本意见要求，各负其责，并按职责分工抓紧制定相关配套文件，确保各项任务措施落实到位。省级人民政府要结合实际制定具体方案、规划或专项行动计划，促进本地区健康服务业有序快速发展。发展改革委要会同有关部门对落实本意见的情况进行监督检查和跟踪分析，重大情况和问题及时向国务院报告。国务院将适时组织专项督查。

附录三：关于推进医疗卫生与养老服务相结合的指导意见

卫生计生委　民政部　发展改革委　财政部　人力资源社会保障部
国土资源部　住房城乡建设部　全国老龄办　中医药局

为贯彻落实《国务院关于加快发展养老服务业的若干意见》（国发〔2013〕35号）和《国务院关于促进健康服务业发展的若干意见》（国发〔2013〕40号）等文件要求，进一步推进医疗卫生与养老服务相结合，现提出以下意见。

一、充分认识推进医疗卫生与养老服务相结合的重要性

我国是世界上老年人口最多的国家，老龄化速度较快。失能、部分失能老年人口大幅增加，老年人的医疗卫生服务需求和生活照料需求叠加的趋势越来越显著，健康养老服务需求日益强劲，目前有限的医疗卫生和养老服务资源以及彼此相对独立的服务体系远远不能满足老年人的需要，迫切需要为老年人提供医疗卫生与养老相结合的服务。医疗卫生与养老服务相结合，是社会各界普遍关注的重大民生问题，是积极应对人口老龄化的长久之计，是我国经济发展新常态下重要的经济增长点。加快推进医疗卫生与养老服务相结合，有利于满足人民群众日益增长的多层次、多样化健康养老服务需求，有利于扩大内需、拉动消费、增加就业，有利于推动经济持续健康发展和社会和

谐稳定，对稳增长、促改革、调结构、惠民生和全面建成小康社会具有重要意义。

二、基本原则和发展目标

（一）基本原则

保障基本，统筹发展。把保障老年人基本健康养老需求放在首位，对有需求的失能、部分失能老年人，以机构为依托，做好康复护理服务，着力保障特殊困难老年人的健康养老服务需求；对多数老年人，以社区和居家养老为主，通过医养有机融合，确保人人享有基本健康养老服务。推动普遍性服务和个性化服务协同发展，满足多层次、多样化的健康养老需求。

政府引导，市场驱动。发挥政府在制定规划、出台政策、引导投入、规范市场、营造环境等方面的引导作用，统筹各方资源，推动形成互利共赢的发展格局。充分发挥市场在资源配置中的决定性作用，营造平等参与、公平竞争的市场环境，充分调动社会力量的积极性和创造性。

深化改革，创新机制。加快政府职能转变，创新服务供给和资金保障方式，积极推进政府购买服务，激发各类服务主体潜力和活力，提高医养结合服务水平和效率。加强部门协作，提升政策引导、服务监管等工作的系统性和协同性，促进行业融合发展。

（二）发展目标

到 2017 年，医养结合政策体系、标准规范和管理制度初步建立，符合需求的专业化医养结合人才培养制度基本形成，建成一批兼具医疗卫生和养老服务资质和能力的医疗卫生机构或养老机构（以下统称医养结合机构），逐步提升基层医疗卫生机构为居家老年人提供上门服务的能力，80% 以上的医疗机构开设为老年人提供挂号、就医等便利服务的绿色通道，50% 以上的养老机构能够以不同形式为入住老年人提供医疗卫生服务，老年人健康养老服务可及性明显提升。

到 2020 年，符合国情的医养结合体制机制和政策法规体系基本建立，医疗卫生和养老服务资源实现有序共享，覆盖城乡、规模适宜、功能合理、综合连续的医养结合服务网络基本形成，基层医疗卫生机构为居家老年人提供上门服务的能力明显提升。所有医疗机构开设为老年人提供挂号、就医等便利服务的绿色通道，所有养老机构能够以不同形式为入住老年人提供医疗卫生服务，基本适应老年人健康养老服务需求。

三、重点任务

（一）建立健全医疗卫生机构与养老机构合作机制

鼓励养老机构与周边的医疗卫生机构开展多种形式的协议合作，建立健全协作机制，本着互利互惠原则，明确双方责任。医疗卫生机构为养老机构开通预约就诊绿色通道，为入住老年人提供医疗巡诊、健康管理、保健咨询、预约就诊、急诊急救、中医养生保健等服务，确保入住老年人能够得到及时有效的医疗救治。养老机构内设的具备条件的医疗机构可作为医院（含中医院）收治老年人的后期康复护理场所。鼓励二级以上综合医院（含中医院，下同）与养老机构开展对口支援、合作共建。通过建设医疗养老联合体等多种方式，整合医疗、康复、养老和护理资源，为老年人提供治疗期住院、康复期护理、稳定期生活照料以及临终关怀一体化的健康和养老服务。

（二）支持养老机构开展医疗服务

养老机构可根据服务需求和自身能力，按相关规定申请开办老年病医院、康复医院、护理院、中医院、临终关怀机构等，也可内设医务室或护理站，提高养老机构提供基本医疗服务的能力。养老机构设置的医疗机构要符合国家法律法规和卫生计生行政部门、中医药管理部门的有关规定，符合医疗机构基本标准，并按规定由相关部门实施准入和管理，依法依规开展医疗卫生服务。卫生计生行政部门和中医药管理部门要加大政策规划支持和技术指导力度。养老机构设置的医疗机构，符合条件的可按规定纳入城乡基本医疗保险定点范围。鼓励执业医师到养老机构设置的医疗机构多点执业，支持有相关专业特长的医师及专业人员在养老机构规范开展疾病预防、营养、中医调理养生等非诊疗行为的健康服务。

（三）推动医疗卫生服务延伸至社区、家庭

充分依托社区各类服务和信息网络平台，实现基层医疗卫生机构与社区养老服务机构的无缝对接。发挥卫生计生系统服务网络优势，结合基本公共卫生服务的开展为老年人建立健康档案，并为 65 岁以上老年人提供健康管理服务，到 2020 年 65 岁以上老年人健康管理率达到 70% 以上。鼓励为社区高龄、重病、失能、部分失能以及计划生育特殊家庭等行动不便或确有困难的老年人，提供定期体检、上门巡诊、家庭病床、社区护理、健康管理等基本服务。推进基层医疗卫生机构和医务人员与社区、居家养老结合，与老年人家庭建立签约服务关系，为老年人提供连续性的健康管理服务和医疗服务。提高基层医疗卫生机构为居家老年人提供上门服务的能力，规范为居家

老年人提供的医疗和护理服务项目，将符合规定的医疗费用纳入医保支付范围。

（四）鼓励社会力量兴办医养结合机构

鼓励社会力量针对老年人健康养老需求，通过市场化运作方式，举办医养结合机构以及老年康复、老年护理等专业医疗机构。在制定医疗卫生和养老相关规划时，要给社会力量举办医养结合机构留出空间。按照“非禁即入”原则，凡符合规划条件和准入资质的，不得以任何理由加以限制。整合审批环节，明确并缩短审批时限，鼓励有条件的地方提供一站式便捷服务。通过特许经营、公建民营、民办公助等模式，支持社会力量举办非营利性医养结合机构。支持企业围绕老年人的预防保健、医疗卫生、康复护理、生活照料、精神慰藉等方面需求，积极开发安全有效的食品药品、康复辅具、日常照护、文化娱乐等老年人用品用具和服务产品。

（五）鼓励医疗卫生机构与养老服务融合发展

鼓励地方因地制宜，采取多种形式实现医疗卫生和养老服务融合发展。统筹医疗卫生与养老服务资源布局，重点加强老年病医院、康复医院、护理院、临终关怀机构建设，公立医院资源丰富的地区可积极稳妥地将部分公立医院转为康复、老年护理等接续性医疗机构。提高综合医院为老年患者服务的能力，有条件的二级以上综合医院要开设老年病科，做好老年慢性病防治和康复护理相关工作。提高基层医疗卫生机构康复、护理床位占比，鼓励其根据服务需求增设老年养护、临终关怀病床。全面落实老年医疗服务优待政策，医疗卫生机构要为老年人特别是高龄、重病、失能及部分失能老年人提供挂号、就诊、转诊、取药、收费、综合诊疗等就医便利服务。有条件的医疗卫生机构可以通过多种形式、依法依规开展养老服务。鼓励各级医疗卫生机构和医务工作志愿者定期为老年人开展义诊。充分发挥中医药（含民族医药，下同）的预防保健特色优势，大力开发中医药与养老服务相结合的系列服务产品。

四、保障措施

（一）完善投融资和财税价格政策

对符合条件的医养结合机构，按规定落实好相关支持政策。拓宽市场化融资渠道，探索政府和社会资本合作（PPP）的投融资模式。鼓励和引导各类金融机构创新金融产品和服务方式，加大金融对医养结合领域的支持力度。有条件的地方可通过由金融和产业资本共同筹资的健康产业投资基金支持医养结合发展。用于社会福利事业的彩票公益金要适当支持开展医养结合服务。积极推进政府购买基本健康养老服务，逐步扩大购买服务范围，完善购买服务内容，各类经营主体平等参与。

（二）加强规划布局和用地保障

各级政府要在土地利用总体规划和城乡规划中统筹考虑医养结合机构发展需要，做好用地规划布局。对非营利性医养结合机构，可采取划拨方式，优先保障用地；对营利性医养结合机构，应当以租赁、出让等有偿方式保障用地。养老机构设置医疗机构，可将在项目中配套建设医疗服务设施相关要求作为土地出让条件，并明确不得分割转让。依法需招标拍卖挂牌出让土地的，应当采取招标拍卖挂牌出让方式。

（三）探索建立多层次长期照护保障体系

继续做好老年人照护服务工作。进一步开发包括长期商业护理保险在内的多种老年护理保险产品，鼓励有条件的地方探索建立长期护理保险制度，积极探索多元化的保险筹资模式，保障老年人长期护理服务需求。鼓励老年人投保长期护理保险产品。建立健全长期照护项目内涵、服务标准以及质量评价等行业规范和体制机制，探索建立从居家、社区到专业机构等比较健全的专业照护服务提供体系。

落实好将偏瘫肢体综合训练、认知知觉功能康复训练、日常生活能力评定等医疗康复项目纳入基本医疗保障范围的政策，为失能、部分失能老年人治疗性康复提供相应保障。

（四）加强人才队伍建设

做好职称评定、专业技术培训和继续医学教育等方面的制度衔接，对养老机构和医疗卫生机构中的医务人员同等对待。完善薪酬、职称评定等激励机制，鼓励医护人员到医养结合机构执业。建立医疗卫生机构与医养结合机构人员进修轮训机制，促进人才有序流动。将老年医学、康复、护理人才作为急需紧缺人才纳入卫生计生人员培训规划。加强专业技能培训，大力推进养老护理员等职业技能鉴定工作。支持高等院校和中等职业学校增设相关专业课程，加快培养老年医学、康复、护理、营养、心理和社会工作等方面专业人才。

（五）强化信息支撑

积极开展养老服务和社区服务信息惠民试点，利用老年人基本信息档案、电子健康档案、电子病历等，推动社区养老服务信息平台与区域人口健康信息平台对接，整合信息资源，实现信息共享，为开展医养结合服务提供信息和技术支撑。组织医疗机构开展面向养老机构的远程医疗服务。鼓励各地探索基于互联网的医养结合服务新模式，提高服务的便捷性和针对性。

五、组织实施

（一）加强组织领导和部门协同

各地区、各有关部门要高度重视，把推进医养结合工作摆在重要位置，纳入深化医药卫生体制改革和促进养老、健康服务业发展的总体部署，各地要及时制定出台推进医养结合的政策措施、规划制度和具体方案。各相关部门要加强协同配合，落实和完善相关优惠扶持政策，共同支持医养结合发展。发展改革部门要将推动医疗卫生与养老服务相结合纳入国民经济和社会发展规划。卫生计生、民政和发展改革部门要做好养老机构和医疗卫生机构建设的规划衔接，加强在规划和审批等环节的合作，制定完善医养结合机构及为居家老年人提供医疗卫生和养老服务的标准规范并加强监管。财政部门要落实相关投入政策，积极支持医养结合发展。人力资源社会保障、卫生计生部门要将符合条件的医养结合机构纳入城乡基本医疗保险定点范围。国土资源部门要切实保障医养结合机构的土地供应。城乡规划主管部门要统筹规划医养结合机构的用地布局。老龄工作部门要做好入住医养结合机构和接受居家医养服务老年人的合法权益保障工作。中医药管理部门要研究制定中医药相关服务标准规范并加强监管，加强中医药适宜技术和服务产品推广，加强中医药健康养老人才培养，做好中医药健康养老工作。

（二）抓好试点示范

国家选择有条件、有代表性的地区组织开展医养结合试点，规划建设一批特色鲜明、示范性强的医养结合试点项目。各地要结合实际，积极探索促进医养结合的有效形式，每个省（区、市）至少设 1 个省级试点地区，积累经验，逐步推开。卫生计生、民政部门要会同相关部门密切跟踪各地进展，帮助解决试点中的重大问题，及时总结推广好的经验和做法，完善相关政策措施。

（三）加强考核督查

各地区、各有关部门要建立以落实医养结合政策情况、医养结合服务覆盖率、医疗卫生机构和养老机构无缝对接程度、老年人护理服务质量、老年人满意度等为主要指标的考核评估体系，加强绩效考核。卫生计生、民政部门要会同相关部门加强对医养结合工作的督查，定期通报地方工作进展情况，确保各项政策措施落到实处。

附录四：别打扰健康的人，好吗？

陈作兵

在美国心脏联合（American Heart Association，AHA 2017）学术年会上，AHA 公布了新版高血压指南，指南把高血压的诊断门槛由舒张压 90mmHg 减低到 80mmHg。按照这个新“标准”，年龄小于 45 岁的中国男士“高血压患者”将增加 2 倍，年龄小于 45 岁的中国女士“高血压患者”将增加 1 倍。全国突然增加了近千万的“高血压患者”，政府的医保池哭了，突然被戴上“高血压”帽子的近千万“高血压患者”：哭了，高血压药品、保健品的生产商笑了。

中国的医务界何去何从，我们是机械地采纳这个指南呢，还是走我们中国特色的健康道路？中国有将近 5000 年的历史，而西医进入中国的时间，不会超过 500 年。我们是否要用有 500 年进入历史的西药来解决我们 5000 年历史的健康问题呢？

作为长期工作在一线的临床医生，我从事过外科、急诊、重症监护、康复医学。我虽然长期接受西方医学的培养，但也非常喜欢祖国医学。就以高血压为例吧，高血压的发病机制未明，生活快节奏、饮食失衡、运动极度的缺乏、心脏负荷过度以及遗传因素，到底哪个是高血压的真正元凶，还是几个因素为联合杀手？这些都未明确。难道降压就是我们的目标吗？殊不知，不管如何包装、如何吹嘘，所有的高血压药物的作用机制都无外乎减小心脏收缩力、扩展外周血管或者利尿而已。而这些药物的副作用，心脏衰竭、电解质失衡、呼吸功能影响，考虑到了吗？

中国整体医学的创始人樊代明院士毫不客气地指出，西方医学推出的所谓医学指南，90% 以上是错误的，不是背后有利益集团在推动，就是几个医学大咖在喝咖啡间隙拍脑袋决定的。

医学与一般自然科学的最大区别是，我们面对的是人，是活生生的、有思维的人，所以医学有不可预测性和不可重复性。医学每一次治疗的，后果都很难预测，在某一个人身上可能是手到病除，而在另一个人身上可能是雪上加霜。每个机体的特殊性也意味着医学无法重复验证。这也是现代医学的魅力所在。

论语里有一句话，曰："君子不器。"何为君子不器？真正的君子不会沉迷于某项专门的手艺。沉迷于某项专门技艺的，永远成不了大师，只能是工匠，而不可能是建筑师。医生也是一样。一个医生如果没有自己独立的人文思维、博爱精神，那么专业再好，也只能是开刀匠。甚至，从某种程度上讲，专业越好，对社会的危害可能越大，南辕北辙。

美国的医改已经被证明是失败了。美国的医疗费用全球第一，但没有达到预期的健康。因此中国的健康问题必须依靠我们中国人自己的智慧。

要解决中国健康问题，必须从理念上更新甚至颠覆原来西医的一些观点。有中国特色的现代医学，必须重视以下三点。

其一，尊重生命。《吕氏春秋》中曰："始生者天也，养成之者人也。"真正懂得养生的就是"天子"了。生老病死是生命的客观规律，人类生命的终极目标在于尽享天年，而不是要长命百岁。通俗地说，命中注定 80 岁的，就好好活 80 年，而不要由于疲劳、忧虑、疾病等只活 79 岁，也不要气管插管、留置导尿、人工呼吸等苟延残喘而活到 81 岁。既然来到了这个世界，就没有打算活着回去。生命无论长短，关键在于精彩。如果没有正确的生命观，以死亡作为评判我们医学的标准，那么我们从事的专业永远都是失败的，因为没有人能活着回去，只不过回去的路有很多条。

其二，尊重疾病。承认疾病的存在，与疾病和睦相处。有两种错误的观点。一种错误观点视疾病如仇人，与疾病殊死搏斗，最后两败俱伤。以前对于乙肝表面抗原阳性的乙肝患者，我们为了杀灭乙肝病毒，应用大量昂贵的抗病毒药物，最后患者可能发生肝硬化、肝癌。便宜了谁？两败俱伤。还有一种错误观点是视疾病如亲人，创造各种条件，忧虑、悲情等，帮助疾病发展扩散。现代医学的观点应该是视疾病如疾病，客观对待，不卑不亢，和睦相处，长期共存。对待恶性肿瘤细胞尤其如此。如果你知道我们人体内的红细胞每 120 天要全部换一次，体内长期有上千上万个肿瘤细胞，又不断地产生成千上万个新的肿瘤细胞，你就会明白，所谓的化疗药物杀死肿瘤细胞是多么的无知和可笑了。有人说过，当你手上有把锤子的时候，那你看任何东西都像颗钉子。当你从医生后，如果是胸外科，看到的可能只是胸部肿瘤；如果是脑外科的，看到的可能只是脑部血肿；如果是消化科的，看到的可能只是胃炎。长期下来，看到的就可能只是病，而不是人了。一叶障目不见泰山，何等可悲。

其三，尊重环境。我们生活在这个环境，我们无法改变它，就必须适应它。“观天之道，执天之行，尽矣。”冬天到了，就添衣服。夏天到了，就纳凉。顺其自然。任何挑战极限、违背自然的做法都有害无益。冬天就吃冬天的白菜，夏天就吃夏天的番茄。所谓“食其时，百骸理”说的就是这个道理。

突然想起法国作家于勒・罗曼的戏剧《柯诺克或医学的胜利》写的 20 世纪初的一位法国医生，他创造了一个只有病患的世界，“健康的人都是病人，只是自己还不知道而已”。

柯诺克到一个叫圣莫希斯的乡村行医。当地居民个个身强体壮。柯诺克来了以后，首先要做的就是设法吸引这些活蹦乱跳的居民来诊所。为此，他拉拢村里的老师办了几场演讲，向村民夸大微生物的危险，告诉民众新医生要帮大家免费义诊，以防堵各种疾病大幅传播。

村子里的平静被打破了。当村民们知道自己生活在巨大的危险之中，正遭受各种疾病入侵时，候诊室很快被挤得水泄不通。就这样，无病无痛的村民被柯诺克诊断出大病大症，并被再三叮嘱务必定期回诊：许多人从此卧病在床。根据医嘱，每晚 10 点都要量一次体温。接下来的情形大家可想而知，整个村子简直成了一间大医院，而医生柯诺克、药店老板以及附近开餐馆的都成了有钱人。

我不是一个坚定的反科学主义者，我也正享受着现代科技给我带来的文明。同样，我并不反对医药带来的文明，但我竭力反对对生命的过度医疗化。正如德国《明镜周刊》的医药记者尤格·布雷希在“发明疾病的人——现代医疗产业如何卖掉我们的健康？”中写道，别打扰健康的人，好吗？

（刊于《人民日报》《光明日报》《健康报》
《半月谈》《钱江晚报》等多家媒体）

附录五：死亡不是现代医学的失败，过分抗拒死亡才是

陈作兵

不久前，在急诊室碰到这么一个病例，再次引起了我对现代医学的反思。

一位 95 岁的老太太，胃部肿瘤晚期，消瘦，胸腹水，肿瘤恶病质表现。由于并发肺部感染，高热、气促、氧分压过低而前来急诊。值班医生告知家属老太太的病情，明确指出预后不佳。老太太的几个子女聚到急诊抢救室的走廊商量后，明确表示，一定要全力抢救，哪怕只有百分之一的希望，也要尽百分之百的努力。

值班医生马上吸氧，应用抗菌谱最广的抗生素，考虑到霉菌感染的可能，又应用昂贵的抗真菌药物，祛痰，补液，抗心力衰竭，一系列治疗措施多管齐下。老太太气促没有明显改善，出现了室颤甚至停搏。于是医生马上予以除颤、胸外心脏按压、气管插管。老太太终于恢复了心跳，被送至重症监护室进一步治疗。

这一幕几乎每天都在急症室反复发生，对于我这个有十多年急诊一线工作经验的医生来说，是太熟悉、太平常的事情了。我没有去进一步关注老太太病情的进展，但其实外乎两种结局：在监护室拖延几天或者几周后，花费大量医疗资源后，仍然救治无效死亡了；或者这次被“现代医学”成功救回，几周或者一两个月后，高龄老太太可能又被推送到急诊抢救室，重复着前面抢救的一幕。但我可以肯定的是，

最终有一次，这个高龄老太太会在重症监护室里因为“救治无效”而被宣告死亡。

不管是哪种结局，如果以死亡作为评判我们现代医学的标准，那么我们的医学始终是失败的，没有一个人可以依靠现代医学而长生不老。现在不会，将来也不会。生老病死，就如春夏秋冬，四季交替，是自然的客观规律。谁违背这个规律，也必将受到自然的惩罚。“死亡是上帝给人类最好的礼物。”只有在死亡面前，每个人才是平等的。秦始皇没有逃过，乔布斯也没有。在我的印象中，能逃过死亡的，就只有在生死簿中勾销的孙悟空。

救死扶伤一直是我们现代医学的一个目标和宗旨。现在应该到了反思现代医学的时候了。笛卡尔说过，我思故我在。人的全部尊严在于思想。现代的西医，如果缺乏文化和人文精神，那么只能越走越远。各种人工智能，各种脏器的替代机器，甚至引起争论的“换头术”，现代西医是否已经过分地注重于技术，而忘记了我们医学的初衷呢？“我们走得太快，是该停下来等等自己的灵魂了。”我们不能走得太快太急，而忘记了出发的目的。“不忘初心，方得始终”大约也是这个意思吧。

幸亏国家的高层也注意到这个问题。在去年召开的国家卫生健康大会上，对以往的医学模式进行了反思。医学模式必须以“健康”为中心，而不是以往的以“疾病”为中心。要敬畏自然。十九大报告提出，人类必须“尊重自然、顺应自然，”而没有用我们熟知的“改造”一词，这对我们现代医学是一剂清醒剂，是一个方向标。

美国前总统小布什 92 岁的母亲（芭芭拉·布什）在去世前，就决定不再接收治疗，回家静养，选择和家人度过生命最后的一段时间。芭芭拉·布什的丈夫是美国前总统老布什，儿子也是美国前总统小布什。丈夫是总统，儿子也是总统，美国医疗水平也很高。病重却为何不再治疗？这绝对为国人的“死亡观”提供了另外一种思考。这不禁让人想到了“死亡质量”的话题，有些绝症患者宁愿死在家中，在自己的床上，被家人和朋友的爱环绕着。同样，有些人，或者说我们身边绝大多数，却是在医院里度过最后的时光。他们全身插满管子，与各种监测仪器连在一起，照顾他们的则是一些陌生人，肉体和精神也都承受了巨大的痛苦。

记得6年前，我八旬的父亲处于恶性肿瘤晚期，他生命的最后一段时期没有在医院度过，而在他从小长大的农村，与幼时朋友一个个告别，在家里熟悉的床上，在家人的陪伴下安详离世。这个事情被媒体《南方周末》披露后，马上引起过中央电视台、人民日报等全国媒体的关注。在接受白岩松《新闻1＋1》采访时，其实当时我承受了多大的社会压力啊。

《新英格兰医学杂志》(*New England Journal of Medicine*)最近发表的一篇文章中讲述了一个病例。迈阿密大学医院的急诊室医生接收了一名失去知觉的男患者，但是发现他胸前有个“拒绝急救”(Do Not Resuscitate，也被称作“尊严死”)的文身，这让医生们陷入伦理困境。该名70岁糖尿病患者血液内酒精浓度较高，有肺部疾病史。医生在开始抢救时，发现了这个文身。

迈阿密大学4名医生在案例研究中写道:“我们最初决定不去管文身，坚持‘面对不确定性的时候不能选择不可逆转的做法’这个原则。”他们开始使用抗生素，进行静脉输液。医生们写道:“这个决定让我们感到矛盾，因为患者已经非常努力地提出当这种情况发生时的要求了。 所以我们也要进行伦理上的咨询。”伦理咨询师表示，文身可能代表了患者的愿望，应该受到尊重。伦理咨询师告诉医生们，对于支持以患者为中心的护理，以及尊重患者的最佳利益来说，法律有时不够灵活。还好，官员们最后从佛罗里达州卫生部门找到了该患者正式的“拒绝急救”要求书。因此，医生们停止了对他的抢救，该患者当夜死亡。医生们说：“找到他的书面要求书之后，我们都松了一口气，因为一个人的这种文身未必能反映他的当前愿望。”

感谢现代医学，把人类的人均寿命延长了几乎整整一倍，让我们能有更充裕的时间来享受自然赐给我们的一切，包括阳光、鲜花还有亲情。但也正是现代医学，使我们人类变得越来越狂妄，忘记了任何生物都会凋亡的客观规律，忘记了任何生物寿命都有一个极限。

2016 年 10 月，扬·维吉小组在 *Nature* 上根据蛋白、核酸预测人类寿命的上限是 115 岁。

尼采说：“不尊重死亡的人，不懂得敬畏生命。”但是，由于现代医学的狂妄，让我们忘记了自然死亡，觉得任何死亡都应该是“因病救治无效”，都理所当然应该带着气管插管，吸着氧气，死在重症监护室病床上，让我们忘记了“有生必有死，早终非命促”或者“死去何所道，托体同山阿”的生死观。

我一直认为，死亡不是现代医学的失败，过分抗拒死亡才是。

（刊于《人民日报》《光明日报》《健康报》
《半月谈》《钱江晚报》等多家媒体）

附录六:“空巢老年人”心理健康易出问题

杨　芳

随着我国社会经济的发展和人口老龄化进程的加快，以及家庭结构的变化，“空巢老年人”的增多已是不争的事实，随之产生的心理健康问题也逐渐成为值得关注的老龄问题之一。

“空巢老年人”心境凄凉

杭州连老太，唯一的儿子在美国定居，家里只有她和老伴，平时也少有亲戚来串门。她说:“孩子在国外很多年了，两三年才回来一次，我们夫妻俩早已习惯了他不在身边的日子，只是现在年纪越来越大，身体也越来越不好，尽管我们都能享受医疗保险，可是总害怕生病住院时没有人照顾，最担心的是发病时找不到可靠的人送我们去医院。”

金师傅，67岁，寡居，退休工人。最近，老年人家身体有些欠佳，也因此忧心忡忡:“两个儿子都在外地打工，他们赚钱养家也都不容易。孩子母亲去世早，是我一个人把孩子带大的。以前家里穷，没好好爱护身体，现在一身的病，经常心慌，有时胸前还闷闷地痛，没发作倒影响不大，痛起来真是要了命。孩子们工作挺辛苦的，我不能让他们分心。我最担心的是，自己哪天真的不行了，身边都没个人养老送终。”

这是笔者最近在浙江省5个城市（杭州、绍兴、丽水、金华、温州）开展关于“空巢老年人”心理状态的调查研究时，访谈的几个“空巢老年人”的故事。在我国千千万万的“空巢老年人”中，他们的晚年生活或许并不具有典型性，但凄凉心境所凸现的心理问题不容漠视。

所谓“空巢老年人”，指的是身边无子女共同生活的老年人，其中既包括无子女的老年人，也包括与子女分开居住的老年人。

随着社会发展和人口老龄化进程的加快，我国城市空巢老年人家庭发展迅速。全国老龄工作委员会调查资料显示，最近 10 年来，我国空巢家庭比例一直呈上升趋势。1987 年，我国空巢老年人家庭在老年家庭中所占的比例为 16.7% ；至 2000 年，上升到 26.0%。目前，我国空巢老年人家庭约占老年人家庭的 25%。而在城市老年人家庭中，空巢老年人家庭的比例超过 30%，这个比例在 2010 年将可能达到 80%以上。特别是在严格执行独生子女计划生育政策的城市，随着独生子女的父母步入老年，空巢老年人家庭将成为老年人家庭的主要形式。

焦虑和抑郁最为常见

“空巢老年人”增多已是不争的事实，随之产生的心理健康问题也逐渐成为值得关注的老龄问题之一。“空巢老年人”比一般老年人更容易在心理上产生不良反应。其子女成年后由于求学、工作等原因离家生活，使留在家中的父母在角色转换过程中产生心理上的不适应，各种心理问题也相继产生。一般来说，其主要包括以下几种。

空巢综合征 老年人空巢综合征在精神疾病分类中属于“适应障碍”的一种，多发生于子女成年离开家庭之后独自生活的老年人，主要表现为精神空虚、无所事事。导致空巢综合征的根本原因是缺乏爱。“空巢老年人”往往身体状况差、患病率高、行为不便，而子女关爱和照顾的缺位更使得这些老年人大多生活闷闷不乐，行为退缩，对自己的存在价值表示怀疑，常陷入无趣、无欲、无望、无助的状态，严重的还容易引发老年痴呆症。

抑郁 抑郁性情感障碍在老年人中表现尤为突出，严重影响了老年人的生活质量。老年人年龄越大，对被照顾的要求就越高。而“空巢老年人”的子女不在身边，最基本的需求得不到满足，就更容易造成抑郁。现代社会人们的家庭观念和生活发生都发生了很大转变，尤其是年轻人对两代同堂生活的排斥，多数年轻夫妇不能或不愿与父母生活在一起，老年人晚年享受天伦之乐的理想落空，抑郁等不良情绪接踵而来。国内学者贾守梅研究指出，15.3% 社区空巢老年人存在抑郁症状。

焦虑 焦虑是害怕出现不良后果的一种复杂情绪状态。贾守梅调查发现，社区老年人尤其“空巢老年人”的焦虑患病率非常高，27.5%的“空巢老年人”存在焦虑症状，并且“空巢老年人”的焦虑发生率高于抑郁发生率。老年人的焦虑往往又会发展至抑郁或两者混合状态，从而进一步损害老年人的身心健康。

孤独 有调查发现，在“空巢老年人”精神生活中，感到孤独的占 24.6%，而感到精神生活充实愉快的问题仅占 2.31%。另有研究发现，“空巢老年人”面临的最大问题是情感问题，而其情感问题则主要是孤独感。近 87%的老年人觉得寂寞，这极大地影响了“空巢老年人”的身心健康。

总之，焦虑和抑郁是“空巢老年人”最常见的情绪障碍。此外，“空巢老年人”也容易出现敌视和愤怒两种心理反应，其他像悲观、绝望、依赖无力等负性心理也比较常见。

缺少亲情和精神慰藉是主要原因

负性心理（尤其抑郁和焦虑）的发生都有一定的人格基础，且其发生与应对方式和社会支持存在一定的相关性。就“空巢老年人”而言，心理适应问题产生的原因具有一定的特殊性。在我国，由于社会经济的发展，家庭结构的核心化和小型化，以及人口流动的加速，亲属网络的弱化，人口出生率的下降，独生子女大量增加，使得空巢家庭问题更为凸现。受中国传统文化的影响，享受天伦之乐、膝下儿孙满堂是老年人的最大愿望。而在“空巢老年人”这里，这些愿望得不到满足，其生活质量和心理健康水平自然就大打折扣。缺少子女的亲情和精神慰藉是引发“空巢老年人”心理健康问题的主要原因。子女不在身边是老年人孤独的直接原因，而养儿防老的传统观念是造成“空巢老年人”内心失落的根本原因。

笔者在浙江省 5 个城市开展了一项关于“空巢老年人”心理状态的调查研究，发现导致“空巢老年人”心理问题的因素主要有以下几个方面。

代际观念差异，与子女存在代沟　社会经济发展和生活方式变革不仅使家庭结构发生变迁，也使家庭代际交换关系悄然变化，即父母辈基本处于传统的代际交换模式中，而子女却在向现代非回报、不平衡型转化。家庭亲密度下降，子女离家或者对父母的态度不良，易引致“空巢老年人”自觉幸福度下降和心理健康受损。杭州王先生退休后，有时给在深圳外企工作的女儿打电话，没想到女儿却抱怨他们“太清闲，根本不理解她的压力”。

与社会脱节，社会认同感缺失　经济飞速发展，社会结构剧烈变动，越来越多的“空巢老年人”感觉与社会脱节，无法获得社会认同感。

金华一位刚退休的刘先生经常慨叹："时代真不同了，现在只有我们年纪大的才看报，年轻人都上网。他们接受信息比我们快，在他们面前，感觉自己什么都不懂了。"

精神空虚，没有成就感 在我国，养儿防老的观念在老年人心里根深蒂固，面对儿女的纷纷离开，精神空虚、没有成就感也成为"空巢老年人"心理适应障碍的主要成因。绍兴袁太太退休在家，由开朗乐观一下变得情绪异常低落。她说："现在孩子考上大学在外地工作了，突然一下子轻松了很多，也不知道该干什么了，精神空虚得很。"

（刊于《健康报》2010 年 8 月 18 日第 001 版心理透视）

索 引